Ralph Lorenz, Bernd Stechemesser, Wolfgang Reinpold (Hrsg.)

Hernienschule

Ralph Lorenz, Bernd Stechemesser,
Wolfgang Reinpold (Hrsg.)

Hernienschule

kompakt – konkret – komplex

DE GRUYTER

Herausgeber

Dr. med. Ralph Lorenz
3+CHIRURGEN
Klosterstr. 34/35
13581 Berlin
E-Mail: lorenz@3chirurgen.de

Dr. med. Bernd Stechemesser
Hernienzentrum Köln
in der PAN-Klinik am Neumarkt
Zeppelinstr. 1
50667 Köln
E-Mail: bernd.stechemesser@hernienzen-
trumkoeln.de

Dr. med. Wolfgang Reinpold
Wilhelmsburger Krankenhaus Groß-Sand
Chirurgische Abteilung u. Hernienzentrum
Groß-Sand 3
21107 Hamburg
E-Mail: w.reinpold@gross-sand.de

ISBN: 978-3-11-051937-2
e-ISBN (PDF): 978-3-11-052158-0
e-ISBN (EPUB): 978-3-11-051942-6

Library of Congress Control Number: 2018967638

Bibliografische Information der Deutschen Nationalbibliothek
Die Deutsche Nationalbibliothek verzeichnet diese Publikation in der Deutschen Nationalbiblio-
graphie; detaillierte bibliografische Daten sind im Internet über http://dnb.dnb.de abrufbar.

© 2019 Walter de Gruyter GmbH, Berlin/Boston
Einbandabbildung: Cara-Foto, iStock, Getty Images Plus
Satz/Datenkonvertierung: L42 AG, Berlin

www.degruyter.com

Grußwort Buchprojekt Hernienschule

Das dreiarmige Weiterbildungskonzept „Hernie kompakt", „Hernie konkret" und „Hernie komplex" im Rahmen der Hernienschule der Deutschen Herniengesellschaft (DHG) ist bislang weltweit einmalig. Die Ziele des 3-tägigen Basiskurses „Hernie Kompakt" sind am ersten Tag:

1. Vertiefung der Kenntnisse der Anatomie von Leistenregion und Bauchdecke durch Vorträge, in der Ultraschalldiagnostik und beim Operieren am Cadaversitus.
2. Im Modul „Modelltraining" überprüfen der handwerklichen Fähigkeiten v. a. beim intrakorporalen Nähen.
3. Demonstration der Standardtechniken: offen und laparo-endoskopisch, einzelne Operationsschritte werden vom Kursteilnehmer selbständig durchgeführt.

Der zweite Tag wird im Operationssaal verbracht und am dritten Tag wird in Vorträgen detailliert auf die Techniken, ihre Ergebnisse sowie deren wissenschaftliche Begründungen eingegangen. Im Weiterbildungsarm „Hernie Konkret" werden die speziellen Operationstechniken beim Besuch in einem Hernienzentrum vom entsprechenden Experten demonstriert und im Kurssegment „Hernie Komplex" auf die schwierige/komplexe Hernie sowie auf das Komplikationsmanagement eingegangen.

Ohne Zweifel ist der Nutzen eines derart aufwendigen Weiterbildungssystems wesentlich größer, wenn der Teilnehmer sich bereits auf den Kurs vorbereiten kann und über gewisse Grundkenntnisse verfügt. Es kann nicht angehen, dass, wie das bei vielen der teilnehmenden jungen Chirurgen der Fall ist, die Neuroanatomie der Leistenregion noch völlig unbekannt ist. Der Nutzen des Kurses ist in einem derartigen Fall deutlich begrenzt. Das Gleiche gilt auch für seine Nachbearbeitung bzw. für die Nachhaltigkeit. Es ist nur allzu menschlich, wenn nach Rückkehr des Teilnehmers in die tägliche Routine seiner Klinik das Gesehene und Erlernte rasch in Vergessenheit gerät oder geraten muss, da der Chef oder die Oberärzte andere Auffassungen und eigene Standards haben und nicht bereit sind, Neues hinzuzulernen. Hier nun ist der Einsatzpunkt des vorliegenden Kompendiums, es soll der Vor- und Nachbereitung des Kurssystems dienen, sodass der Teilnehmer einerseits einen optimalen Nutzen hat, andererseits aber auch für die hoffentlich anschließenden Diskussionen in der eigenen Klinik einen Leitfaden an der Hand hat. Das sehr lesenswerte Kompendium sollte daher nicht nur für den jungen Chirurgen, sondern auch für seine leitenden Ärzte eine Pflichtlektüre sein, letztlich mit dem Ziel, die Versorgung der Patienten entsprechend dem aktuellen Standard zu optimieren.

https://doi.org/10.1515/9783110521580-201

Es ist mir an dieser Stelle ein Anliegen, den drei Initiatoren dieses innovativen Weiterbildungskonzeptes, den Doktoren Wolfgang Reinpold, Bernd Stechemesser und Ralph Lorenz für ihr außerordentliches Engagement ganz herzlich zu danken.

Möge das Kompendium zur Standardlektüre für alle an der Hernienchirurgie interessierten Kollegen werden.

Professor Dr. med. Dr. h.c. mult. Reinhard Bittner, FRCS, FICS

Vorwort

Hernieneingriffe zählen weltweit zu den häufigsten Eingriffen in der Allgemeinchirurgie. Trotz kontinuierlicher Weiterentwicklung der Operationstechniken und
Materialien konnten die Probleme von Rezidivhernien als auch von chronischen
Schmerzen nach Hernieneingriffen bis heute noch nicht gelöst werden. Die persönlichen Erfahrungen der Chirurgen und Chirurginnen und deren Fallzahlen scheinen
entscheidenden Einfluss auf die Ergebnisqualität der Hernienchirurgie zu haben.

In Kooperation der Deutschen Herniengesellschaft (DHG) und der Deutschen
Akademie für chirurgische Fort- und Weiterbildung des Berufsverbandes der Deutschen Chirurgen BDC entstand 2015 die *Hernienschule*. Sie beinhaltet die Bausteine
Hernie kompakt, *Hernie konkret* und *Hernie komplex*. Ursprünglich als Kursskript entwickelt, gibt das Buch *Hernienschule* einen grundlegenden praktisch orientierten und
systematischen Überblick über die gegenwärtige Hernienchirurgie.

Sowohl internationale als auch nationale Hernienspezialisten beschreiben
dabei alle relevanten und neue OP-Techniken erstmals im Sinne eines Standards in
wichtigen Einzelschritten und Abbildungen. Die Autoren ergänzen dies um ihre ganz
persönlichen Erfahrungen und Vorgehensweisen mit Tipps und Tricks und stellen
zusätzlich den aktuellen Stand der Wissenschaft dar. Dieses Buch soll als übersicht-
liches Nachschlagewerk für die tägliche Praxis dienen.

Die „Hernienschule" richtet sich sowohl an Ärztinnen und Ärzte in Weiterbildung
zum Allgemein- und Viszeralchirurgen, aber auch an alle Chirurgen, die sich in der
Hernienchirurgie auf den neuesten Stand bringen möchten.

Es beinhaltet:
- Konkrete Entscheidungshilfen für die Diagnostik und Therapie
- Alle relevanten und neue OP-Techniken Schritt für Schritt anhand von Text,
  Zeichnungen und Fotos
- Weiterführende Themen wie Qualitätssicherung, Leitlinien und Fehlermanage-
  ment

Wir wünschen Ihnen viel Freude bei der Lektüre!

Ihre Herausgeber
Ralph Lorenz, Bernd Stechemesser, Wolfgang Reinpold

https://doi.org/10.1515/9783110521580-202

Inhalt

Teil I: Hernie kompakt

Teil II: Hernie konkret

Teil III: Hernie komplex

Historie der Hernienschule

Ralph Lorenz, René H. Fortelny

Die Ausbildung des chirurgischen Nachwuchses auf dem Gebiet der Hernienchirurgie stellt heute eine besondere Herausforderung dar (Carlsen 2014). Das liegt vor allem an:

- der Methodenvielfalt (Kavic, 2011)
- fehlenden Standards zu den einzelnen Operationstechniken (Park, 2015)
- der Vielzahl von Materialien (Netze, Fixationssysteme) (Kavic, 2011)
- der gestiegenen Komplexität der Eingriffe
- fehlenden Ausbildungseingriffen
- der zunehmenden Verschiebung von „nicht komplexen" Hernienoperationen aus den Universitäten und Weiterbildungskliniken in den ambulanten Sektor (Kavic, 2011)
- der fehlenden Evidenz zu Aus- und Weiterbildungsmodellen (Hope, 2014; Park, 2015).

Die Idee zu einem neuartigen fachspezifischen Weiterbildungsangebot entwickelte sich 2010 aus der Fusion des *Wilhelmsburger Hernien-Symposiums* und den *Berliner Hernientagen* zu den *Hernientagen*.

Darüber hinaus führten der Berufsverband der Deutschen Chirurgen (BDC) und die Deutsche Herniengesellschaft (DHG) im Jahr 2014 eine Online-Befragung unter insgesamt 1.268 Chirurgen durch. Diese Umfrage bestätigte den Bedarf für eine hernienspezifische Weiterbildung im Sinne einer dreistufigen *Hernienschule* (Lorenz, 2017).

Konzept der Hernienschule

Das Konzept der *Hernienschule* besteht aus den drei aufeinander aufbauenden Kurselementen *Hernie kompakt, Hernie konkret* und *Hernie komplex* und wurde von der Deutschen Herniengesellschaft (DHG) in enger Zusammenarbeit mit dem Berufsverband der Deutschen Chirurgen (BDC) entwickelt (Lorenz 2014).

Hernie kompakt als Basiskurs richtet sich dabei vor allem an Weiterbildungsassistenten für Chirurgie, sowie an alle Fachärzte, die sich ein grundlegendes Update auf dem Gebiet der Hernienchirurgie wünschen.

Hernie konkret dient allen Weiterbildungsassistenten und Fachärzten als Aufbaukurs, der ihre Kenntnisse weiter vertieft und spezielle OP-Techniken vorstellt.

Hernie komplex richtet sich vor allem an Fach- und Oberärzte mit einem Interesse für komplexe Hernienchirurgie.

Im Januar 2011 fand begleitend zu den *5. Berliner Hernientagen* erstmals ein Weiterbildungskurs unter dem Namen *Hernie kompakt* in Berlin statt. Aufgrund der

https://doi.org/10.1515/9783110521580-203

hohen Akzeptanz wurde *Hernie kompakt* in Deutschland daraufhin an folgenden Orten (Berlin 2011, 2013, 2016, 2019, Hamburg 2012, 2014, 2017, München 2012 und Köln 2015, 2018) stets begleitend zu den *Hernientagen* mit jeweils ca. 50 Teilnehmern veranstaltet. Ein gleichartiges Konzept konnte seit 2014 ebenso in Salzburg/Österreich begleitend zu den *Salzburger Hernientagen* 2014, 2016 und 2018 realisiert werden. Der erste englischsprachige *Hernia Compact International*-Kurs fand begleitend zum *European Hernia Society Congress* im Mai 2017 in Wien statt.

Hernie kompakt

Der dreitägige Basiskurs *Hernie kompakt* (Lorenz, 2017) besteht aus folgenden Teilabschnitten:
- Teil 1: Anatomie und praktische Übungen
- Teil 2: Hospitation in ausgewählten Hernienzentren
- Teil 3: Vorträge über theoretische Grundlagen (Tab. I)

Der Kurs wird für jeweils 50 Teilnehmer organisiert. Die Finanzierung des Kurses erfolgt überwiegend über ein Sponsoring der Medizinproduktfirmen. Das Sponsoring beinhaltet die Möglichkeit firmenspezifische Produkte während der Operationen an den Leichen einzusetzen und einen Informationsstand im Rahmen einer Industrieausstellung am Tag 3 aufzustellen. Die Firmen haben grundsätzlich keinen Einfluss auf die theoretischen und praktischen Inhalte des Kurses.

Tab. I: Weiterbildungskurs „Hernie kompakt", Einteilung in drei Teile.

Anatomie	OP-Hospitation	Theorie
– Einführung in die Anatomie der Leiste und der Bauchwand – Demonstration an anatomischen Präparaten – Hernienspezifischer Sonographiekurs – Simulationsübungen am Pelvitrainer – Operationsübungen an Leichen unter Anleitung	– OP Assistenz in verschiedenen Hospitationszentren (Klinik und Praxis) – Kleingruppen mit jeweils 3 bis 5 Teilnehmern – Breites Spektrum an Operationstechniken – Wahlmöglichkeiten für die Teilnehmer im Vorfeld	– Offene Diskussion über den Hospitationstag – Diskussion über Ausbildung – Fehlermanagement und Entwicklung einer Fehlerkultur – Qualitätssicherung und Hernienregister – Diagnostik und Differentialdiagnostik der Hernien – Überblick Leistenhernienchirurgie (offen und endoskopisch) – Überblick primäre und sekundäre Ventralhernien – Überblick über Materialien – Überblick Leistenschmerz – Vergleich von ambulanter und stationärer Versorgung

Hernie konkret

Dieser Kurs vertieft die im Basiskurs gezeigten vielfältigen Operationstechniken. Darin sind insgesamt drei obligate Module und ein fakultatives Modul enthalten und die Möglichkeit von jeweils eineinhalbtägigen OP-Hospitationen:

– Modul 1: Offene Leistenhernienchirurgie
– Modul 2: Endoskopische Leistenhernienchirurgie
– Modul 3: Offene und endoskopische Ventralhernienchirurgie
– Modul 4: Hiatushernien (fakultativ)

Diese Hospitationen werden in entsprechend spezialisierten Hernienzentren (Kliniken und Praxen) inhaltlich vergleichbar durchgeführt. Um einen hohen Lernerfolg zu garantieren, ist die Teilnehmerzahl für die OP-Hospitationen auf maximal 4 Chirurgen je Kurs begrenzt. Für die Auswahl der beteiligten Hernienzentren gelten folgende Kriterien:

– Bereits vorhandene praktische Erfahrung als Hospitationszentrum
– Mindestmenge von 250 Hernieneingriffen pro Jahr
– Beteiligung an der Qualitätssicherung Herniamed
– Mitgliedschaft in der Deutschen Herniengesellschaft

Der Kursaufbau beinhaltet eine standardisierte theoretische Einführung am Abend des ersten Tages. Am zweiten Tag werden die Teilnehmer in verschiedenen Operationstechniken detailliert unterwiesen.

Die Finanzierung des Kursmodules *Hernie konkret* erfolgt lediglich durch die Teilnahmegebühren, durch den Berufsverband der Deutschen Chirurgen (BDC) sowie der Deutschen Herniengesellschaft (DHG). Ein Industriesponsoring besteht bei diesem Kursteil nicht.

Ergänzt werden die praktischen „Hands-on-Kurse" durch E-Learning-Angebote und theoretische Lerninhalte sowie durch den Zugang zu einer Videodatenbank über mögliche Operationsverfahren.

Hernie komplex

Dieser Kurs stellt die dritte und abschließende Stufe des Fortbildungskonzeptes der *Hernienschule* dar. Er besteht aus einem eintägigen Workshop zu folgenden Themengebieten:

– Rezidiv-Leistenhernien und Mehrfachrezidive
– chronische Schmerzen nach Leistenhernienoperationen
– große und komplexe Bauchwand- und Narbenhernien/„Loss of Domain"
– Komplikationen und Komplikationsmanagement
– Parastomalhernien
– Hiatushernien

Dabei werden zu jedem Themengebiet jeweils 2 Referenten ausgewählt, die in ihren gemeinsamen Videovorträgen auch auf besondere Fallbeispiele eingehen.

Die Finanzierung des Kursmodules *Hernie komplex* erfolgt lediglich durch die Teilnahmegebühren, durch den Berufsverband der Deutschen Chirurgen (BDC) sowie der Deutschen Herniengesellschaft (DHG). Ein Industriesponsoring besteht nicht.

Jedem Teilnehmer wird nach erfolgreichem Abschluss aller drei Kursmodule *Hernie kompakt, konkret* und *komplex* ein Gesamtzertifikat der Hernienschule verliehen.

Evaluation der Hernienschule

Einen wesentlichen Bestandteil aller Fortbildungskurse stellt die kontinuierliche und standardisierte Evaluation dar. Diese Evaluation beinhaltet zur besseren Vergleichbarkeit möglichst gleichartige Fragestellungen. Dabei werden alle Einzelkomponenten der Kursmodule, alle beteiligten Hospitationskliniken aber auch alle eingeladenen Referenten bewertet. Die kritische Aufarbeitung der Evaluationsergebnisse führt zu einer kontinuierlichen Weiterentwicklung und Anpassung des Kurses an die Erfordernisse und Bedürfnisse der Kursteilnehmer.

Zusammenfassung

Die vorgestellte curriculare und standardisierte Struktur des Fortbildungskonzeptes scheint den gegenwärtigen Bedürfnissen sowohl der Chirurgen in Ausbildung als auch der ausbildenden Klinik am ehesten zu entsprechen. Durch die Nutzung vielfältiger Lernformen aus Theorie und Praxis sowie der Mischung aus Präsenzveranstaltungen und Selbststudienmöglichkeiten wird eine abwechslungsreiche und umfassende Fortbildung gewährleistet. Das vorgestellte stufenartige Weiterbildungskonzept auf dem Gebiet der Hernienchirurgie ist bisher einzigartig und könnte künftig möglicherweise auch für andere Fachspezialisierungen innerhalb der Chirurgie als Beispiel dienen.

Literatur

Carlsen CG, Lindorff-Larsen K, Funch-Jensen P, et al. Is current surgical training efficient? A national survey. J Surg Educ. 2014;71(3):367-74.

Hope WW, O'Dwyer B, Adams A, et al. An evaluation of hernia education in surgical residency programs. Hernia. 2014;18(4):535-42.

Kavic MS. Teaching and Training Surgery to the next Generation of Surgeon. JSLS. 2011;15:279-281.

Lorenz R, Stechemesser B, Reinpold W. Ausbildung in der Hernienchirurgie: Hernie kompakt – junge Chirurgie als 3-tägiger Weiterbildungskurs. In Hernien (Hrg. Schumpelick, Arlt, Conze, Junge) 5. Auflage (2014) Kapitel 6.1.

Lorenz R, Stechemesser B, Reinpold W, et al. Development of a standardized curriculum concept for continuing training in hernia surgery: German Hernia School. Hernia. 2017;21(2):153-162. doi: 10.1007/s10029-016-1566-7. Epub 2016 Dec 28.

Lorenz R, Stechemesser B, Reinpold W, et al. What are the needs for education in hernia surgery for the future? European Surgery. 2017;49(2):76-83. doi: 10.1007/s10353-017-0469

Park AE, Zahiri HR, Pugh CM, Vassiliou M, Voeller G. Raising the quality of hernia care: Is there a need? Surg Endosc. 2015;29(8):2061-71.

Hernienchirurgische Weiterbildung

Bernd Stechemesser, Dirk Weyhe

Hernien (aus dem griechischen: Knospen) bzw. Brüche sind bereits im Altertum beschrieben und therapiert worden (z. B. im ägyptischen Papyrus Ebers). Bruchschneider wurden die Vertreter der „niederen" Heilkunst genannt, die sich auf die Behandlung von Hernien spezialisiert hatten. Die Ausbildung war nicht die eines Arztes, sondern galt vielmehr als Ausbildungsberuf für medizinisches Hilfspersonal. Brüche wurden außer mit dem Messer auch mit dem Brenneisen oder mit Ätzmitteln angegangen, wobei die Lebensgefahr bei allen Methoden vergleichbar groß war. Auch Holzspäne und Eisenspäne wurden zur Behandlung von Brüchen empfohlen. Die hohe Komplikations- und Mortalitätsrate bei der Hernienoperation dürfte auch ein Grund dafür gewesen sein, dass sich studierte Chirurgen im Altertum damit nicht befassten.

Die Hernie ist wahrscheinlich das chirurgische Krankheitsbild, zu dessen Behandlung die meisten unterschiedlichen Operationsverfahren beschrieben sind. Allein zur Versorgung von Leistenhernien ohne Netz gibt es bereits mehr als zehn verschiedene Prozeduren, die mehr oder weniger bekannt und akzeptiert sind. Gleichzeitig gehört die operative Versorgung von Hernien zu den am häufigsten durchgeführten Eingriffen in der Chirurgie. So werden in Deutschland ca. 250.000 Hernienoperationen pro Jahr durchgeführt. Nach Einführung der Datenbank Herniamed und der Möglichkeit der Zertifizierung zum Hernienzentrum erleben wir einen zusätzlichen Trend zur Spezialisierung auf dem Gebiet der Hernienchirurgie.

Die Industrie versorgt uns mit immer neuen Produkten zur Behandlung von Hernien: so gibt es mittlerweile ca. 150 verschiedene Netze auf dem Markt. Diese enorme Vielfalt macht deutlich, wie wichtig gerade in der Hernienchirurgie die strukturierte und umfassende Ausbildung ist.

Noch in unserer eigenen Weiterbildung galt es vor allem, die ersten „Fronjahre" zu überstehen und allmählich an Operationen herangeführt zu werden, was subjektiv als Belohnung für das klaglose Ertragen der Lehrjahre empfunden wurde. Diese Situation hat sich allerdings in den letzten Jahren verändert. Mit steigendem Nachwuchsmangel in der Chirurgie hat die Nachwuchsförderung und damit auch die strukturierte Ausbildung einen immer höheren Stellenwert bekommen.

Andererseits befinden sich die Krankenhäuser als Stätten der Ausbildung in zunehmenden ökonomischen Zwängen, wodurch die Ausbildung häufig auf der Strecke bleibt.

Bei einer TED-Umfrage unter ca. 400 Teilnehmern der 5. Berliner Hernientage im Januar 2011 wurde die Ausbildung in der Hernienchirurgie von 28,4 % der Befragten als defizitär und von 42,6 % als gerade einmal mittelmäßig bezeichnet. Nur 24,1 % der Teilnehmer bezeichneten die Ausbildung als gut.

https://doi.org/10.1515/9783110521580-204

Formen der Ausbildung

Lehrassistenz Die wohl wichtigste Form der Ausbildung in der Chirurgie und damit auch in der Hernienchirurgie bleibt die Lehrassistenz. Aber gerade diese Form der Ausbildung ist durch den steigendem Zeitdruck und Facharztmangel in Bedrängnis. Häufig werden Eingriffe daher nur von Fachärzten durchgeführt. Die in der Weiterbildungsordnung geforderten Mindestzahlen in den Katalogen der Ärztekammern sind nur wenig geeignet, um eine erfolgreiche Ausbildung in der Hernienchirurgie sicherzustellen.

Die offene Versorgung einer Leistenhernie gehörte von jeher zu den klassischen Ausbildungseingriffen. Da aber in den meisten Krankenhäusern in Deutschland mittlerweile die endoskopischen Verfahren favorisiert werden, bleibt die offene Leistenhernien-OP eher die Ausnahme und die klassische Versorgung nach Shouldice gar eine Rarität. Bei einer Umfrage anlässlich eines BDC-Weiterbildungsseminars zur Erlangung des Facharztstatus in Berlin hatte nur noch eine Minderheit der Teilnehmer Erfahrung mit dieser Methode. Die endoskopische Versorgung von Leistenhernien hingegen gilt allgemein nicht als Anfängeroperation, sondern wird vom eher fortgeschrittenen Weiterbildungsassistenten durchgeführt. Diese Praxis gilt auch bei Nabelhernien und kleineren Ventralhernien. Große Narbenhernien gelten jedoch keinesfalls als Ausbildungseingriffe.

Hospitationen Durch die wachsende Zahl an Operationsverfahren gerade in der offenen Leistenchirurgie aber auch in der laparoskopischen und offenen Ventralhernien-Chirurgie werden Hospitationen zur Erweiterung des persönlichen Operationsspektrums angeboten. Diese Weiterbildungen werden meist durch die Industrie vermittelt. Wissenschaftliche Untersuchungen über den Lernerfolg solcher Veranstaltungen sind rar. Häufig werden Hospitationen in Gruppen bis zu acht Personen angeboten, ohne dass jeder Teilnehmer die Möglichkeit hat, direkt am Tisch ein Operationsverfahren zu sehen oder gar selbst kritische Operationsschritte unter Assistenz durchzuführen. Eine strukturierte Hospitationsveranstaltung mit theoretischem und praktischem Teil, Darstellung der Literatur und breiter Diskussion kann aber im Gegensatz dazu einen wichtigen Beitrag zur Ausbildung in der Hernienchirurgie darstellen. Um einzelne Operationsschritte zu vermitteln, ist eine OP-Assistenz jedoch unabdingbar.

Kongresse und Live-Surgery

Auf den großen chirurgischen Kongressen gehören die Herniensitzungen stets zu den am besten besuchten Vortragsreihen. Auch die speziellen Hernienveranstaltungen, wie die Jahrestagung der DHG und die Hernientage sind gemessen an der Teilnehmerzahl stets sehr gut frequentiert. Das hohe Interesse scheint Ausdruck der Tatsache zu sein, dass Hernien-OP's zu den häufigsten Operationen in der Allgemeinchirurgie zählen und einem steten Wandel unterliegen. Der Dialog mit Kollegen und der direk-

te Kontakt zu den Experten bietet darüber hinaus die Gelegenheit Erfahrungen aus-
zutauschen und neue Aspekte in die tägliche Arbeit einfließen zu lassen.

„Live-Surgery" ist dabei ein wichtiger Aspekt für die individuelle Lernkurve. Das
Auditorium hat die Möglichkeit einzelne Operationsschritte genauestens zu verfolgen und kann durch direkte Fragen an den Operateur Details klären und ggf. auch
diskutieren. Allerdings bedeuten Live-Operationen auch ein hohes Maß an Verant-
wortung. Der Operateur steht bei einer solchen Übertragung unter besonderem Stress
und je nach persönlicher Konstitution wird dies sehr unterschiedlich kompensiert.
In einer Live-Situation muss der Operateur daher ein hohes Maß an Sicherheit für
das zu operierende OP-Verfahren aufweisen und mit eventuellen operativen Unwäg-
barkeiten auch vor einem kritischen Publikum umgehen können. Die Auswahl der
Patienten für eine Live-OP stellt hohe Anforderungen an den auswählenden Arzt dar,
da der Fall einerseits nicht zu komplex, andererseits nicht zu einfach sein sollte. Der
Fall darf nicht für die Live-OP konstruiert werden und Indikationen müssen streng
eingehalten werden. Der Patient bzw. die Patientin muss über die besondere Live-
Situation umfassend aufgeklärt sein. Eine retrospektive Untersuchung aller live operierten Patienten während der Berliner Hernientage zwischen 2007 und 2011 bestätigt
die Richtigkeit dieses Vorgehens. Nichtsdestoweniger ist die Live-Surgery ein wichti-
ges Angebot in der Aus- bzw. Weiterbildung der Hernienchirurgie, um die komplexen
OP-Schritte mitverfolgen zu können.

Spezielle Weiterbildungskurse für Hernienchirurgie

Während für bestimmte Bereiche der Chirurgie strukturierte Weiterbildungskurse in
großer Zahl angeboten werden, so z. B. für laparoskopische Verfahren oder Nahttechniken in den unterschiedlichsten Situationen, gab es bis 2011 keine speziell für die
Hernienchirurgie konzipierten Weiterbildungskurse. Lediglich für Teilaspekte z. B.
die laparoskopische Leistenhernienversorgung wurden entsprechende Kurse angeboten.

Ein Kurs, der das gesamte Spektrum der Hernienchirurgie abbildet, ist überaus
schwierig umzusetzen, da er nicht nur eine große Anzahl verschiedener Operationsverfahren darstellen muss, sondern auch Propädeutik, Anatomie und Pathophysiologie der Hernie vermitteln soll. Der derzeitige Kenntnisstand der wissenschaftlichen
Diskussion muss hochaktuell eingepflegt und durch Experten vermittelt werden. Aus
dieser Erkenntnis ist das Konzept der Hernienschule der DHG entstanden.

Autorenverzeichnis

Dr. Georg Arlt
Park Klinik Weissensee
Schönstraße 80, 13086 Berlin
E-Mail: arlt@park-klinik.com
Kapitel 1.6, 1.10, 2.2.2

Dr. Conrad Ballecer
CMIRS - Center For Minimally Invasive And
Robotic Surgery
14155 N. 83rd Ave
Peoria, AZ 85381
E-Mail: cballecer1@icloud.com
Kapitel 2.7.2

Dr. Guido Baschleben
Elisabeth Krankenhaus Leipzig
Biedermannstr. 84
04277 Leipzig
E-Mail: guido.baschleben@ek-leipzig.de
Kapitel 2.4.2

Prof. Dr. Reinhard Bittner
Hernienzentrum Rottenburg a.N.
Winghofer Medicum Plus GmbH
Röntgenstr. 38
72108 Rottenburg a.N.
E-Mail: bittnerfamilie@web.de
Kapitel 2.7.1.1, 2.7.1.3

M.D. David C. Chen
Surgery - Santa Monica
1304 15th Street
Suite 102
Santa Monica, California 90404
E-Mail: DCChen@mednet.ucla.edu
Kapitel 2.2.5

Dr. Joachim Conze
UM Hernienzentrum Dr. Conze
Arabellastr. 17
81925 München
E-Mail: jc@hernien.de
Kapitel 1.8, 1.10, 3.1, 4.2

Prof. Dr. René H. Fortelny
Wilhelminenspital
Monteleartstrasse 37
A-1160 Wien
E-Mail: rene.fortelny@wienkav.at
Kapitel Historie der Hernienschule, 1.5, 2.4.1,
3.4, 3.5,

Dr. Frauke Fritze-Büttner
Sana Kliniken Lichtenberg
Fanninger Strasse 32
10365 Berlin
E-Mail: Frauke.Fritze@sana-kl.de
Kapitel 2.5

Dr. Frauke Glöckner
Charité - Universitätsmedizin Berlin
Charitéplatz 1
10117 Berlin
E-Mail: frauke.gloeckner@charite.de
Kapitel 1.2

Prof. Dr. Achim Hellinger
Klinikum Fulda
Pacelliallee 4
36043 Fulda
E-Mail: A.Hellinger@klinikum-fulda.de
Kapitel 2.5

Dr. Markus Höltje
Charité – Universitätsmedizin Berlin
Charitéplatz 1
10117 Berlin
E-Mail: markus.hoeltje@charite.de
Kapitel 1.2

Dr. Stefan Kaiser
Chirurgische Praxis
August-Bebel-Platz 2
14532 Kleinmachnow
E-Mail: kaiser@chirurgie-kleinmachnow.de
Kapitel 2.4.1

Prof. Dr. Uwe Klinge
Uniklinik RWTH Aachen
Pauwelsstrasse 30
52074 Aachen
E-Mail: uklinge@ukaachen.de
Kapitel 1.4, 2.1

Dr. Andreas Koch
Chirurgische Praxis
Gerhardt-Hauptmann-Str.15
03044 Cottbus
E-Mail: akchirurg@aol.com
Kapitel 1.9, 2.2.4, 3.2, 4.1

Prof. Dr. Ferdinand Köckerling
Vivantes Klinikum Spandau
Neue Bergstrasse 6
13585 Berlin
E-Mail: ferdinand.koeckerling@vivantes.de
Kapitel 2.3.2, 2.7.1.4, 4.1

Dr. Andreas Kuthe
DRK Krankenhaus Clementinestift
Lützerodstrasse 1
30161 Hannover
E-Mail: ricardaf@t-online.de
Kapitel 2.3.2, 2.4.3, 2.6

Dr. Nils Löber
Rodenbergstrasse 33
10439 Berlin
E-Mail: nilsloeber@lightfactory.de
Kapitel 4.3

Dr. Ralph Lorenz
3+CHIRURGEN
Klosterstr. 34/35
13581 Berlin
E-Mail: lorenz@3chirurgen.de
Kapitel Historie der Hernienschule, 1.3, 1.4, 1,8,
2.2.1, 2.2.4, 2.2.7, 2.2.8, 3.1

Dr. Franz Mayer
Paracelsus Universität Salzburg
Müllner Hauptstraße 48
A-5020 Salzburg
E-Mail: F.Mayer@salk.at
Kapitel 1.7, 3.3

Dr. Frank P. Müller
Sankt Marien-Hospital Buer GmbH
Mühlenstraße 5-9
45894 Gelsenkirchen
E-Mail: Frank.Mueller@marienhospital-buer.de
Kapitel 2.2.6, 2.4.5

Dr. Ulrike Muschaweck
UM International Offices
Dr. Ulrike Muschaweck
c/o REGUS Office
Terminalstrasse Mitte 18
85356 München-Flughafen
E-Mail: info@leistenbruch.de
Kapitel 1.9, 2.2.2, 2.2.3

Prof. Dr. Henning Niebuhr
Hanse Chirurgie
Alte Holstenstraße 16
21031 Hamburg
E-Mail: dr.niebuhr@t-online.de
Kapitel 1.6, 2.3.1, 2.6

Prof. Dr. Christian Peiper
Evangelisches Krankenhaus
Werler Strasse 110
59065 Hamm
E-Mail: CPeiper@evkhamm.de
Kapitel 1.3

Dr. Wolfgang Reinpold
Wilhelmsburger Krankenhaus Groß-Sand
Chirurgische Abteilung u. Hernienzentrum
Groß-Sand 3
21107 Hamburg
E-Mail: w.reinpold@gross-sand.de
Kapitel 1.1, 2.2.1, 2.4.2, 2.4.4, 2.7.1.1, 2.7.1.2,
2.7.1.4, 3.2, 3.4

Dr. Sven-Christian Schmidt
Ernst von Bergmann Klinikum
Charlottenstraße 72
14467 Potsdam
E-Mail: Sven-Christian.Schmidt@klinikumevb.de
Kapitel 1.1, 2.3.1,

Dr. Ulrike Schlein
Sängerweg 10
34549 Edertal
E-Mail: info@dr-schlein.de
Kapitel 4.3

Dr. Jochen Günter Schwarz
Med. Versorgungszentrum Winghofer Medicum
Winghoferstr. 42
72108 Rottenburg
E-Mail: j-g.schwarz@t-online.de
Kapitel 2.7.1.3

Dr. Bernd Stechemesser
Hernienzentrum Köln
in der PAN-Klinik am Neumarkt
Zeppelinstr. 1
50667 Köln
E-Mail: bernd.stechemesser@hernienzen-
trumkoeln.de
Kapitel Hernienchirurgische Weiterbildung, 1.5,
1.7, 2.2.1, 2.2.5, 2.2.7, 2.4.5, 2.7.2, 3.3

Dr. Ulla Volmer
Park Klinik Weissensee
Schönstraße 80
13086 Berlin
E-Mail: volmer@park-klinik.com
Kapitel 2.4.3

Dr. Dirk Weyhe
Pius Hospital Oldenburg
Georgstraße 12
26121 Oldenburg
E-Mai: Dirk.Weyhe@Pius-Hospital.de
Kapitel Hernienchirurgische Weiterbildung, 2.1,
4.2

Martin Wiese
Praxisklinik
Frankenallee 1
65779 Kelkheim (Taunus)
E-Mail: martinwiese@t-online.de
Kapitel 2.2.8

Dr. Ralf Wilke
Asklepios Klinik Weißenfels
Naumburger Straße 76
06667 Weißenfels
E-Mail: r.wilke@asklepios.com
Kapitel 2.4.4, 3.5

Dr. Michael Zörner
Chirurgie am Ostkreuz
Sonntagstraße 1
10245 Berlin
E-Mail: praxis@chirurgie-ostkreuz.de
Kapitel 2.2.6

Teil I: **Hernie kompakt**

1 Basiswissen

1.1 Epidemiologie der Hernien

Sven-Christian Schmidt, Wolfgang Reinpold

Das lebenslange Risiko eine Leistenhernie zu entwickeln liegt bei Männern zwischen 20 und 27 %, bei Frauen zwischen drei und sechs % (Burchardt, 2015; Ruhl 2007). Die Leistenhernie gehört mit einem Anteil von 10–15 % aller chirurgischen Eingriffe zu den häufigsten operativ therapierbaren Erkrankungen. Weltweit werden jährlich etwa 20 Millionen Eingriffe wegen einer Leistenhernie durchgeführt, in Deutschland sind es jährlich ca. 250.000–300.000 Leistenhernien-Operationen. Männer sind dabei deutlich häufiger betroffen als Frauen (Geschlechtsverhältnis Männer zu Frauen 9:1). Es gibt dabei zwei Altersgipfel: das Kindesalter und das Erwachsenenalter > 50 Jahre. In ca. 15–30 % sind beidseitige Hernien anzutreffen.

Bei den Ventralhernien werden heute primäre von sekundären Ventralhernien unterschieden. Zu den häufigsten primären Ventralhernien zählen Nabelhernien und Epigastrische Hernien. Jährlich werden in Deutschland ca. 50.000 Nabelhernien operiert. Man geht davon aus, dass ca. 10 % der Laparotomien im Verlauf eine Narbenhernie = sekundäre Ventralhernie entwickeln. Jedoch auch nach Laparoskopien entstehen in 0 bis ca. 9,6 % sogenannte Trokar-Narbenhernien (Helgstrand, 2011; Krajinovic, 2016).

Nach einer Registerdatenanalyse entstehen fast 92 % der Narbenhernien-Rezidive innerhalb der ersten 10 Jahre nach einer primären Operation. Bei Leistenhernien entstehen dem entgegen nur ca. 57 % der Rezidiv-Leistenhernien innerhalb der ersten 10 Jahre nach einem Primäreingriff (Köckerling, 2014).

Es gibt sowohl geschlechtsspezifische als auch altersspezifische Häufungen von Hernien (s. auch Kapitel 1.4). Zudem scheinen zahlreiche Risikofaktoren Einfluss auf die Entstehung von Hernien zu haben (Burcharth, 2015; Lau, 2007; Rosemar, 2008). Bei Hernienpatienten ist meist eine Alteration der Kollagenzusammensetzung der Extrazellularmatrix zu beobachten. Insbesondere ein verringerter Kollagen-I/III-Quotient scheint für die Entstehung von Hernien eine große Rolle zu spielen (Junge, 2009).

Literatur

Burcharth J, Pommergaard HC, Bisgaard T, Rosenberg J. Patient-related risk factors for recurrence after inguinal hernia repair: a systematic review and meta-analysis of observational studies. Surg. Innov. 2015;22:303-317.
Helgstrand F, Rosenberg J, Bisgaard T. Trocar site hernia after laparoscopic surgery: a qualitative systematic review. Hernia. 2011;15(2):113-121. doi: 10.1007/s10029-010-0757

https://doi.org/10.1515/9783110521580-001

Junge K, Conze J, Schumpelick V. Was gibt es Neues in der Hernienchirurgie? In: Was gibt es Neues in der Chirurgie? Ecomed. 2009:131-139:

Krajinovic K, Koeberlein C, Germer CT, Reibetanz J. The Incidence of Trocar Site Hernia After Single-Port Laparoscopic Cholecystectomy-A Single Center Analysis and Literature Review. J Laparoendosc Adv Surg Tech A. 2016;26(7):536-539. doi: 10.1089/lap.2015.0596.

Köckerling F, Koch A, Lorenz R, et al. How long do we need to follow-up our hernia patients to find the real recurrence rate? Front Surg. 2015);2:24.10.3389/fsurg.2015.00024

Lau H, Fang C, Yuen WK, Patil NG. Risk factors for inguinal hernia in adult males: a case control study. Surgery. 2007;141:262-266.

Rosemar A, Angeras U, Rosengren A. Body mass index and groin hernia: a 34-year follow-up study in Swedish men. Ann Sur. 2008;247:1064-1068.

Ruhl CE, Everhart JE. Risk factors for inguinal hernia among adults in the US population. Am. J. Epidemiol. 2007;165:1154–1161.

1.2 Anatomie der Abdominalwand und der Leistenregion

Markus Höltje, Frauke Glöckner

1.2.1 Abdominalwand

Untere Thoraxapertur und Beckengürtel sind durch Weichteile verbunden, die dorsal bis zur Wirbelsäule reichen. Sie umschließen den Abdominalraum. Gegen die Brusthöhle ist dieser muskulär durch das Zwerchfell (*Diaphragma*) begrenzt, gegenüber den Beckenorganen nur durch das Peritoneum. Die Grundlage der weichen Bauchdecke bilden Muskeln und Sehnenplatten, deren Faserverlauf die Muskelrichtung fortsetzt. Ventral wie dorsal ist je ein Längsmuskelpaar in diese Sehnenplatten eingescheidet. Längs der Wirbelsäule ist dies der *M. erector spinae*, der von den beiden Blättern der *Fascia thoracolumbalis* umfasst wird. Diese dienen seitlichen Bauchmuskeln als Ursprung. Ventral wird sein Antagonist, der *M. rectus abdominis,* durch die Aponeurosen der seitlichen Bauchmuskeln in die Rektusscheide (*Vagina m. recti abdominis*) eingebettet. Die resultierende Kraft der vorderen Bauchmuskeln auf die Linea alba kann bis zu 20 kPa betragen (Förstemann, 2011). Die Bauchmuskelspannung passt sich reflektorisch dem Füllungsdruck des Abdominalraumes und der Tätigkeit des Zwerchfells an, ferner schützt die starke Reflexerregbarkeit der Bauchmuskeln die Eingeweide bei äußerer Krafteinwirkung. Die Kontur der Abdominalwand ist Ergebnis von Funktion und Struktur verschiedener anatomischer Schichten der Bauchdecke und der Muskeln, deren kreuzweise Verspannung jedoch typische muskelfreie *Loci minoris resistentiae* als Prädilektionsstellen für Bruchpforten lässt.

Die **Muskulatur** der Leibeswand ist in Tab. 1.1 zusammengefasst. Typische Muskellücken sind im Zwerchfell das *Trigonum sternocostale* (LARREY- bzw. MORGAGNI-Spalte), das *Trigonum lumbocostale* (BOCHDALEK-Lücke) und natürlich der *Hiatus oesophageus* (→Hiatus-Hernie) sowie an der hinteren Leibeswand das *Trigonum lumbale* (PETIT-Dreieck) und das GRYNFELLT-Dreieck, das von 12. Rippe, *M. obliquus internus abdominis* und *M. quadratus lumborum* begrenzt wird.

Tab. 1.1: Muskulatur Abdomen.

Muskel	Ursprung	Ansatz	Faserrichtung	Innervation	Gefäß-versorgung
M. rectus abdominis	Processus xiphoideus bis Rippenknorpel 7–5	Os pubis, Symphyse bis Tuberculum pubicum	rostrokaudal mit 3–4 Intersectiones tendinae	(Th 6) Th 7–Th 12 (L 1), Eintritt von dorsal am lateralen Rand	Aa. epigastricae sup. et inf., dorsal in der Rektusscheide
M. pyramidalis	Os pubis, ventral in der Rektusscheide	Linea alba	kaudorostral zur Linea alba	Th 12	A. epigastrica inf., Ramus pubicus
M. obliquus externus abdominis	Rippe 5–12 (Verzahnung mit Dentationen von M. serratus ant. und M. latissimus dorsi = GERDY-Linie)	Linea alba und Tuberculum pubicum bis Crista iliaca (Labium ext.)	rostrolateral nach kaudal medial; mediokaudal divergierend mit kaudal zunehmender Neigung	Th 5–Th 12 (L 1), Austreten der Rr. cutanei laterales in der Axillarlinie, der Rr. cutanei mediales durch die Aponeurose	A. musculo-phrenica, A. thoracica lat., Aa. epigastricae sup. et inf., A. circumflexa ilium profunda
M. obliquus internus abdominis	laterales Lig. inguinale, Crista iliaca (Linea intermedia) und Fascia thoracolumbalis, Lamina superficialis	Rippenknorpel 10–12, Linea alba, Tuberculum pubicum	fächerförmig divergierend von lateral senkrecht nach mediokaudal horizontal	Th 8–Th 12, Nn. iliohypogastricus et ilioinguinalis, Eintritt von dorsal und Durchtritt zum M. obliquus ext.	A. epigastrica inf., A. circumflexa ilium profunda
M. cremaster	caudal aus M. obliquus internus abdominis	zum Hoden	Fortsetzung mediokaudaler Internusfasern in den Funiculus spermaticus	N. genitofemoralis, Ramus genitalis	A. epigastrica inf., A. cremasterica
M. transversus abdominis	Rippenknorpel 7–12, Fascia thoracolumbalis-Lamina profunda, Crista iliaca (Labium int.), laterales Lig. inguinale	Linea alba	horizontal	Th 5–Th 12, Nn. iliohypogastricus et ilioinguinalis, Verlauf zwischen M. transversus und M. obliquus int.	A. musculo-phrenica, Aa. epigastricae sup. et inf., A. circumflexa ilium profunda

Tab. 1.1: (Fortsetzung) Muskulatur Abdomen.

Muskel	Ursprung	Ansatz	Faserrichtung	Innervation	Gefäßversorgung
M. quadratus lumborum	Crista iliaca	12. Rippe, Processus costales LWK 1–4	kaudorostral	Th 12 (Nn. iliohypogastricus et ilioinguinalis)	Aa. lumbales, A. iliolumbalis

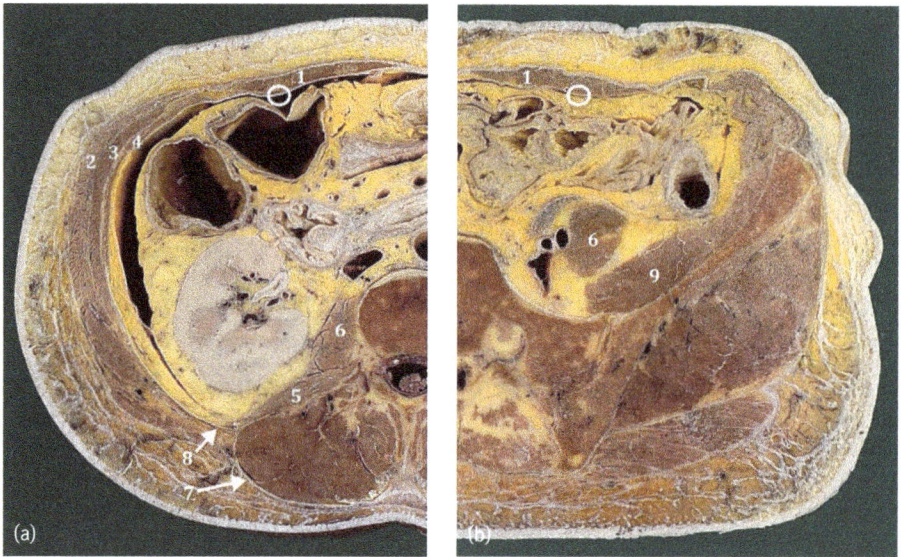

Abb. 1.1: Querschnitte durch das Abdomen. (a) Querschnitt in Höhe des LWK 2: O – Internus- und Transversusaponeurose, Fascia transversalis, Peritoneum; (b) Querschnitt in Höhe des Os sacrum: O – Fascia transversalis, Peritoneum. Legende: 1 M. rectus abdominis; 2 M. obliquus externus abdominis; 3 M. obliquus internus abdominis; 4 M. transversus abdominis; 5 M. quadratus lumborum; 6 M. psoas major; 7 Fascia thorakolumbalis-Lamina superficialis; 8 Fascia thorakolumbalis-Lamina profunda; 9 M. iliacus.

Die **bindegewebigen Strukturen** (Abb. 1.1) stellen sich dem chirurgischen Blick/ Erfordernis teils diffiziler dar, als insbesondere in der neueren anatomischen Nomenklatur erfasst (Terminologia anatomica, 1998) (im Text *kursiv*). Das subkutane Bindegewebe unterteilt sich in die *Fascia subcutanea* CAMPER (*Panniculus adiposus abdominis*, Terminologia anatomica), die vornehmlich unterhalb des Nabels über Aponeurosen und Rektusscheide als verdichtete, wabig-elastische Struktur mit eingelagertem Fett in Erscheinung tritt, und die *Fascia abdominis superficialis* SCARPA (*Stratum membranosum abdominis*) als filzig-elastische Faszie über dem *M. obliquus* *externus.* Die Camper-Faszie inseriert an der Linea alba und strahlt mit oberflächlichen Lamellen in die Kutis der Gegenseite aus.

Die *Linea alba* als mediane Vereinigung der Bauchmuskelaponeurosen reicht vom *Processus xiphoideus* bis zu den *Tubercula pubica.* Ihre elastischen Eigenschaften sind in transversaler und in longitudinaler Richtung unterschiedlich ausgeprägt (Förstemann, 2011; Szymczak, 2012). Bis etwa auf Höhe der *Linea arcuata* bildet sie ein breites dünnes Band mit sagittaler und transversaler Durchkreuzung der Aponeurosenfasern (Partie rubanée CHARPY), dass auch den Bauchnabel formt. Nach kranial können hier akzessorische Lücken vorkommen (→Nabelhernie). Kaudal bis zur Symphyse fehlt die sagittale Faserkomponente und die *Linea alba* erscheint schmaler, aber konturierter (Partie linéaire CHARPY). In diesem Bereich zieht das *Adminculum lineae albae* zwischen die beiden *Mm. recti abdominis* und setzt kaudal breitbasig und dorsal der Muskeln an den *Rami superior ossis pubis* an.

Die zentrale Sehnenplatte der Bauchwand ermöglicht das Zusammenwirken der vorderen Bauchmuskeln. Die Fasern der Externusaponeurose kreuzen die *Linea alba* und durchflechten sich mit kontralateralen Fasern. Kaudal bilden diese Fasern zwei Schichten, eine oberflächliche, in die Fascia lata einstrahlende und eine tiefe, am Tuberculum pubis ansetzende (s. a. *Lig. reflexum* COLLES in Kap. 1.2.2 Leistenregion). Die Fasern der Internusaponeurose zeigen wie der Muskel einen divergierenden Verlauf und setzen sich mediokaudal in die Fascia spermatica fort. An der *Linea semilunaris* SPIEGHEL-teilt sich die Aponeurose in ein oberflächliches und ein tiefes Blatt, die oberhalb der *Linea arcuata* an der Bildung der *Lamina anterior* und *Lamina posterior* der Rektusscheide beteiligt sind. Auch die Fasern der Internusaponeurose verflechten sich in der *Linea alba* mit denen der Gegenseite. Die SPIEGHEL-Linie markiert den Übergang des *M. transversus abdominis* in seine Insertionsaponeurose. Oberhalb der Linea oder besser *Zona arcuata* DOUGLAS zieht die Transversusaponeurose als *Lamina posterior* hinter den *M. rectus abdominis*, darunter ziehen alle drei Aponeurosen ventral über den *M. rectus abdominis* und bilden das vordere Blatt der Rektusscheide. Diese Übergangszone stellt lateral des *M. rectus* eine Schwachstelle dar (s. a. SPIEGHEL-Hernie).

Die Rektusscheide (*Vagina m. recti abdominis*) bildet mit ihrer *Lamina anterior* und *posterior* einen Führungsschlauch für den geraden Bauchmuskel. Seine *Intersectiones tendinae* sind fest mit der *Lamina anterior* und der *Linea alba* verwachsen. Auch lateral ist der Muskel fest an die Verschmelzungszone von *Lamina anterior* und *posterior* angeheftet. Das hintere Blatt der Rektusscheide wird unterhalb der *Linea arcuata* nur noch von der *Fascia transversalis* gebildet. Auch diese ist hier mit der *Linea alba* verwachsen und setzt sich somit auf das *Adminculum lineae albae* bis zum *Os pubis* fort. So entsteht hinter dem *M. rectus* ein mit Fettgewebe ausgefüllter Raum (Fosse retromusculaire CHARPY).

Die insbesondere kranial häufig zarte *Fascia transversalis* (auch *endoabdominalis*) liegt innen dem *M. transversus abdominis* und seiner Aponeurose auf. Kaudal ist sie mit dem *Lig. inguinale* verbunden (Kap. 1.2.2 Leistenregion). Die *Fascia transver-*

salis ist mit der *Tela subserosa* des Peritoneums fest verbunden und kann auch als Grenzlamelle des Peritoneums verstanden werden.

Das Bauchfell als seröse Haut kleidet mit seinem parietalen Blatt den gesamten Abdominalraum aus. Auf die *Tela subserosa* (präperitoneales Fettgewebe) folgt die *Lamina propria serosa* als retikuläres Bindegewebe mit Immunzellen sowie Gefäßen und Nerven. Darauf sitzt das Mesothel als Bindegewebsabkömmling mit epithelialem Verhalten. Die Mesothelzellen haben fibrinolytische Eigenschaften, die sie jedoch bei Schädigung verlieren (van Baal, 2017). Mit den Leitungsbahnen der Bauchorgane zieht das Peritoneum mit seinem viszeralen Blatt auf die intraperitonealen Organe. Von besonderer Bedeutung für die Hernienchirurgie sind die Peritonealverhältnisse im Bereich des *Canalis inguinalis* (Kap. 1.2.2 Leistenregion).

1.2.2 Leistenregion *(Regio inguinalis)*

Leistenband *(Ligamentum inguinale)*

Als zentrale bindegewebige Struktur der Leistenregion verläuft das Leistenband von der *Spina iliaca anterior superior* des Beckenkamms zum *Tuberculum pubicum* des Schambeins. Es stellt die verstärkte kaudale Begrenzung der Aponeurose des *M. obliquus externus abd.* dar. Topographisch markiert das Leistenband die Begrenzung der Leistenregion zum Oberschenkel. Über Retinacula besteht eine lockere Verbindung zur Haut, die zur Ausbildung der Beugefurche bei Hüftbeugung beiträgt. Funktionelle Bedeutung erhält es als Ursprungsgebiet kaudaler Fasern sowohl des *M. transversus abd.* vom lateralen Drittel des Leistenbandes, als auch des *M. obliquus internus abd.* etwa ab der Mitte des Leistenbandes medialwärts (Tab. 1.1). Weiterhin bildet es den Boden des Leistenkanals. Strukturgebend fungiert es zudem als ventrale und kraniale Begrenzung der großen Durchtrittspforten *Lacuna musculorum* und *Lacuna vasorum* (s. u.) vom Beckenraum zum Bein.

Leistenkanal *(Canalis inguinalis)*

Der Leistenkanal ist eine schräge Durchbrechung der vorderen Bauchwand. Er stellt beim Mann die Voraussetzung für den noch intrauterin erfolgenden Deszensus des Hodens aus dem Retroperitonealraum in den Hodensack dar. Zeitlebens erfolgt durch ihn die Versorgung des Hodens und der Transport der Spermien im Samenleiter. Als „Sollbruchstelle" des Gefüges der vorderen Bauchwand kommt dem Leistenkanal größte Bedeutung im Zusammenhang mit Leistenhernien zu. Von seiner inneren Öffnung, dem *Anulus inguinalis profundus* in der *Fossa inguinalis lateralis* verläuft er oberhalb des Leistenbandes nach vorn medial, beim Mann ca. 4–5 cm, bei der Frau etwas kürzer. Etwa fingerbreit lateral des Ansatzes des Leistenbandes am *Tuberculum pubicum* durchsetzt er die Aponeurose des *M. obliquus externus abd.* und mündet im äußeren Leistenring *Anulus inguinals superficialis* unter der Haut. An dieser Stelle weichen die Sehnenzüge des Muskels als *Crus mediale* und *laterale* auseinander und erlauben den Durchtritt des Inhaltes des Leistenkanals. Das *Ligamentum reflexum* COLLES (Kap. 1.2.1) bildet den Boden des äußeren Leistenringes.

Die wandgebenden Strukturen des Leistenkanals sind sowohl muskulärer als auch bindegewebiger Natur. Das Leistenband bildet den Boden, die fleischigen Unterränder des *M. obliquus internus abd.* sowie des *M. transversus abd.* bilden das Dach. Als ventrale Begrenzung fungiert die Aponeurose des *M. obliquus externus abd.* Mit der durch die dünne *Fascia transversalis* und das Peritoneum gebildeten dorsalen Begrenzung stellt sich die Hinterwand deutlich schwächer dar.

Der wesentliche Inhalt des Leistenkanals ergibt sich beim Mann aus dem Deszensus des Hodens, der den Samenstrang, *Funiculus spermaticus*, hinterlässt. Er besteht aus dem muskelstarken Samenleiter, *Ductus deferens*, (Abb. 1.2) dem beim Durchbruch durch die Bauchwand zunächst mit der *Fascia spermatica interna* (aus der *Fascia transversalis*) und beim Austritt durch den äußeren Leistenring weiterhin

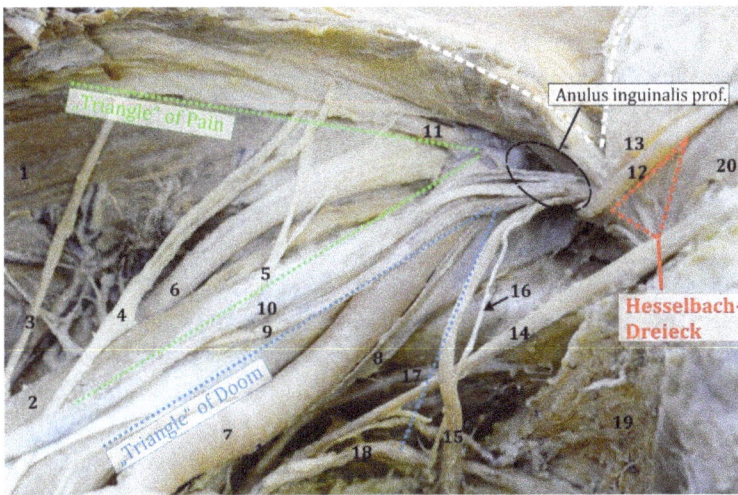

Abb. 1.2: Leitungsbahnen der Leistenregion und angrenzender Areale. Farbig markiert sind die Begrenzungen des „Triangle" of Doom zwischen den Vasa testicularia und dem Ductus deferens, (Inhalt Strukturen 7 und 8), das lateral davon gelegene „Triangle" of Pain zwischen Tractus iliopubicus und Vasa testicularia, (Inhalt hier Strukturen 3–6), innerer Leistenring Anulus inguinalis profundus sowie Hesselbach-Dreieck zwischen Leistenband, Vasa epigastrica inferiores und lateralem Rand des Musculus rectus abd. als Bruchpforten der Leistenhernien. Weiße unterbrochene Linie: Schnittrand Bauchdecke. (Ansicht von mediocranial auf die linke Seite, fixiertes Präparat, männl.)
Legende: 1 Musculus iliacus; 2 Musculus psoas major; 3 Nervus cutaneus femoris lateralis; 4 Ramus femoralis des Nervus genitofemoralis; 5 Ramus genitalis des Nervus genitofemoralis; 6 Nervus femoralis; 7 Arteria iliaca externa; 8 Vena iliaca externa; 9 Arteria testicularis; 10 Vena testicularis; 11 Arteria circumflexa ilium profunda; 12 Arteria epigastrica inferior; 13 Vena epigastrica inferior; 14 obliterierte Arteria umbilicalis (Chorda umbilicalis); 15 Ductus deferens; 16 Arteria ductus deferentis; 17 Arteria obturatoria; 18 Ureter; 19 Harnblase; 20 Musculus rectus abd.

die *Fascia spermatica externa* (aus der *Fascia superficialis* der Bauchwand) als ein-hüllende Strukturen mitgegeben werden. Als Hodenheber fungiert der *M. cremaster* zwischen beiden Faszien als Abspaltung von Fasern des *M. obliquus internus abd.* bzw. *M. transversus abd.* (Tab. 1.1). Als begleitende Gefäße verlaufen die *A. testicularis*, *A. ductus deferentis* (Abb. 1.2) und *A. cremasterica* sowie als venöse Versorgung der *Plexus pampiniformis* im Leistenkanal. Als Nerven begleiten den *Funiculus spermati-cus* der *Ramus genitalis des N. genitofemoralis* sowie der *N. ilioinguinalis*. Bei der Frau verläuft im kürzeren und im Durchmesser geringeren Leistenkanal entsprechend das *Ligamentum teres uteri* vom Tubenwinkel zu den großen Schamlippen, begleitet von der *A. ligamenti teretis uteri* mit den erwähnten Nerven.

Durchtrittspforten hinter dem Leistenband – *Lacuna musculorum und vasorum*

Der zwischen dem Leistenband und dem Beckenknochen gelegene osteofibröse Ka-nal fungiert als Durchtrittsstelle für bedeutende muskuläre Strukturen und Leitungs-bahnen. Lateral liegt die *Lacuna musculorum* und wird im Wesentlichen vom *M. iliop-soas* als wichtigstem Beuger im Hüftgelenk ausgefüllt. Seine Faszie erhält Anschluss an das Leistenband sowie den Beckenknochen und bildet den *Arcus iliopectineus*, der die Begrenzung zur medial davon gelegenen gefäßführenden *Lacuna vasorum* dar-stellt. Medial vom Muskel noch innerhalb der *Lacuna musculorum* verläuft der breite *N. femoralis*. Lateral vom Muskel nahe der *Spina iliaca ant. sup.* verläuft der wesent-lich kleinere *N. cutaneus femoris lateralis*. Das medial gelegene Gefäßfach *Lacuna vasorum* enthält mit der *A. femoralis* und der medial davon gelegenen *V. femoralis* die großen Stämme der Beingefäße. Zwischen der Vene und der durch kaudal aus dem Leistenband austretenden und als *Ligamentum lacunare* (Terminologia anatomica, 1998) bezeichneten Fasern des Leistenbandes, welche die mediale Begrenzung des Gefäßfaches darstellen, verbleibt eine mit lockerem Bindegewebe gefüllte Lücke, das *Septum femorale* (CLOQUETI). Als Durchtrittspforte für Lymphgefäße und häufige Lokalisation des großen ROSENMÜLLER-Lymphknoten stellt das *Septum femorale* eine natürliche Schwachstelle für den Durchbruch von Schenkelhernien dar und wird auch als *Anulus femoralis* bezeichnet. Als einziger Nerv tritt der kleine *Ramus femora-lis* des *N. genitofemoralis* zumeist lateral der *A. femoralis* durch die *Lacuna vasorum*.

Innenrelief der Bauchwand in der Inguinalregion und Bruchpforten für Leistenhernien

Das Innenrelief der Bauchwand unterhalb des Nabels wird u. a. durch drei Bauchfell-falten aufgeworfen, die auf den Nabel konvergieren. Die *Plica umbilicalis mediana* verläuft als mittlere der drei Falten vom Scheitel der Harnblase nach kranial und enthält den obliterierten embryonalen Harngang (*Chorda urachi*). Beiderseits lateral davon verlaufen die *Plicae umbilicales mediales,* die die ebenfalls obliterierten Na-belarterien enthalten. Noch weiter lateral davon verläuft auf beiden Seiten die *Plica umbilicalis lateralis*, deren Grundlage die darin enthaltenen epigastrischen Gefäße innerhalb der Rektusscheide darstellen. Die aus der *A. iliaca externa* unmittelbar vor dem Leistenband entspringende *A. epigastrica inferior* (Abb. 1.2) stellt dabei über die *A. epigastrica superior* und die *A. thoracica interna* eine wichtige Gefäßanastomose zwischen dem Stromgebiet der *A. iliaca externa* und der *A. subclavia* dar. Zumeist wird das arterielle Gefäß von 2 *Vv. epigastricae inferiores* aus der *V. iliaca externa* begleitet, die im Bereich des Nabels mit Ästen der *V. epigastrica superior* anastomosieren. Lateral der epigastrischen Gefäße liegt die *Fossa inguinalis lateralis*, an deren Boden sich die innere Öffnung des Leistenkanals, *Anulus inguinals profundus* (Abb. 1.2), als potentielle Bruchpforte für laterale, indirekte Leistenhernien befindet. Dies gilt insbesondere, wenn sich die für den Deszensus des Hodens angelegte und als *Processus vaginalis peritonei* bezeichnete Peritonealausstülpung in den Leistenkanal nicht zurückgebildet hat. Medial wird der innere Leistenring von der sichelförmigen *Falx inguinalis* aus Fasern der Aponeurose des *M. transversus abd.* begrenzt. Ebenfalls medial der epigastrischen Gefäße und getrennt durch das *Ligamentum interfoveolare* (HESSELBACH) vom *Anulus inguinalis profundus* liegt die *Fossa inguinalis medialis* als schwächste Stelle der vorderen Bauchwand. Sie liegt dem äußeren Leistenring gegenüber und stellt die Bruchpforte für innere, direkte Leistenhernien im **Hesselbach-Dreieck** (Abb. 1.2, Abb. 1.3) dar.

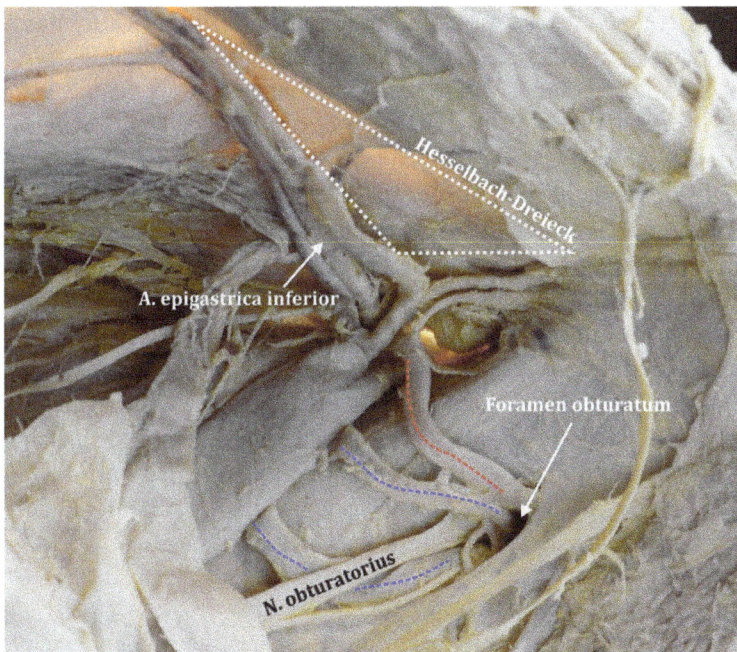

Abb. 1.3: Corona mortis als klinisch relevante Gefäßvariation. Ausbildung der Arteria obturatoria (rote unterbrochene Linie) aus der Arteria epigastrica inferior und Vena obturatoria (doppelt angelegt, blaue unterbrochene Linien) aus der Vena iliaca externa. (Ansicht von mediodorsal auf die Inguinalregion auf der linken Seite, fixiertes Präparat, weibl.)

Der Verlauf folgender relevanter Gefäße muss für die Leistenhernienchirurgie beachtet werden: Als Abgang aus der Bauchaorta verläuft die *A. testicularis/ovarica* vor dem *M. psoas major* und tritt beim Mann zur Versorgung von Hoden und Nebenhoden in den inneren Leistenring ein (Abb. 1.2). Bei der Frau verlässt die *A. ovarica* das *Ligamentum suspensorium ovarii* an der Grenze zum kleinen Becken, um das innere Genitale zu versorgen. Die *Vasa epigastrica* sind bereits beschrieben, als arterielle Äste davon entwickeln sich die *A. cremasterica* sowie der *Ramus pubicus* zur Symphyse. Häufig bestehen hier stark durchblutete Anastomosen bzw. Gefäßvariationen zwischen dem Stromgebiet der *A. iliaca externa* und der *A. obturatoria*, auch venöse Verbindungen sind möglich (*Corona mortis*, Abb. 1.3).

Als weitere Abgänge aus der *A. bzw. V. ilica externa* (Verlauf im „Triangle" of Doom, Abb. 1.2) entwickeln sich *A. und V. circumflexa ilium profunda*, die hinter dem Leistenband in Richtung der *Spina iliaca ant. sup.* Verlaufen (Abb. 1.2). Nach Durchtritt unter dem Leistenband gibt die *A. femoralis* folgende oberflächliche Gefäßäste ab: Die *A. epigastrica superficialis* zum Nabel, die *A. circumflexa ilium superficialis* unterhalb des Leistenbandes zum vorderen Darmbeinstachel sowie die *Aa. pudendae externae* zur Haut des äußeren Genitale.

Weiterhin muss für die Leistenhernienchirurgie der Verlauf folgender relevanter Nerven (Reinpold, et al., 2015) beachtet werden: Die Nerven stammen aus dem lumbalen Anteil der *Plexus lumbosacralis*, sie befinden sich teilweise in einem V-förmigen Bereich zwischen dem *Tractus iliopubicus bzw.* dem Leistenband und den *Vasa testicularia/ovarica* („Triangle" of Pain, Abb. 1.2). Der sensomotorische *N. ilioinguinalis* aus den Segmenten Th 12–L 1 verläuft dorsal des *M. psoas major* über der *Crista iliaca*, dann zwischen dem *M. obliquus internus abd.* und *M. transversus abd.* etwa parallel zum Leistenband in den Leistenkanal. Der ebenfalls sensomotorische *N. genitofemoralis* aus den Segmenten L 1–L 2 verläuft auf der Vorderfläche des *M. psoas major*, um sich dort in den *Ramus genitalis* und den *Ramus femoralis* zu spalten. Der *Ramus genitalis* gelangt durch den Leistenkanal zum Skrotum (Innervation des *M. cremaster*) bzw. die *Labia majora*, während der *Ramus femoralis* lateral der *A. iliaca externa* nach Durchtritt durch die *Lacuna vasorum* am *Hiatus saphenus* die Oberschenkelhaut erreicht. Der sensible *N. cutaneus femoris lateralis* entspringt aus den Segmenten L 2–L 3 verläuft unter der Faszie des *M. iliopsoas*, um das Becken lateral in der *Lacuna musculorum* zu verlassen und die laterale Haut des Oberschenkels zu innervieren. Der große sensomotorische *N. femoralis* aus den Segmenten L 2–L 4 verläuft mit dem *M. iliopsoas* durch die *Lacuna musculorum* zum Oberschenkel.

Literatur

Förstemann T, Trzewik J, Holste J, et al. Forces and deformations of the abdominal wall--a mechanical and geometrical approach to the linea alba. J Biomech. 2011;44(4):600-606. doi: 10.1016/j.jbiomech.2010.11.021.

Reinpold W, Schroeder AD, Schroeder M, et al. Retroperitoneal anatomy of the iliohypogastric, ilio-inguinal, genitofemoral, and lateral femoral cutaneous nerve: consequences for prevention and treatment of chronic inguinodynia. Hernia. 2015;19:539. doi:10.1007/s10029-015-1396.

Szymczak C, Lubowiecka I, Tomaszewska A, Śmietański M. Investigation of abdomen surface deformation due to life excitation: Implications for implant selection and orientation in laparoscopic ventral hernia repair. Clin Biomech (Bristol, Avon). 2012;27(2):105-10. doi: 10.1016/j.clinbiomech. 2011.08.008.

Terminologia anatomica. International Anatomical Terminology, Stuttgart, New York, Thieme, 1998.

van Baal JO, Van de Vijver KK, Nieuwland R, et al. The histophysiology and pathophysiology of the peritoneum. Tissue Cell. 2017;49(1):95-105. doi: 10.1016/j.tice.2016.11.004.

1.3 Seltene Hernien

Ralph Lorenz, Christian Peiper

Neben den häufigen Hernien gibt es zahlreiche seltene Hernienarten (Tab. 1.2)

Evidenz: Es bestehen in der wissenschaftlichen Literatur zu allen seltenen Hernien in der Regel lediglich Fallberichte und Berichte über Fallserien.

Tab. 1.2: Systematik der seltenen Hernien.

Gruppe	Eigenname	Lokalisation/Besonderheit
Zwerchfellhernien	BOCHDALEK	posterolateral
	MORGAGNI	ventral rechts
	LARREY	ventral links
Innere Hernien	TREITZ	am Treitz Band zwischen Duodenum und Jejunum
Äußere Hernien vordere Bauchwand	SPIEGHEL	Linea semilunaris
	Supravesikale Hernien	Fossa supravesicalis
	HESSELBACH = COOPER	lateral durch Lacuna musculorum
	VELPEAU	femoral prävasculär durch Lacuna vasorum
	NARATH	femoral retrovasculär durch Lacuna vasorum
	LAUGIER = GIMBERNAT	Lücke im Ligamentum lacunare
	CLOQUET	femoral medial, durch das Septum femorale

Tab. 1.2: (Fortsetzung) Systematik der seltenen Hernien.

Gruppe	Eigenname	Lokalisation/Besonderheit
Äußere Hernien sonstige	GRYNFELTT	Lumbar cranial
	PETIT	Lumbar caudal
	VERDIER = Ischiadisch	durch Foramen ischiadicum majus
	Obturator	durch Foramen obturatorium
	GARENGEOT = Perineal	durch Beckenboden, Diaphragma pelvis
Hernien mit besonderem Bruchinhalt	RICHTER	Darmwand als Bruchsack
	LITTRE	Meckel Divertikel
	AMYAND	Appendix inguinal
	DE GARENGEOT	Appendix femoral
Interstitielle Hernien		Keine Peritonealausstülpung

1.3.1 Spieghel-Hernien

(Synonyme: Hernia spigheli [lat.], Hernia lineae semilunaris, spigelian hernia [engl.])

Lokalisation: Bruchlücke im Bereich des hinteren Blattes der Rektusscheide (Linea semilunaris) sowie der seitlichen Bauchwand meist in Höhe der Linea arcuata (Abb. 1.4).

Historie: Die Spieghel-Hernie geht auf den flämischen Anatom, Chirurgen und Botaniker Adrian van den Spieghel (*1578 Brüssel, †1625 Padua) zurück, der die Linea semilunaris erstmals beschrieb. Die Erstbeschreibung einer Spieghel-Hernie fand durch Josef T. Klinkosh 1764 statt.

Vorkommen: Die Spieghel-Hernie kommt bei Frauen etwa doppelt so häufig vor wie bei Männern (Webber, 2017). Der Altersgipfel liegt zwischen dem 40. und dem 70. Lebensjahr.

Symptomatik: In den meisten Fällen bestehen ziehende Schmerzen im Unterbauch, die sich bei Belastung steigern. Die Diagnostik erfolgt durch klinische Untersuchung, Ultraschall und ggf. CT/MRT. Die Spieghel-Hernie kann auch lediglich aus einer Vorwölbung des präperitonealen Fettes im Sinne einer interstitiellen Hernie ohne Peritonealausstülpung bestehen.

Operative Therapie: Grundsätzlich besteht die Möglichkeit die Hernie offen oder endoskopisch zu verschließen.

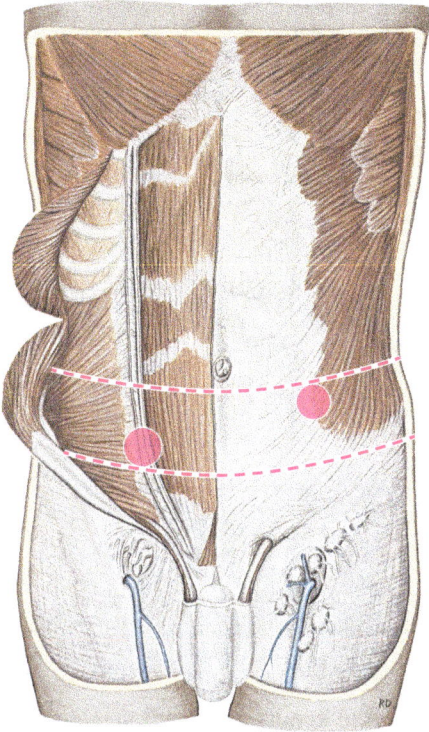

Abb. 1.4: Bauchdecke mit möglicher Lokalisation der Spieghel-Hernien.

1.3.2 Lumbalhernien

(Synonyme: Bleichner-Hernie, Grynfeltt-Hernie, Petit-Hernie)

Lokalisation: Bruchlücke zwischen 12. Rippe, M. erector spinae, Beckenkamm und M. obliquus ext. abd. (Abb. 1.5).

Einteilung: Man unterscheidet grundsätzlich primäre und sekundäre Lumbalhernien.

Zu den seltenen primären Lumbalhernien gehören:

- Hernia lumbalis superior (*Grynfeltt-Hernie*): Oberes costolumbales Dreieck zwischen 12. Rippe, dem Lateralrand des M. latissimus dorsi und dem M. sacrospinalis
- Hernia lumbalis inferior (*Petit-Hernie*): Unteres iliolumbales Dreieck zwischen M. obliquus ext. abd., Lateralrand des M. latissimus dorsi und dem Beckenkamm

Die Mehrheit der Lumbalhernien entsteht postoperativ als sekundäre Lumbalhernien, z. B. nach operativen Eingriffen an der Niere, nach Knochenentnahmen am Beckenkamm oder nach Beckenfrakturen.

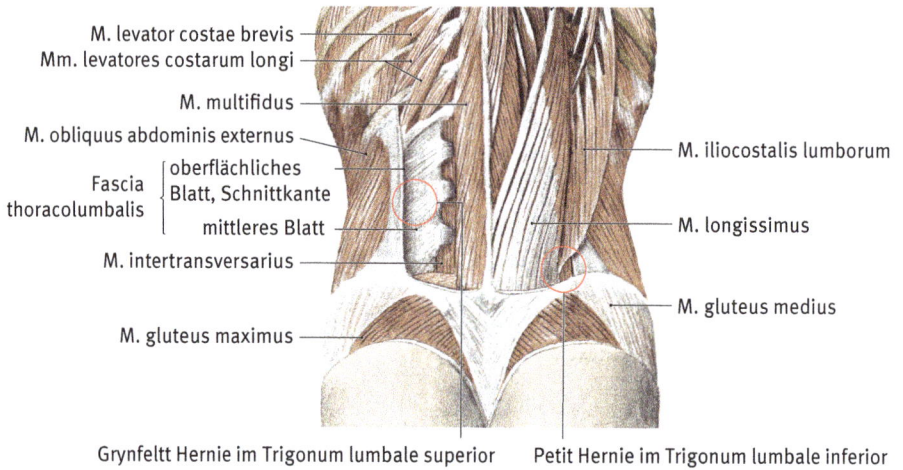

Grynfeltt Hernie im Trigonum lumbale superior   Petit Hernie im Trigonum lumbale inferior

Abb. 1.5: Lokalisation der primären Lumbalhernien.

> **Merke:** Differentialdiagnostisch sind Lumbalhernien von einer Flankenrelaxation, welche durch eine Denervierung der Bauchwand z. B. nach Nephrektomie hervorgerufen wird, zu unterscheiden.

Symptomatik: Als Bruchinhalt einer Lumbalhernie kommen präperitoneales Fett, Dünn- oder Dickdarmanteile sowie Niere und Harnleiter in Frage. Dementsprechend können ziehende belastungsabhängige Schmerzen entstehen oder Entleerungsstörungen von Darm oder Harnwegen auftreten (Gagner, 2010).

Operative Therapie: Die Reparation kann offen oder endoskopisch durchgeführt werden. In den meisten Fällen ist die Implantation eines Kunststoff-Netzes zur Verstärkung der Bauchwand erforderlich.

> **Tipp:** Lagerung des Patienten auf die Gegenseite und in leichter Fußtieflage!

– Offen: Hierbei bestehen folgende Optionen:
  – Nahtverschluss
  – Onlay-Mesh-Repair
  – Underlay-Mesh-Repair

Hautinzision über der Bruchgeschwulst entlang der Hautspaltlinien, Mobilisation des Bruchsackes, Reposition des Bruches und Präparation des präperitonealen Raumes. Danach Implantation eines Kunststoffnetzes als Bauchwandverstärkung und Fixation desselben. Abschließend Verschluss der Bruchlücke mit nicht-resorbierbarem Nahtmaterial (Cavallaro, 2007).

–   Endoskopisch: Hierbei bestehen folgende Optionen:
    –   transabdominell extraperitoneal (Gagner, 2010)
    –   retroperitoneoskopisch (Grauls, 2004)
    –   intraperitoneale Netzplatzierung (IPOM) – Aufgrund der dorsolateralen Lage der Bruchlücke besteht hierbei jedoch häufig keine ausreichende Überlappung.

1.3.3 Supravesikale Hernien

Lokalisation: Bruchlücke in der Fossa supravesicalis.
Supravesikale Hernien sind von der Harnblase, dem Lig. umbilicale medianum (obliterierter Urachus) und dem Lig. umbilicale mediale (obliterierte Umbilicalgefäße) begrenzt. Der laterale Rand der Rektusscheide kann ebenso als Begrenzung dienen (Skandalakis, 1989).

Einteilung:
–   externe supravesikale Hernien können median, transrektal, pararektal oder lateral durch die Bauchdecke das Subkutangewebe erreichen. Bei letzterer Lokalisation trennt das Lig umbilicale mediale die laterale supravesikale Hernie von der medialen Leistenhernie.
–   interne supravesikale Hernien treten bei gleichem Ausgangspunkt in der Fossa supravesicalis nicht nach außen in Erscheinung, sondern ziehen nach prä-, para-, retro- oder supravesikal (Skandalakis, 1976; Skandalakis 1989).

Symptomatik: Vorwölbungen medial des äußeren Leistenringes mit entsprechenden Beschwerden wie bei Leistenhernien bestehen lediglich bei externen supravesikalen Hernien.

Interne supravesikale Hernien sind in der Regel nur durch urologische Symptome zu diagnostizieren. Nicht selten kann es in zur Inkarzeration von Dünndarmschlingen kommen (Jan, 2008).

Operative Therapie: Die Reparation kann offen oder endoskopisch durchgeführt werden. In den meisten Fällen ist die Implantation eines Kunststoff-Netzes zur Verstärkung der Bauchwand erforderlich.
–   externe supravesikale Hernien: Operative Versorgung wie bei direkten Leistenhernien.
–   interne supravesikale Hernien: Operative Versorgung offen durch Nahtverschluss oder endoskopisch mit Kunststoffnetz (Gorgun, 2003; Sozen 2004).

1.3.4 Hernia obturatoria

(Synonyme: Little Old Lady's Hernia, Skinny Old Lady's Hernia [engl.])

Lokalisation: Bruchlücke im Foramen obturatum, Durchtritt zusammen mit den Vasa obturatoria und dem N. obturatorius. Aufgrund der Nähe des Bruchsackes zum N. obturatorius können typische Kompressionszeichen entstehen.

Zwischen M. pectineus, M. adductor longus und M. obturatorius ext. kann eine Hernia obturatoria in seltenen Fällen bis an die Innenseite des Oberschenkels reichen. Die Membrana obturatoria kann caudal oder cranial durchbrochen werden.

> **Tipp:** Eine äußere Vorwölbung tritt nicht auf, die Diagnose wird oft erst anlässlich einer Inkarzeration gestellt! Betroffen sind vorwiegend untergewichtige Frauen in der 7.–8. Lebensdekade.

Symptomatik: Schwellung gelegentlich bei vaginaler oder rektaler Untersuchung tastbar.

Howship-Romberg-Zeichen: Schmerzen oder Parästhesien im Ausbreitungsgebiet des R. cutaneus des N. obturatorius an der Innenseite des Oberschenkels bei Extension, Abduktion oder Innenrotation im Hüftgelenk (Yau, 2005; Mantoo, 2009).
Eine Computertomographie oder Magnetresonanztomographie ist für die Diagnostik sehr hilfreich.

Operative Therapie: Bei Diagnosestellung besteht aufgrund der hohen Rate an Inkarzerationen eine Indikation zur Operation.

Bei Elektiveingriffen ist sowohl der offene präperitoneale als auch der endoskopische Zugangsweg möglich. Die Bruchlücke sollte dabei unter Verwendung eines Kunststoff-Netzes verschlossen werden (Zhang, 2010).

Bei Notfalleingriffen mit Inkarzeration ist ein transperitonealer Zugangsweg zur Beurteilung des Bruchinhaltes notwendig. Äußerste Vorsicht ist bei der Reposition des Bruchsackes geboten um Verletzungen der Obturator-Gefäße und des Nerven zu vermeiden. Beim Vorliegen einer Peritonitis sollte eine Direktnaht erfolgen. Diese ist jedoch technisch häufig schwierig und hat zudem ein erhöhtes Rezidivrisiko (Tchanque, 2010).

1.3.5 Hernia ischiadica

(Synonyme: Beckenhernie, Hernia glutealis, Verdier-Hernie, Ischiozele, Sciatic Hernia)

Lokalisation: Bruchlücke im Foramen ischiadicum majus, Durchtritt der Hernie zusammen mit dem N. ischiadicus.

Einteilung:
- Hernia suprapiriformis (= Hernia glutealis superior) (60 %)
- Hernia infrapiriformis (= Hernia glutealis inferior) (30 %)
- Hernia spinotuberosa (= Hernia glutealis supraspinosa) (10 %)

Symptomatik: Durch die anatomische Nähe zum Nerven kann es zu Ischialgien kommen, diese können auch als Bandscheibenprolaps missgedeutet werden.

Bei Inkarzeration von Darm, Ureter oder Harnblase treten entsprechende Entleerungsstörungen auf.

Eine Computertomographie oder Magnetresonanztomographie ist für die Diagnostik hilfreich.

Operative Therapie: Die Reparation kann prinzipiell transabdominell offen oder endoskopisch durchgeführt werden. Eine Reparation von gluteal ist zwar möglich, erscheint jedoch wenig Erfolg versprechend (Schumpelick, 2015).

In den meisten Fällen ist die Implantation eines Kunststoff-Netzes zur Verstärkung der Bauchwand erforderlich (Losanoff, 2010).

> **Tipp:** Reposition des Bruchsackes in Tredelenburg-Lage.

Sowohl bei der Reposition als auch bei der Reparation von ischiadischen Hernien ist aufgrund der engen Nachbarschaft zum Nervus ischiadicus, dem Nervus pudendus, zur Arteria pudenda interna, zur Arteria glutea inferior und zur Arteria glutea superior sehr subtil vorzugehen.

Einige Autoren verwenden zum Verschluss des Foramen ischiadicum einen Plug aus Polypropylennetz oder aus körpereigenem Gewebe, z. B. Anteile des Lig. ovarii proprium (Witney-Smith, 2007; Bernard, 2010).

1.3.6 Hernia perinealis

(Synonyme: Beckenbodenhernie, *Hernia Garengeot*)

Lokalisation: Bruchlücke im Diaphragma pelvis. Dieses wird durch den Musculus levator ani und die Musculi coccygei und deren Faszien gebildet.

Einteilung: Man unterscheidet grundsätzlich primäre und sekundäre Beckenbodenhernien.

Bei primären Beckenbodenhernien unterscheidet man in Abhängigkeit von der Position der Bruchlücke zum Musculus transversus perinei und dem Ligamentum sacrospinale:

- vordere perineale Hernien
  - Hernia labialis,
  - Hernia pudenda
  - Hernia vaginolabialis
- hintere perineale Hernien

Merke: Nach perinealen Prostatektomien und abdominoperinealen Rektumexstirpationen kann es zu sekundären Beckenbodenhernien kommen.

Symptomatik: Bei vorderen Beckenbodenhernien besteht in den meisten Fällen eine äußerlich sichtbare, reponible, perineale Vorwölbung.

Bei hinteren Beckenbodenhernien treten aufgrund der häufig nicht sichtbaren Vorwölbung unter dem M. gluteus in der Regel Sitzbeschwerden auf.

Sonographie, Computertomographie und/oder Magnetresonanztomographie sind für die Diagnostik sehr hilfreich.

Operative Therapie: Die Reparation kann prinzipiell perineal, transabdominell offen oder endoskopisch durchgeführt werden.

Die endoskopische netzunterstützte Reparation ist die am weitesten verbreitete Operationstechnik (Rayhanabad, 2009; Portilla, 2010a; Portilla, 2010b).

Ein kombiniertes perineales und transabdominell offenes Vorgehen ermöglicht eine perineale plastische Rekonstruktion (Portilla, 2010) sowie eine optimale abdominelle und perineale Fixierung des Kunststoffnetzes (Salum, 2005).

Ein rein perinealer Zugangsweg kann aufgrund des geringen Zugangstraumas insbesondere bei kleinen Bruchlücken eine Alternative darstellen.

Große sekundäre Beckenbodenhernien können plastisch auch durch muskulofasziale Lappen der Musculi glutei, durch Rectus-abdominis-Muskellappen oder freie Latissimus-dorsi-Muskellappen gedeckt werden (Nisar, 2009).

Sowohl synthetische als auch biologische Netze kommen bei Beckenbodenhernien derzeit zum Einsatz (Christensen, 2011).

1.3.7 Interparietale Hernien

Lokalisation: Ausgangspunkt ist meist eine direkte oder indirekte Leistenhernie. Der Bruchsack verläuft jedoch atypisch zwischen den einzelnen Bauchwandschichten.

Einteilung: Man unterscheidet grundsätzlich primäre von sekundären interparietalen Hernien.

Bei den primären gibt es
- präperitoneale Hernien (20 %)

- interstitielle Hernien (60 %)
  - zwischen Fascia transversalis und Musculus transversus abdominis
  - zwischen Musculus transversus abdominis und Musculus obliquus internus abdominis
  - zwischen Musculus obliquus internus abdominis und der Aponeurose des Musculus obliquus externus abdominis
- extraaponeurotische (= inguinoparietale oder superfizielle) Hernien (20 %) (Schumpelick, 2015)

Sekundäre interparietale Hernien können beispielweise nach retromuskulärer Narbenhernienreparation mit Netz entstehen (Carbonell, 2008).

Operative Therapie: Interstitielle Hernien der Inguinalregion werden nach Mobilisation, Reposition oder Resektion des atypisch gelegenen Bruchsackes wie Leistenhernien operativ versorgt.

Literatur

Bernard AC, Lee C, Hoskins J, et al. Sciadic hernia: laparoscopic transabdominal extraperitoneal repair with plug and patch. Hernia. 2010;14:97-100.

Carbonell AM. Interparietal hernias after open retromuscular hernia repair. Hernia. 2008;12:663-666.

Cavallaro G, Sadighi A, Miceli M, et al. Primary lumbar hernia repair: the open approach. Eur Surg Res. 2007;39:88-92.

Christensen HK, Nerstrom P, Tei T, Laurberg S. Perineal repair after extralevator abdominoperineal excision for low rectal cancer. Dis Colon Rectum. 2011;54:711-717.

Gagner M, Milone L, Gumbs A, Turner P. Laparoscopic repair of left lumbar hernia after laparoscopic left nephrectomy. JSLS. 2010;14:405-409.

Gorgun E, Onur E, Baca B, et al. Laparoscopic repair of an internal supravesical hernia: a rare hernia causing small bowel obstruction. Surg Endosc. 2003;17:659.

Grauls A, Lallemand B, Krick M. The retroperitoneoscopic repair of a a lumbar hernia of Petit. Case report and review of literature. Acta Chir Belg. 2004;104:330-334.

Jan YT, Jeng KS, Liu YP, Yang FS. Internal supravesical hernia. Am J Surg. 2008;196:27-28.

Losanoff JE, Basson MD, Gruber SA, Weaver DW. Sciatic hernia: a comprehensive review of the world literature (1900-2008). Am J Surg. 2010;199:52-59.

Mantoo SK, Mak K, Tan TJ. Obturator hernia: diagnosis and treatment in the modern era. Singapore Med J. 2009;50:866-870.

Nisar PJ, Scott HJ. Myocutaneous flap reconstruction of the pelvis after abdominoperineal excision. Colorectal Dis. 2009;11:806-816.

Portilla AG, Cendoya I, Uzquiza E, et al. Giant perineal hernia: laparoscopic mesh repair complemented by a perineal cutaneous approach. Hernia. 2010a;14:199-201.

Portilla AG, Martin E, de Lecea CM, et al. Recurrent postoperative perineal hernia: laparoscopic redo mesh repair. Hernia. 2010b;14:535-537.

Prokop M, Gawenda, Walter M. Die Spieghel-Hernie – seltene Ursache eines akuten Abdomens. Langenbeck's Archives of Surgery, V. 377 Nr. 2, Springer-Verlag, Berlin – Heidelberg März 1992, ISSN 1435-2443 / ISSN 1435-2451.

Rayhanabad J, Sassani P, Abbas M. Laparoscopic repair of perineal hernia. JSLS. 2009;13:237-241.

Salum MR, Prado-Kobata MH, Saad SS, Matos D. Primary perineal posterior hernia. An abdominoperineal approach for mesh repair of the pelvic floor. Clinics. 2005;60:71-74.

Schumpelick V, Arlt G, Conze J, Junge K. Hernien 5., vollständig überarbeitete und erweiterte Auflage 2015 Thieme Verlag, ISBN: 9783131173652.

Skandalakis JE, Gray SW, Burns WB, Sangmalee U, Sorg JL. Internal and external supravesical hernia. Am Surg. 1976;42:142-146.

Skandalakis JE. Internal supravesical hernias. In: Skandalakis (Hrsg) Hernia: Surgical anatomy and technique. McGraw-Hill, Inc, 1989, S. 292.

Sozen I, Nobel J. Inguinal mass due to an external supravesical hernia and acute abdomen due to an internal supravesical hernia: a case report and review of the literature. Hernia. 2004;8:389-392.

Tchanque CN, Virmani S, Teklehaimanot N, et al. Bilateral obturator hernia with intestinal obstruction: Repair with a cigar roll technique. Hernia. 2010;14:543-545.

Webber V, Low C, Skipworth RJ, et al. Contemporary thoughts on the management of Spigelian hernia. Hernia. 2017. doi: 10.1007/s10029-017-1579-x.

Witney-Smith C, Undre S, Salter V, Al-Akraa M. An unsusual case of a ureteric hernia into the sciatic foramen causing urinary sepsis: successfully treated laparoscopically. Ann R Coll Surg Engl. 2007;89:1-3.

Yau KK, Siu WT, Chau CH, et al. Laparoscopic management of incarcerated obturator hernia. Ca J Surg. 2005;48:76-77.

Zhang H, Cong JC, Chen CS. Ileum perforation due to delayed operation in obturator hernia: A case report and review of literatures. WJG. 2010;16:126-130.

1.4 Risikofaktoren und Herniose

Uwe Klinge, Ralph Lorenz

1.4.1 Geschlechts- und Altersabhängigkeit bei Hernien

In der Pathogenese der Leistenhernien sind zunächst aufgrund der sehr unterschiedlichen alters- und geschlechtsabhängigen Inzidenz zunächst die folgenden Formen zu unterscheiden (Abb. 1.6) (GBE-Bund, 2017):

1. Die kindliche Leistenhernie manifestiert sich im frühen Kindesalter, bevorzugt bei Frühgeborenen, und mit deutlicher Dominanz des männlichen Geschlechtes (Faktor 4). Bei Kindern lässt sich mit der Präparation und Abtragung des Bruchsackes im Regelfall ein ausreichender Verschluss der Bruchpforte erreichen. Bei der kindlichen Leistenhernie muss man von einer genetisch noch nicht lokalisierten Störung der Gewebeausbildung ausgehen.

2. Die Leistenhernie des Erwachsenen tritt ebenfalls bevorzugt bei Männern auf (Faktor 14 bei den 55–65jährigen), nimmt aber unter Wahrung der Geschlechterdominanz mit zunehmendem Alter kontinuierlich zu. Ein Nahtverfahren führt nur in ca. 85 % der Patienten zu einem dauerhaft erfolgreichen Verschluss der Bruchpforte, ca. 15 % müssen wegen eines Rezidivs erneut operiert werden.

3. Die Femoralhernien sind verhältnismäßig selten, manifestieren sich bevorzugt bei Frauen (Faktor 3–5), und ihre Diagnose nimmt mit zunehmendem Alter zu

(Abb. 1.7). Ein reiner Nahtverschluss ist mit hohen Rezidivraten behaftet, und weist auf eine zusätzliche Störung der Wundheilung hin.

Darüber hinaus bestehen Unterschiede zwischen den einzelnen Hernientypen (Öberg, 2017). Indirekte Hernien scheinen dabei ein geringeres Rezidivrisiko als direkte Hernien zu haben (Burchardt, 2014). Direkte Hernien scheinen darüber hinaus eine Koinzidenz zu Narbenhernien zu haben (Henriksen, 2013).

Bei den Ventralhernien werden heute primäre von sekundären Ventralhernien unterschieden. Die häufigste Form der primären Ventralhernien sind die Nabelhernien. Daneben gibt es weitere primäre Formen wie epigastrische Hernien, Spieghel-

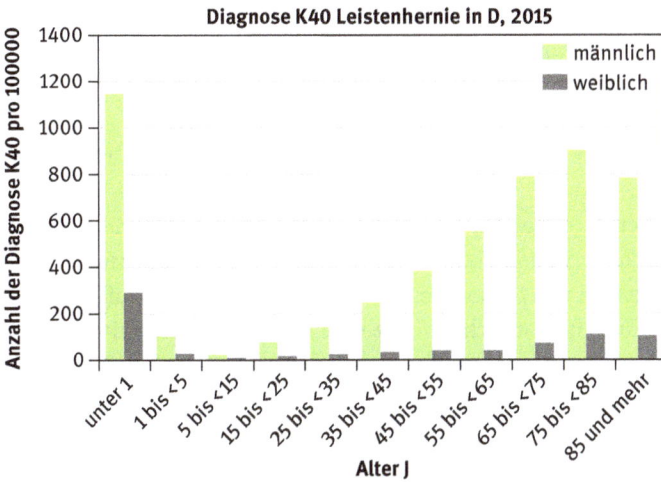

Abb. 1.6: Altersverteilung Leistenhernien.

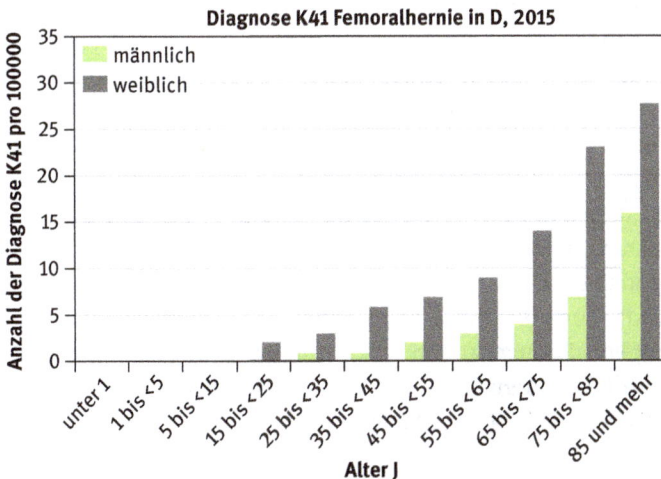

Abb. 1.7: Altersverteilung bei Femoralhernien.

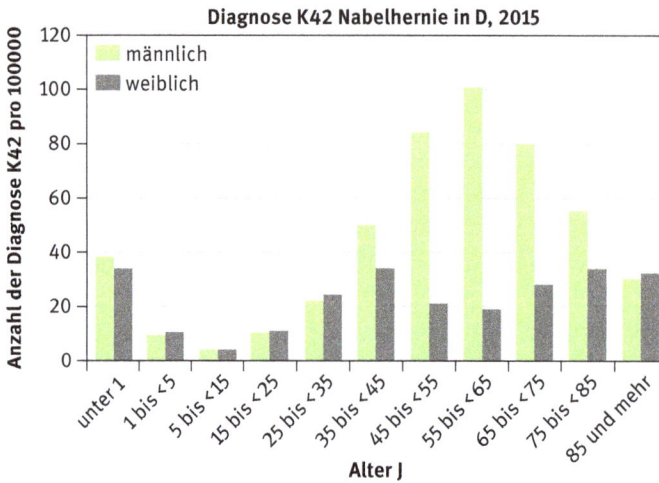

Abb. 1.8: Altersverteilung bei Nabelhernien.

Hernien und Lumbale Hernien. Narbenhernien werden als sekundäre Ventralhernien bezeichnet.

Die Nabelhernie hat einen ersten Gipfel bei kleinen Kindern, sowie einen zweiten Gipfel bei Männern zwischen 45 und 75 Jahren (Abb. 1.8). Mit Ausnahme dieser Altersklasse treten Nabelhernien bei den beiden Geschlechtern in ähnlicher Häufigkeit auf. Eine deutliche Zunahme im Alter ist nicht zu verzeichnen. Bei kleineren Hernien hat sich der alleinige Nahtverschluss wie bei der primären Leistenhernie durchaus als erfolgreich gezeigt, während bei größeren Nabelhernien die Rezidivgefahr deutlich ansteigt. Angesichts der deutlichen Geschlechtsabhängigkeit der Nabelhernie im mittleren Lebensalter muss bezweifelt werden, dass es sich bei der Nabelhernie wirklich um eine einheitliche Entität handelt.

Im Unterschied zu allen vorhergehenden Hernienformen zeigen Ventralhernien keine deutliche Abhängigkeit vom Geschlecht. Ihre Zahl steigt mit zunehmendem Lebensalter an (Abb. 1.9). Einen derartigen Anstieg findet sich auch bei Betrachtung der Rezidiv-Operationsraten nach Narbenhernienreparation. Flum et al. (Flum, 2003) fanden sowohl bei den Mesh-Techniken wie auch bei den Nahtverfahren einen linearen Anstieg der Rezidiv-Operationen, lediglich mit einer Verzögerung um zwei bis drei Jahre für die Mesh-Verfahren. Bei den Narbenhernien hat sich in zahlreichen Studien immer wieder bestätigt, dass bei diesen die Wiederholung des Nahtverfahrens als dem primäre ja versagenden Verfahren mit Rezidivraten von über 50 % behaftet ist. Bei diesen Patienten handelt es sich bereits um die Selektion einer Risikopopulation mit einer gestörten Wundheilung. Bei ihnen sollte daher ein Verfahrenswechsel angestrebt werden, z. B. mit Verstärkung der Reparation durch ein Kunststoffnetz. Zahlreiche Studien der letzten Jahre konnten bei Rezidivnarbenhernien wiederholt eine Störung im Kollagenstoffwechsel bestätigen (Peters, 2014).

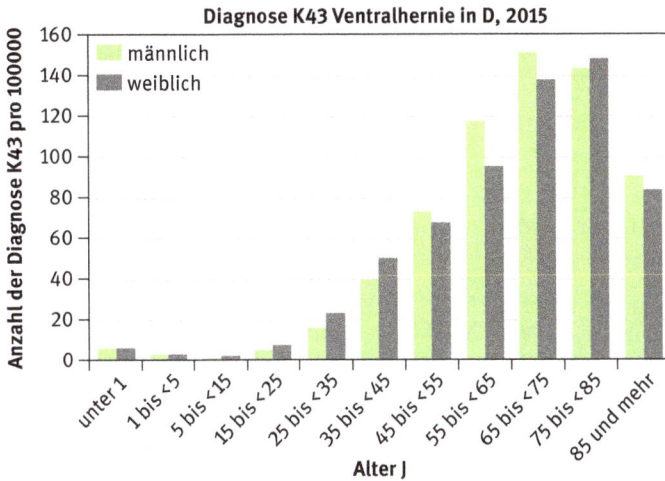

Abb. 1.9: Altersverteilung bei Ventralhernien.

Betrachtet man die unterschiedlichen Inzidenzverteilungen der vier Hernien ist bei den Formen mit deutlicher Geschlechtsabhängigkeit ein genetischer Einfluss zu vermuten, während die Alterszunahme eher auf die Bedeutung epigenetischer Faktoren hinweist. Auf jeden Fall wird deutlich, dass sowohl Alter als auch Geschlecht als Einflussgrößen zu werten und zu berücksichtigen sind.

Leider sind die Daten nicht für primäre und Rezidivhernien getrennt (Abb. 1.9). Allerdings darf vermutet werden, dass es sich bei den Ventralhernien größtenteils um Narbenhernien handelt. Sofern es sich bei den Rezidivleistenhernien ebenfalls um Narbenhernien handelt, sollte sich bei diesen ebenfalls eine ähnliche Korrelation mit Alter, nicht aber mit dem Geschlecht zeigen. Diese hier verwandten Diagnosedaten aus den Krankenhäusern in Deutschland mögen für den ambulanten Bereich Änderungen aufweisen, an den grundsätzlichen Abhängigkeiten dürfte sich aber nichts Wesentliches ändern.

1.4.2 Genetische Risikofaktoren von Hernien

Es gibt Anhaltspunkte, dass Hernien familiär gehäuft auftreten. In einer Dänischen Registeranalyse konnte festgestellt werden, dass beim gleichzeitigen Bestehen von Hernien bei Familienmitgliedern Rezidivhernien häufiger und früher auftreten als bei Familien ohne Hernienerkrankungen (Burcharth, 2013).

Ein vermehrtes Auftreten von Hernien sind nur bei wenigen genetischer Erkrankungen bekannt, wie z. B. Ehlers-Danlos-Syndrom (Mutation COL 5A1/COL 5A2 oder COL 1A1), Marfan-Syndrom (FBN1 Gen auf Chromosom 15 führt zur Konformitätsänderung von Fibrillin-1 und defektem Signaling für TGF-β). Funktionelle Varianten von COMT und GCH1 Genen werden in Zusammenhang mit dem Postherniotomy-Schmerz gesehen (Belfer, 2015), Veränderungen beim GATA 5 oder TBX2 Gen für das Auftreten einer indirekten Leistenhernie (Qiao, 2014). Eine Veränderung des Angiotensin-converting enzyme Gens hat möglicherweise eine pathogenetische Bedeutung sowohl für die Manifestation eines Aortenaneurysmas wie auch für das Auftreten einer Leistenhernie (Antoniou, 2011).

Zusätzliche genetische Defekte im Sinne von Single Nucleotid Polymorphismen SNP sind bislang nicht für eine größere Patientengruppe gefunden worden. Möglicherweise wird die zunehmende Möglichkeit der Genomweiten Sequenzierung in Zukunft mehr Hinweise auf ein Risikokollektiv für das Auftreten einer primären oder Rezidivhernie geben können (Calaluce, 2013).

1.4.3 Epigenetische Risikofaktoren von Hernien

Viele Umweltfaktoren können die Genfunktion beeinflussen, wie z. B. das Rauchen, Alkohol oder Medikamente wie Tamoxifen (Uei, 2006; Ma, 2015; Modena, 2016). Sie führen über Veränderung der Transkription und Translation zu Störungen in der Geweberegeneration oder in der Wundheilung. Aufgrund des komplexen Zusammenspiels der 40.000 Gene und > 100.000 Proteine ist eine kausale Bedeutung allerdings nur sehr schwer nachzuweisen.

Uei et al. konnten in einem Versuch an Ratten zeigen, dass passives Rauchen innerhalb von zwei bis sieben Wochen sowohl die Genexpression für Kollagen verändert als auch die Proteinsynthese oder die Gewebemorphologie (Uei, 2006). Kausale Zusammenhänge zu isolieren dürfte allerdings aufgrund der komplexen Interaktionen und der oft nicht-linearen Dosis-Wirkungsbeziehungen eher schwierig sein. Alleine TGF beeinflusst mehr als 800 Gene (Zavadil, 2001).

1.4.4 Herniose

Der Begriffe tauchte erstmals 2004 in der Zeitschrift Hernia auf und bezog sich auf Patienten, bei denen das Auftreten einer Hernie aufgrund genetischer oder epigenetischer Risikofaktoren mit einem außergewöhnlichen Rezidivrisiko verknüpft ist (Klinge, 2004). Für diese Gruppe ist ein Defektverschluss durch Naht unzureichend im Gegensatz zu z. B. Patienten mit Gewebedefekten und intakter Wundheilung. Der Nachweis einer primären Hernie rechtfertigt nicht die Bezeichnung einer Herniose.

Wie oben aufgeführt kann die Herniose nicht als Erkrankung eines speziellen Genes oder eines speziellen Proteins angesehen werden, sondern umfasst vielmehr eine Fülle verschiedenster möglicher Ursachen. Es ist daher zunächst eine klinische Diagnose aufgrund der Vorgeschichte des Patienten. Bei einem Patienten mit einem mehrfachen Rezidiv und seinem großen Risiko für ein RE-RE-Rezidiv dürfte eine Herniose vorliegen, mit entsprechend großer Wahrscheinlichkeit des Nachweises auch molekularer Veränderungen bei der Analyse von Blut und/oder Gewebe.

Die Beschreibung dieser Problempatienten als eigene Entität diente dazu, die Bedeutung der Anamnese zu unterstreichen. Ferner sollten diese Patienten in Studien getrennt analysiert werden, um nicht die Reparationsmethode ungerechtfertigter Weise in Misskredit zu bringen. Bereits 2003 wurde durch die Aachener Arbeitsgruppe

Tab. 1.3: Entscheidungshilfe zur Identifizierung von Hochrisikopatienten für ein Hernienrezidiv – HEAD Score (Peiper, 2007).

Charakteristik	Option	Punkte
Geschlecht	Weiblich	3
	Männlich	1
Alter	≥ 50	3
	< 50	1
Hernienart	Primäre Leistenhernie	2
	Rezidivleistenhernie 1. Rezidiv	4
	Rezidivleistenhernie >1. Rezidiv	8
	Primäre Narbenhernie	3
	Rezidiv-Narbenhernie	8
	Femoralhernie	8
Herniengröße	≥ 3 cm	3
	< 3 cm	1
Hernienlokalisation	Multilokulär	4
	Unilokulär	1
Rauchen	Ja	2
	Nein	1
Familienanamnese	≥ 2 Hernien bei erstgradigen Familienangehörigen	3
	<2 Hernien bei erstgradigen Familienangehörigen	1
Kollagenerkrankung	nachgewiesene Alteration im Kollagenstoffwechsel (Ehlers-Danlos, Marfan Syndrom, Osteogenesis imperfecta, Aortenaneurysma)	5
	Keine nachgewiesene Alteration im Kollagenstoffwechsel	1
Summe		

um Peiper eine einfache Entscheidungshilfe mittels Score System (Tab. 1.3) zur Identifizierung von Hochrisikopatienten für Hernienrezidive entwickelt (Peiper, 2007). Bei einer Scoresumme von mehr als 15 erhöht sich demnach das Rezidivrisiko signifikant.

Ferner sollte die Benennung der Herniose künftig dazu stimulieren, präoperative Marker zu suchen, um diese Patienten auch bei einem Ersteingriff identifizieren zu können. Erste Ansätze hierzu liegen bereits vor (Henriksen, 2015; Henriksen, 2016).

Literatur

Antoniou GA, Georgiadis GS, Antoniou SA, et al. Abdominal aortic aneurysm and abdominal wall hernia as manifestations of a connective tissue disorder. J Vasc Surg. 2011;54(4):1175-1181.
Belfer I, Dai F, Kehlet H, et al. Association of functional variations in COMT and GCH1 genes with postherniotomy pain and related impairment. Pain. 2015;156(2):273-279.
Burcharth J, Pommergaard HC, Rosenberg J. The inheritance of groin hernia: a systematic review. Hernia. 2013;17(2):183-189. doi: 10.1007/s10029-013-1060-4.
Burcharth J. The epidemiology and risk factors for recurrence after inguinal hernia surgery. Dan Med J. 2014;61(5):B4846.
Calaluce R, Davis JW, Bachman SL, et al. Incisional hernia recurrence through genomic profiling: a pilot study. Hernia. 2013;17(2):193-202.
Flum DR, Horvath K, Koepsell T. Have outcomes of incisional hernia repair improved with time? A population-based analysis. Ann Surg. 2003;237(1):129-135.
GBE-Bund. Gesundheitsberichterstattung des Bundes. [cited 2017; Available from: www.gbe-bund.de.
Henriksen NA, Sorensen LT, Bay-Nielsen M, Jorgensen LN. Direct and recurrent inguinal hernias are associated with ventral hernia repair: a database study. World J Surg. 2013;37(2):306-311. doi: 10.1007/s00268-012-1842-3
Henriksen NA, Mortensen JH, Sorensen LT, et al. The collagen turnover profile is altered in patients with inguinal and incisional hernia. Surgery. 2015;157(2):312-321.
Henriksen NA. Systemic and local collagen turnover in hernia patients. Dan Med J. 2016;63(7).
Klinge U, Junge K, Mertens PR. Herniosis: a biological approach. Hernia. 2004;8(4):300-301.
Ma X, Liu Y, Wang Q, et al. Tamoxifen induces the development of hernia in mice by activating MMP-2 and MMP-13 expression. Biochim Biophys Acta. 2015;1852(5):1038-1048.
Modena SF, Caldeira EJ, O Peres MA, Andreollo NA. Influence of Tobacco, Alcohol and Diabetes on the Collagen of Cremaster Muscle in Patients with Inguinal Hernias. Arq Bras Cir Dig. 2016;29(4):218-222.
Öberg S, Andresen K, Rosenberg J. Etiology of Inguinal Hernias: A Comprehensive Review. Frontiers in Surgery. 2017;4:52. doi:10.3389/fsurg.2017.00052.
Peeters E, De Hertogh G, Junge K, Klinge U, Miserez M., et al. Skin as marker for collagen type I/III ratio in abdominal wall fascia. Hernia. 2014;18(4):519-525.
Peiper C, Schinkel S, Brinkmann D, Junge K, Klinge U.Tailored Repair in Inguinal Hernia Surgery Using the Head-Score. Polish Journal of Surgery. 2007;79(2).
Qiao Y, Zhang Z, Huang W, Pang S, Xing Q, Yan B. Two functional sequence variants of the GATA6 gene promoter in patients with indirect inguinal hernia. Gene. 2014;547(1):86-90.
Uei H, Matsuzaki H, Oda H, et al. Gene expression changes in an early stage of intervertebral disc degeneration induced by passive cigarette smoking. Spine (Phila Pa 1976). 2006;31(5):510-514.
Zavadil J, Bitzer M, Liang D, et al. Genetic programs of epithelial cell plasticity directed by transforming growth factor-beta. Proc Natl Acad Sci U S A. 2001;98(12):6686-6691.

1.5 Klassifikation der Hernien

Bernd Stechemesser, René H. Fortelny

Für eine differenzierte Aussage bezüglich der Größe und Lage und des chirurgischen Ergebnisses einer Leistenhernie ist eine gute allgemeingültige und möglichst einfache Klassifikation unentbehrlich.

1.5.1 Klassifikation Leistenhernien

Eine Klassifikation der Leistenhernie ist ebenfalls notwendig, wenn man verschiedene Methoden nach ihrer Rezidivrate bzw. ihrer Komplikationsrate wie akutem oder chronischem Schmerz untersucht. Eine Methode kann z. B. für mediale Hernien sehr gut sein, dagegen bei lateralen Hernien versagen. Die einfachste und klassische Klassifikation ist die Einteilung der Hernie nach ihrer Lage zu den epigastrischen Gefäßen bzw. der Lacuna vasorum und ob es sich um einen Wiederholungsbruch handelt. Eine präoperative Klassifikation kann sinnvoll sein, um das operative Vorgehen den „tailored approach" zu planen. Es gibt zahlreiche Klassifikationen von denen die wenigsten eine präoperative Klassifikation erlauben bzw. vorsehen. Unter anderem Casten, Halverson und Mc Vay, Gilbert, Nyhus, Rutkow, Bendavid, Schumpelick und Zollinger haben sich mit einer solchen Klassifikation beschäftigt (Nyhus, 2004).

Die EHS (Europäische Herniengesellschaft) hat im Jahre 2007 eine einheitliche, einfach anzuwendende und allgemeingültige Klassifikation der Leistenhernien publiziert. Diese basiert auf der von SCHUMPELICK entwickelten Aachener Klassifikation der Leistenhernien (Miserez, 2007). Es wird die Art der Hernie und der Durchmesser beurteilt (Tab. 1.4).

Tab. 1.4: EHS-Klassifikation der Leistenhernien.

Klassifikation	Größe	M = Medial	L = Lateral	F = Femoral	C = Kombiniert
I	< 1,5 cm				
II	≥ 1,5–3 cm				
III	≥ 3 cm				
Rezidiv	R * 0–x				

Die intraoperative Einteilung der Hernien ist hierbei denkbar einfach, sie erfolgt nach der Lage der Hernie zu den epigastrischen Gefäßen bzw. zur Lacuna vasorum (Femoral). Die Anzahl der Rezidive wird mit R_N angegeben. Die Messung sollte korrekt mit einem cm-Maß oder einer definierten Klemmengröße beim laparo-endoskopischen Vorgehen angegeben bzw. gemessen werden. Eine präoperative Klassifikation ist zwar prinzipiell möglich, hängt jedoch sehr von der Erfahrung des Untersuchers ab. Sehr große Inguinal- und Skrotalhernien lassen sich mit der EHS-Klassifikation nur unzureichend erfassen.

1.5.2 Klassifikation der Ventralhernien

Die Arbeitsgruppe der Europäischen Herniengesellschaft (European Hernia Society = EHS) entwickelte im Rahmen der Leitlinien 2009 auch eine einheitliche Klassifikation der Ventralhernien. Man unterscheidet demnach primäre von sekundären Ventralhernien (= Narbenhernien) (Simons, 2009). Primäre Ventralhernien sind demnach folgendermaßen zu klassifizieren (Tab. 1.5):

Tab. 1.5: EHS-Klassifikation der primären Ventralhernien.

		Klein = Small (S)	Mittel = Medium (M)	Groß = Large (L)
		< 2 cm	> 2–4 cm	> 4 cm
Mittellinie	Epigastrisch			
	Umbilikal			
Lateral	Spighel´			
	Lumbal			

Bei den Sekundären Ventralhernien bzw. Narbenhernien sind sowohl Lokalisation als auch Bruchgröße folgendermaßen zu definieren (Abb. 1.10, Abb. 1.11, Tab. 1.6):

Tab. 1.6: EHS-Klassifikation der sekundären Ventralhernien (Narbenhernien).

Lokalisation								
Mittellinie					**Lateral**			
M1	M2	M3	M4	M5	L 1	L 2	L 3	L 4
Subxiphoidal	Epigastrisch	Umbilikal	Infraumbilikal	Suprapubisch	Subkostal	Flanke	Iliakal	Lumbar
Rezidiv-Narbenhernie		Ja				Nein		
Bruchgröße (Länge (Length = L) in cm und Weite (Width = W) in cm)								
W1			W2			W3		
< 4 cm			≥ 4-10 cm			≥ 10 cm		

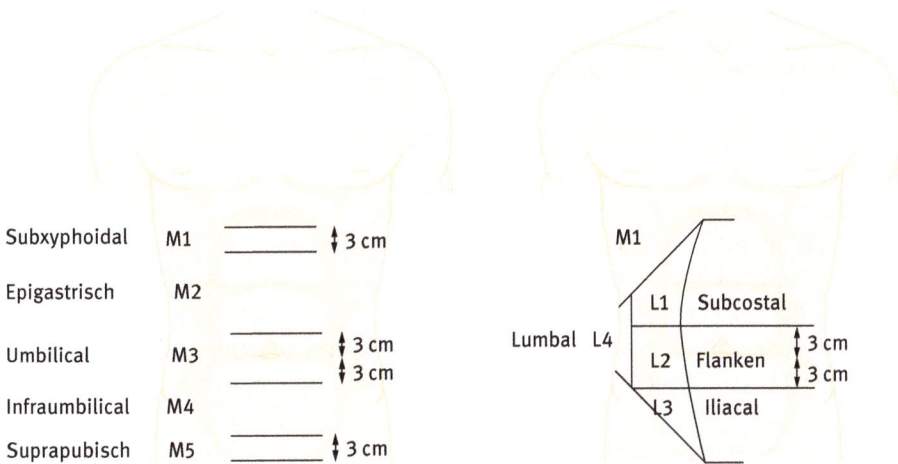

Subxyphoidal   M1 ——————— ↕ 3 cm

Epigastrisch   M2

Umbilical   M3 ——————— ↕ 3 cm ——————— ↕ 3 cm

Infraumbilical   M4

Suprapubisch   M5 ——————— ↕ 3 cm

M1

L1 | Subcostal

Lumbal L4   L2 \ Flanken ↕ 3 cm ↕ 3 cm

L3 \ Iliacal

Abb. 1.10: EHS-Klassifikation der sekundären Ventralhernien (Narbenhernien); (a) Lokalisation M = Mittellinie, (b) Lokalisation L = Lateral.

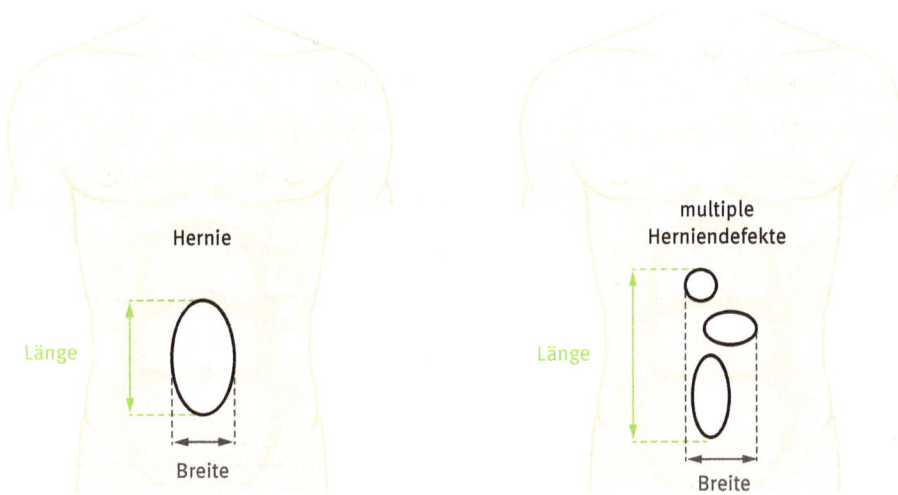

Hernie

Länge

Breite

multiple
Herniendefekte

Länge

Breite

Abb. 1.11: EHS-Klassifikation der sekundären Ventralhernien (Narbenhernien); Bruchgröße (a) einzelne Hernie; (b) multiple Hernien.

Literatur

Miserez M, Alexandre JH, Campanelli G, et al. The European hernia society groin hernia classification: simple and easy to remember. Hernia. 2007;11:113-116.

Nyhus LM. Classification of groin hernia: milestones. Hernia. 2004;8:87-88.

Simons MP, Aufenacker T, Bay-Nielsen M, et al. European Hernia Society guidelines on the treatment of inguinal hernia in adult patients. Hernia. 2009;13(4):343-403. doi:10.1007/ s10029-009-0529-7.

1.6 Diagnostik und Differentialdiagnostik

Henning Niebuhr, Georg Arlt

1.6.1 Diagnostik, Differentialdiagnostik Leistenregion

1.6.1.1 Chirurgische Anamnese und klinische Untersuchung der Leistenhernien

Die klinische Untersuchung umfasst eine chirurgische Anamnese mit Erfragung der Entstehung, der Dauer und der Symptomatik des Hernienleidens, sowie eine Untersuchung des Allgemein- und des Lokalbefundes.

Allgemeinerkrankungen (Tab. 1.7) sollten differentialdiagnostisch ausgeschlossen oder weiter untersucht werden.

Tab. 1.7: Untersuchung des Allgemeinbefundes.

Erkrankungsgruppe	Beispiele
Kardiale Erkrankungen	(Rechts-) Herzinsuffizienz
Lungenerkrankungen	Bronchitis, Emphysem
Lebererkrankungen	Aszites, Portale Hypertension
Stoffwechselerkrankungen	Diabetes, Schilddrüsenfehlfunktion
Gefäßerkrankungen	Aortenaneurysma, pAVK (periphere Arterielle Verschlusskrankheit)
Arthrotische Erkrankungen	Koxarthrose, Bandscheibenvorfall
Neoplastische Erkrankungen	Peritonealkarzinose → Symptomatische Hernie, Beckenknochenmetastase
Urologische Erkrankungen	Prostatahyperplasie, Konkremente, Varikozele, Hydrozele
Darmerkrankungen	Obstipation, Kolonneoplasie

Die folgenden Differentialdiagnosen müssen im Rahmen der *Untersuchung des Lokalbefundes* beachtet werden.
– Lymphadenopathie / Lymphadenitis
– Lymphadenosis (M. Hodgkin, AIDS)
– Lymphknotenmetastase
– Lipom
– Leistenzerrung
– Adduktorenansatzschmerz
– Rektusansatzschmerz/Symphysitis
– Abszess/andere Eiteransammlung
– Femoralarterienaneurysma

- Stammvarikose der Vena saphena magna
- Endometriose
- Varikosis des Ligamentum rotundum bei Schwangeren
- Neurologische Erkrankungen: GFS, IIS, IHS
- Hodenerkrankungen z. B. Atrophie, Hydrozele, Tumor, Varicozele
- Nebenhodenerkrankungen z. B. Epididymitis

Zur weiteren Differenzierung von Leistenschwellungen und/oder Leistenschmerzen siehe Tab. 1.8 und Tab. 1.9.

Merke: Die klinische Untersuchung der Leistenhernien ist einfach: Am stehenden und liegenden Patienten können die Größe, Konsistenz der Leistenvorwölbung, die Bruchpfortengröße und die Reponibilität der Bruchgeschwulst in Ruhe und unter Valsalva-Manöver (Husten/Pressen) inspiziert und palpiert werden.

Tab. 1.8: Differentialdiagnose Leistenschwellung.

Ingiunal	Inguinoskrotal	Femoral	Inguinofemoral	Skrotal
Inguinalhernie	Inguinalhernie	Femoralhernie	Inguinale Lymphknoten	Haut: Atherome, Papillome, Warzen
Lymphknoten	Hydrozele: Zystische Hydrozele des Samenstranges Kindliche Hydrozele Begleithydrozele des Bruchsackes	Lymphknoten	Bursitis M. psoas	Subkutis: Lymphskrotum Filariasis Tunica vaginalis: Hydrozele Pyozele Hämatozele Chylozele
Zystische Samenstrang-hydrozele	Funikulus spermatikus: Varikozele Funikulitis Lymphvarix Diffuse Samenstranglipome, -hämatome	Varikosis der VSM	Hüftgelenkserguss	Hoden: Orchitis (akut/chron.) Neoplasien
Hodenhochstand	Hoden: Hochstand ektopen Hodens	Ektoper Hoden		Nebenhoden: Zysten akute oder chronische Infektionen
(Schwangere) Frauen: Varikosis des Ligamentum rotundum				Samenstrang: Varikozele Lymphknoten

Tab. 1.9: Differentialdiagnose Leistenschmerz.

Orthopädisch Muskel/Sehne	Orthopädisch/Traumatologisch Knochen/Knorpel
M. grazilis	Symphysitis
M. sartorius	Stressfrakturen
M. adduktor longus	Hüfte: Arthrose/Impingement
M. iliopsoas	Juvenile Distorsionsfraktur)
M. rectus femoris	Epiphysiolysis capitis femoris
M. quadratus lumborum	M. Perthes
Hernienchirurgie **Weichteil**	**Neurologie/Hernienchirurgie** **Postoperative Nervensyndrome**
Inguinalhernie	Ilioinguinalsyndrom
Femoralhernie	Genitofemoralsyndrom
Obturatorhernie	Iliohypogastrikussyndrom
Sportlerleiste/-hernie	
Bursitis	
Lymphknotenschwellung	
Neurologie/Orthopädie **Schmerzursachen**	**Neoplastische Veränderungen**
Nervales Impingementsyndrom	Hämangiom
Sakroiliitis	Fibromatose
SI-Fugenblockade	Neurinom
BSV	Osteoidosteom
Urologie/Gynäkologie Schmerzursachen	Fibrose/Dysplasie
Harnwegsinfektion/Prostatitis/Epididymitis	Knochenzyste
Hodentorsion	**Angiologie/Gefäßchirurgie** **Varia**
Endometriose/Ovarzyste/Lg. rotundum Varizen	Gefäßerkrankung/pAVK

Der Leistenkanal wird mittels des palpierenden Zeigefingers unter Invagination der Skrotalhaut in den äußeren Bruchring untersucht. Eine beginnende Hernie kann als kleine Vorwölbung während eines Valsalvamanövers getastet werden.

Eine Leistenhernie ist definiert als Vorwölbung des Bruchsackes über die Ebene der Transversalisfaszie. Die Differenzierung in mediale oder laterale Hernie ist klinisch unsicher.

Die alleinige klinische Untersuchung erlaubt eine korrekte Diagnose einer Leistenhernie in ca. 80 % der Fälle. Um die verbleibenden 20 % sicher zu diagnostizieren sollte eine Kombination aus klinischer und ergänzender technischer (bildgebender) Untersuchung genutzt werden.

Die folgenden Techniken kommen zum Einsatz:

- Dynamischer inguinaler Ultraschall (DIUS)
- Dynamische MRT
- CT
- (Herniographie)

Eine dynamische Untersuchung insbesondere die sog. *real time* Bildgebung der Bauchwand und ihrer Beweglichkeit während eines Valsalva-Manövers sind für die Diagnostik der Leistenregion essentiell. Nur durch das wiederholte Pressmanöver kann das Vorwölben und die Reposition des Bruchsackes durch die Bruchpforten dargestellt werden.

1.6.1.2 Dynamischer Inguinaler Ultraschall (DIUS)

Die bisherige Praxis, krankhafte Veränderungen der Leistenregion chirurgischerseits nur klinisch zu untersuchen, wird der Komplexität des Problems nicht mehr gerecht. Die zusätzliche Anwendung bildgebender Verfahren kann insbesondere die Entdeckung kleiner, beginnender sowie Femoral- als auch spezieller, seltener Hernien (z. B. Obturatorhernien) erleichtern.

DIUS Untersuchungstechnik in vier Schritten:

1. **Längsschnitt über der Symphyse und dem Rektusmuskelansatz:** Rektusscheide, die Transversalisfaszie und das Peritoneum können dargestellt werden.
2. **Diagonal angepasster Schnitt über dem Leistenkanal:** Der Samenstrang kann längs dargestellt werden (Abb. 1.12). Unter wiederholtem Valsalva-Manöver kommen der Bruchsack und -inhalt prolabierend und reponierend in das Blickfeld (Abb. 1.13). Bei Frauen kann in dieser Ebene das Lg. rotundum uteri in gleicher Position gesehen werden. Mit Anwendung der Farbduplex Funktion können bei Schwangeren relevante Varizen des Lig. rotundum uteri einfach dargestellt werden.
3. **Querschnitt mit Rotation des Schallkopfes um 90°:** Die epigastrischen Gefäße können leicht identifiziert werden. So kann die Unterscheidung einer medialen von einer lateralen Hernie bei erneutem Valsalva-Manöver getroffen werden. Die Bruchpfortengröße kann in beiden Ebenen vermessen werden. Eine Klassifizierung der Hernie (EHS Klassifikation) ist somit präoperativ möglich.
4. **Längsschnitt über der Vena femoralis:** In dieser Ebene zeigt sich bei Vorliegen einer Femoralhernie unterhalb des Leistenbandes in der Lacuna vasorum unter Valsalva-Manöver ein echodichter Prolaps in Projektion auf die echofreie Vena

femoralis (Abb. 1.14). Bei männlichen Patienten schließt sich die Untersuchung der Hoden in Längs- und Querschnitten an. Unter Verwendung der Farbduplex Funktion kann die korrekte Durchblutung der Hoden leicht festgestellt werden.

Zwischen Juli 2010 und Juni 2015 wurden 4.951 Ultraschalluntersuchungen der Leistenregion im Hanse-Hernienzentrum-Hamburg durchgeführt. Dabei konnte gezeigt werden, dass eine standardisierte dynamische Ultraschalluntersuchung der Leistenregion mit hochfrequenten *„small part"* Schallsonden kleine (beginnende) sowie be-

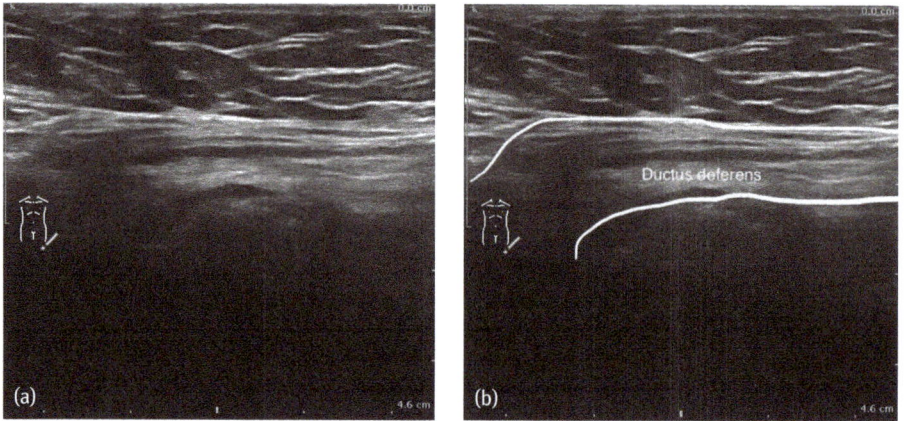

Abb. 1.12: (a) Längsschnitt (mäßig diagonale Schallkopfposition) über dem Leistenkanal mit Darstellung des Samenstranges und des Hüllgewebes. (b) Längsschnitt (mäßig diagonale Schallkopfposition) über dem Leistenkanal mit Darstellung des Samenstranges und des Hüllgewebes (Markierung).

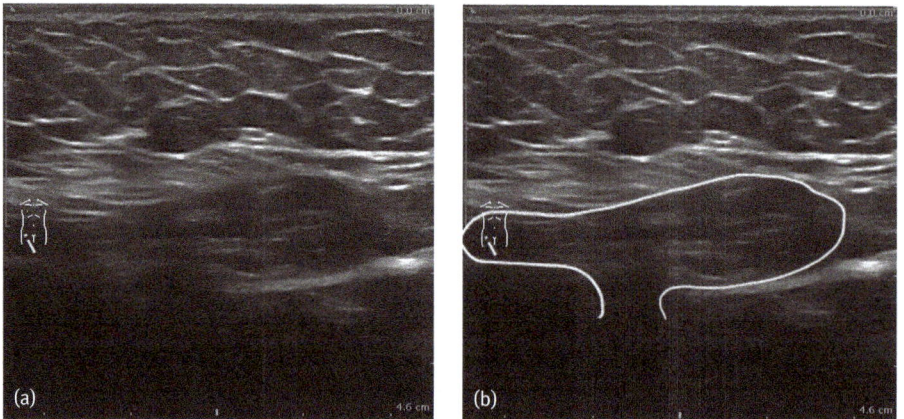

Abb. 1.13: (a) Längsschnitt über einer mittelgroßen Leistenhernie während des Valsalva-Manövers. (b) Längsschnitt über einer mittelgroßen Leistenhernie während des Valsalva-Manövers (Markierung).

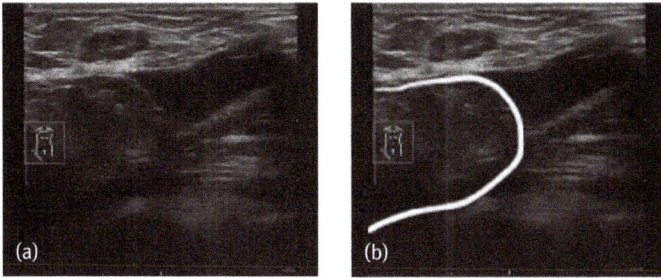

Abb. 1.14: (a) Femoralhernie (echodicht) in Projektion auf die V. femoralis (Hintergrund echofrei) während des Valsalva-Manövers. (b) Femoralhernie (echodicht) in Projektion auf die V. femoralis (Hintergrund echofrei) während des Valsalva-Manövers (Markierung).

sonders auch Femoralhernien akkurat darstellen kann. Eine hohe Spezifität (0,9980) und Sensitivität (wenn auch in hohem Maß abhängig vom Untersucher) (0,9758) können die Wertigkeit der Methode belegen.

Die internationalen Guidelines zur Behandlung von Leistenhernien (HerniaSurge Group) empfehlen die kombinierte Anwendung der klinischen Untersuchung und einer Ultraschalluntersuchung (HerniaSurge, 2018).

Die Schlüsselfrage: „Welche diagnostische Methode ist am besten geeignet unklare Schmerzen und Schwellungen in der Leistenregion richtig zu diagnostizieren?" wurde mit folgender Feststellung und Empfehlung beantwortet:

Feststellung	Evidenzgrad	Empfehlung
Die Kombination aus klinischer und Ultraschalluntersuchung wird als bestgeeignetes Verfahren eine korrekte Diagnose bei Patienten mit unklarer Leistenschwellung oder möglicher okkulter Leistenhernie zu erreichen, empfohlen. Eine dynamische MRT- oder CT Untersuchung können als weiterführende Techniken erwogen werden, falls die Ultraschalluntersuchung negativ ausfällt oder nicht zu einer Diagnose führt.	+++	Stark (Upgraded by HerniaSurge)

Die klinische Untersuchung wird u. a. in einer prospektiven Kohortenstudie von 1999 als Standarddiagnostik einer Hernie der Leistenregion beschrieben und erreicht eine Sensitivität von 0,745 und eine Spezifität von 0,963 (van den Berg, 1999).

In drei publizierten Consensus-Guidelines zur Diagnostik und Behandlung von Hernien der Leistenregion finden sich Feststellungen zur Herniendiagnostik (zumeist nur zur klinischen Untersuchung) mit nur schwachem Evidenzgrad (Bittner,

2011; Poelmann, 2013; Simons 2009). Nur im Falle unklaren Leistenschmerzes oder unklarer Leistenschwellung (ggf. sog. okkulte Hernie) wird eine weitergehende Diagnostik empfohlen (Depasquale, 2009; Kraft, 2003; Kulstad, 2003; Lechner, 2013; Light, 2011). Bislang konnte kein Konsens erreicht werden welches bildgebende Verfahren in diesem Fall eingesetzt werden soll.

Im Rahmen einer alleinigen klinischen Untersuchung können insbesondere kleine Hernien (z. B. kleine Femoralhernien bei adipösen Patientinnen oder bei männlichen Patienten multiple kleinere Hernien) übersehen werden (Robínson, 2006). Um die so entstandene „diagnostische Lücke" zu schließen sind die unterschiedlichen bildgebenden Methoden (Ultraschall, MRT, CT und Herniographie) in verschiedenen Studien unterschiedlichen Designs untersucht worden (Alabraba, 2014; Alam, 2005; Bittner, 2011; Bradley, 2006; Cherian, 2008; Drew, 2014; Garner, 2006; Garvey, 2012; Henriksen, 2012; Hureibi, 2011; Kim, 2015; Kitami, 2009; Korenkov, 1999; Kraft, 2003; Kulstad, 2003; Light, 2011; Marien, 2010; Miller, 2014; Robinson, 2006).

In zwei randomisierten kontrollierten Studien mit insgesamt 510 eingeschlossenen Patienten konnte nachgewiesen werden, dass die Ultraschalluntersuchung hoch sensitiv und damit eine nützliche Technik zur Identifizierung von Hernien der Leistenregion ist (Depasquale, 2009; Kim, 2015). Andere Studien bestätigen diese Ergebnisse (Kulstad, 2003; Lechner, 2013; Light, 2011; Miller, 2014).

Nach sicherer Diagnosestellung und Klassifikation der Hernie (EHS) kann eine Therapie im Sinne eines präoperativen *tailoring* sicher geplant werden.

Wenn nach dem beschriebenen Untersuchungsgang keine sichere Diagnose gestellt werden kann, können je nach differentialdiagnostischer Überlegung folgende weitergehende Untersuchungen wegweisend sein:
– Radiologie (Computertomographie und Magnetresonanztomographie)
– Neurologie
– Orthopädie
– Urologie
– Gynäkologie

1.6.2 Diagnostik, Differentialdiagnostik Bauchwand

1.6.2.1 Chirurgische Anamnese und klinische Untersuchung der Ventralhernien
Die klinische Untersuchung umfasst eine chirurgische Anamnese mit Erfragung der Entstehung, der Dauer und der Symptomatik des Hernienleidens, sowie eine Untersuchung des Allgemein- und des Lokalbefundes.

Die gelisteten Allgemeinerkrankungen (Tab. 1.10) sollten ausgeschlossen oder weiter untersucht werden.

Tab. 1.10: Untersuchung des Allgemeinbefundes.

Kardiale Erkrankungen	(Rechts-) Herzinsuffizienz
Lungenerkrankungen	Bronchitis, Emphysem
Lebererkrankungen	Aszites, Portale Hypertension
Stoffwechselerkrankungen	Diabetes, Schilddrüsenfehlfunktion
Gefäßerkrankungen	Aortenaneurysma, pAVK (periphere Arterielle Verschlusskrankheit)
Neoplastische Erkrankungen	Peritonealkarzinose → Symptomatische Hernie, Beckenknochenmetastase
Urologische Erkrankungen	Konkremente
Darmerkrankungen	Obstipation, Kolonneoplasie

Die folgenden Differentialdiagnosen sollten im Rahmen der Untersuchung des Lokalbefundes beachtet werden:

– Lymphadenopathie/Lymphadenitis
– Lymphadenosis (M. Hodgkin, AIDS)
– Lymphknotenmetastase
– Bauchwandmetastase
– Lipom/andere Weichteiltumore
– Bauchwandzerrung
– Rektusansatzschmerz/Symphysitis
– Abszess/andere Eiteransammlung
– Endometriose

> **Merke:** Ventralhernien werden nach ihrer Entstehung in primäre und sekundäre Ventralhernien eingeteilt: spontan entstandene primäre Ventralhernien und sekundäre Ventralhernien oder in Folge von vorherigen Eingriffen mit Bauchhöhleneröffnung (Laparotomie/Laparoskopie) als Narbenhernien bzw. Trokar-Narbenhernien.

Primäre Ventralhernien werden nach ihrer Lokalisation in Nabelhernien, epigastrische, laterale, lumbale sowie als Sonderform in innere Bauchwandhernien und Zwerchfellhernien eingeteilt und nach EHS klassifiziert.

Die *klinische Untersuchung* der Ventralhernien ist einfach: Am stehenden und liegenden Patienten können die Größe, Konsistenz der Bruchvorwölbung, die Bruchpfortengröße und die Reponibilität der Bruchgeschwulst in Ruhe und unter Valsalva-Manöver (Husten/Pressen) inspiziert und palpiert werden.

Eine Ventralhernie ist definiert als Vorwölbung eines Bruchsackes aus einer Bruchpforte über die Ebene der betroffenen Faszie hinaus.

Die alleinige klinische Untersuchung erlaubt in der großen Mehrheit der Fälle bereits eine korrekte Diagnose einer Bauchwandhernie.

1.6.2.2 Dynamische Bildgebung zur Untersuchung einer Ventralhernie

Die dynamische Bildgebung dient der Detektion zusätzlicher Bruchlücken, die sich der klinischen Untersuchung (bei sog. Gitterhernien/*swiss-cheese-hernia*) entziehen. Gleichzeitig dient sie auch der exakten Größenbestimmung von Bruchlücken und der Volumenbestimmung von Bruchsäcken und der (Rest-) Volumenbestimmung der Bauchhöhle. Auch kann der Bruchinhalt durch eine (dynamische) Bildgebung sicher bestimmt werden (Bjork, 2017; Chaudhry, 2016; Sabbagh, 2011; Tanaka, 2009). Die folgenden Techniken kommen zum Einsatz:

– Dynamischer Bauchwand Ultraschall (DBUS)
– Dynamische MRT
– Dynamische CT

Eine dynamische Untersuchung insbesondere die sog. *real time* Bildgebung der Bauchwand und ihrer Beweglichkeit während eines Valsalva-Manövers sind für die Diagnostik der Bauchwand essentiell. Nur durch das wiederholte Pressmanöver kann das Vorwölben und die Reposition des Bruchsackes durch die Bruchpforten dargestellt werden.

Welches Verfahren zu Anwendung kommt ist in praxi abhängig von der Bruchlückengröße: Alle Bruchlücken, die sicher mit der in der Regel 5 cm langen hochfrequenten (9–12 MHz „small part") Ultraschallsonde ausgemessen werden können, bedürfen keiner weiteren Bildgebung (Abb. 1.15 (a) und (b)).

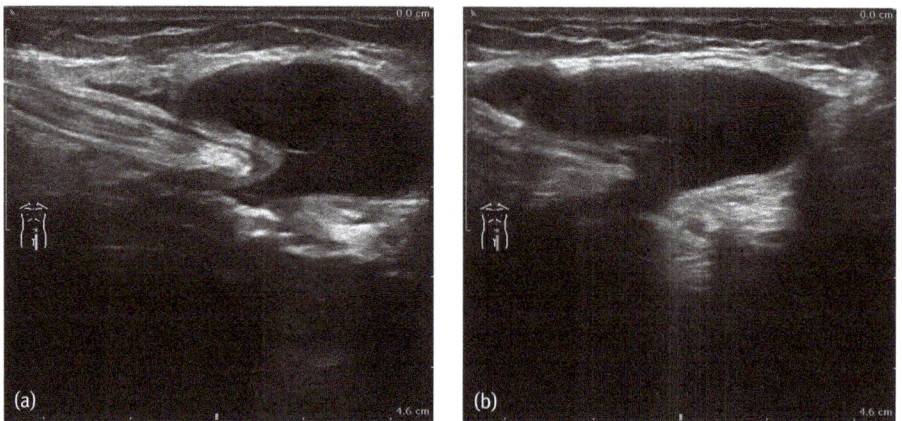

Abb. 1.15: Kleine Bauchwandhernie mit eindeutiger Bruchlücken- und Bruchsackdarstellung (flüssig-seröser Inhalt) (a) in Ruhe, (b) unter Valsalva.

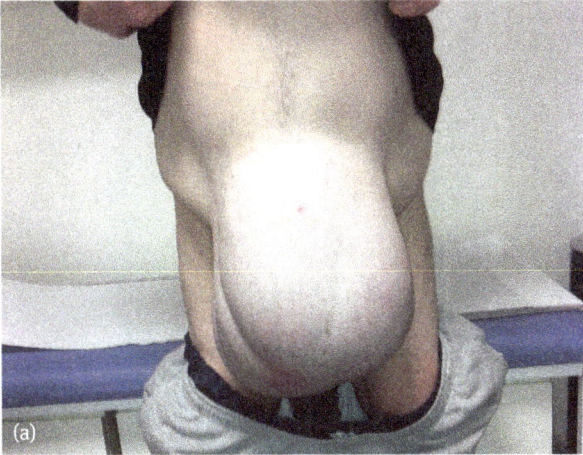

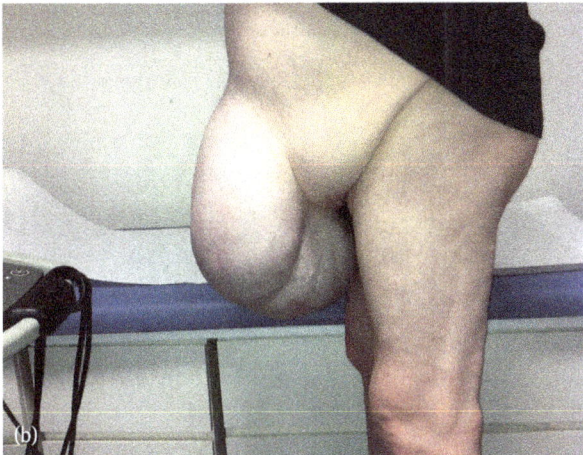

Abb. 1.16: Bauchwandhernie mit „*Loss of Domain Situation*" aus einer kleinen Nabelhernie entstanden, klinischer Befund. (a) frontal, (b) seitlich.

Darüber hinausgehende Bruchlückengrößen, insbesondere bei Vorliegen eines Bauchwandbruches „mit verlorenem Heimatrecht" (sog. „*Loss of Domain Hernia*") (Abb. 1.16 (a) und (b)), erfordern zumeist eine dynamische MRT- oder CT-Untersuchung (Abb. 1.17 (a) und (b), Abb. 1.18 (a) und (b)) zur exakten Größenbestimmung der Bruchlücke und zur Volumenbestimmung von Bruchsack (HSV)- und (Rest-) Abdominalvolumen (ACV) (Tanaka, 2009).

Weitergehende sonographische Untersuchungen z. B. eine 3D US AVSS (*Ultrasound Automated Volume Scanning System*) sind beschrieben und können eine kostengünstige und strahlenfreie Alternative zu CT und MRT darstellen (Fang, 2014).

Messgrößen aller bildgebender Verfahren sind das HSV (*hernia sac volume*, auch als IHV: *Incisional hernia volume* bezeichnet) und das ACV (*abdominal cavity volume*, auch als PV: *Peritoneal volume* bezeichnet).

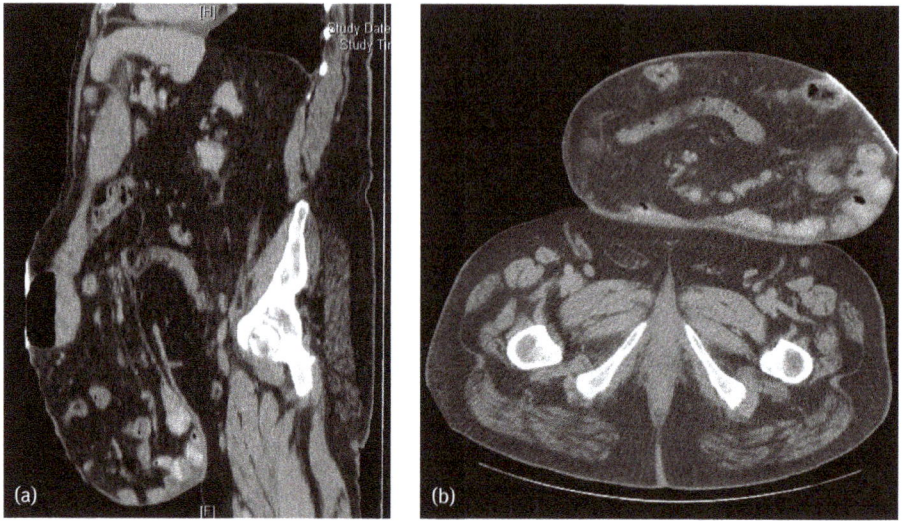

Abb. 1.17: Bauchwandhernie mit „*Loss of Domain Situation*" aus einer kleinen Nabelhernie entstanden, CT. (a) lateral, (b) transversal.

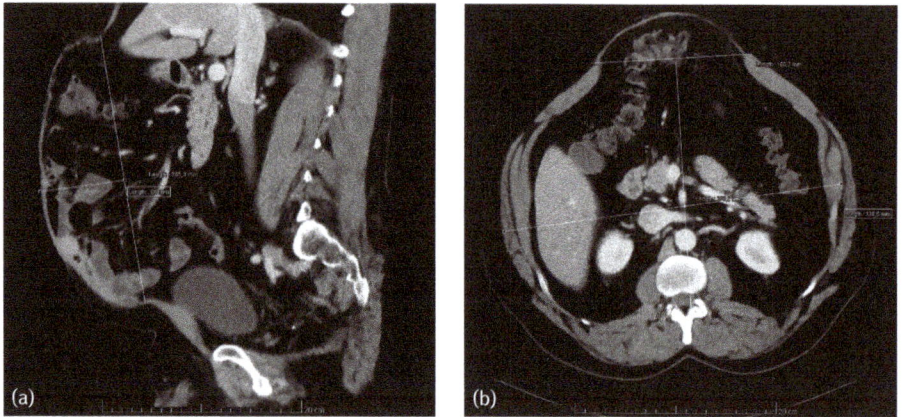

Abb. 1.18: Bauchwandnarbenhernie mit „*Loss of Domain Situation*", CT mit Volumenbestimmung. (a) lateral, (b) transversal.

Beide Volumina lassen sich nach der bekannten Volumenformel Volumen = L × B × T × f (f = 0,479) errechnen.

Vereinfachte Volumenmessung V = L × B × T × 0,5

Aus den gemessenen Volumina wird ein Quotient (HSV: ACV ratio) errechnet, der als prädiktiver Wert (< 20 %) einen spannungsfreien Bauchwandverschluss zu erzielen gilt (Sabbagh, 2011).

Nach sicherer Diagnosestellung und Klassifikation der Hernie (EHS) kann eine Therapie im Sinne eines präoperativen *tailoring* geplant werden.

Literatur

Alabraba E, Psarelli E, Meakin K, et al. The role of ultrasound in the management of patients with occult groin hernias. Int J Surg [Internet]. England. 2014;[cited 2015];12(9):918-22.

Alam A, Nice C, Uberoi R. The accuracy of ultrasound in the diagnosis of clinically occult groin hernias in adults. Eur Radiol [Internet]. 2005;15(12):2457-61.

Bittner R, Arregui ME, Bisgaard T, et al. Guidelines for laparoscopic (TAPP) and endoscopic (TEP) treatment of inguinal hernia [International Endohernia Society (IEHS)]. Surg Endosc. 2011;25(9):2773-2843.

Bjork LB, Bellew SD, Kummer T. Point-of-Care Ultrasound Diagnosis of Traumatic Abdominal Wall Hernia. Pediatr Emerg Care. 2017;33(5):367-369. doi: 10.1097/PEC.0000000000001126.

Bradley M, Morgan J, Pentlow B, Roe A. The Positive Predictive Value of Diagnostic Ultrasound for Occult Herniae. Ann R Coll Surg Engl. 2006;88(2):165-167.

Chaudhry A, Fernandez-Moure JS, Shajudeen PS, et al. Characterization of ventral incisional hernia and repair using shear wave elastography. J Surg Res. 2017;210:244-252.doi: 10.1016/j.jss.2016.11.041.

Cherian PT, Parnell AP. The diagnosis and classification of inguinal and femoral hernia on multisection spiral CT. Clin Radiol. England. 2008;63(2):184-192.

Depasquale R, Landes C, Doyle G. Audit of ultrasound and decision to operate in groin pain of unknown aetiology with ultrasound technique explained. Clin Radiol. 2009;64:608-614.

Drew MK, Osmotherly PG, Chiarelli PE. Imaging and clinical tests for the diagnosis of long-standing groin pain in athletes. A systematic review. Phys Ther Sport [Internet]. 2014;15(2):124-129.

Fang L, Chen L, Wang WP, et al. Diagnostic value of automated 3D ultrasound for incisional hernia. Ultrasound Med Biol. 2014;40(9):1966-1972. doi: 10.1016/j.ultrasmedbio.2014.02.021.

Garner JP, Patel S, Glaves J, Ravi K. Is herniography useful? Hernia. France. 2006;10(1):66-69.

Garvey JFW. Computed tomography scan diagnosis of occult groin hernia. Hernia. France. 2012;16(3):307-314.

Henriksen NA, Thorup J, Jorgensen LN. Unsuspected femoral hernia in patients with a preoperative diagnosis of recurrent inguinal hernia. Hernia. France. 2012;16(4):381-385.

HerniaSurge Group. International guidelines for groin hernia management. Hernia. 2018;12:1-165. doi: 10.1007/s10029-017-1668-x. [Epub ahead of print] PMID: 29330835

Hureibi K, McLatchie GR, Kidambi AV. Is herniography useful and safe? Eur J Radiol [Internet]. 2011 [cited 2014];80(2):e86-90.

Kim B, Robinson P, Modi H, et al. Evaluation of the usage and influence of groin ultrasound in primary and secondary healthcare settings. Hernia. 2015;19:367-371.

Kitami M, Takase K, Tsuboi M, et al. Differentiation of femoral and inguinal hernias on the basis of anterior-posterior relationship to the inguinal ligament on multidimensional computed tomography. J Comput Assist Tomogr. United States. 2009;33(5):678-681.

Korenkov M, Paul A, Troidl H. Color duplex sonography: diagnostic tool in the differentiation of inguinal hernias. J Ultrasound Med. United States. 1999;18(8):565-568.

Kraft BM, Kolb H, Kuckuk B, et al. Diagnosis and classification of inguinal hernias. Surg Endosc. Germany. 2003;17(12):2021-2024.

Kulstad E, Pittman L, Konicki PJ. Ultrasound in the Diagnosis of Incarcerated Hernia. The Internet Journal of Emergency Medicine. 2003;1(1). doi: 10.5580/2229.

Lechner M, Fortelny R, Ofner D, Mayer F. Suspected inguinal hernias in pregnancy-handle with care! Hernia. 2014;18(3):375-379. doi: 10.1007/s10029-013-1082-y.

Light D, Ratnasingham K, Banerjee A, et al. The role of ultrasound scan in the diagnosis of occult inguinal hernias. International Journal of Surgery. 2011;9(2):169-172, 201.

Marien T, Taouli B, Telegrafi S, Babb J, Lepor H. Optimizing the detection of subclinical inguinal hernias in men undergoing open radical retropubic prostatectomy. BJU Int. England. 2010;106(10):1468-1472.

Miller J, Cho J, Michael MJ, Saouaf R, Towfigh S. Role of Imaging in the Diagnosis of Occult Hernias. JAMA Surg. 2014;149(10):1077-1080.

Poelman MM, van den Heuvel B, Deelder JD, et al. EAES Consensus Development Conference on endoscopic repair of groin hernias. Surg Endosc. 2013;27:3505-3519. doi: 10.1007/s00464-013-3001.

Robinson P, Hensor E, Lansdown MJ, Ambrose NS, Chapman AH. Inguinofemoral hernia: accuracy of sonography in patients with indeterminate clinical features. AJR Am J Roentgenol [Internet]. 2006;187(5):1168-1178.

Sabbagh C, Dumont F, Robert B, et al. Peritoneal volume is predictive of tension-free fascia closure of large incisional hernias with loss of domain: a prospective study. Hernia. 2011;15(5):559-565. doi: 10.1007/s10029-011-0832-y.

Simons MP, Aufenacker T, Bay-Nielsen M, et al. European Hernia Society guidelines on the treatment of inguinal hernia in adult patients. Hernia. 2009;13(4):343-403. doi: 10.1007/s10029-009-0529-7.

Tanaka EY, Yoo JH, Rodrigues AJ Jr, et al. A computerized tomography scan method for calculating the hernia sac and abdominal cavity volume in complex large incisional hernia with loss of domain. Hernia. 2010;14(1):63-69. doi: 10.1007/s10029-009-0560-8.

van den Berg JC, de Valois JC, Go PM, Rosenbusch G. Detection of groin hernia with physical examination, ultrasound, and MRI compared with laparoscopic findings. Invest Radiol. 1999;34(12):739-743.

1.7 Notfallhernien inkl. Hernie und Schwangerschaft

Bernd Stechemesser, Franz Mayer

Notfälle in der Leistenhernienchirurgie werden in unterschiedlicher Raten zwischen 0,3 % und 3 % pro Jahr angegeben. Hier spiegelt sich insbesondere ein sozio-ökonomischer Aspekt der Hernienchirurgie wider. Eine besondere Situation stellen Hernien bei schwangeren Patientinnen dar.

1.7.1 Inkarzeration

Die Inkarzeration (lat. carcer: Umfriedung, Gefängnis) bezeichnet das Einklemmen von Gewebe, Incarceratio herniae die Brucheinklemmung. Prinzipiell kann jede Hernie inkarzerieren, unabhängig von Größe und Lokalisation. Grundsätzlich kann man folgende Formen der *Inkarzeration* unterscheiden:
– Direkte prograde Inkarzeration = Vollbild mit Durchblutungs- und/oder Passagestörung des eingeklemmten Bruchinhaltes
– Partielle Inkarzeration z. B. Littré-Richter-Hernie: in der Regel ohne Passagestörung
– Retrograde Inkarzeration: durchblutungsgestörte Schlinge liegt intraabdominell

> Eine inkarzerierte Hernie stellt immer eine Notfallsituation dar. „Über einem eingeklemmten Bruch darf die Sonne weder auf noch unter gehen".

Im angloamerikanischen Sprachraum wird zusätzlich der Begriff der Strangulation verwendet. Abzugrenzen von dem Begriff der Einklemmung bzw. der Inkarzeration ist der Begriff der nicht reponiblen Hernie.

> Im Gegensatz zur inkarzerierten Hernie kann eine nichtreponible Hernie symptomlos sein und bereits längere Zeit bestehen. Die nicht reponible Hernie stellt eine dringliche aber keine Notfallsituation dar.

1.7.1.1 Ätiologie

Die Bruchpforte einer Hernie stellt definitionsgemäß einen Engpass oder Lücke der Bauchwand dar. Gewebe, welches durch die Bruchpforte herausrutscht kann anschwellen und dann nicht mehr in den Bauchraum zurückgleiten. Durch die Gewebsschwellung kann die Blutzufuhr eingeschränkt werden und es kann zu einer Ischämie des eingeklemmten Gewebes kommen. Dieser Circulus vitiosus führt schließlich zu einem Absterben von Gewebe. Eine Einklemmung von Dünndarm mit seiner kurzen Ischämiezeit stellt daher ein besonderes Risiko bei der inkarzerierten Hernie dar und bedarf der schnellen Behandlung.

Eine Sonderform der inkarzerierten Hernie stellt die Littré-Richter-Hernie dar. Bei dieser Hernienvariante wird nur ein Teil der Darmwand eingeklemmt und eine klinische Manifestation stellt sich daher oft erst spät in Form einer Darmwandnekrose mit Peritonitis ein. Ursachen für ein Hineingleiten von Gewebe in den Bruchsack können plötzliche Erhöhungen des intraabdominellen Druckes sein (Hustenstöße, Niesattacken), aber auch vermehrte Peristaltik oder Meteorismus. Ein Zusammenhang zwischen Bruchpfortengröße und Inkarzerationsrisiko liegt auf der Hand.

Der Bruchinhalt kann unterschiedlichste Gewebearten enthalten: präperitoneales Fett, großes Netz, Dünn- oder Dickdarm, Organe des Bauchraumes.

1.7.1.2 Klinik

Eine inkarzerierte Hernie stellt sich klinisch meist als akute Situation dar.

> **Merke:** Dabei findet sich klassischerweise die Symptomen-Trias: Schmerz – Schwellung –Irreponibilität.

Folgende Hernienarten haben im Vergleich zu anderen Hernien hohe Raten an *Inkarzerationen*:
- Femoralhernien
- Obturatorhernien
- Innere Hernien
- Lumbalhernien
- Spieghel-Hernien
- Bochdalek-Hernien
- Ischiadische Hernien

Liegt zudem noch eine inflammatorische Rötung über der Hernie vor, ist die Indikation zur sofortigen OP gegeben.

Weitere klinische Hinweise, die eine sofortige OP-Indikation notwendig machen, sind ein manifester Ileus ggf. mit Erbrechen und Übelkeit oder ein akutes Abdomen mit Zeichen der Peritonitis.

Fehlen diese klinischen Zeichen, kann die Diagnose bisweilen schwierig sein. Gerade die Schenkelhernie der Frau mit einem deutlich höheren Inkarzerationsrisiko bei Diagnosestellung ist klinisch oft nicht leicht zu erkennen (Webster, 2015). Innere Hernien und Obturatorhernien fallen ebenfalls klinisch eher an den sekundären Symptomen wie Ileus und akutes Abdomen auf.

1.7.1.3 Diagnose

Typischerweise ist die Diagnose einer eingeklemmten Hernie eine klinische. Es gibt aber Hernienformen (Schenkelhernie, innere Hernien, Littré-Hernie, Spieghel-Hernien) bei denen zusätzliche diagnostische Hilfsmittel erforderlich sein können. Bei unklaren Befunden kann die Sonographie oder ein Abdomen-CT hilfreich sein und die Diagnosestellung erleichtern. Da die Vitalität des Darmes in einer eingeklemmten Hernie klinisch nicht zu beurteilen ist, sollte die Indikation zur OP stets großzügig gestellt werden.

1.7.1.4 Therapie

In allen Fällen, in denen die eingeklemmte Hernie mit einem akuten Abdomen oder einem Ileus vergesellschaftet ist, ist die sofortige OP indiziert. Bei eingeklemmten Hernien ohne diese sekundären Zeichen und nicht lange bestehender Irreponibilität kann ein geschlossener Repositionsversuch vorgenommen werden. Der Repositionsversuch sollte nach Möglichkeit von einem erfahrenen Kollegen unter analgetischer Begleittherapie durchgeführt werden. Ggf. können zusätzlich Spasmolytika eingesetzt werden. Der Patient sollte dabei möglichst entspannt auf dem Rücken liegen und die Beine anziehen. Dabei nimmt der Arzt beide Hände zur Hilfe um ein Ausweichen des Bruches zu verhindern und eine möglichst gleichmäßige Druckverteilung zu erzielen. Unter stetigem Druck kann dann ein behutsamer Repositionsversuch durchgeführt werden. Gelingt diese Reposition nicht ist eine Indikation zur Operation zu stellen. Gelingt es den Bruch zu reponieren ist der Patient stationär aufzunehmen und klinisch zu beobachten. Eine alsbaldige operative Versorgung der Hernie sollte erfolgen.

Eine Reposition des kompletten Bruches mit Bruchpforte wird als Reposition en bloc oder als Reduction en masse (Yatawatta, 2017) bezeichnet. Eine Reposition des Bruches durch Ausriss des Bruchringes wird als Pseudotaxis bezeichnet. Bei beiden Varianten ist das eigentliche Problem, dass die Fesselung des Darmes durch die Reposition nicht behoben wird und die Symptome weiterhin bestehen, so dass es zu einem Fortschreiten der Ischämie am Darm kommen kann.

Tipp: Eine Reposition des Bruches ist nicht immer erfolgreich. Bei partiellen Repositionen, Pseudotaxis und Repositionen en bloc besteht die Inkarzeration weiterhin.

Besteht die Indikation zur operativen Reposition des Bruches sollte diese rasch eingeleitet werden.

Merke: Bei der Verfahrenswahl ist zu beachten, dass in jedem Fall eine Beurteilung des Bruchinhaltes erfolgen muss.

Bei der Versorgung einer inkarzerierten Leistenhernie in Allgemeinnarkose kann es beispielsweise zu einer spontanen Reposition des Bruchinhaltes unter der Narkose kommen. Hier muss der komplette Dünndarm auf Vitalität geprüft werden. Es reicht also nicht aus, lediglich die Hernie zu versorgen. Bezüglich der Versorgung der Hernie offen oder laparoskopisch gibt es keine einheitliche Empfehlung. Besteht in der versorgenden Einheit eine Expertise bezüglich der Laparoskopie, so kann eine Versorgung auch laparoskopisch vorgenommen werden (Deeba, 2009; Ferzli, 2004; Yang, 2012). Des Weiteren gibt es keine eindeutigen Empfehlungen bezüglich der Versorgung der Hernie mit einem Netz oder nicht. Es scheint aber keine Kontraindikation bei der Verwendung von Polypropylen-Netzen zu geben (Atila, 2010; Bessa, 2012; Derici, 2010; Elsebae, 2008; Nieuwenhuizen, 2011).

1.7.1.5 Inkarzerationsraten und -risiko

Es kann keine allgemeingültige Aussage über das Risiko einer Inkarzeration von Hernien gegeben werden. Bei der Entwicklung einer Inkarzeration spielen viele Faktoren eine Rolle. Dazu gehören Bruchlokalisation, Bruchpfortengröße, Ernährungszustand, Alter und Geschlecht.

> **Merke:** Für Leistenhernien wird in der wissenschaftlichen Literatur eine Inkarzerationsrate von 0,3–3 % angegeben.

Dabei inkarzerieren indirekte Leistenhernien etwa 10 Mal häufiger als direkte Hernien (Simons, 2009). Hernien stellen die häufigste Ursache für eine akute Dünndarmobstruktion nach Adhäsionen dar (Ihedioha, 2006).

Für Nabelhernien wird im Verlauf eine Inkarzerationsrate von bis zu 30 % angegeben (Schumpelick, 1996).

Für sekundäre Ventralhernien bzw. Narbenhernien lassen sich in der Literatur nur wenig Angaben finden, die Rate der Inkarzerationen ist aber bei einem BMI von über 40 kg/m² deutlich erhöht (Lau, 2012).

Im Deutschen Hernienregister Herniamed konnten folgende Raten an Notfalleingriffen und Notfalleingriffen mit Darmbeteiligung nachgewiesen werden (Tab. 1.11) (Herniamed Daten, 2014):

Notfalleingriffe zeigen sich dabei deutlich häufiger bei Frauen und im höheren Alter.

Tab. 1.11: Notfalleingriffe bei Hernien (Herniamed Daten, 2014).

Hernientyp	Notfalleingriffe	Notfalleingriffe mit Darmbeteiligung
Leistenhernien	3,06 %	0,30 %
Nabelhernien	7,67 %	0,36 %
Epigastrische Hernien	7,88 %	0,32 %
Alle Hernien	4,06 %	0,38 %

1.7.2 Leisten-, Nabel- und Narbenhernien in der Schwangerschaft

1.7.2.1 Leistenhernien in der Schwangerschaft

Das Auftreten einer primären oder rezidivierenden Leistenhernie ist nicht selten mit einem intraabdominellen Druckanstieg vergesellschaftet. Gelegentlich werden Frauen wegen einer im Zuge einer Schwangerschaft – diese geht ohne Frage mit einem intraabdominellen Druckanstieg einher – erstmalig aufgetretenen Schwellung im Leistenbereich verbunden mit lokalen Beschwerden bis hin zu behandlungspflichtigen Schmerzen, einem Chirurgen mit der Verdachtsdiagnose einer in der Schwangerschaft aufgetretenen Leistenhernie zugewiesen. Häufig sind Patientinnen und/oder Geburtshelfer besorgt, dass eine Leistenhernie vorliegt und damit verbunden das Risiko einer Inkarzeration eine unmittelbare Gefahr für Schwangere und Fetus oder die Hernie per se ein beachtliches Geburtshindernis darstellen könnte. Es ist bekannt, dass das Auftreten eines in der Folge interventionspflichtigen Ileus für Schwangere und Fetus ein relevantes Mortalitätsrisiko darstellt (Webster, 2015). Es wurden unter diesem Hintergrund auch Indikationsstellungen zur chirurgischen Intervention im Leistenbereich einer Schwangeren – mit ebenfalls erhöhtem Risikoprofil für Schwangerschaft und Patientin – gestellt (IJpma, 2009; Guillem, 2001) und durchgeführt. Im Zuge derartiger Eingriffe wurde dann allerdings oft der Befund einer variкösen Dilatation von Gefäßen entlang des Ligamentum rotundum und keine Leistenhernie gefunden. In der verfügbaren Literatur ist keine Inkarzeration einer im Laufe einer Schwangerschaft aufgetretenen Leistenhernie oder ein aus dem Befund einer Leistenhernie resultierendes nachweisliches Geburtshindernis beschrieben.

Bei klinischen/sonographischen Hinweisen auf das Vorliegen eines intestinalen Passagehindernisses im Laufe einer Schwangerschaft ist die dringliche Durchführung einer MR-Diagnostik indiziert (Webster, 2015).

Das Auftreten derartiger Gefäßerweiterungen im Zuge einer Schwangerschaft ist zumindest seit 1962 (Reisfield, 1962) bekannt und wurde in der Folge auch in Fallberichten (McLaren, 1983; Mine, 2017) bestätigt. Als unverzichtbares Hilfsmittel zur Findung der korrekten Diagnose einer variкösen Dilatation von Gefäßen entlang des Ligamentum rotundum im Falle einer klinisch suspizierten Leistenhernie in der Schwangerschaft hat sich die Sonographie und im Besonderen die farbcodierte Dopplersonographie (FCDS) erwiesen (Lechner, 2014; McKenna, 2008; Murphy, 2007; Ryu, 2014; Uzun, 2010).

Merke: In einer prospektiven Studie von Lechner et al. (Lechner, 2014) konnte erstmals gezeigt werden, dass die klinische Diagnose einer erstmalig im Zuge einer Schwangerschaft aufgetretenen Leistenhernie in der Regel falsch ist, der Befund einer „round ligament varicosis (RLV)" zu stellen und daraus weder eine Operationsindikation im Zuge der Schwangerschaft abgeleitet werden darf noch ein Geburtshindernis besteht.

Postpartal sind Frauen mit RLV in der Regel nach wenigen Wochen meist wieder völlig beschwerdefrei und der klinische Befund einer Schwellung im Leistenbereich regredient (Lechner, 2014).

Sollte eine umfassende Abklärung (einschließlich FCDS) dennoch den Befund einer Leistenhernie ergeben, so ist daraus nicht zwangsläufig eine Operationsindikation in der Schwangerschaft abzuleiten. In einer prospektiven Studie von Buch et al. (Buch, 2008) wird zur postpartalen hernienchirurgischen Versorgung der Patientinnen geraten und das Therapieprinzip *„watchful waiting"* bei Leistenhernien im Zuge der Schwangerschaft erstmalig beschrieben.

Sollte in enger Abstimmung mit betreuendem Geburtshelfer bei strengster Indikationsstellung nach umfassender Risiko-Nutzen-Abwägung und detaillierter Risiko-Aufklärung der Schwangeren die Entscheidung zur hernienchirurgischen Intervention in der Schwangerschaft getroffen werden, ist festzuhalten, dass es bezüglich Methodenwahl (Nahtverfahren oder Netzaugmentation, offen-chirurgische oder laparo-endoskopische Technik) bis dato keine Studien gibt, die für die eine oder andere Methode eindeutige Vorteile erkennen lassen würden.

1.7.2.2 Nabel- und Narbenhernien in der Schwangerschaft

Nabelhernien treten zwar aufgrund des erhöhten intraabdominellen Druckes während der Schwangerschaft gehäuft auf, allerdings gilt hier auch wie schon bei den Inguinalhernien, dass diese selten inkarzerieren (Haskins, 2017). Genaue Zahlen bezüglich der Inkarzeration von Bauchwandhernien in der Schwangerschaft liegen nicht vor. Mit ca. 5 % der Ursachen für eine Dünndarmobstruktion während der Schwangerschaft sind sie sicher sehr niedrig (Jensen, 2015). Dies gilt analog natürlich auch für Narbenhernien, hier findet sich jedoch keine Literatur.

Merke: Sollte der seltene Fall eintreten, dass eine Bauchwandhernie trotz Schwangerschaft operiert werden muss, sollte eine eventuelle Kombination mit einer Sectio caesaria in Erwägung gezogen werden, da diese eine zusätzliche Operation überflüssig macht (Jensen, 2015).

Literatur

Atila KS, Guler A, Inal S, et al. Prosthetic repair of acutely incarcerated groin hernias: a prospective clinical observational cohort study. Langenbecks Arch Surg. 2010;395(5):563-568.

Bessa SS, Abdel-Razek AH. Results of prosthetic mesh repair in the emergency management of the acutely incarcerated and/or strangulated ventral hernias: a seven years study. Hernia. 2012;26:26.

Buch KE, Tabrizian P, Divino CM. Management of hernias in pregnancy. J Am Coll Surg. 2008;207(4):539-542.

Deeba S, Purkayastha S, Paraskevas P, et al. Laparoscopic approach to incarcerated and strangulated inguinal hernias. Jsls. 2009;13(3):327-331.

Derici H, Unalp HR, Nazli O, et al. Prosthetic repair of incarcerated inguinal hernias: is it a reliable method? Langenbecks Arch Surg. 2010;395(5):575-579.

Elsebae MM, Nasr M, Said M. Tension-free repair versus Bassini technique for strangulated inguinal hernia: A controlled randomized study. Int J Surg. 2008;6(4):302-305.

Ferzli G, Shapiro K, Chaudry G, Patel S. Laparoscopic extraperitoneal approach to acutely incarcerated inguinal hernia. Surg Endosc. 2004;18(2):228-231. Epub 2003 Nov 2026.

Guillem P, Bounoua F, Duval G. Round ligament varicosities mimicking inguinal hernia: a diagnostic challenge during pregnancy. Acta Chir Belg. 2001;101(6):310-311.

Haskins IN, Rosen MJ, Prabhu AS, et al. Umbilical hernia repair in pregnant patients: review of the American College of Surgeons National Surgical Quality Improvement Program. Hernia. 2017;21(5):767-770.

IJpma FF, Boddeus KM, de Haan HH, van Geldere D. Bilateral round ligament varicosities mimicking inguinal hernia during pregnancy. Hernia. 2009;13(1):85-88.

Jensen KK, Henriksen NA; Jorgensen LN. Abdominal wall hernia and pregnancy: a systematic review. Hernia. 2015;19(5):689-696.

Lau B, Kim H, Haigh PI, Tejirian T. Obesity increases the odds of acquiring and incarcerating noninguinal abdominal wall hernias. Am Surg. 2012;78(10):1118-1121.

Lechner M, Fortelny R, Ofner D, Mayer F. Suspected inguinal hernias in pregnancy – handle with care! Hernia. 2014;18(3):375-379.

McKenna DA, Carter JT, Poder L, et al. Round ligament varices: sonographic appearance in pregnancy. Ultrasound Obstet Gynecol. 2008;31(3):355-357.

McLaren CA, Brown PW. Varicocele in the female. J R Coll Surg Edinb. 1983;28(2):125.

Mine Y, Eguchi S, Enjouji A, et al. Round ligament varicosities diagnosed as inguinal hernia during pregnancy: A case report and series from two regional hospitals in Japan. Int J Surg Case Rep. 2017;36:122-125.

Murphy IG, Heffernan EJ, Gibney RG. Groin mass in pregnancy. Br J Radiol. 2007;80(955):588-589.

Nieuwenhuizen J, van Ramshorst GH, ten Brinke JG, et al. The use of mesh in acute hernia: frequency and outcome in 99 cases. Hernia. 2011;15(3):297-300.

Reisfield DR. Varicosities in veins of the inguinal canal during pregnancy. J Med Soc N J. 1962;59:24-26.

Ryu KH, Yoon JH. Ultrasonographic diagnosis of round ligament varicosities mimicking inguinal hernia: report of two cases with literature review. Ultrasonography. 2014;33(3):216-221.

Schumpelick V. Nabelhernie. 1996, Stuttgart, Schumpelick.

Simons MP, Aufenacker T, Bay-Nielsen M, et al. European Hernia Society guidelines on the treatment of inguinal hernia in adult patients. Hernia. 2009;13(4):343-403.

Uzun M, Akkan K, Coskun B. Round ligament varicosities mimicking inguinal hernias in pregnancy: importance of color Doppler sonography. Diagn Interv Radiol. 2010;16(2):150-152.

Webster PJ, Bailey MA, Wilson J, Burke DA. Small bowel obstruction in pregnancy is a complex surgical problem with a high risk of fetal loss. Ann R Coll Surg Engl. 2015;97(5):339-344.

Yang GP, Chan CT, Lai EC, et al. Laparoscopic versus open repair for strangulated groin hernias: 188 cases over 4 years. Asian J Endosc Surg. 2012;5(3):131-137.

1.8 Indikation zur OP

Joachim Conze, Ralph Lorenz

In der Vergangenheit war der Nachweis einer Leistenhernie immer auch gleichbedeutend die Indikation für eine Leistenhernien-Reparation. Die Sorge und Angst vor einer möglichen Hernienkomplikation führte regelhaft zu einer zeitnahen operativen Versorgung. Typisches Argument der Ärzte war die Hervorhebung einer „Brucheinklemmung", welche zu einem Darmverschluss mit notfallmäßiger operativer Versorgung, ggfs. mit der Notwendigkeit von Darmresektion, ggfs. sogar mit Anlage eines künstlichen Darmausgangs führen würde. Ging man früher von einer Inzidenz von bis zu 10 % notfallmäßiger Versorgung aus, so stellt sich dies heute ganz anders dar (s. auch Kap. 1.7).

Muss wirklich jede Leistenhernie operiert werden? Wie entwickelt sich der natürliche Verlauf einer Leistenhernie ohne Operation und wie häufig treten Hernienkomplikationen auf?

1.8.1 Einklemmung und Inkarzeration

Dabei gilt es bei den Hernienkomplikationen zu unterscheiden, ob die Einklemmung der Bruchgeschwulst zu einer asymptomatischen oder wenig symptomatischen Irreponibilität oder zu einer akuten Inkarzeration bzw. Strangulation des Bruchinhalts führt. Die Irreponibilität selbst muss noch keinen Krankheitswert haben. Kommt es hingegen zu einer Darminkarzeration, so können sich daraus aufgrund der kurzen Ischämiezeit der Darmwand schnell gravierende Folgen für den Hernienpatienten ergeben. Innerhalb weniger Stunden kann dies zu Darmwandnekrose, Perforation und Peritonitis führen.

1.8.2 Watchful Waiting

In 2006 gab es eine amerikanische und eine schottische randomisierte Studie zum Vergleich von Zuwarten vs. Operation bei asymptomatischen oder minimal symptomatischen primären Leistenhernien (Fitzgibbons, 2006; O'Dwyer, 2006). In der Studie von Fitzgibbons et al. wurden männliche Patienten mit einer asymptomatischen bzw. minimal symptomatischen Leistenhernie entweder in die Gruppe für eine operative

Versorgung (n = 356) oder in die Gruppe ohne Operation mit Verlaufsbeobachtung (n = 366) randomisiert. Innerhalb des Untersuchungszeitraums von 2 Jahren lag die Cross-Over Rate zur Operation bei 23 %, eine notfallmäßige Versorgung wegen akuter Einklemmung war bei einem Patienten notwendig (0,3 %). Innerhalb von 4 Jahren kam es bei einem weiteren Patienten zu einer Einklemmung mit Notfallversorgung, entsprechend einem Inkarzerationsrisiko von 1,8/1.000 Patientenjahre (Fitzgibbons, 2006). In 2013 wurden die Langzeitergebnisse des gleichen Patientenkollektivs nach weiteren 7 Jahren Nachuntersuchungszeit veröffentlicht. Hierbei zeigte sich eine kumulative *Cross-over*-Rate nach Kaplan-Maier von 68 %. Dabei war es vornehmlich die zunehmende Schmerzsymptomatik welche zum Operationswunsch geführt hat. Von den 254 Patienten der Langzeituntersuchung war es bei drei Patienten zu einer Einklemmung mit notfallmäßiger Operation gekommen, entsprechend einem Inkarzerationsrisiko von 1,2 % (Fitzgibbons, 2013).

Diese als „*Watchful Waiting*" bekannten Untersuchungen haben in den letzten Jahren zu einem neuen Verständnis und damit auch zu einer differenzierteren Indikationsstellung für die Leistenhernienreparation geführt. Mehr als 10 % der an einer Leistenhernie operierten Patienten haben Schmerzen, die nicht selten chronifizeren (Soleimanian, 2009). Jede Leistenoperation birgt somit auch ein Risiko für den Patienten.

Für Ventralhernien kann noch keine abschließende Empfehlung gegeben werden. Einige Autoren betrachten das „*Watchful Waiting*"-Prinzip auch bei Ventralhernien als sicher (Bellows, 2014; Kokotovic, 2016). Bei Narbenhernien = sekundären Ventralhernien scheint es jedoch dagegen auch Hinweise zu geben, dass ein „*Watchful Waiting*" zu höheren *Cross-over*-Raten führen kann. Ein Abwarten kann insbesondere im Rahmen von dann notwendigen Notfalleingriffen wegen Inkarzeration mit mehr Komplikationen wie intraoperativen Darmverletzungen, Fisteln und einer höheren Mortalität vergesellschaftet sein (Verhelst, 2015).

1.8.3 Indikation und Beschwerdesymptomatik

So ist heute mehr die subjektive Beschwerdesymptomatik entscheidend für den Zeitpunkt der Operation. Ist die Hernie als Vorwölbung, als „Knospe" (aus dem griechischen „hernios"), sichtbar und wird dies als ästhetisch störend empfunden? Führt beispielsweise die Leistenhernie zu belastungsabhängigen Missempfindungen oder Schmerzen, klagt der Patient über Ausstrahlungen zum Genital oder Oberschenkel-Innenseite? Kommt es im Liegen zur spontanen Reposition der Bruchgeschwulst, muss die Vorwölbung manuell reponiert werden oder ist sie irreponibel fixiert? Bestehen aufgrund der Beteiligung von Darm im Bruchsack zusätzlich Verdauungsstörungen?

Bei asymptomatischen Patienten hat Gai (Gai, 2010) eine sonographische Klassifikation der Bruchsackmorphologie beschrieben. Nach sono-morphologischen Kriterien differenzierte er demnach *3 Hernienformen*:

- Typ A als Vorwölbung in den Fasziendefekt (Beulenform),
- Typ B als langstreckige, tubenartige Struktur (Röhrenform),
- Typ C als pilzartige Erweiterung des Bruchsacks oberhalb des Defektes (Sanduhrform). Gemäß seiner Ergebnisse ergab sich nur vor allem für die Typ C Form das höchste Inkarzerationsrisiko (Thiel, 2011).

Ein weiterer zu berücksichtigender Faktor für die Indikationsstellung ist der Gesamtzustand des individuellen Hernienpatienten, seine persönlichen Risikofaktoren und einschränkenden Komorbiditäten. So ist die Indikation bei Patienten mit gefährdenden Begleiterkrankungen, wie Niereninsuffizienz, kardiovaskulärem Risiko, mit Immunsuppression und vor allem mit Blutgerinnungsstörungen, insgesamt großzügiger zu stellen um den Eingriff unter den denkbar besten Voraussetzungen durchzuführen. Dies zeigte sich auch in der „*Watchfull Waiting*" Studie aus Schottland. In der Observationsstudie von O'Dwyer et al. (O'Dwyer, 2006) mit 80 Patienten in der *Watchful Waiting* Gruppe kam es bei nur einem Patienten zu einer Einklemmung. Aber bei zwei weiteren Patienten kam es im Rahmen der Observationszeit zu einer Verschlechterung kardiovaskulärer Komorbiditäten, welche dann postoperativ zu entsprechenden Komplikationen geführt haben.

Insgesamt hat sich in den letzten Jahren die Anzahl der Patienten mit einer Kontraindikation für eine Leistenhernien-Reparation deutlich verringert. Dies ist sicherlich zum einen der besseren präoperativen Vorbereitung zu verdanken, zum anderen aber auch der Möglichkeit den Eingriff in Lokalanästhesie durchzuführen. Nichts desto trotz sollte die Indikation bei Patienten mit inkurablen intraabdominellen Leiden mit Peritonealkarzinose oder ausgeprägter Leberzirrhose äußerst streng und zurückhaltend gestellt werden.

Merke: Besondere Vorsicht ist bei unklaren Leistenschmerzen geboten, Patienten bei denen sich kein eindeutiger Hernienbefund nachwiesen lässt, oder aber die Beschwerden Hernien-untypisch sind.

Hierzu zählen z. B. der Ruheschmerz im Liegen oder Schmerzausstrahlungen in Richtung ventraler oder lateraler Oberschenkel. Hier gilt es vor jeder Operation die Differentialdiagnostik sorgfältig zu bedenken und abzuklären (s. auch Kap. 1.6).

1.8.4 Zusammenfassung

Zusammenfassend gilt es heute gemeinsam mit dem einzelnen Patienten die Indikation zur Leistenhernienreparation zu besprechen und auf dessen individuelles Risikoprofil abzustimmen. Dabei stehen heute mehr die subjektiven Beschwerden im Vordergrund als die Angst vor möglichen Hernienkomplikationen.

> **Merke:** Das Konzept des „*Watchful Waiting*" bei asymptomatischen oder minimal symptomatischen Leistenhernien ist für den Patienten sicher und mit einem niedrigen Risiko für Brucheinklemmung verbunden und kann entsprechend empfohlen werden (Miserez, 2014; Simons, 2009).

Die symptomatische Hernie ist eine klare Indikation für eine operative Intervention. Weder Bruchband noch Krankengymnastik können die Hernie beheben. Diese Patienten profitieren von einer Operation und sollten zeitnah versorgt werden.

> **Merke:** Eine zeitgleiche prophylaktische operative Versorgung einer asymptomatischen Leistenhernie der Gegenseite führt entsprechend den Herniamed Daten zu signifikant höheren Komplikations- und Reoperationsraten (Jacob, 2015).

Für die Zukunft wäre für die Indikationsstellung eine Art von Risikoscore hilfreich, welcher vorgibt welcher Patient von einer frühelektiven Operation bzw. auch langfristig von einem „*Watchful waiting*" profitieren würde.

Literatur

Bellows CF, Robinson C, Fitzgibbons RJ, Webber LS, Berger DH. Watchful waiting for ventral hernias: a longitudinal study. Am Surg. 2014;80(3):245-52.

Fitzgibbons RJ, Giobbie-Hurder A, Gibbs JO, et al. Watchful waiting vs repair of inguinal hernia in minimally symptomatic men: a randomized clinical trial. JAMA. 2006;295(3):285-292.

Fitzgibbons RJ, Ramanan B, Arya S, et al. Long-term results of a randomized controlled trial of a non-operative strategy (watchful waiting) for men with minimally symptomatic inguinal hernias. Ann Surg. 2013;258(3):508-515.

Gai H. Ultraschall von Leistenhernien: Morphologische Klassifikation für ein potenziell konservatives Vorgehen bei asymptomatischen Patienten. Ultraschall Med. 2010;31(3):258-263.

Jacob DA, Hackl JA, Bittner R, Kraft B, Köckerling F. Perioperative outcome of unilateral versus bilateral inguinal hernia repairs in TAPP technique: analysis of 15,176 cases from the Herniamed Registry Surg Endosc. 2015;29(12):3733–3740. doi: 10.1007/s00464-015-4146-5.

Kokotovic D, Sjølander H, Gögenur I, Helgstrand F. Watchful waiting as a treatment strategy for patients with a ventral hernia appears to be safe. Hernia. 2016;20(2):281-287. doi: 10.1007/s10029-016-1464-z.

Miserez M, Peeters E, Aufenacker T, et al. Update with level 1 studies of the European Hernia Society guidelines on the treatment of inguinal hernias in adult patients. Hernia. 2014;18:151-163.

O'Dwyerv PJ, Norrie J, Alani A, et al. Observation or operation for patients with an asymptomatic inguinal hernia: a randomized clinical trial. AnnSurg. 2006;244(2):167-173.

Simons MP, Aufenacker T, Bay-Nielsen M, et al. European Hernia Society guidelines on the treatment of inguinal hernia in adult patients. Hernia. 2009;13(4):343-403.

Soleimanian A. Hernienchirurgie: Postoperative Schmerzen im Fokus. Dtsch Arztebl. 2009;106(16):A-752/B-640/C-624.

Thiel A. Hernienchirurgie: Kann Ultraschall einen OP-Verzicht rechtfertigen? Dtsch Arztebl. 2011;108(27):A-1528/B-1294/C-1290.

Verhelst J, Timmermans L, van de Velde M, et al. Watchful waiting in incisional hernia: is it safe? Surgery. 2015;157(2):297-303. doi: 10.1016/j.surg.2014.09.017.

1.9 Sportlerleiste

Ulrike Muschaweck, Andreas Koch

Merke: Die Sportlerleiste ist die am wenigsten verstandene, am schlechtesten definierte und am wenigsten erforschte Diagnose. Nur zu oft ist sie „Verlegenheitsdiagnose" für den unerklärten Leistenschmerz.

Schon der Begriff *Sportlerleiste* ist völlig unklar. Folgende Begriffe lassen sich unter dem Begriff *Sportlerleiste* finden:
- *Pubic inguinal pain syndrome* = PIPS
- *Sportsmen groin*
- *Sportsmen hernia*
- *Athletic pubalgia*
- *Athletic Hernia*
- *Gilmore's groin*
- *Chronic groin pain*
- *Chronic groin injury*
- Weiche Leiste

Unter den oben genannten Begriffen werden jedoch nicht nur zahlreiche Beschwerden der Leistenregion subsummiert, sondern auch unterschiedliche Ursachen bei der Diagnostik vermischt. Es finden sich darunter sowohl akute Verletzungen, chronische Veränderungen an Muskeln, Sehnen und Gelenken als auch Weichteilerkrankungen wie z. B. Hernien.

Zur Epidemiologie, Ätiologie, Pathophysiologie der *Sportlerleiste* findet man in der wissenschaftlichen Literatur lediglich Einzelfallberichte, Fallserien und Expertenmeinungen mit einem Oxford-Evidenzlevel 3 bis 4.

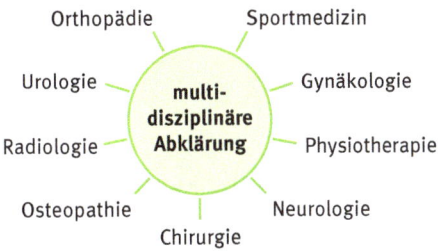

Abb. 1.19: Multidisziplinäre Abklärung des Leistenschmerzes bei Sportlern.

Eine Behandlungshoheit für die *Sportlerleiste* gibt es ebenfalls nicht. Wer ist eigentlich ein Experte für die Sportlerleiste? Hieraus folgt, dass die Diagnostik und Therapie von Schmerzen in der Inguinalregion eines interdisziplinären Ansatzes bedarf. An der *Behandlung von Sportlerleisten* sind viele Fachdisziplinen beteiligt (Abb. 1.19).

Typischerweise findet der Erstkontakt der Patienten mit Leistenschmerzen beim Orthopäden oder Sportmediziner statt. Wenn keine offensichtliche Pathologie erkennbar ist, erfolgt eine weiterführende Diagnostik mit Röntgen/CT/MRT. Die Ursachensuche verläuft meist über eine Ausschlussdiagnostik.

Die Differenzialdiagnosen für den unklaren Leistenschmerz sind vielzählig (siehe auch Kap. 1.9.3).

1.9.1 Definition

In den letzten Jahren gab es zwei Initiativen eine Form von Konsensus zu finden, die Manchester Consensus Conference und das Doha Agreement, mit teils sehr unterschiedlichen Ergebnissen.

Im *Manchester Consensus* wird von einer inguinal disruption (ID) gesprochen und folgende Punkte wurden zur Definition herausgearbeitet (Sheen, 2014):
1. punktueller Druckschmerz über dem Tuberculum pubicum am Ansatz des Conjoint tendon
2. Druckschmerz bei Palpation des inneren Leistenringes
3. Schmerz und/oder Dilatation des äußeren Leistenringes ohne offensichtliche Hernie
4. Schmerzen am Ansatz des Adduktor longus
5. diffuser Leistenschmerz oftmals ausstrahlend auf den inneren Oberschenkel oder in das Perineum

Das *DOHA Klassifikationssystem* des Leistenschmerzes bei Sportlern definiert folgende klinische Entitäten des Leistenschmerzes (Weir, 2015):
- adduktorbedingte Leistenschmerzen,
- iliopsoasbedingte Leistenschmerzen,
- leistenbedingte oder inguinale Leistenschmerzen,

- schambeinbedingte Leistenschmerzen
- hüftbedingte Leistenschmerzen,
- Andere Ursachen.

Eigene Definition: Die eigentliche Pathologie ist eine lokalisierte Schwäche der Leistenkanalhinterwand, häufig kombiniert mit einer Dislokation des M. rectus mit seiner vorderen Faszie nach medio-kranial. Die intraabdominelle Druckübertragung führt zur Vorwölbung der Hinterwand in den Leistenkanal auf die dort verlaufenden Strukturen, den Samenleiter/Lig. teres uteri und den mit ihm verlaufenden Strukturen, vor allem dem R. genitalis des N. genito-femoralis. Dies erklärt auch die lokalisierten Leistenschmerzen häufig kombiniert mit ausstrahlenden Schmerzen in die Oberschenkelinnenseite und auch Richtung Skrotum. Dabei kann der Schmerz häufig auch brennend sein als Zeichen einer nervalen Irritation (R. genitalis) (Muschaweck, 2010).

1.9.2 Epidemiologie

Die Sportlerleiste findet man besonders häufig bei Mannschaftssportarten wie Fußball, Basketball, Handball, American Football, Hockey und Eishockey. Die Inzidenz wird zwischen 0,5 und 6,3 % im Hochleistungssport angegeben. Bei Profi-Fußballern steigt die Inzidenz sogar bis auf 10 bis 18 %/Jahr und bei NHL-Eishockey-Profis auf bis zu 15 bis 20 %/Jahr. 5 bis 7 % aller verletzungsbedingten Unterbrechungen des Spielbetriebes im Fußball sind auf Leistenbeschwerden zurückzuführen (Lorenz, 2012).

Aber auch bei anderen Sportarten können Sportlerleisten auftreten. Besonders Ausdauersportler wie Marathonläufer, Leichtathleten (z. B. Hürdenläufer) und Triathleten können dabei betroffen sein.

1.9.3 Differenzialdiagnostik

Die Differenzialdiagnose der Sportlerleiste (Abb. 1.20) ist äußerst vielfältig. Folgende *Ursachen* sind dabei zu nennen:
- muskuläre und muskulotendinöse Ursachen
  - Tendinosen, Tendopathien, Peritendinitiden, Rupturen, Teilrupturen, Mikrotraumata folgender Muskeln: Musc. adduktor longus, gracilis, sartorius, iliopsoas, rectus abdominis, rectus femoris, quadratus lumborum
- ossäre und kartilaginäre Ursachen
  - Symphysitis, Osteitis pubis
  - Stressfrakturen os pubis, Schenkelhals
  - Hüftgelenkspathologien z. B. Impingementsyndrom (CAM, FAI)
  - Epiphysiolysis capiti femoris
  - Morbus Perthes

- Tumor
- Infektion
- Stressfraktur
- Fraktur

- Sportlerleiste
- Leistenhernie, Schenkelhernie
- Lymphknoten

Leistenregion

- FAI
- Hüftdysplasie
- Labrumriss
- Knorpelschaden
- Foveales Impingement
- Ruptur Lig. capitis femoris
- freie Gelenkkörper

alle Regionen

Hüftgelenk

- Divertikulose
- Prostatahyperplasie
- Endometriose
- Vasikosis Lig. rotundum
- Vaskuläre Erkrankungen
- Druckerhöhung bei Asthma bronchiale

Intra-abdominell

Leistenschmerz

Periartikulär Hüfte

- Subspinales Impingement
- Coxa saltans interna
- Bursitis iliopectinea

Rücken/Wirbelsäule

Symphyse

- Nerven(wurzel)-kompression
- Pseudoradikuläre Beschwerden
- Myofasziale Schmerzsyndrome
- Funktionelle Störungen
- ISG-Pathologie

Oberschenkel-/Bauchmuskulatur

- Enthesiopathie, Apophysitis
- Tendinose, Tendopathie, Sehnenruptur
- Muskelverletzungen
- Myofasziale Schmerzsyndrome

- Symphysitis
- Osteitis pubis
- Pubalgia
- Tendinose M. rectus femoris

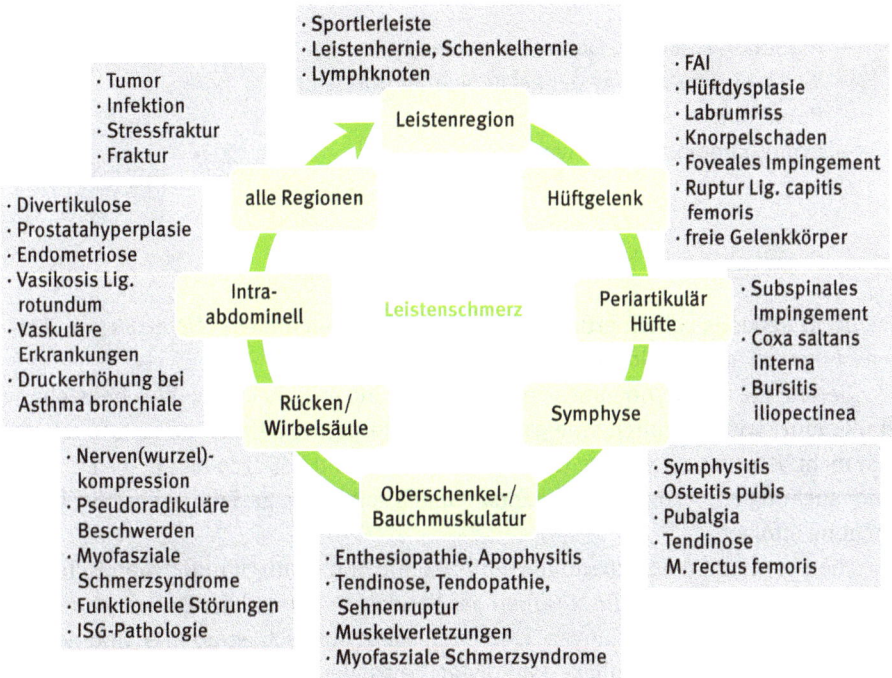

Abb. 1.20: Differenzialdiagnosen des Leistenschmerzes bei Sportlern, (ISG-Iliosakralgelenk, FAI-femoroacetabuläres Impingement).

- weitergeleitete Beschwerden
  - Nervale Engpasssyndrome
  - Sakroileitis
  - ISG- Blockaden
  - LWS – Beschwerden (Th 12–L 3)
  - Harnwegsinfekte
  - Prostatainfektionen
  - Epididymitiden
  - Hodentorsion
  - Endometriose
  - Ovarialzysten
- neoplastische Ursachen
  - Hämangiome
  - Fibromatosen
  - Neurinome
  - Osteoidosteom
  - Knochenzysten
  - Fibröse Dysplasie

- Weichteilursachen
  - Inguinal-, Femoral-, Obturatorhernien
  - Weiche Leiste/*Bulging* der Leistenkanalhinterwand
  - Bursitiden
  - Lymphknotenschwellungen

1.9.4 Diagnostik

Bei der Diagnostik sollten grundsätzlich alle möglichen anderen Ursachen von Leistenschmerzen ausgeschlossen werden.

Gerade die exakte Anamnese nimmt dabei eine entscheidende Weichenstellung ein. Ergänzt wird sie durch eine ganzheitliche körperliche Untersuchung. Auch primär nicht betroffene Regionen (z. B. Rücken, Beine und Füße) sollten in die klinische Untersuchung einbezogen werden. Erst danach sollte eine gezielte apparative Untersuchung erfolgen.

Hierbei nimmt die Sonographie der Leistenregion (statisch und dynamisch) eine wichtige Rolle ein. Durch die Mitarbeit des Patienten während der Untersuchung mit wiederholtem Valsalva-Manöver, kann der sonographisch erfahrene Untersucher den Leistenkanal und mögliche Pathologien beurteilen. Bei der Sportlerleiste findet sich hierbei typischerweise eine lokale Vorwölbung der Leistenkanalhinterwand (Abb. 1.21). Andere Pathologien wie eine klassische Leisten- oder Schenkelhernie sowie vergrößerte Lymphknoten können sicher ausgeschlossen werden.

Nicht selten findet man mehrere Diagnosen und mehrere Ursachen für die Leistenschmerzen. Eine übereilte Therapie kann fatale Folgen haben. Auch muss die primär angenommene Ursache nicht immer der eigentliche Auslöser der Beschwerden sein.

Differentialdiagnostisch kann neben der Anamnese, der klinischen und apparativen Untersuchung auch die Durchführung eines ileoinguinalen Blockes mit Lokalanästhetika hilfreich sein. Wenn durch den Block eine intermittierende Beschwerdefreiheit erzielt werden kann, besteht aufgrund der somit nachgewiesenen Nervenkompression möglicherweise die Indikation zu einem frühzeitigeren operativen Eingriff. Hier kann auch eine neurologische Untersuchung sinnvoll sein.

1.9.5 Therapie

Merke: Es existieren derzeit weder nationale noch internationale Leitlinien zur Behandlung der Sportlerleiste.

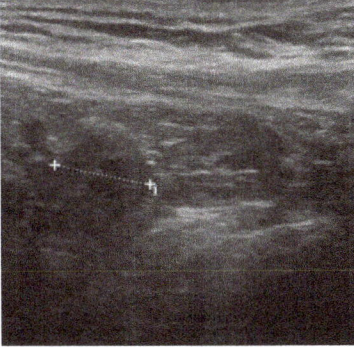

Abb. 1.21: Umschriebener Defekt der Leistenkanalhinterwand unter Provokation (Valsalva).

In der wissenschaftlichen Literatur findet man lediglich Fallsammlungen und Einzelfalldarstellungen. Randomisiert-kontrollierte Studien zur Therapie der Sportlerleiste wurden bisher nicht publiziert. Von evidenzbasierter Therapie ist man heute also noch weit entfernt.

Mehr als 80 % der Sportlerleisten lassen sich heute konservativ behandeln. Unserer Ansicht nach sollte eine Operation immer erst nach Ausschöpfung aller konservativen Möglichkeiten und frühestens nach 3 Monaten erwogen werden. Eine Ausnahme stellt lediglich das eindeutige Kompressionssyndrom der inguinalen Nerven dar, ohne jegliche Beschwerden im Bereich der Symphyse und der Adduktoren.

Hier können die durch uns erstellten Checklisten sowohl prä-, intra- als auch postoperativ sehr hilfreich sein.

Konservative Therapie

Vor allem traumatische Ursachen des Leistenschmerzes, Zerrungen Risse, Entzündungen und Reizungen sind der konservativen Therapie zugänglich. Hierbei wird durch Schonung der auslösende Reiz vermieden. Zusätzlich können durch anti-inflammatorische Medikation und/oder lokale Injektion von Kortikosteroiden, Traumeel und Dextrose die Beschwerden gebessert werden (Holt, 1995). Intensive physiotherapeutische Programme mit Stretching und Friktionsbehandlungen sowie Massagen haben einen wichtigen Stellenwert im Rahmen der sportlichen Rehabilitation. Zusätzlich werden Koordinations- und Stabilisationsübungen zum Ausgleich muskulärer Disbalancen sowie osteopathische Maßnahmen durchgeführt (Ahumada, 2005; Taylor, 1991). Über die Dauer eines konservativen Therapieversuches gibt es unterschiedliche Meinungen, wobei der zeitliche Druck vor allem bei professionellen Sportlern durch Mannschaft und Verein nicht zu unterschätzen ist (Ahumada, 2005; Anderson, 2001; Lynch, 1999; Malycha, 1992).

Operative Therapie

Prinzipiell werden 3 unterschiedliche operative Verfahren diskutiert welche die verschiedenen patho-physiologischen Ansätze wiederspiegeln, aber auch häufig kombiniert werden: Geht man von einer Nervenkompression aus, so sollte eine lokale Neurolyse oder Neurektomie erfolgen. Für die „Imbalance" der beteiligten Muskulatur werden neben Refixationen des lateralen Rektusmuskelrandes auch sogenannte „Releasing"-Verfahren vorgeschlagen, partielle Tenotomien der M. rectus und/oder Adduktorenmuskulatur bis hin zur laparoskopischen Durchtrennung des Lig. inguinale. Stabilisierung der umschriebenen Schwäche/Vorwölbung der Leistenkanalhinterwand mit oder ohne Netzverstärkung. Trotz unterschiedlicher Ansichten über die patho-physiologische Ursache der Leistenschmerzen beinhaltet die operative Therapie in den meisten Fällen eine Stabilisierung der Leistenkanalhinterwand. Diese wird in Abhängigkeit vom operativen Zugangsweg ggfs. mit einer Neurolyse/Neurektomie und oder einem zusätzlichen „Releasing"-Verfahren kombiniert. Dies macht auch einen Vergleich der unterschiedlichen Verfahren so schwierig (Tab. 1.12). Zum einen handelt es sich bislang ausschließlich um retrospektive Untersuchungen von Fallserien einzelner Experten, zum anderen gibt es kein einheitliches, standardisiertes Protokoll für die Nachuntersuchung. Morales-Conde et al. haben 2010 in einer Übersichtsarbeit die Ergebnisse von verschiedenen operativen Techniken für die Versorgung von „Sportsmen hernias" zusammengefasst. In den aufgeführten 30 Patientenkollektiven mit insgesamt fast 1.000 Patienten bestand die Therapie in > 50 % in einer

Tab. 1.12: Ausgewählte Fallsammlungen zur Sportlerleiste.

Autor	N	Technik
Polglase 1991	64	Offen Naht
Hackney 1993	15	Offen Naht
Gilmore 1998	1200	Offen Naht
Meyers 2000	157	Offen anterior pelvic floor repair
Kumar 2002	35	Offen Naht oder Netz
Steele 2004	42	Offen Naht und Netz
Genitsaris 2004	131	Lap. TAPP
Paajanen 2004,2011	41 30	Lap. TEP Lap. TEP
Van Veen 2007	55	Lap. TEP
Lloyd 2008	48	Lap. Tenotomy + Mesh
Mann 2009	73	Lap. Release + Mesh
Muschaweck 2010	129	Offen Naht

reinen Leistenhernienreparation mit Netzverstärkung, entweder als TAPP, TEP oder Lichtenstein. Ein „*Releasing*"-Verfahren mit Tenotomie der Adduktorensehne wurde von Akermark et al. an 16 Patienten durchgeführt mit einer Erfolgsquote von 62,5 %. Die von Llyod et al. propagierte laparoskopische Tenotomie des Leistenbandes wurde bei insgesamt 121 Patienten verwendet, wobei es sich hier um 2 Publikationen der gleichen Arbeitsgruppe handelt (Lloyd, 2008; Mann, 2009). Hierbei wurde eine Erfolgsrate zwischen 82–89 % beschrieben.

In 2002 wurde auf dem 111. Internationalen Fußballkongress in Madrid erstmals ein neues offenes Nahtverfahren zur Versorgung von Sportlerleisten vorgestellt, die Minimal Repair Technik nach Muschaweck. Hierbei wird selektiv der Hinterwanddefekt, unter Schonung der intakten Anteile, mittels einer Fasziendopplung repariert. Durch Einbeziehung des lateralen Rektusrandes in die Nahtreihe wird dieser lateralisiert und die bei einer Sportlerleiste erhöhte Spannung am Schambeinansatz reduziert. Dieses Operationsverfahren, welches in Lokalanästhesie im tageschirurgischen Setting durchgeführt werden kann, vermeidet den Einsatz großflächiger, nicht-resorbierbarer Kunststoffprothesen und ermöglicht den Erhalt des Muskelgleitlagers. Wichtig ist hierbei die Möglichkeit, eine Schädigung des komprimierten R. genitalis zu erkennen und ggf. eine Neurolyse oder Neurektomie zeitgleich durchzuführen (Abb. 1.22). Diese Beurteilung ist bei einem laparoskopischen Vorgehen nicht möglich und birgt das Risiko der Schmerzpersistenz durch Belassung des geschädigten Nerven. In einer prospektiven Kohortenstudie mit 129 Patienten, davon 67 % professionelle Sportler, konnte die Effektivität der Minimal-Repair-Technik nachgewiesen werden. So konnten die operierten Sportler im Durchschnitt nach 7 Tagen das Training wieder aufnehmen („*interquartile range*" [IQR 4 bis 14 Tage]). Nach 14 Tagen waren 80 % der Sportler beschwerdefrei und konnten an ihre alte Form anknüpfen (Muschaweck, 2015).

– Intensives Rehabilitations-/physiotherapeutisches Programm
  – Stretching und Querfriktion (inklusive des Musculus psoas!)
  – Mobilisation von Becken und Zwerchfell
  – Einbeziehung der Hüftadduktoren

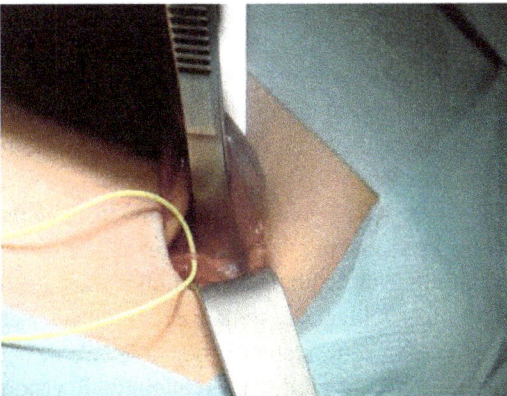

Abb. 1.22: *Nerve Entrapment* des Ramus genitalis des N. genitofemoralis am Unterrand des Leistenbandes bei *Bulging* der Leistenkanalhinterwand bei einem Fußballer.

- – Abduktions-/Adduktions-Übungen
- – Koordinations- und Stabilisationsübungen
- – Ausgleich muskulärer Dysbalancen
- – Einbeziehung auch der Rückenmuskulatur!
- – Lokale Infiltrationen mit Lokalanästhetika, Kortikoiden, Traumeel und Dextrose,
- – Analgetika, Antiphlogistika (z. B.NSAR)
- – TENS
- – Ultraschallbehandlung
- – Stoßwellentherapie
- – Triggerpunktbehandlung
- – Osteopathische Maßnahmen
- – Einlagenverordnung, Ausgleich von Fußfehlstellungen, Beinlängendifferenzen und Beckenschiefstellungen

Es gibt keinen Goldstandard für die operative Behandlung. Umstritten ist in Fachkreisen, ob man einen offenen oder endoskopischen Zugangsweg wählen und ob man ein Netz oder besser keines implantieren sollte. Überraschenderweise führen komplett unterschiedliche Therapieformen (sowohl offene wie endoskopische Verfahren mit und ohne Netz) in den meisten Fällen zu einer erfolgreichen Behandlung der Patienten. Auch ein möglicher Placeboeffekt durch jede Form der Therapie wird in Fachkreisen diskutiert.

Folgende wissenschaftliche Arbeiten mit Fallserien wurden bei der Literaturrecherche betrachtet:

Nur in einem Drittel der an einer Sportlerleiste operierten Patienten bestätigt sich eine inguinale Hernie, in zwei Dritteln der Patienten findet sich dagegen nur eine inzipiente Hernie. Als Ursache der chronischen Schmerzen findet sich nicht selten eine Nerveneinklemmung oder eine Nervenkompression = *nerve entrapment*.

Merke: Sportlerleisten haben oft vielfältige Ursachen, daher kann es nicht nur eine Therapie geben!

Grundsätzlich stellt der Begriff der Sportlerleiste eine Subsummierung zahlreicher Differentialdiagnosen dar. Diese umfassen insbesondere den Bereich der Symphyse und der Adduktorenansätze, wesentlich seltener liegt die eigentliche Schmerzursache im Inguinalkanal. Vor diesem Hintergrund erscheint ein maßgeschneidertes Vorgehen besonders sinnvoll. Hilfreich für die gezielte Behandlung erscheint uns eine grundsätzliche Unterscheidung zwischen Leistenschmerz (hier ist der reproduzierbare Schmerz im Inguinalkanal gemeint) und der Pubalgie. Während beim Leistenschmerz die Indikation zur Operation frühzeitiger zu stellen ist, sollte bei der Pubalgie das konservative Vorgehen im Vordergrund stehen (Abb. 1.23). Wenn bei einer Pubalgie die Indikation zur Operation gestellt wird, ist die alleinige Revision

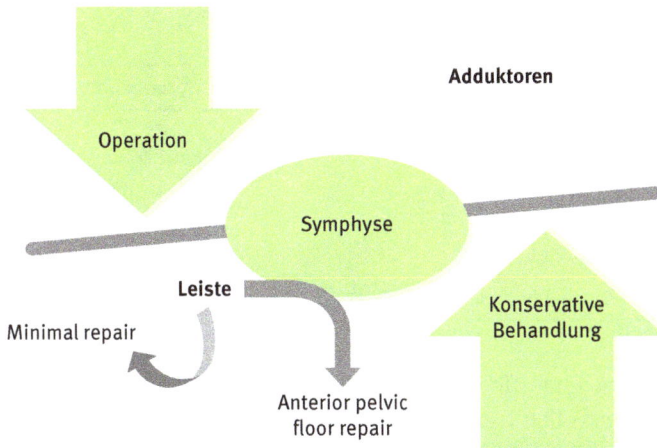

Abb. 1.23: Behandlungsalgorithmus der Sportlerleiste (nach Koch).

des Leistenkanales nicht ausreichend und führt häufig nicht zur Beschwerdefreiheit. Die Entscheidung zur Operation ist in diesen Fällen schwierig und setzt die Kenntnis der Differentialdiagnostik in diesem komplex aufgebauten *„dynamic pubic complex"* voraus.

In die Entscheidung für oder gegen die Implantation eines Kunststoffnetzes sollte unserer Meinung nach einbezogen werden, dass ein junger sportlicher und körperbewusster Mensch mindestens 50 Jahre mit einem solchen Netz beschwerdefrei leben sollte. Langzeiterfahrungen in dieser Dimension über Netzimplantationen im Leistenbereich existieren jedoch nicht.

Des Weiteren bestehen noch viele offene Fragen zur Biomechanik der Bauchdecke. Fraglich ist auch, ob durch implantierte Netze Vernarbungen induziert werden können, welche die Gleitfähigkeit der Muskulatur in ihren Faszienhüllen langfristig beeinträchtigen könnten. Dies wäre gerade bei Hochleistungsathleten im Vergleich zur Normalbevölkerung besonders kritisch abzuwägen.

Nachbehandlung

Die Rekonvaleszenz nach einem erfolgten operativen Eingriff umfasst in der Regel einen Zeitraum von mindestens vier bis sechs Wochen. Die Nachbehandlung sollte in enger Zusammenarbeit mit einem speziell ausgebildeten Physiotherapeuten erfolgen (Tab. 1.13). Ähnlich wie nach Leistenhernienreparationen ist die früher postulierte Schonung und das Vermeiden schweren Hebens heute obsolet. *„Do what you feel you can do"* ist heute die Ansage an den Patienten. Die Druckbelastung eines Husten- oder Niesstoßes liegt deutlich höher und diese ist im postoperativen Verlauf auch nicht zu vermeiden. Gerade nach offenen Nahtverfahren wie dem Minimal Repair ist eine schnelle Rückkehr zur normalen Aktivität und Wiederaufnahme des sportlichen Trainings möglich.

Tab. 1.13: Checkliste postoperativ.

Aufgabe	erledigt?
Individueller Behandlungsplan mit kontinuierlicher physiotherapeutischer Begleitung je nach durchgeführtem Eingriff	x
Schmerzbehandlung	x
Ausschöpfung additiver Therapieoptionen	x
Kontakt zum Trainer bis zur 100 % Rehabilitation	x

Bei komplexeren operativen Eingriffen wie dem *Anterior pelvic floor repair* nach Meyers ist eine Rückkehr zum vollen Training oft erst nach 8 bis 12 Wochen realistisch.

Literatur

Ahumada LA, Ashruf S, Espinosa-de-los-Monteros A, et al. Athletic pubalgia: definition and surgical treatment. Ann.Plast.Surg. 2005;55(4):393-396.

Akermark C, Johansson C. Tenotomy of the adductor longus tendon in the treatment of chronic groin pain in athletes. Am.J.Sports Med. 1992;20(6):640-643.

Anderson K, Strickland SM, Warren R. Hip and groin injuries in athletes. Am.J.Sports Med. 2001;29(4):521-533.

Genitsaris M, Goulimaris I, Sikas N. Laparoscopic repair of groin pain in athletes. Am J Sports Med. 2004;32(5):1238-1242.

Gilmore J. Groin pain in the soccer athlete: fact, fiction, and treatment. Clin Sports Med. 1998;17(4):787-793.

Hackney RG. The sports hernia: a cause of chronic groin pain. Br J Sports Med. 1993;27(1):58-62.

Holt MA, Keene JS, Graf BK, Helwig DC. Treatment of osteitis pubis in athletes. Results of corticosteroid injections. Am.J.Sports Med. 1995;23(5):601-606.

Kumar A, Doran J, Batt ME, Nguyen-Van-Tam JS, Beckingham IJ. Results of inguinal canal repair in athletes with sports hernia. J R Coll Surg Edinb. 2002;47(3):561-565.

Lloyd DM, Sutton CD, Altafa A, et al. Laparoscopic inguinal ligament tenotomy and mesh reinforcement of the anterior abdominal wall: a new approach for the management of chronic groin pain. Garcea G.Surg Laparosc Endosc Percutan Tech. 2008;18(4):363-368.

Lorenz R, Koch A. Das Leiden der Sportlerleiste. Passion Chirurgie. 2012;2(05).

Lynch SA, Renstrom PA. Groin injuries in sport: treatment strategies. Sports Med. 1999;28(2):137-144.

Malycha P, Lovell G. Inguinal surgery in athletes with chronic groin pain: the ‚sportsman's' hernia. Aust.N.Z.J.Surg. 1992;62(2):123-125.

Mann CD, Sutton CD, Garcea G, Lloyd DM. The inguinal release procedure for groin pain: initial experience in 73 sportsmen/women. Br J Sports Med. 2009;43(8):579-583.

Meyers WC, Foley DP, Garrett WE, Lohnes JH, Mandlebaum BR.Management of severe lower abdominal or inguinal pain in high-performance athletes. PAIN (Performing Athletes with Abdominal or Inguinal Neuromuscular Pain Study Group). Am J Sports Med. 2000;28(1):2-8.

Muschaweck U, Berger LM. Sportsmen's Groin-Diagnostic Approach and Treatment With the Minimal Repair Technique: A Single-Center Uncontrolled Clinical Review. Sports Health. 2010;2(3):216-221.

Muschaweck U, Gollwitzer H, Conze J. Sportlerleiste Begriffsbestimmung, Differenzialdiagnostik und Therapie. Der Orthopäde. 2015;44(2):173-185.

Paajanen H, Brinck T, Hermunen H, Airo I. Laparoscopic surgery for chronic groin pain in athletes is more effective than nonoperative treatment: a randomized clinical trial with magnetic resonance imaging of 60 patients with sportsman's hernia (athletic pubalgia).Surgery. 2011;150(1):99-107.

Paajanen H, Syvähuoko I, Airo I. Totally extraperitoneal endoscopic (TEP) treatment of sportsman›s hernia.Surg Laparosc Endosc Percutan Tech. 2004;14(4):215-218.

Polglase AL, Frydman GM, Farmer KC. Inguinal surgery for debilitating chronic groin pain in athletes. Med J Aust. 1991;155(10):674-677.

Sheen AJ, Stephenson BM, Lloyd DM, et al. Treatment of the sportsman´s groin: British Hernia Society´s 2014 position statement based on the Manchester Consensus Conference. BrJSportsMed. 2014;48(14):1079-1087.

Steele P, Annear P, Grove JR.Surgery for posterior inguinal wall deficiency in athletes. J Sci Med Sport. 2004;7(4):415-421.

Taylor DC, Meyers WC, Moylan JA, et al. Abdominal musculature abnormalities as a cause of groin pain in athletes. Inguinal hernias and pubalgia. Am.J.Sports Med. 1991;19(3):239-242.

van Veen RN, de Baat P, Heijboer MP, et al. Successful endoscopic treatment of chronic groin pain in athletes. Surg Endosc. 2007;21(2):189-193.

Weir A, Brukner P, Delahunt E, et al. Doha agreement meeting on terminology and definitions in groin pain in athletes. Br J Sports Med. 2015;49(12):768-774.

1.10 Perioperatives Management

Joachim Conze, Georg Arlt

1.10.1 OP-Aufklärung

Eine sorgfältige mündliche Aufklärung über den operativen Eingriff sollte vom Operateur selbst durchgeführt werden. Andernfalls muss der aufklärende Arzt mit der gewählten Methode und ihren Komplikationen vertraut sein. Zur Unterstützung stehen standardisierte Aufklärungsbögen (z. B. PeriMed oder proCompliance) zur Verfügung.

> **Merke:** Gesetzlich vorgegeben ist das Aufzeigen von operativen Alternativmethoden zu dem geplanten Eingriff, auch die Möglichkeit eines „*watchful waiting*" sollte Erwähnung finden (Fitzgibbons, 2013).

Im Rahmen dieses Gespräches bietet es sich zudem an auch den Gesamtablauf der Behandlung mit dem Patienten zu besprechen. Vor allem für den berufstätigen Patienten ist es wichtig die voraussichtliche Dauer einer Arbeitsunfähigkeit zu erfahren. Insgesamt sollte eine „Banalisierung" des Eingriffs vermieden werden. In Tab. 1.14 sind die aufklärungspflichtigen Risiken und mögliche Komplikationen zusammengefasst.

Tab. 1.14: Aufklärungspflichtige Risiken und mögliche Komplikationen.

Risiken/Komplikationen	%
Serom	0,1–6
Rezidiv	1–10
Hämatom (revisionspflichtig)	0,2–5
Infektion	0,2–5
Chron. Schmerz (mit Einschränkung der täglichen Aktivität)	2–8
Ischämische Orchitis	0–2

Das Komplikationsrisiko ist u. a. abhängig von der gewählten Op.-Methode und der Frage ob es sich um eine primäre Hernie oder ein Rezidiveingriff handelt.

Merke: Bei Rezidiveingriffen steigt das Risiko aller typischen Komplikationen sowohl bei offenen wie endoskopischen/laparoskopischen Verfahren.

Die Aufklärung muss mindestens 24 Stunden vor dem geplanten Eingriff durchgeführt werden. Dabei sollten Datum und Uhrzeit, mit Zeitangabe über die Dauer der Aufklärung, dokumentiert werden. Dem Patienten ist vor der Operation eine Kopie der Aufklärung auszuhändigen.

1.10.2 Präoperative Vorbereitung/Optimierung

In der Notfallsituation ist eine präoperative Vorbereitung bzw. Optimierung des Patienten selten möglich. Für die elektive Hernienchirurgie sollten hingegen die bestmöglichen Voraussetzungen geschaffen werden.

Hierbei gilt es mögliche Vorerkrankungen des Patienten zu berücksichtigen. Beim gesunden Patienten reicht üblicherweise ein aktuelles EKG und ein Routinelabor mit Gerinnung. Besteht eine kardiale Anamnese sollte ggfs. eine weitere Abklärung erfolgen. Wichtig ist die Beachtung möglicher Antikoagulation, welche ein entsprechendes perioperatives Regime, ggfs. mit Heparin-Bridging bei Marcumarpatienten notwendig macht. Eine ASS-Medikation (meist ASS 100 mg/d) muss nicht unterbrochen werden. Andere Plättchenaggregationshemmer sollten 7 bis 10 Tage vor dem Eingriff pausiert werden. Ggf. kann ein Bridging mit ASS erfolgen. Bei erheblicher pulmonaler Einschränkung sollte ggfs. eine Lungenfunktion erfolgen. Zu beachten ist ein reizloser, infektionsfreier Lokalbefund um eine intraoperative Kontamination zu vermeiden.

Bei Rauchern steigt das peri- und postoperative Risiko von Komplikationen und Rezidiven (Lee, 2016). Adipöse Patienten mit einem BMI über 35 stellen höhere Anforderungen an die Op.-Technik. Vor diesem Hintergrund ist der Nikotinverzicht oder eine präoperative Gewichtsreduktion zwar wünschenswert, erfahrungsgemäß in den meisten Fällen aber nicht realisierbar.

Merke: Prinzipiell gilt, dass jeder Patient in seinem individuell bestmöglichen Zustand sein sollte um operiert zu werden.

1.10.3 Antibiotikaprophylaxe

Der Einsatz von Antibiotikum zur Prophylaxe gegen eine Infektion ist in der Hernienchirurgie weit verbreitet. Dies liegt zum einen an der zunehmenden Implantation von Kunststoffnetzen und zum anderen an der Verkürzung der direkten post-operativen Nachbeobachtungszeit. Durch die zunehmend ambulante oder kurzstationäre Behandlungsdauer nach Leistenreparationen ist eine engmaschige Wundkontrolle meist nicht möglich. Aber nicht zuletzt durch die zunehmende Resistenzentwicklung und allergischen Reaktionen auf Antibiotikagabe ist heute die Indikationsstellung für die Antibiotikaprophylaxe kritisch zu stellen.

Bei der Antibiotikaprophylaxe gibt es *drei Faktoren* zu berücksichtigen.

1. Operatives Umfeld: Beim operativen Umfeld spricht man von einem *„low-risk"*-Umfeld und von einem *„high-risk"*-Umfeld. In den aktuellen Leitlinien wird eine Infektionsrate von weniger als 5 % in der Placebogruppe als *„low-risk"*-Umfeld definiert.
2. Risikoprofil des Patienten: Zum einen führen Komorbiditäten wie Immunsuppression, Diabetes mellitus oder kardiovaskuläre Erkrankungen zum anderen hernienspezifische Faktoren wie Rezidiveingriffe oder beidseitige Interventionen zu einem höheren Infektionsrisiko. Man differenziert entsprechend den *high-risk* von *low-risk* Patienten.
3. Operationstechnik: Die Zahlen aus dem HerniaMed Register zeigen für Deutschland bei Gabe von Antibiotika eine Infektionsrate von 0,2 % für laparo-endoskopische Hernienreparationen und 0,6 % bei den offenen Verfahren, mit einer OR von 0,318 in der multivariaten Analyse. Unberücksichtigt hierbei sind operative Variationen wie Einlage von Drainage, Operationszeit, Serompunktion und Wundrasur.

Merke: In der Konsequenz gibt es für die laparo-endoskopischen Verfahren keine Empfehlung für die Prophylaxe (Miserez, 2014; Simons, 2009). Für die offene Leistenhernienchirurgie wird bei geplanter Netzimplantation vielfach über eine signifikante Reduktion von Wundinfekten durch die perioperative *Single-Shot*-Prophylaxe berichtet (Yin, 2012).

1.10.4 Intra-/postoperative Schmerztherapie

Die akuten postoperativen Schmerzen unterscheiden sich nach Art der reparierten Hernie, dem Zugangsweg und der Op.-Technik.

Tipp: Der Zugangsweg beeinflusst den postoperativen Akutschmerz ganz wesentlich. Bei offenen transinguinalen und präperitonealen Eingriffen dominiert der Schmerz im Verlauf der jeweiligen Schnittführungen. Nach endoskopischen bzw. laparoskopischen Operationen werden eher Beschwerden im Bereich des präparierten Netzlagers aber auch im Bereich des Zwerchfells, des Rückens und/oder der Schulter angegeben.

Diese Beschwerden sind mild und werden vielfach als eine Art flächenhafte „Überempfindlichkeit" denn als Wundschmerz empfunden. Insgesamt sind die Beschwerden nach endoskopischen Leisten- und Femoraleingriffen in den ersten drei bis fünf Tagen geringer als nach offenen Operationen. Nach Ablauf dieser Zeit verlieren sich die Unterschiede. Gravierende Unterschiede für das Schmerzempfinden innerhalb der ersten 3 bis 6 Stunden nach dem Eingriff finden sich auch für die einzelnen Anästhesieverfahren. Nach offener Reparation in Lokalanästhesie mit lang wirksamen Anästhetika wie z. B. Ropivacain sind die meisten Patienten bis zu 8 Stunden postoperativ schmerzfrei (Peiper, 2005). Nach Eingriffen in spinaler Anästhesie werden im Vergleich zur Operation unter Vollnarkose mit Larynxmaske oder endotrachealer Intubation innerhalb der ersten drei bis vier Stunden postoperativ signifikant weniger Schmerzen angegeben (Joshi, 2012).

Merke: Die Behandlung des postoperativen Akutschmerzes beginnt bereits intraoperativ.

Bei der offenen aber auch endoskopischen Chirurgie der Leisten- und Femoralhernien bieten Feldblockaden des Nervus ilioinguinalis und iliohypogastricus nahe der Spina iliaca anterior superior und gezielte Wundrandinfiltrationen zum Abschluss des Eingriffs eine wirksame Analgesie bis 8 Stunden postoperativ. Zusätzlich gibt es auch die Möglichkeit ultraschallgestützt einen Transversus-Abdominis-Plane-Block insbesondere auch bei endoskopischen Eingriffen prä-, intra- oder postoperativ durchzuführen (Petersen, 2013; Venkatraman, 2016). Es kommen hierbei lang wirksame Substanzen wie Bupivacain in einer Konzentration 0,5 bis 1 % oder Ropivacain 7,5–10 mg/ml zum Einsatz. Eine fortgesetzte Infiltrationsbehandlung ist nur bis zum ersten postoperativen Tag sinnvoll.

In der Folge sind die Beschwerden in aller Regel so gering, dass die Patienten von weiteren Infiltrationen nicht mehr profitieren (Joshi, 2012). Für die weitere analgetische Therapie sind orale nicht-steroidale Antiphlogistika (NSAR) oder COX-2 Hemmer meist geeignet. Paracetamol allein ist hingegen vielfach nicht ausreichend und sollte mit einem NSAR/COX-2 Hemmer kombiniert werden. Für die ersten zwei Tage nach dem Eingriff wird eine fest angesetzte Medikation empfohlen, anschließend erfolgt die Einnahme nach Bedarf. Für die Behandlung frühpostoperativ auftretender neuropathischer Schmerzen sind NSAR, Metamizol und Paracetamol ineffektiv. Bei einem entsprechenden Beschwerdebild sollte auf die Gabe von z. B. Tramadol oder Oxycodon ausgewichen werden. Persistiert der neuropathische Schmerz ist die zusätzliche Gabe eines Ca++-Kanalblockers wie Pregabalin oder Gabapentin angezeigt.

Empfehlungen zum *perioperativen Schmerzmanagement* nach Leistenhernienreparation beim Erwachsenen:

- Prä- und Intraoperativ
  - Lokalanästhesie mit lang wirksamen Substanzen (z. B. Ropivacain)
  - Feldblockaden der Nervi ilioinguinalis/iliohypogastricus, Wundrandinfiltration
- Früh-postoperativ (6–24h)
  - Fest angesetzt: NSAR/COX-2 Hemmer/Metamizol
  - ggf. mit Paracetamol
  - alternativ bei neuropathischem Schmerz: Tramadol/Oxycodon
  - ggf. weitere Wundinfiltration/Feldblockaden
- Postoperativ (> 24h)
  - Fest angesetzt: NSAR/COX-2 Hemmer/Metamizol
  - ggf. mit Paracetamol
  - ab dem 3. Tag postop.: Gleiche Medikation nach Bedarf
  - alternativ bei neuropathischem Schmerz: Tramadol/Oxycodon

1.10.5 Nachbehandlung

Für das postoperative Auflegen von Sandsäcken auf die Leistenregion gibt es keinen wissenschaftlich belegten Benefit. Auch das routinemäßige Tragen von Antithrombosestrümpfen wird heute kritisch betrachtet und soll auf Patienten mit entsprechendem Risikoprofil beschränkt bleiben. Wichtig ist vielmehr eine frühe Mobilisation möglichst unmittelbar nach dem Eingriff. In diesem Zusammenhang sollten Patienten darauf hingewiesen werden, dass ihre normalen täglichen Aktivitäten außerhalb von Sport und Beruf nicht geeignet sind eine Hernienreparation, sei sie offen oder endo-laparoskopisch erfolgt, zu zerstören.

Noch heute findet sich in vielen Arztbriefen der Hinweis an den Patienten sich in den ersten drei bis vier Wochen nach der Operation intensiv zu schonen und auf das Heben über 10 kg schwerer Lasten für drei Monate zu verzichten. Literaturdaten, die eine rationale Basis solcher Empfehlungen bilden, gibt es nicht. Im Prinzip wird die körperliche Aktivität allein durch den postoperativen Wundschmerz begrenzt. Dieser sollte spätestens nach drei Wochen abgeklungen sein. In der klinischen Routine hat sich die Unterstützung der Patienteninformation durch ein entsprechendes Merkblatt bewährt:

Merkblatt Hernienoperationen

Vor der Operation: Bitte halten Sie die entsprechend der Narkoseaufklärung vereinbarten Verhaltensregeln (Nüchternheit, Medikamenteneinnahme etc.) ein. Bitte rasieren Sie die Operationsregion nicht selbständig.

Operationstag: Aufstehen und Laufen: Sie sollten zeitnah nach der Operation aufstehen, sich durchstrecken und für mindestens 10 Minuten umherlaufen. Falls Sie sich unsicher fühlen, scheuen Sie sich nicht, das Pflegepersonal um Hilfe zu bitten oder die Unterstützung in ihrer Häuslichkeit in Anspruch zu nehmen.

Operationswunde: 48 Stunden nach der Operation können Sie bereits wieder ein kurzes Duschbad, auch mit Duschzusätzen nehmen. Ein besonderer Schutz der Wunde ist dabei nicht notwendig. Die Wunde ist normalerweise mit selbstauflösendem Nahtmaterial verschlossen und mit kleinen weißen Klammerpflastern gesichert. Eine Fadenentfernung ist nicht notwendig. Die weißen Pflasterstreifen sollten bis zum fünften Tag nach der Operation belassen werden und können dann von Ihnen selbst entfernt werden.

Körperliche Belastung und Arbeitsfähigkeit: Die Belastbarkeit wird in der frühen Phase nach dem Eingriff lediglich durch den Wundschmerz begrenzt. Eine Empfehlung zur körperlichen Schonung für Wochen oder Monate gibt es nicht. Je nach Tätigkeit ist die Arbeitsfähigkeit ein bis drei Wochen nach der Entlassung gegeben. Das selbständige Steuern eines Kraftfahrzeuges ist schmerzorientiert zügig möglich. Bei noch bestehenden Schmerzen kann eine Reaktionsverzögerung auf der operierten Seite bestehen.

Sport: In Abhängigkeit von dem möglicherweise auftretenden Wundschmerz in der Leistenregion empfehlen wir nach der Entlassung:

Ab der 1. Woche: leichte Sportarten wie Wandern und Schwimmen.

Ab der 2. Woche: mittelschwere Sportarten wie Fahrradfahren und Joggen.

Ab der 3. Woche: alle Ballspiele wie Fußball, Tennis, Golf sowie jeglicher Leistungssport.

Intimverkehr: Falls im Operationsgebiet keine Blutergüsse oder starken Schwellungen vorliegen sowie bei fehlender Schmerzhaftigkeit der Leistenregion ist Intimverkehr sieben Tage nach der Operation möglich.

Wundschmerz/Narbenbildung: Grundsätzlich ist der Wundschmerz bei jedem Patienten von unterschiedlicher Intensität und Dauer. Er sollte allerdings spätestens drei Wochen nach der Operation abgeklungen sein. Ansonsten suchen Sie bitte unsere Praxis/Klinik auf. Die Narbe/Narben bleiben mindestens 3–4 Wochen als wulstige Verhärtung tastbar. Eine Unterstützung der Wundheilung durch Cremes ist nicht erforderlich.

Medikamente: Zur Vermeidung von Schwellung und Schmerzen nach der Operation nehmen Sie bitte u. g. Medikation ein:

– Vorabend der Operation: Ibuprofen 600 mg

– Nach der Operation: 2–3 Tage Ibuprofen 3 x 600 mg, Pantoprazol 1 x 20 mg

Zur Vermeidung von Magenschmerzen sollten die Medikamente nicht über einen längeren Zeitraum eingenommen werden.

Entlassung: Wundkontrollen und Nachbehandlung erfolgen nach Absprache beim Hausarzt oder in unserer Sprechstunde. Bei weitergehenden Informationswünschen wenden Sie sich bitte an Ihren ambulanten Operateur oder die Ärzte Ihrer Station.

Literatur

Fitzgibbons RJ Jr, Ramanan B, Arya S, et al. Long-term results of a randomized controlled trial of a nonoperative strategy (watchful waiting) for men with minimally symptomatic inguinal hernias. Ann Surg. 2013;258:508-515.

Joshi GP, Rawal N, Kehlet H, et al. Evidence-based management of postoperative pain in adults undergoing open inguinal hernia surgery. Br J Surg. 2012;99:168-185.

Lee SS, Jung HJ, Park BS, et al. Surgical aspects of recurrent inguinal hernia in adults. Am Surg. 2016;82:1063-1067.

Miserez M, Peeters E, Aufenacker T, et al. Update with level 1 studies of the European Hernia Society guidelines on the treatment of inguinal hernias in adult patients. Hernia. 2014;18:151-163.

Peiper C, Ehrenstein P, Schubert D, et al. Ropivacain zur Leistenhernienoperation in Lokalanästhesie. Chirurg. 2005;76:487-492.

Petersen PL, Mathiesen O, Stjernholm P, et al. The effect of transversus abdominis plane block or local anaesthetic infiltration in inguinal hernia repair: a randomised clinical trial. Eur J Anaesthesiol. 2013;30:415-421. http://dx.doi.org/10.1097/EJA.0b013e32835fc86f

Simons MP, Aufenacker T, Bay-Nielsen M, et al. European Hernia Society guidelines on the treatment of inguinal hernia in adult patients. Hernia. 2009;13:343-403.

Venkatraman R, Abhinaya RJ, Sakthivel A, Sivarajan G. Efficacy of ultrasound-guided transversus abdominis plane block for postoperative analgesia in patients undergoing inguinal hernia repair. Local Reg Anesth. 2016;9:7-12. doi: 10.2147/LRA.S 93673.

Yin Y, Song T, Liao B, et al. Antibiotic prophylaxis in patients undergoing open mesh repair of inguinal hernia: a meta-analysis. Am Surg. 2012;78:359-365.

Teil II: **Hernie konkret**

2 Spezielle OP-Techniken

2.1 Materialien in der Hernienchirurgie

Uwe Klinge, Dirk Weyhe

2.1.1 Seit wann nutzen wir Hernien-Netze?

Netze sind Medizinprodukte und unterliegen der *Medizinprodukte-Regulation der EU*, die in ihrer finalen Form 2017 verabschiedet wurde, am 25. Mai 2020 in Kraft tritt, und eine Übergangsphase von drei Jahren beinhaltet (Regulation, 2017). Für den Einsatz im Menschen brauchen die Hersteller eine sog. *CE-Zertifizierung*. Mit der Revision 2017 werden die Meshes in die höhere Risiko-Kategorie III „befördert" (Abb. 2.1). Dies bedeutet, dass die Hersteller von Hernien-Netzen für die Zulassung nunmehr klinische Studien vorlegen müssen, sei es als Nachweis der Wirksamkeit oder als Nachweis der Unbedenklichkeit. Unabhängig davon wird eine Post-Market-Surveillance gefordert, die jeder Hersteller „proaktiv" durchführen muss.

Nachdem sich in der Hernienchirurgie immer wieder gezeigt hat, dass die alleinige Naht oft nicht einen dauerhaften Verschluss eines Weichteildefektes wie einer Hernie gewährleisten kann, war es insbesondere Usher, der 1958 zeigen konnte, dass mit einem Kunststoff-Netz die Reparation einer Hernie oder eines Bauch- oder Thoraxwanddefektes durch die Integration in Narbengewebe erfolgreich verstärkt werden kann (Usher, 1958; Usher, 1959a; Usher, 1959b). In den 80iger Jahren des 20 Jahrhunderts war es dann Lichtenstein, der eine „spannungsfreie" Reparation der Leistenhernie mittels transinguinaler Einlage eines Kunststoff-Netzes als Alternative zu den Nahtverfahren vorschlug (Lichtenstein, 1986; 1990), ein Verfahren, welches sich wegen seiner Einfachheit und Sicherheit mittlerweile in vielen Ländern als das gebräuchlichste Standardverfahren etabliert hat. Anfang der 90iger Jahre wurden im Rahmen der sich rasch verbreitenden minimal-invasiven laparoskopischen Operationsverfahren auch die Therapien der Leisten- oder Bauchwandhernien entwickelt, sei es als TAPP, TEP oder IPOM, die alle grundsätzlich einen Defektverschluss mit einem Kunststoff-Netz verlangen (Corbit, 1991; Ferzli, 1992; McKernan, 1995; Popp, 1990).

4.4. Rule 8

All implantable devices and long-term surgically invasive devices are in class IIb unless they:

- are intended to be placed in the teeth, in which case they are in class IIa,
- are intended to be used in direct contact with the heart, the central circulatory system or the central nervous system, in which case they are in class III,
- have a biological effect or are wholly or mainly absorbed, in which case they are in class III,
- are intended to undergo chemical change in the body, except if the devices are placed in the teeth, or to administer medicinal products, in which case they are in class III,
- are active implantable devices or their accessories, in which case they are in class III,
- are breast implants or surgical meshes, in which case they are in class III;

Abb. 2.1: Revision der Medical Device Regulation MDR durch die Europäische Union (EU), Interinstitutional File 2012/0266 (COD).

https://doi.org/10.1515/9783110521580-002

Zunächst waren die Netze als rein mechanischer Support gedacht. Es stellte sich aber im Laufe der Zeit heraus, dass sich um die Meshes auch eine bei einigen Patienten sehr intensive Narbenreaktion entwickeln kann, die dann über eine Narbenkontraktion zur Verformung und Einsteifung der Netze führt.

Da es kaum Rezidive durch die Netze hindurch gibt, bestand anfangs die berechtigte Hoffnung, dass die Rezidivgefahr damit reduziert oder sogar beseitigt werden kann. Mit zunehmender Erfahrung zeigt sich jedoch, dass sich durchaus Rezidive an den Netz-Rändern entwickeln, und dass diese Netze wie andere Implantate auch bakteriell besiedelt und infiziert werden können, die Netze „wandern" und benachbarte Strukturen erodieren können, oder über die Kompression von Nerven zu Schmerzen führen können. So sind auch heutzutage noch > 10 % der Hernien-Operationen Re-Operationen, sei es wegen eines Hernienrezidivs oder einer Mesh-Komplikation, die sich beide in mehr als der Hälfte der Patienten erst nach > 2 Jahren manifestieren (Klosterhalfen, 2013).

In den vergangenen 25 Jahren hat sich die Verstärkung der Bruchpforte mit Hernien-Netzen in zahlreichen Modifikationen als „Regelverfahren" etabliert und es stehen uns mittlerweile zahlreiche Netz-Modifikationen zur Verfügung (Abb. 2.2). In dem Bemühen, das Netz mit dem geringsten Risiko für die Patienten zu finden, ist es erforderlich, sich über die grundlegenden Eigenschaften und Reaktionen zu verständigen.

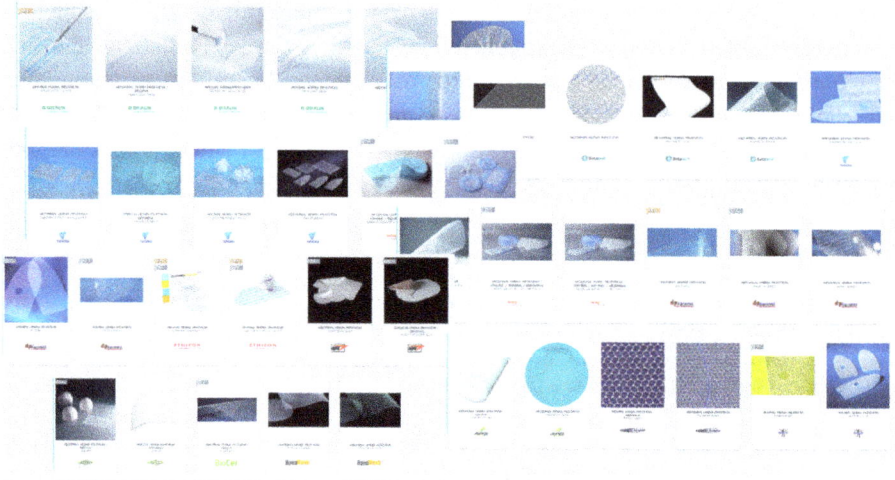

http://www.medicalexpo.com/medical-manufacturer/hernia-prosthesis-4116.html
http://www.medtronic.com/covidien/en-us/products/hernia-repair/mesh-products.html
https://www.crbard.com/Davol/products/Hernia-Repair-Fixation
https://www.pfmmedical.com/de/produktkatalog/netzimplantate_hernienchirurgie/index.html
http://de.ethicon.com/healthcare-professionals/unsere-produkte/herneinversorgung/netze-teilresorbierbar/ethicon-physiomesh-open-netz

Abb. 2.2: Auswahl an Netz-Modifikationen verschiedener Hersteller.

2.1.2 Warum ist das Material wichtig?

Ein Netz, welches großflächig in der Bauchwand platziert wird, sollte in seinen biomechanischen Eigenschaften an die physiologischen Bedingungen angepasst sein. Abschätzungen der erforderlichen Reißkräfte lassen erwarten, dass Netze nicht stabiler sein müssen als 16 N/cm in der Leiste und 32 N/cm in der vorderen Bauchwand (Klinge, 1996a; Klinge, 1996b). Erste Überprüfungen von Netzen zeigten, dass zahlreiche Textilien in Bezug auf ihre Festigkeit z. T. erheblich überdimensioniert waren. Eine Reduktion der Materialmenge und „Ausdünnung" der Netze ermöglichte flexiblere Netze mit größeren Poren. Für diese „großporigen" und „leichtgewichtigen" Netze konnte später gezeigt werden, dass mit der Materialreduktion auch eine Reduktion der Entzündungs- und Narbenreaktion verbunden ist (Klosterhalfen, 2005).

Als Fremdkörper ruft jeder Kunststoff-Faden eine charakteristische *Fremdkörperreaktion* hervor (Abb. 2.3). Die Ablagerung von Proteinen auf der Oberfläche bildet einen immunologischen Reiz, der die lokalen Abwehrmechanismen in Gang setzt. Hierzu gehören in erster Linie die ortsständigen Makrophagen oder die aus dem Blut einwandernden Monozyten, die ihrerseits weitere Entzündungszellen wie Lymphozyten, Mastzellen oder Granulozyten aktivieren. Am Ende der ersten Woche hat sich dann eine Narbenkapsel aus Fibroblasten und Kollagen um dieses inflammatorische Infiltrat ausgebildet.

Während diese Fremdkörperreaktion für einen einzelnen Faden im Vergleich zu den Auswirkungen des chirurgischen Traumas gering ausfällt, so kann dies bei einem Netz von 50 cm² oder 500 cm² Fläche eine erhebliche Bedeutung erlangen. Insbesondere, wenn der Abstand zwischen den Fäden gering ausfällt, z. B. weniger als 1 mm, kann die gesamte Netzfläche durch diese inflammatorischen Narben ausgefüllt werden, mit den o. a. möglichen Folgen. Für eine Reduktion der Entzündungs- und Fibroseaktivität sind daher großporige Strukturen günstiger als kleinporige (Klinge, 2012).

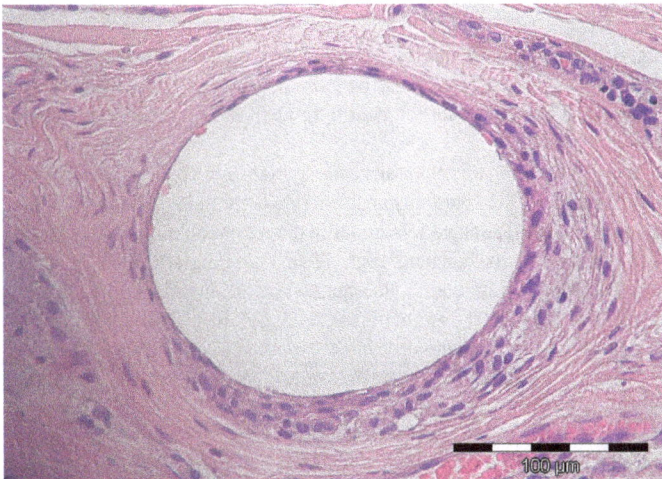

Abb. 2.3: Fremdkörpergranulom um einen Polypropylen-Faden (HE, 400 ×).

Diese Fremdkörper-Entzündungsreaktion bleibt lebenslang nachzuweisen, kann allerdings bei den verschiedenen Patienten für die unterschiedlichen Polymere, Oberflächen, und in Abhängigkeit von den lokalen Wundverhältnissen und hier insbesondere einer bakteriellen Kontamination, erheblich variieren. Dabei stehen eine intensive Entzündungsaktivität und eine massive Narbenbildung in engem Zusammenhang mit einer Reihe *klinischer Komplikationen*, wie

– Schrumpfung der Implantatfläche durch Narbenkontraktur, Verhärtung und Einsteifung der Netze (sog. Meshomas),
– Nervenschädigung durch narbige Kompression mit Schmerzen
– Gesteigerter Gewebeumbau und Förderung der Implantat-Wanderung und Erosion benachbarter Strukturen
– Bakterielle Besiedlung der großen Fremdkörperoberfläche mit Ausbildung von Mesh-Infektionen, die sich meist erst mit erheblicher Latenz von Monaten oder Jahren entwickeln

Neben einer inadäquaten biomechanischen Konstruktion ist diese biologische Reaktion hauptverantwortlich für die Mesh-bezogenen Komplikationen.

2.1.3 Welche Materialeigenschaften sind nun besonders wichtig?

Es gibt keine einzelne Eigenschaft, die für alle biomechanischen oder biologischen Aspekte gleichermaßen von herausragender Bedeutung ist. So beeinflusst das Polymer (Polypropylen, Polyester, ePTFE oder Polyvinylidenfluorid) über ihre Oberfläche und die Fadengeometrie natürlich auch die biomechanischen Eigenschaften und die Gewebereaktion, der Einfluss der textilen Konstruktion und der Porengeometrie überwiegen in ihrer Bedeutung für Stabilität und Gewebeintegration jedoch bei Weitem.

Polypropylen PP ist ein vergleichsweise billiger Kunststoff, der in der Regel als Monofilament verarbeitet wird, eine hohe Fadensteifigkeit aufweist, langfristig im Gewebe zur Degradation neigt, und für die Verarbeitung eine Reihe von Zusatzstoffen benötigt, deren Bioverträglichkeit zumindest kontrovers diskutiert wird.

Polyester PET ist eine Gruppe von Polymeren aus ebenfalls einer Kohlenstoff-Kette, bei der jedoch die Hydroxyl-Verbindungen im Vergleich zum Polypropylen leichter hydrolytisch gespalten werden können. Die zumeist multifilen Polyester-Fäden verleihen der textilen Konstruktion eine größere Flexibilität, führen aber auch zu einer drastischen Vergrößerung der Kontaktoberfläche.

Expanded Polytetrafluorethylen ePTFE verfügt über 4 Fluoratome und ist vergleichsweise hydrophob. Im Unterschied zu textilen Netzen gleicht es eher einer Folie, welche nicht ins Gewebe integriert, sondern vielmehr von Narben umkapselt wird. Die Mikroporen auf der Oberfläche verhindern eine erfolgreiche Clearance im Falle eines bakteriellen Infektes, so dass das Implantat dann regelhaft entfernt werden muss.

Polyvinylidenfluorid PVDF ist eine Kohlenstoff-Kette mit 2 Fluoratomen. Es kann als Reinsubstanz zu monofilen Fäden verarbeitet werden ohne weitere Zusatzstoffe. Es ist doppelt so schwer als PP oder PET, hat eine größere Stabilität und einen größeren Widerstand gegen Degradation. Nachteilig ist der höhere Preis des Polymers und die schwierigere Verarbeitung bei höheren Temperaturen im Vergleich zu PP oder PET. Im Vergleich zu monofilen Fäden aus PP zeigen monofile Fäden aus PVDF eine geringere Aktivität der Fremdkörperreaktion. Eine Auswahl der Meshes vornehmlich aufgrund des Polymers ist nur begrenzt empfehlenswert.

Bei ähnlicher Fadengeometrie kann (aber muss nicht) eine Reduktion des Materials mit entsprechender Reduktion des *Gewichtes* zu einer Konstruktion aus größeren Poren führen, und somit die Gewebe-Verträglichkeit verbessern. Bei Verwendung von Vliesstoffen mit sehr kleinen Poren kann eine Gewichtsreduktion sogar zu einem gegenteiligen Effekt führen mit verstärkter Entzündung und Narbenbildung (Weyhe, 2006). Eine Auswahl des Meshes aufgrund des Gewichtes ist daher nicht sinnvoll.

Die Porengröße wurde vielfach als horizontale Distanz zwischen 2 Fäden bestimmt, was allerdings nicht die Porengeometrie und den Abstand zum vertikalen Nachbarn berücksichtigt. Ausreichend große Poren mit einem Abstand von > 1 mm zu allen randständigen Fäden erfordert eine 2D-Analyse. Große Poren mit einer geringeren Wahrscheinlichkeit, dass sie mit Narbengewebe aufgefüllt werden, werden dabei als effektive Poren bezeichnet, entsprechend deren Flächenanteil als effektive Porosität (Muhl, 2008). Während Implantate mit 0 % effektiver Porosität vollständig in Narbengewebe eingebettet werden, zeigen Implantate mit z. B. 30 % effektiver Porosität auch Poren, die mit ortsständigem Fettgewebe ausgefüllt sind und damit sowohl zu weniger Schrumpfung durch Narbenkontraktion, als auch zu weniger Einsteifung des Textils führen (Abb. 2.4).

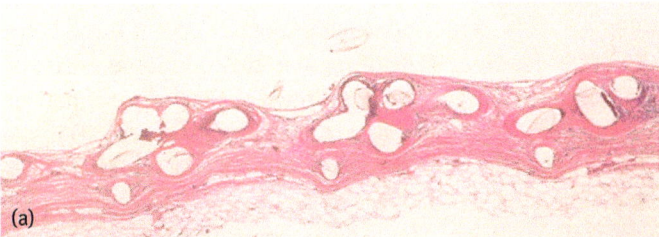

(a)

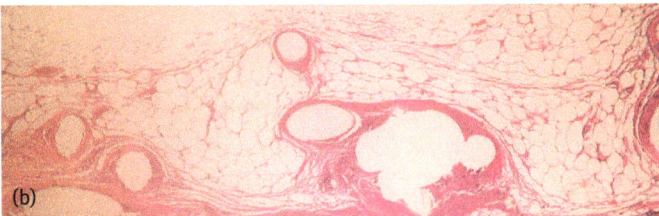

(b)

Abb. 2.4: Narbenreaktion bei kleinporigem und großporigem Netz; (a) kleinporiges Netz; (b) großporiges Netz.

Die Kontakt-**Oberfläche** des Implantates ist dahingehend von Bedeutung, dass eine große Oberfläche auch das Risiko für eine Bakterienadhärenz steigert sowie die Entzündungs- und Narbenreaktion stimuliert. Andererseits führt eine große Oberfläche, z. B. durch viele dünne Fäden im Vergleich zu wenigen dicken Fäden, aber auch zu einer geringeren Flächenpressung und Druck auf die umgebenden Zellen im Fall von lokalen Zugbelastungen auf das Netz. Je nach Operationsverfahren und Indikation kann daher eine größere oder kleinere Oberfläche vorteilhaft sein.

Die Bedeutung der **Degradation** von Polymeren wird derzeit kontrovers diskutiert. Allerdings mehren sich die Hinweise, die eine Langzeitstabilität auch von Polypropylen in Frage stellen. In wieweit die Ursache die vergleichsweise intensivere Fremdkörperreaktion ist, und in wieweit dies bei den jüngeren Patienten für Langzeitergebnisse nach Jahrzehnten relevant ist, ist Gegenstand weiterer Untersuchungen.

Bakterielle Infektionen von Netzen treten meist mit einer erheblichen Latenz auf und sind eine Hauptursache für Netz-Explantationen. Der Einsatz in kontaminierten Wunden ist sicher als wichtigster Risikofaktor zu werten. Allerdings werden den großporigen Netzen aus monofilen Fäden günstigere Verläufe zugeschrieben bei der Elimination der Bakterien aus der Wunde durch die patienteneigenen Abwehrmechanismen. Grundsätzlich ist aber bei der Anwendung von Netzen in kontaminierten Wunden Zurückhaltung geboten, und eine kritische Abschätzung der Nutzen-Risiko-Relation.

Eine biomechanische Charakterisierung der Netze im Hinblick auf z. B. Dehnbarkeit und Reißfestigkeit mag auf den ersten Blick problemlos möglich sein. Allerdings ist zu berücksichtigen, dass diese Tests meist uniaxial im Streifenzugversuch erfolgen. Die Ergebnisse werden sehr stark von der Breite der Testprobe beeinflusst und die komplexen Bewegungen gleichzeitig aus verschiedenen Richtungen werden gar nicht erfasst. Auch der sog. Stempel-Versuch ist nicht in der Lage, die physiologischen Belastungen korrekt zu simulieren, da die Probe hierzu an den Rändern fest eingespannt werden muss. Da die Fäden durchweg nicht elastisch sind, resultiert jede Netzdehnung vornehmlich aus einer Konformitätsänderung der Poren. Diese kollabieren zu Schlitzen, wobei sich das Netz in Richtung der Zugkraft dehnt, und vertikal hierzu verkürzt. Aus einem im Ruhezustand großporigen Netz wird schnell ein kleinporiges Implantat. Diese Veränderungen bei den für den *„tension-free"* Einsatz gedachten Hernien-Netzen im Beckenboden mit seinen vielfältigen Zugkräften, dürfte ein wichtiger Grund für die zahlreichen Komplikationen in diesem Bereich sein, mit immerhin > 10 % Revisionen innerhalb von 2 Jahren (Glazener, 2017).

2.1.4 Wann ist das Material besonders wichtig?

Ein Hernien-Netz ist ein Implantat und bedarf wie alle Implantate einer sorgfältigen Risiko-Nutzen-Bewertung. Dabei sind zu berücksichtigen nicht nur die Gefahr eines Hernienrezidivs, sondern auch das Risiko von Mesh-Komplikationen durch Meshbedingte Schmerzen, Spätinfektionen, Wanderung oder Erosionen für die gesamte Lebenserwartung des Patienten, das Risiko für Adhäsionen mit nachfolgender Darmobstruktion bei intra-abdomineller Lage, die technische Schwierigkeit bei der etwaigen Entfernung des Implantates, und nicht zuletzt die Erfolgschancen alternativer Netz-freier Techniken (Tab. 2.1).

Grundsätzlich ist somit das Risiko für Netz-Komplikationen bei jüngeren Patienten mit langer Lebenserwartung potentiell höher. Ebenfalls wird das Risiko mit der Fläche des eingebrachten Materials zunehmen. Und angesichts des permanenten „Remodellings" des Weichgewebes wird das Risiko bei Implantation unter Spannung ebenfalls zunehmen.

Aber nicht jede Komplikation ist auch alleinige Folge des implantierten Materials. Mit einer schlechten Operation ist es auch ohne Implantat möglich, jede nur denkbare Komplikation hervorzurufen. Andererseits kann ein schlechtes Implantat auch die beste Operation kompromittieren. Entsprechend nimmt die Bedeutung einer sorgfältigen Implantate-Auswahl gerade bei den exzellent durchgeführten Operationen eher noch zu, da hier die Wahrscheinlichkeit größer ist, dass die Probleme durch schlechtes Material verursacht werden.

Tab. 2.1: Risiko-Nutzen-Bewertung für verschiedene Operationen mit Hernien-Netzen.

Location	Main risks	Difficulty of revision	Alternative
Groin	pain, recurrence	+	Suture works in 85 %
Abdominal wall	pain, recurrence, infection	+	suture fails in 50 %
Parastomal	obstruction, erosion; recurrence	++	Suture fails in 70 %
Intra-abdominal cavity (IPOM)	adhesion, recurrence, pain	++	Suture fails in 50 %, open is an alternative
Diaphragm	obstruction, erosion	+++	Suture fails in 30 %
Pelvic floor	erosion, pain, dysfunction	+++	Suture fails in 30–50 %

2.1.5 Welches Material ist geeignet oder besser?

Derzeit kann grundsätzlich die Verwendung von monofilen Fäden in möglichst großporigen Konstruktionen empfohlen werden. Für den Einsatz unter Spannung ist eine hohe Strukturstabilität, die einen Porenkollaps auch unter Zugbelastung verhindert, zu fordern. 3D-Konstruktionen oder *Plugs* führen meist zu einer lokalen Akkumulation von Material mit entsprechend negativen Auswirkungen auf die Gewebere-aktion. Intra-abdominell ist wegen der Gefahr einer Darmerosion auf den Einsatz von Polypropylen ohne zusätzliche Barriere-Funktion wie z. B. Kollagen oder Zellulose zu verzichten. Von den direkten Oberflächenbeschichtungen hat sich bislang lediglich die Beschichtung mit Titanoxid etabliert, wobei noch unklar ist, ob die Oberfläche da-durch hydrophober oder hydrophiler wird, mit den möglichen Auswirkungen auf die Protein- oder Bakterienadhärenz. Durch Zusatz von Eisenoxid-Partikeln ist es mög-lich sowohl PVDF- als auch PP-Implantate im MRT sichtbar zu machen (Brocker, 2015; Ciritsis, 2014). Eine gezielte bioaktive Beschichtung im Sinne einer Pharmakotherapie der Wundheilung ist derzeit nicht in Sicht. Erste Präklinische Erfahrungen liegen für die Netzkonstruktion mit elastischen Polyurethan-Fäden vor, die jedoch keinesfalls als alleiniger Defektersatz ohne zusätzliche Stützstrukturen zur Anwendung kommen können, da sie dann die Mesh-Fläche auch ohne narbige Schrumpfung alleine durch Kontraktion reduzieren. Wenngleich über den „erfolgreichen" Einsatz von Moskito-Netzen in Afrika Berichte vorliegen, ist vor dem Einsatz von Fliegennetzen oder Kü-chengardinen als Ersatz geprüfter und zertifizierter Medizinprodukte nur zu warnen. Es ist nur eine Frage der Zeit, bis sich die Komplikationen bei schlechten, nicht quali-tätsgeprüften Materialien manifestieren werden.

Literatur

Brocker KA, Lippus F, Alt CD, et al. Magnetic resonance-visible polypropylene mesh for pelvic organ prolapse repair. Gynecol Obstet Invest. 2015;79(2):101-106.

Ciritsis A, Hansen NL, Barabasch A, et al. Time-dependent changes of magnetic resonance imaging-visible mesh implants in patients. Invest Radiol. 2014;49(7):439-344.

Corbitt jr. JD. Laparoscopic herniorrhaphy. Surg Laparosc Endosc. 1991;1(1):23-25.

Ferzli GS, Massad A, Albert P. Extraperitoneal endoscopic inguinal hernia repair. J Laparoendosc Surg. 1992;2(6):281-286.

Glazener CM, Breeman S, Elders A, et al. Mesh, graft, or standard repair for women having primary transvaginal anterior or posterior compartment prolapse surgery: two parallel-group, multi-centre, randomised, controlled trials (PROSPECT). Lancet. 2017;389(10067):381-392.

Klinge U, Conze J, Limberg W, et al. [Pathophysiology of the abdominal wall]. Chirurg. 1996a;67(3):229-233.

Klinge U, Conze J, Klosterhalfen B, et al. [Changes in abdominal wall mechanics after mesh implanta-tion. Experimental changes in mesh stability]. Langenbecks Arch Chir. 1996b;381(6):323-332.

Klinge U, Klosterhalfen B. Modified classification of surgical meshes for hernia repair based on the analyses of 1,000 explanted meshes. Hernia. 2012;16(3):251-258.

Klosterhalfen B, Klinge U. Retrieval study at 623 human mesh explants made of polypropylene--impact of mesh class and indication for mesh removal on tissue reaction. J Biomed Mater Res B Appl Biomater. 2013;101(8):1393-1399.

Klosterhalfen B, Junge K, Klinge U. The lightweight and large porous mesh concept for hernia repair. Expert Rev Med Devices. 2005;2(1):103-117.

Lichtenstein IL, Shulman AG. Ambulatory outpatient hernia surgery. Including a new concept, in-troducing tension-free repair. Int Surg. 1986;71(1):1-4.

Lichtenstein IL, Shulman AG, Amid PK, Willis PA. Hernia repair with polypropylene mesh. An improved method. AORN J. 1990;52(3):559-565.

McKernan JB. Extraperitoneal prosthetic inguinal hernia repair using an endoscopic approach. Int Surg. 1995;80(1):26-28.

Mühl T, Binnebösel M, Klinge U, Goedderz T. New objective measurement to characterize the porosity of textile implants. J Biomed Mater Res B Appl Biomater. 2008;84(1):176-183.

Popp LW. Endoscopic patch repair of inguinal hernia in a female patient. Surg Endosc. 1990;4(1):10-12.

Regulation (EU) 2017/745 of the European Parliament and of the Council of 5 April 2017 on medical devices, amending Directive 2001/83/EC, Regulation (EC) No 178/2002 and Regulation (EC) No 1223/2009 and repealing Council Directives 90/385/EEC and 93/42/EEC (Text with EEA relevance) (html)

Usher FC, Fries JG, Ochsner JL, Tuttle LL Jr. Marlex mesh, a new plastic mesh for replacing tissue defects. II. Clinical studies. AMA Arch Surg. 1959a;78(1):138-145.

Usher FC, Gannon JP. Marlex mesh, a new plastic mesh for replacing tissue defects. I. Experimental studies. AMA Arch Surg. 1959b;78(1):131-137.

Usher FC, Ochsner J, Tuttle jr. LL. Use of marlex mesh in the repair of incisional hernias. Am Surg. 1958;24(12):969-974.

Weyhe D, Schmitz I, Belyaev O, et al. Experimental comparison of monofile light and heavy polypropylene meshes: less weight does not mean less biological response. World J Surg. 2006;30(8):1586-1591.

2.2 Leistenhernie offen

2.2.1 Lokalanästhesie und Präparation – Offene Leistenhernienchirurgie

Ralph Lorenz, Bernd Stechemesser, Wolfgang Reinpold

2.2.1.1 Vorbereitung der Operation

1. Markierung der zu operierenden Seite beim wachen Patienten
2. Rückenlagerung mit leichter Überstreckung im Hüftbereich mit untergelegtem Kissen oder in Flexposition des Operationstisches
3. Hautdesinfektion und sterile Abdeckung
4. Ggf. i.v. Single-Shot Antibiose (vor dem Hautschnitt)
5. Time Out!

2.2.1.2 Lokalanästhesie

Einführung und Historie

Die Lokalanästhesie für die Leistenregion wurde Anfang des 20. Jahrhunderts von Heinrich Friedrich Wilhelm Braun erstmals beschrieben. Dabei ist die Kenntnis des Verlaufs der Leistennerven besonders wichtig (Abb. 2.5). Die schwedischen Registerdaten ergaben, dass eine Leistenhernien-Operation nach Lichtenstein in Lokalanästhesie die geringsten postoperativen Komplikationen hervorruft (Lundström, 2012). In den aktuellen HerniaSurge-Leitlinien wird grundsätzlich bei Patienten über 65 Jahren die Leistenhernienversorgung in Allgemein- oder Lokalanästhesie empfohlen und als sicher beurteilt. Vorteile der Lokalanästhesie sind neben der Kostenersparnis, weniger frühpostoperative Schmerzen, eine schnellere Mobilisation, kürzere Verweildauer im Krankenhaus sowie keine Blasenentleerungsstörungen (HerniaSurge, 2018).

Lokalanästhesie – Keypoints

1. Leitungsanästhesie mit Depot (Abb. 2.6)
2. Subkutane Infiltration (Abb. 2.7)
3. Subaponeurotische Infiltration (Abb. 2.8)
4. Infiltration am inneren Leistenring und am Bruchsackhals (Abb. 2.9)

Tipp: In vielen Fällen ist es sinnvoll die Lokalanästhesie mit einer Analgosedierung zu kombinieren.

Verwendung findet jedes lang wirksame Lokalanästhetikum wie z. B. Ropivacain 2–5 mg/ml oder Bupivacain verdünnt mit NaCl 0,9 %. Eine Lokalanästhesie mit Lidocain oder Mepivacain ist ebenso möglich.

Die Einstichstelle befindet sich 2 cm medial und caudal der Spina iliaca anterior superior der betreffenden Seite. Nach einer Hautquaddel erfolgt die Instillation senk-

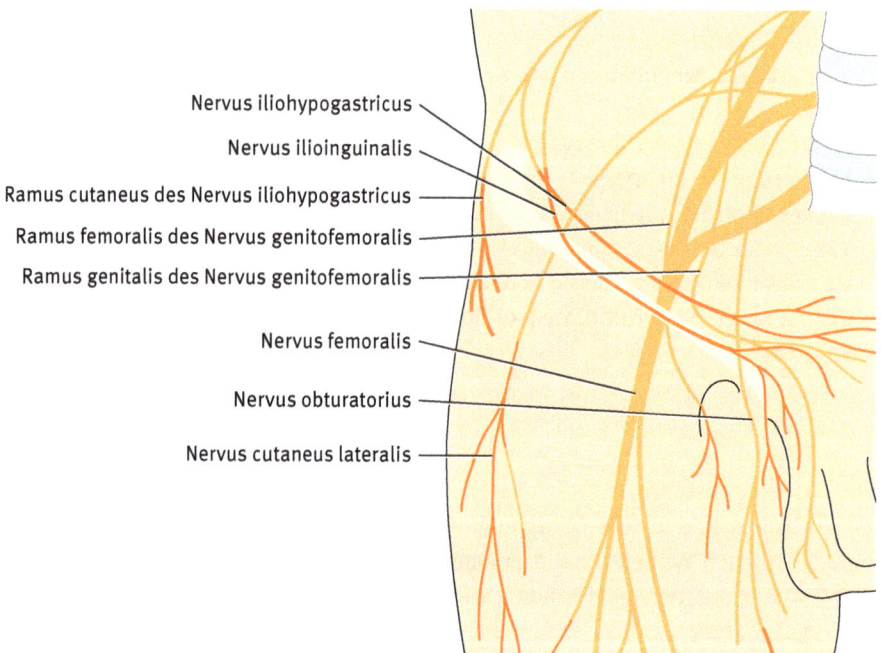

Nervus iliohypogastricus

Nervus ilioinguinalis

Ramus cutaneus des Nervus iliohypogastricus

Ramus femoralis des Nervus genitofemoralis

Ramus genitalis des Nervus genitofemoralis

Nervus femoralis

Nervus obturatorius

Nervus cutaneus lateralis

Abb. 2.5: Verlauf der Leistennerven.

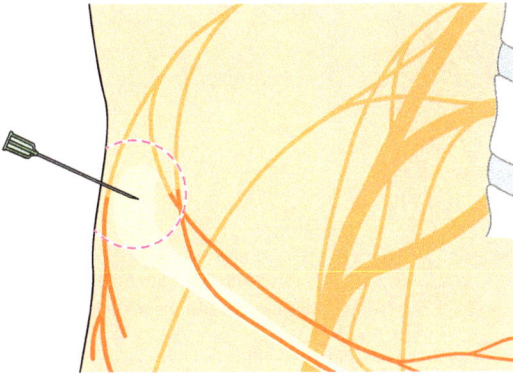

Abb. 2.6: Depot für die Leitungsanästhesie.

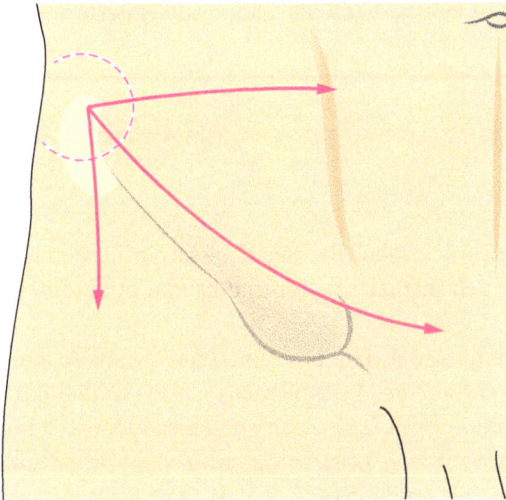

Abb. 2.7: Durchführung der
subkutanen Infiltration.

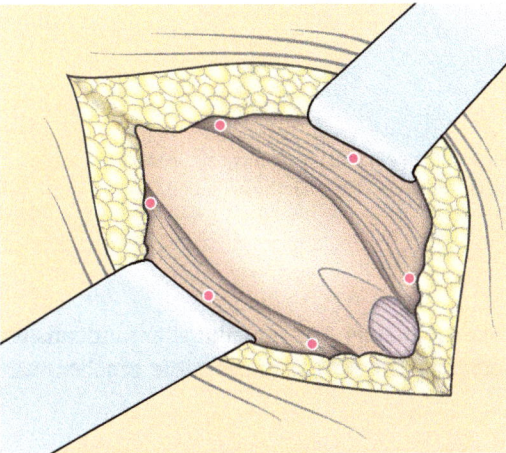

Abb. 2.8: Subaponeurotische
Infiltration.

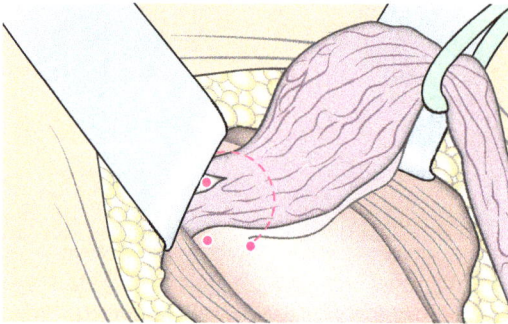

Abb. 2.9: Infiltration am inneren Leistenring und Bruchsackhals.

recht in die Tiefe bis der Widerstand der Externusaponeurose zu spüren ist. Unter die Externusaponeurose wird ein Depot von ca. 10 ml als Leitungsanästhesie gesetzt (Abb. 2.6).

> **Merke:** Zu tiefe Infiltration bei schlanken Patienten kann den Nervus femoralis tangieren und eine passagere Quadrizeps -Parese hervorrufen.

Danach erfolgt nach entsprechendem Zurückziehen der Nadel die fächerförmige subkutane Infiltration des OP-Gebietes nach medial, cranial und caudal mit ca. 10 ml (Abb. 2.7).

Unter Sicht erfolgt nach Durchtrennung der Haut und Unterhaut die subaponeurotische Infiltration des OP-Gebietes entlang des Leistenkanals sowie parallel dazu ebenso mit ca. 10 ml Lokalanaesthetikum (Abb. 2.8). Nach entsprechender weiterer Präparation erfolgt die Infiltration am inneren Leistenring sowie danach ggf. am Bruchsackhals mit bis zu 10 ml Lokalanaesthetikum (Abb. 2.9). Weitere Infiltrationen nach Bedarf ggf. auch perineal sind möglich (Schumpelick, 2015).

Indikation

– Multimorbide und ältere Patienten, die einer Allgemeinanästhesie nicht zuführbar sind sowie
– Patienten, die einen ausdrücklichen Wunsch zur OP in Lokalanästhesie haben.

Evidenz

Im Folgenden soll eine tabellarische Übersicht einer Auswahl aktueller randomisiert kontrollierter Studien (RCT´s) und Metaanalysen zur Lokalanästhesie gegeben werden (Tab. 2.2).

Tab. 2.2: Übersicht über die Evidenz (LA = Lokalanästhesie, RA = Regionalanästhesie, GA = Allgemeinanästhesie).

Jahr	Autor	N Patientenzahl	FU Follow-Up	Vergleich
2016	Chen	90	LA/GA	LA auch bei Notfallhernien!
2016	Prakash	1.379	LA/RA	LA besser
2015	Huntington	1.128	LA/GA	LA bessere postop. Lebensqualität
2015	Verstraete	330	LA/RA/GA	LA weniger Schmerz
2015	Olasehinde	132	LA	Darn-Technik in LA 5 Jahre sicher und effektiv
2015	Bourgon		LA/GA	LA = $6.845, GA = $7.839 Lap = $11.340; LA signifikant preiswerter
2014	Dhankar	59	LA/GA	Lichtenstein in LA preiswerter als TEP
2012	Dabic	460	LA	LA sicher, effektiv
2011	Sanjay	470	LA/GA	LA auch bei älteren Patienten besser

2.2.1.3 Präparation offene Leistenhernienchirurgie – Keypoints

1. Unterbauchquerschnitt 4–6 cm 1 cm cranial und 1 cm lateral des Tuberculum pubicum (Abb. 2.10)
2. Durchtrennung Subkutangewebe mit Camper- und Scarpa-Faszie, Ligatur oder Koagulation der V. epigastrica superficialis (Vorsicht: medial cranial: möglicherweise transfaszialer Austritt des Nervus iliohypogastricus)
3. Spaltung der Externusaponeurose mit Schere oder Messer (Vorsicht: Nervus ilioinguinalis)
4. Sichere Darstellung aller drei Nerven (N. iliohypogastricus, N. ilioinguinalis, Ramus genitalis d. N. genitofemoralis) und sichere Schonung, Resektion bei Risiko des Nerv-Netzkontaktes oder bei Verletzung der Nervenscheide
5. In situ Isolierung des Samenstranges bzw. des Ligamentum rotundum und Anzügeln desselben
6. Längsspaltung des Cremastermuskels und hohe Präparation des inneren Leistenringes mit Darstellung des *triangle of doom* bei indirekter Leistenhernie: Bruchsackreposition und -retention ggf. Bruchsackresektion sowie ggf. zusätzlicher Lipomabtragung
7. Im Falle einer Einklemmung: immer Eröffnung des Bruchsackes und Reposition ggf. Resektion des Bruchinhaltes, anschließend Verschluss des Peritoneums
8. Präparation der inferioren epigastrischen Gefäße
9. Darstellung der medialen Leistenkanalhinterwand mit Spaltung der Transversalisfaszie

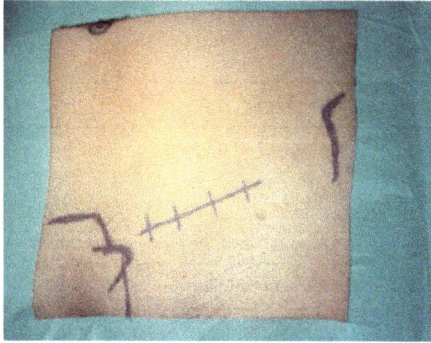

Abb. 2.10: Schnittführung offene Leisten-hernienchirurgie.

10. Darstellung des Cooper-Ligamentes (Cave: Corona mortis – venös und/oder arteriell)
11. Austasten des Femoralkanals
12. Klassifizierung der Hernie nach EHS -Kriterien
    M I/II/III, L I/II/III, F I/II/III;
    C I/II/III, R X

Literatur

Bourgon AL, Fox JP, Saxe JM, Woods RJ. Outcomes and charges associated with outpatient inguinal hernia repair according to method of anesthesia and surgical approach. Am J Surg. 2015;209(3):468-472. doi: 10.1016/j.amjsurg.2014.09.021.

Chen T, Zhang Y, Wang H, et al. Emergency inguinal hernia repair under local anesthesia: a 5-year experience in a teaching hospital. BMC Anesthesiol. 2016;16:17. doi: 10.1186/s12871-016-0185-2.

Dabić D, Peruničić V, Marić B. "One step procedure" local anaesthesia for inguinal hernia repair in ambulatory surgery conditions--district general hospital experience. Acta Chir Iugosl. 2012;59(1):87-93.

Dhankhar DS, Sharma N, Mishra T, et al. Totally extraperitoneal repair under general anesthesia versus Lichtenstein repair under local anesthesia for unilateral inguinal hernia: a prospective randomized controlled trial. Surg Endosc. 2014 Mar;28(3):996-1002. doi: 10.1007/s00464-013-3269-9.

HerniaSurge Group. International guidelines for groin hernia management. Hernia. 2018;22(1):1-165. doi: 10.1007/s10029-017-1668-x.

Huntington CR, Wormer BA, Cox TC, et. Local Anesthesia in Open Inguinal Hernia Repair Improves Postoperative Quality of Life Compared to General Anesthesia: A Prospective, International Study. Am Surg. 2015;81(7):704-709.

Lundström KJ, Sandblom G, Smedberg S, Nordin P. Risk factors for complications in groin hernia surgery: a national register study.Ann Surg. 2012255(4):784-788.

Olasehinde OO, Adisa AO, Agbakwuru EA, et al. A 5-year Review of Darning Technique of Inguinal Hernia Repair. Niger J Surg. 2015;21(1):52-55. doi: 10.4103/1117-6806.152722.

Prakash D, Heskin L, Doherty S, Galvin R. Local anaesthesia versus spinal anaesthesia in inguinal hernia repair: A systematic review and meta-analysis.Surgeon. 2017;15(1):47-57. doi: 10.1016/j.surge.2016.01.001.

Sanjay P, Leaver H, Shaikh I, Woodward A. Lichtenstein hernia repair under different anaesthetic techniques with special emphasis on outcomes in older people. Australas J Ageing. 2011;30(2):93-97. doi: 10.1111/j.1741-6612.2010.00485.x.

Schumpelick V, Arlt G, Conze J, Junge K. Hernien, 5. Aufl. Thieme Verlag 2015; 86-90.

Verstraete L, Becaus N, Swannet H, et al. Long term outcome after Lichtenstein hernia repair using general, locoregional or local anaesthesia. Acta Chir Belg. 2015;115(2):136-141.

2.2.2 Shouldice-Technik

Georg Arlt, Ulrike Muschaweck

Einführung und Historie

Die Operation nach Shouldice ist ein offenes transinguinales Nahtverfahren zur Reparation von Defekten in der Hinterwand des Leistenkanals. Der Namensgeber E.E. Shouldice beschrieb 1945 eine neue Methode zur Behandlung von Leistenhernien. Seine Technik unterschied sich jedoch noch fundamental von der später verbreiteten Operation. Erst mit den Modifikationen durch seine Mitarbeiter E.A Ryan und N. Obney entwickelte sich jenes Verfahren, dass in Nordamerika vielfach unter dem Namen *„Canadian repair"* und in Europa allgemein als „Shouldice-Reparation" bekannt wurde. Das Kernstück der Operation stellt eine vierreihige fortlaufende Naht der kranialen tragfähigen Teile der Faszia transversalis an die Basis des Leistenbandes dar. Für die technisch einwandfreie Ausführung einer Shouldice-Reparation werden eine Reihe von Präparationsschritten als unabdingbar angesehen: Die Identifizierung der Nerven: N. ilioinguinalis und Ramus genitalis des N. genitofemoralis, die Spaltung der Faszia transversalis im Verlauf der Leistenkanalhinterwand und der Ausschluss einer Femoralhernie durch Austasten der Lacuna vasorum. Nicht einheitlich wird die Resektion des Musculus cremaster in zwei Portionen am inneren Leistenring und die Durchtrennung der Vasa cremasterica externa medial des inneren Leistenringes betrieben. Die Reparation beginnt mit der Naht der kaudalen Lefze der Faszia transversalis unter die kraniale Lefze in fortlaufender Nahttechnik. Hierbei wird der innere Leistenring rekonstruiert. Mit dem Rückführen derselben fortlaufenden Naht resultiert eine Doppelung der Faszienstrukturen an der Hinterwand. Für viele Chirurgen endet mit dieser Faszienplastik auch die Phase der Reparation. In der von Ryan, Obney und Shouldice inaugurierten und 1953 beschriebenen Operationsmethode wird zusätzlich die Anheftung der kaudalen Anteile des Musculus transversus und des Musculus obliquus internus an das Leistenband empfohlen. Diese vierreihige Hinterwandreparation ist der klassische Shouldice.

Indikation

Primäre indirekte sowie kleine direkte Leistenhernien des jungen Erwachsenen bei netzfreiem Reparationswunsch. Primäre weibliche Hernien nach Ausschluss einer Femoralhernie. Indirekte Rezidivhernien nach primärer TAPP oder TEP.

Operations-Technik

OP Zugang siehe auch Kap. 2.2.1 mit folgenden Besonderheiten:

1. Längsspaltung des Musculus cremaster und stumpfe Präparation auf der Ebene der Faszia cremasterica interna. Anschlingen von Samenstrang und Gefäßen und Resektion der kranialen und kaudalen Cremasteranteile. Resektion der Vasa cremasterica („*blue line*") am Boden des Leistenkanals zusammen mit dem Ramus genitalis des Nervus genitofemoralis.

1a. Alternativ wird der Musculus cremaster nach der Spaltung nicht reseziert. Der Samenstrang und seine Gefäße werden in dem intakten Cremasterschlauch zusammen mit dem Ramus genitalis angeschlungen. So bleibt die funktionelle Einheit von Cremaster und Ramus genitalis erhalten, ein auffälliges tiefer Treten des betroffenen Hodens wird sicher vermieden.

2. Spaltung der Faszia transversalis unter Schonung der tiefen epigastrischen Gefäße. Präparation des Präperitonealraumes von medial oder lateral ausgehend je nach Hernientyp. Austasten der Femoralloge zum Ausschluss einer Femoralhernie. Im positiven Fall erfolgt jetzt die Reparation z. B. mit einer direkten Naht oder der präperitonealen Platzierung eines flachen Kunststoffnetzes. Platzierung einer ausgezogenen Kompresse im präperitonealen Raum zur Reposition und Retention des präperitonealen Fettes. Darstellung der rückwärtigen Faszie des Musculus transversus abdominis der sog. *white line* bzw. des *conjoint tendon* (Abb. 2.11).

3. Reparation mit 4-reihiger Naht zur Rekonstruktion der Leistenkanalhinterwand (Tab. 2.3).

3a. Beginn der ersten Nahtreihe medial an der caudalen Lefze der Faszia transversalis (Abb. 2.12). Nahtmaterial: monofiler, permanenter oder langzeitresorbierbarer Kunststofffaden der Stärke 2-0 oder 3-0 (z. B. Polypropylen), vorzugsweise mit kleiner Nadel. Craniales Nahtlager der ersten Stiche ist der Rand der Rektusscheide, anschließend ist es die rückwärtige Faszie des Musculus transversus abdominis. Lateral wird diese Naht so weit fortgeführt, bis der neue geschaffene innere Leistenring für die Pinzettenspitze noch eingängig ist. Hier wird ggf. der caudale Stumpf der Cremastermuskulatur im letzten Stich mitgefasst.

Tipp: Fasziengewebe nur adaptieren, kein Zug am Faden, tiefe epigastrische Gefäße schonen.

3b. Rückführen der Naht unter Anheftung der cranialen Lefze der Faszia transversalis zusammen mit dem Muskel an die Basis des Leistenbandes (Abb. 2.13). Medial der Femoralgefäße taucht die Naht ab zu den tieferen Fasern des Leistenbandes. Fortsetzen der Naht über den medialen Ursprung hinaus bis an das Tuberculum pubicum, cave: distales Nahtlager ist nahe am, aber keinesfalls im Periost gelegen. Neuerliche Stichumkehr und Verknoten mit dem lang belassenen Ursprung der Naht.

3c. Die Hinterwand ist jetzt rekonstruiert und kann bei Eingriffen in Lokalanästhesie oder Regionalanästhesie durch einen kräftigen Hustenstoß des Patienten getestet werden.

3d. Im nächsten Schritt erfolgt, lateral beginnend, die zweireihige Naht des Musculus obliquus internus an das Leistenband. Auch diese fortlaufende Naht wird mit dem gleichen Nahtmaterial ausgeführt. Es werden bei der ersten Nahtreihe die tiefen,

Tab. 2.3: Nahtreihen bei der Shouldice Reparation.

Nahtreihe	Stichrichtung	Anatomische Struktur
1	Medial-lateral	Transversus abdominis Aponeurose an den Tractus iliopubicus
2	Lateral-medial	Craniale Transversalfaszie an tiefe Leistenbandanteile
3	Lateral-medial	Musculus obliquus internus an das Leistenband
4	Medial-lateral	Musculus obliquus internus an das Leistenband

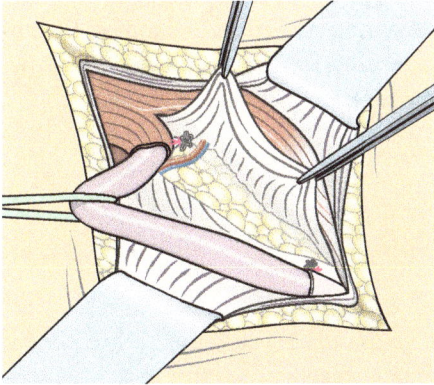

Abb. 2.11: Darstellung des Präperitonealraumes.

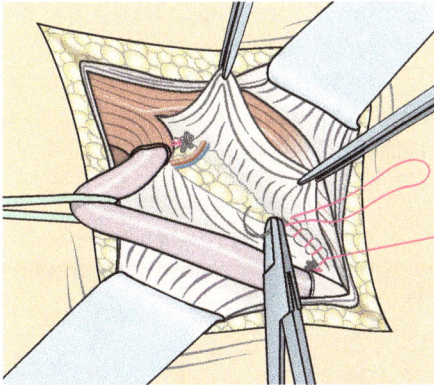

Abb. 2.12: Erste Nahtreihe der Shouldice Reparatur.

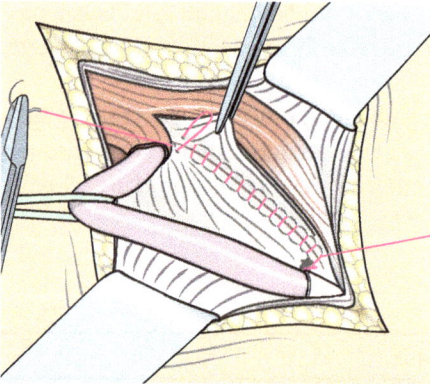

Abb. 2.13: Beginn der zweiten Nahtreihe der Shouldice Reparatur.

bei der zweiten rücklaufenden Naht die oberflächlichen Anteile des kaudalen Muskelrandes sparsam (ca. 5 mm) gefasst.

4. Infiltration der Muskulatur lateral des inneren Leistenringes (z. B. 5 bis 10 ml Ropivacain 1 %) zur Analgesie von N. ilioinguinalis und iliohypogastricus. Reposition des Samenstranges und Verschluss der Externusaponeurose mit fortlaufender Naht z. B. 2-0 PDS (Polydioxanonsäure). Medial fasst ggf. der letzte Stich den unteren medialen Cremasterstumpf um den äußeren Leistenring zu decken und einen „Hodentiefstand" zu vermeiden. Naht der subkutanen Scarpa-Faszie und Hautverschluss beenden den Eingriff. Eine Redondrainage ist normalerweise nicht notwendig.

Tipp: Um für die vier Nahtreihen ausreichend Platz zu haben, sollte der Leistenkanal in seinem oberen Drittel geöffnet werden.

Eine Schonung des Nervus ilioinguinalis ist nur sinnvoll, wenn der Nerv in seiner Hüllfaszie verlagert werden kann und nicht exzessivem Zug ausgesetzt wird. Der Ramus genitalis des Nervus genitofemoralis verläuft regelhaft am Boden des Leistenkanals nahe der Vasa cremasterica externa. Wird der Cremaster nicht reseziert, so soll der Nerv mit dem Cremasterschlauch angeschlungen werden. Andernfalls erfolgt die Resektion des Nerven zusammen mit den Vasa cremasterica externa. Die Resektion der Gefäße wird insbesondere notwendig, wenn die Vasa cremasterica externa deutlich medial des inneren Leistenringes in die tiefen epigastrischen Gefäße münden und so die adäquate Einengung des inneren Leistenringes behindern.

Tipp: Die Resektion des Musculus cremaster kann sich auf eine kurze Strecke in Höhe der Mitte des Leistenkanals beschränken. Diese Maßnahme dient der Übersicht am inneren Leistenring um einen kleinen lateralen Bruchsack nicht zu übersehen.

Ein kleiner lateraler oder ein medialer Bruchsack wird lediglich von Samenstrang und Gefäßen bzw. vom Musculus cremaster präpariert und reponiert. Bei großen lateralen Bruchsäcken erfolgt in Höhe des inneren Leistenringes eine zirkuläre Umschneidung und der Verschluss nach proximal. Auf diese Weise wird die Präparation am Samenstrang limitiert und das Risiko der Gefäßläsion mit anschließender ischämischer Orchitis minimiert.

> **Tipp:** Bei der Anlage der Fasziennähte ist keine besondere Fadenspannung notwendig. Während der Naht soll nach jedem Stich das Gewebe durch geringen Zug adaptiert werden. Es muss kein permanenter Zug am Faden erfolgen. Als Nahtmaterial sind nichtresorbierbares und langzeitresorbierbares Material gleichwertig (Hilgert, 1999; Nordin, 2003).

Die Nahtreihen drei und vier erhöhen bei der Shouldice-Reparation nicht die Stabilität der Hinterwand, sondern decken lediglich die tiefe Naht mit gut durchblutetem Gewebe und vermeiden die Bildung von Totraum im medialen Anteil des Leistenkanals (Berliner, 1984).

> **Tipp:** Beginn der Schmerztherapie bereits intraoperativ mit Infiltration der Internusmuskulatur dicht oberhalb des inneren Leistenringes z. B. mit 5 ml einprozentigem Ropivacain sowie die Infiltration der Hautwundränder mit weiteren 5 ml.

Bei der fortlaufenden Naht zum Verschluss der Externusaponeurose vor dem Samenstrang auf den Nervus ilioinguinalis achten. Es empfiehlt sich immer den Nerven neuerlich zu identifizieren.

Nachbehandlung

Siehe auch Kap. 1.10 perioperatives Management. Unmittelbar nach dem Eingriff werden die Patienten angewiesen aufzustehen, sich zu strecken und zu laufen. Die Reparation ist sofort nach dem Eingriff belastbar (Junge, 2002; Junge, 2003). Entgegen früherer Empfehlungen gibt es auch für die Shouldice-Reparation keine Einschränkung der körperlichen Aktivität zur Rezidivprophylaxe. Die Aufnahme der normalen körperlichen Aktivität wird allein durch den postoperativen Wundschmerz limitiert. Spätestens drei Wochen nach dem Eingriff sollten alle postoperativen Beschwerden abgeklungen sein.

Bewertung der Methode

Die Shouldice-Reparation wurde im Verlauf der achtziger Jahre des letzten Jahrhunderts das Nahtverfahren der Wahl in Deutschland. Gegenüber der bis dahin üblichen Bassini-Operation erweist sich der Shouldice als überlegene Methode. Die Rezidivquoten sind signifikant niedriger (Schumpelick, 1994; Kux, 1995; Nordin, 2003). Die Rezidivquoten liegen im Langzeitverlauf von 5 bis 10 Jahren zwischen 1,3 und max. 6,7 % (Wantz, 1989; Arlt, 2002; Töns, 2003; Arvidsson, 2005; Junge, 2006). Höhere Rezidivquoten von 7 bis zu 22 % werden nach Reparation großer direkter Hernien und Rezidivhernien beobachtet (Wantz, 1989; Junge, 2006). In diesen Fällen ist ein intraoperativer Verfahrenswechsel zu einer Netzreparation mit einer präperitonealen Netzprothese z. B. nach Rives bzw. TIPP (Arlt, 1997) oder einer Lichtenstein-Reparation zu empfehlen.

Als offenes Nahtverfahren, im angloamerikanischen Sprachraum *„tissue-repair"*, setzt die Anwendung der Shouldice-Methode detaillierte anatomische Kenntnisse und einen gewissen Erfahrungsschatz in der Leistenhernienchirurgie voraus (Muschaweck, 2002). Die Lernkurve kann mit dreißig Assistenzen und mindestens weiteren zwanzig Eingriffen unter Anleitung eines versierten Shouldice-Chirurgen beschrieben werden (Kersten, 2007). Als Ausbildungsoperation werden in Vergleichsstudien von Shouldice- und Lichtenstein-Reparation divergierende Ergebnisse mitgeteilt. Während in einer Untersuchung die Rezidivquote nach Shouldice deutlich höher war (Danielsson, 1999), konnte dies in einer anderen Serie nicht bestätigt werden. Wohl aber fand sich dort ein gehäufter chronischer Leistenschmerz nach Lichtenstein-Operation (Miedema, 2004). In der Hand von Experten liefert die Shouldice-Reparation ganz ausgezeichnete Ergebnisse (Malik, 2016).

In der Hand des erfahrenen Operateurs beträgt die durchschnittliche Operationszeit 45 ± 10 min. bei einer primären Hernie. Die direkten Kosten der Reparation liegen deutlich unter den Vergleichswerten der konkurrierenden offenen und endoskopischen Netzverfahren. Bezüglich der frühpostoperativen Parameter Schmerz, Analgetikaverbrauch, Rückkehr zu normaler Aktivität und Arbeitsfähigkeit unterscheidet sich die Shouldice-Reparation nicht von einem offenen Netzverfahren wie z. B. der Lichtenstein-Operation (Barth, 1998). Untersuchungen zu Nahtspannung und primärer Stabilität der Shouldice-Reparation zeigen, dass dieses Nahtverfahren die Leistenkanalhinterwand unter geringer Spannung und mit hoher, primär voll belastbarer Stabilität rekonstruiert (Peiper, 1998; Junge 2002; Junge, 2003). Eine postoperative Belastungskarenz zur Rezidivprophylaxe ist nach einer Shouldice-Operation nicht notwendig.

Als offenes Nahtverfahren vereinigt die Shouldice-Technik die Vorteile des minimalen apparativen Aufwandes, insbesondere bei der Operation in Lokalanästhesie, mit einer geringen Menge implantierten Fremdmaterials und einem hohen Patientenkomfort. Unter Beachtung des oben genannten Indikationsspektrums ist die Shouldice-Reparation ein konkurrenzfähiges Standardverfahren in der Leistenhernienchirurgie.

Literatur

Arlt G, Schumpelick V. Die Leistenhernienoperation nach Shouldice. Zentralbl Chir. 2002;127:565-569.

Arlt G, Schumpelick V. Die transinguinale präperitoneale Netzplastik (TIPP) in der Versorgung der Rezidivleistenhernie. Chirurg. 1997;68:1235-1238.

Arvidsson D, Berndsen FH, Larsson LG,et al. Randomized clinical trial comparing 5-year recurrence rate after laparoscopic versus Shouldice repair of primary inguinal hernia. Br J Surg. 2005;92:1085-1091.

Barth RJ, Burchard KW, Tosteson A, et al. Short-term outcome after mesh or Shouldice herniorrhaphy: a randomized, prospective study. Surgery. 1998;123:121-126.

Berliner SD. An approach to groin hernia. Surg Clin North Am. 1984;64:197-213.

Chan CK, Chan G. The Shouldice technique for the treatment of inguinal hernia. J Minim Access Surg. 2006;2:124-128.

Danielsson P, Isacson S, Hansen MV. Randomised study of Lichtenstein compared with Shouldice inguinal hernia repair by surgeons in training. Eur J Surg. 1999;165:49-43.

Hilgert RE, Dörner A, Wittkugel O. Comparison of polydioxanone (PDS) and polypropylene (Prolene) for Shouldice repair of primary inguinal hernias: a prospective randomised trial. Eur J Surg. 1999;165:333-338.

Junge K, Peiper C, Rosch R, Lynen P, Schumpelick V. Effect of tension induced by Shouldice repair on postoperative course and long-term outcome. Eur J Surg. 2002;168:329-333.

Junge K, Peiper C, Schachtrupp A, et al. Breaking strength and tissue elasticity after Shouldice repair. Hernia. 2003;7:17-20.

Junge K, Rosch R, Klinge U, et al. Risk factors related to recurrence in inguinal hernia repair: a retrospective analysis. Hernia. 2006;10:309-315.

Kersten CC, Huhn U, Arlt G. Facharzt für Chirurgie – Hernienchirurg? Ergebnisse nach Ausbildungs- und Experteneingriffen. 5. Jahrestagung Deutsche Herniengesellschaft, Berlin 15.-16.6.2007, Abs. 8.

Kux M, Fuchsjäger N, Schemper M. Shouldice is superior to Bassini inguinal herniorhaphy. Am J Surg. 1995;168:15-18.

Malik A, Bell CM, Stukel TA, Urbach DR. Recurrence of inguinal hernias repaired in a large hernia surgical specialty hospital and general hospitals in Ontario, Canada. Can J Surg. 2016;59:19-25.

Miedema BW, Ibrahim SM, Davis BD, Koivunen DG. A prospective trial of primary inguinal hernia repair by surgical trainees. Hernia. 2004;8:28-32.

Muschaweck U, Driesnack U, Didebulidze M. Die Rezidiv-Leistenhernie nach Shouldice-Voroperation. Zentralbl Chir. 2002;127:570-572.

Nordin P, Haapaniemi S, Kald A, Nilsson E. Influence of suture material and surgical technique on risk of reoperation after non-mesh open hernia repair. Br J Surg. 2003;90:1004-1008.

Peiper C, Junge K, Füting A, et al. Intraoperative Messung der Nahtkräfte bei der Shouldice-Reparation primärer Leistenhernien. Chirurg. 1998;69:1077-1081.

Schumpelick V, Treutner K-H, Arlt G. Inguinal hernia repair in adults. Lancet. 1994;344:375-379.

Töns Ch, Schachtrupp A, Höer J, et al. 10 years controlled results of suture repair. Eur Surg. 2003;35:45-48.

Wantz GE. The Canadian repair: Personal observations. World J Surg. 1989;13:516-521.

2.2.3 Minimal Repair Technik

Ulrike Muschaweck

Einführung und Historie

Die Minimal Repair Technik ist eine innovative Operationstechnik. Sie ist ein offenes Nahtverfahren für Patienten mit einer umschriebenen lokalen Instabilität im medialen Anteil der Leistenkanalhinterwand (Muschaweck, 2010).

Indikation

Sportlerleisten mit umschriebener Vorwölbung der medialen Hinterwand („*bulge*") sowie kleine direkte Hernien bei gutem Nahtlager ohne Risikoprofil stellen eine ideale Indikation für die Minimal Repair Technik dar (Minnich, 2011). Operationstechniken, die für eine Leistenhernie geeignet sind, stellen eine Übertherapie für die Sportlerleiste dar.

> **Merke:** Bei der „Weichen Leiste" oder „Sportlerleiste" handelt sich nicht um eine klassische Leistenhernie, sondern um eine umschriebene Gewebeschwäche der Hinterwand des Leistenkanales, die zu einer umschriebenen Protrusion („*bulge*") führt.

Da keine Hernie vorliegt, sollte die Bezeichnung „*Sportsmen's hernia*" oder „*Sports hernia*" vermieden werden. Durch diesen Locus minoris resistentiae der Leistenkanalhinterwand, die die lokale Entstehung einer umschriebenen Protrusion erlaubt, kommt es als führende Problematik zu einer plötzlichen, dann auch chronischen Reizung bzw. Kompression des R. genitalis des N. genitofemoralis (Abb. 2.14). Der hierfür typische Schmerz ist brennend stechend und/oder ausstrahlend in die Oberschenkelinnenseite, Hoden/Skrotum und auch Rücken. Die umschriebene Erweiterung des Leistenkanales führt aber auch zu einer Retraktion des M. rectus abdominis nach lateral und cranial (Abb. 2.15). Die hierdurch entstehende vermehrte Spannung am Os pubis sowie die resultierende dauerhafte Mehrbelastung der fächerförmigen Muskelsehneninsertion führt zu einem teils brennenden Schmerz am Os pubis, bekannt als „Osteitis pubis" oder „Pubalgia". Durch diesen Schmerzreiz kommt es in Folge zu einer reflektorischen Anspannung des M. rectus abdominis und damit zu einer zusätzlichen Zugbelastung auf das Os pubis. Speziell die in Ruhe dumpfen, bei Belastung aber auch plötzlich einschießenden Schmerzen sind für Leistungssportler sehr störend und können die Einsatzfähigkeit drastisch reduzieren.

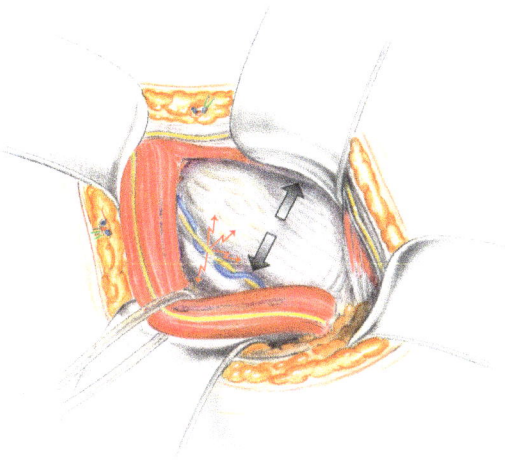

Abb. 2.14: Umschriebene Protrusion der Leistenkanal-hinterwand („*Bulge*") mit Kompression des R. genitalis (Copyright Dr. Ulrike Muscha-weck).

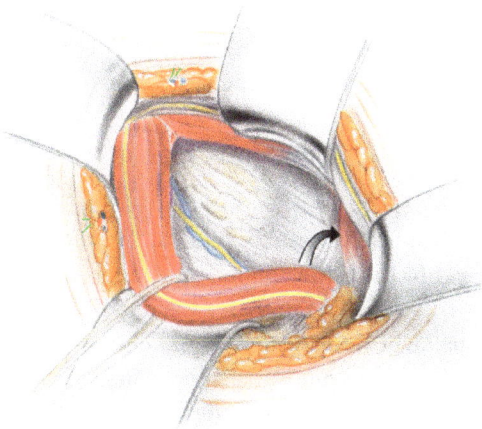

Abb. 2.15: Retraktion des M. rectus abdominis nach medial und cranial (Copyright Dr. Ulrike Muschaweck).

Tipp: Aufgrund dieser pathophysiologischen Gegebenheiten ist es nicht sinnvoll, bei der operativen Versorgung dieser weichen Leiste eine komplette Eröffnung der Leistenkanalhinterwand zu erzwingen, um z. B. die Shouldice Reparation durchzuführen. Vielmehr ist es zielführend, dem Sportler eine möglichst minimale Gewebezerstörung zuzufügen und damit die intakten Strukturen der Leistenkanalhinterwand, also der Transversalisfaszie, zu erhalten.

Anästhesie

Die Anästhesie ist prinzipiell eine lokale Anästhesie (siehe auch Kap. 2.2.1), die im Bereich der Spina iliaca anterior superior im Sinne einer Leitungsanästhesie injiziert wird. Intraoperativ wird nach entsprechender Darstellung der Nerven die lokale Anästhesie lokal in das Perineurium appliziert.

Der Patient wird von einem Facharzt für Anästhesie mit kompletten Monitoring überwacht („Kopfbetreuung"). Auf Wunsch der Patienten wird eine begleitende Analgosedierung durchgeführt.

Lagerung

Der Eingriff wird wie bei Leistenoperationen in Rückenlagerung durchgeführt. Zur Entlastung der Leistenregion werden das Gesäß sowie die Kniegelenke mit einem Gelkissen unterlegt.

Zur Minimierung von Wundinfekten ist auf eine in der Menge und zeitlich ausreichendes steriles Abwaschen des Operationsgebietes einschließlich der Genitalregion zu achten. Die Haut wird mit einer Inzisionsfolie abgeklebt.

Zugang

Die Schnittführung ist analog zur Versorgung der klassischen Leistenhernie im Bereich der Schamregion, allerdings nur in einer Länge von 4 cm. Außerdem sollte der Schnitt nach distal medial leicht schräg verlaufend sein, um die Präparation am Os pubis ausreichend zu ermöglichen.

Operationsschritte

1. Zunächst wird nach Dissektion des Subcutangewebes und Darstellung der Externusaponeurose diese oberhalb der Medianlinie von lateral nach medial gespalten. Wichtig ist, dass der darunterliegende N. ilio-inguinalis und der weiter cranial liegende N. ilio-hypogastricus nicht verletzt werden. Auf eine Mobilisierung der Nerven aus ihrer Faszie heraus sollte grundsätzlich verzichtet werden. Der M. cremaster sollte immer und vollständig erhalten werden. Der Plexus pampiniformis wird mitsamt dem N. ilio-inguinalis angeschlungen. Anschließend kann die dorsale Wand des Leistenkanales direkt palpiert und das gewebsschwache Areal festgestellt werden. Dieser Defekt wird nun eröffnet (Abb. 2.16). Dabei ist streng darauf zu achten, dass der Defekt nicht erweitert wird. Daher ist es wichtig, den Defekt genau im Bereich seiner Begrenzung mit scharfen Klemmchen zu fassen und exakt zu präparieren.
2. **Der R. genitalis des N. genitofemoralis muss zwingend immer dargestellt und hinsichtlich seiner Oberfläche beurteilt werden.**
3. Ist diese glänzend und glatt, kann auf eine Resektion verzichtet werden. Im Fall einer gelblich stumpfen, makroskopisch fibrotischen Nervoberfläche ist dieser zu resezieren. Eine Resektion ist ebenfalls anzuraten, wenn aufgrund der anatomischen Lage ein suffizienter Verschluss des Hinterwanddefektes am inneren Leistenring nicht möglich ist.

Bei Resektion sollte das Präparat immer histologisch untersucht werden. Je nach anatomischem Verlauf der externen cremasterischen Gefäße sollten diese ggfs. zwischen Ligaturen durchtrennt werden.

1. Immer sicherer Ausschluss eines indirekten Bruchsackes (Cave Pseudorezidiv). Bei Vorliegen eines präperitonealen Lipoms wird dieses immer basisnah abgetragen. Darstellung der isolierten Vorwölbung, über der die Transversalisfaszie eröffnet wird, ohne den Defekt zu vergrößern. Stumpfes Abschieben des präperitonealen Fettgewebes und am kranialen Faszienrand erfolgt die Darstellung der *„white line"*, welche mit scharfen Klemmchen gefasst wird.

2. Am kaudalen Faszienrand erfolgt die Präparation einer Lefze des Tractus iliopubicus mit sicherer Abgrenzung zu den epigastrischen Gefäßen. Die erste Nahtreihe vernäht (Abb. 2.17), beginnend im medialen Defektrand, von kaudal stechend, die Transversalisfaszie mit der präparierten Faszienlefze fortlaufend überlappend bis zum inneren Leistenring (nicht resorbierbares Nahtmaterial, z. B. Prolene 2-0). Der so neu geschaffene innere Leistenring wird hierbei so kalibriert, dass neben dem Funikulus eine Pinzettenspitze frei durchgängig ist.

3. Hier erfolgt nun die Stichumkehr zur zweiten Nahtreihe, welche von lateral nach medial den freien Lefzenrand an den tiefsten Punkt des Leistenbandes fortlaufend fixiert (Abb. 2.18). Fortführung der Nahtreihe bis über lateralen Rand des Schambeins hinaus, ohne dabei das Periost mitzustechen. Dabei wird der medio-kranial retrahierte Anteil des M. rectus in regelrechte Position re-fixiert. Abschließend erfolgt wieder eine Stichumkehr (Abb. 2.19) bis zum Start der Nahtreihe und Anlegen eines sorgfältigen chirurgischen Knotens.

4. Mobilisation des kaudalen Randes des M. obliquus internus, welcher im lateralen Anteil als weiche Muskelmuffe mit einer weiteren fortlaufenden Naht an das Leistenband fixiert wird. Für diese zweite Nahtreihe wird ebenfalls ein nicht-resorbier-

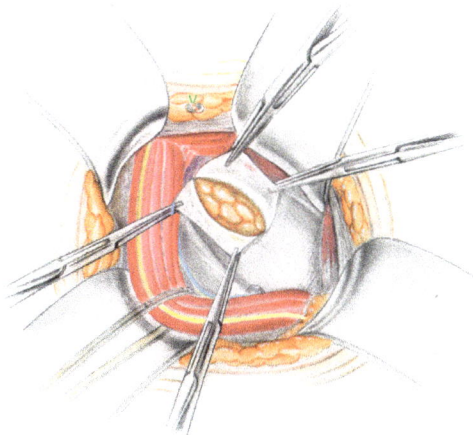

Abb. 2.16: Ausschließlich Eröffnung des Defektes unter Schonung intakter Anteile der Hinterwand (Copyright Dr. Ulrike Muschaweck).

bares Nahtmaterial verwendet (z. B. Prolene 2-0). Fortlaufender Verschluss der Aponeurose des M. obliquus externus mit langzeit-resorbierbaren Nahtmaterial (z. B. Monocryl 3-0 oder PDS 3-0) unter Sicherung eines ausreichend weit rekonstruierten äußeren Leistenringes. Fortlaufende Subkutannaht mit resorbierbaren Nahtmaterial (z. B. Vicryl 3-0) und Hautverschluss mit fortlaufender Intrakutannaht (z. B. Prolene 3-0). Adaptierende SteriStrips und ein Wundpflaster mit sterilen Kompressen beenden den operativen Eingriff.

5. Bei männlichen Patienten sollte der Samenstrang durch abschließenden Zug am Hoden der operierten Seite gestreckt werden.

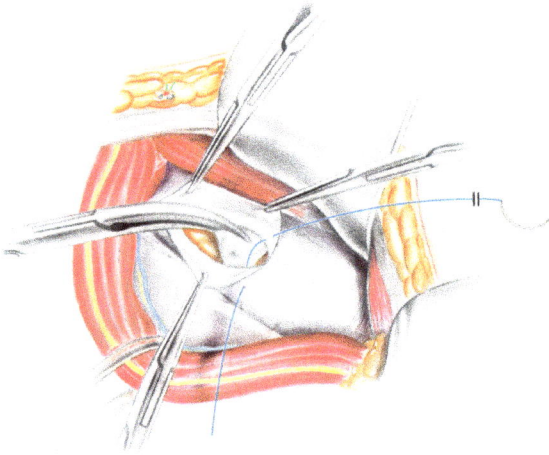

Abb. 2.17: Anlegen der ersten Nahtreihe (Copyright Dr. Ulrike Muschaweck).

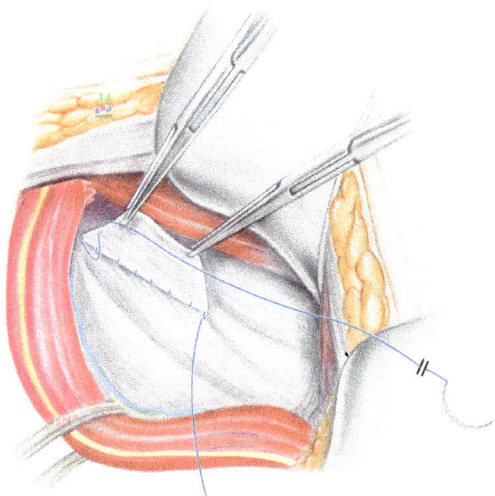

Abb. 2.18: Fixation der freien Faszienlefze am tiefsten Punkt des Leistenbandes (Copyright Dr. Ulrike Muschaweck).

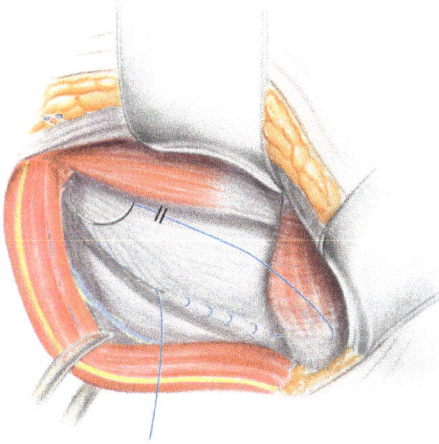

Abb. 2.19: Refixation des M. rectus abdominis mit fortlaufender Naht der Hinterwand (Copyright Dr. Ulrike Muschaweck).

Relevante Anatomie, Gefahren, Tricks

Die Irritation des R. genitalis des N. genitofemoralis liegt der Symptomatik als wesentliche Ursache zugrunde. Durch die umschriebene Wandschwäche der Fascia transversalis wird die Matrix der Muskelfaszien und Sehnen, die zum Os pubis ziehen, in ihrem Gefüge auseinandergedrängt und verstärkt so durch eine punktuelle Belastung der Knochensatzpunkte am Os pubis die Symptomatik. Diese Imbalance wurde von Morales-Conde als „Syndrom der muskulären Imbalance der Leiste" beschrieben (Morales-Conde, 2010).

Gefahren bei der Präparation der unteren Faszienlefze, die für die 1. Nahtreihe benötigt wird, stellen die dorsal der Transversalisfaszie liegenden, epigastrischen Gefäße mit ihren Ästen der Vasa cremasterica dar. Hier sollte evtl. durch Resektion der kleinen Gefäßäste der Vasa cremasterica ein ausschließlich stumpfes Zurückschieben der epigastrischen Gefäße ermöglicht werden, um dadurch einen 0,5 cm breiten Faszienrand für die 1. Nahtreihe schaffen zu können.

Nachsorge

Die postoperative Therapie umfasst bei der Entlassung der Patienten am Operationstage zunächst die Durchführung einer Sonographie incl. Doppler-Sonographie des Hodens der betreffenden Seite. Verordnung einer ausreichenden, nicht steroidalen, antiinflammatorischen Schmerzmedikation. Ein Anheben schwerer Lasten über 20 kg Gewicht ist ab dem 2. postoperativen Tag erlaubt, einzig limitierend gilt die Schmerzgrenze. Ein leichtes Lauftraining ist ab dem 2. postoperativen Tage gestattet. Die Steigerung der Trainingseinheiten erfolgt ab dem 3. postoperativen Tage, eine Vollbelastung ist ab dem 5. postoperativen Tage erlaubt. Grundsätzlich sollte eine Vollbelastung ohne jede Einschränkung, also auch Hochleistungssport, nach 10–14 Tagen möglich sein.

Literatur

Minnich J, Hanks J, Muschaweck U, Brunt L, Diduch D. Sports Hernia. Diagnosis and treatment high-lighting a minimal repair surgical technique. Am J Sports Med. 2011;39:1341-1349.

Morales Conde S, Socas M, Barranco A. A sportsmen hernia: what do we know? Hernia. 2010;14:5-15.

Muschaweck U, Berger L. Minimal Repair technique of sportsmen`s groin: an innovative open-suture repair to treat chronic inguinal pain. Hernia. 2010;14:27-33.

2.2.4 Weitere Nahttechniken

Ralph Lorenz, Andreas Koch

Neben den Nahttechniken nach Shouldice (Kap. 2.2.2) und Minimal Repair (Kap. 2.2.3) gibt es zahlreiche weitere Operationstechniken ohne Einsatz einer Netzaugmentation. Auf die im deutschsprachigen Raum am häufigsten angewendeten Techniken soll hier näher eingegangen werden.

2.2.4.1 Reparation nach Marcy/Zimmermann

Historie

Dieses Verfahren geht ursprünglich auf den amerikanischen Chirurgen Henry O. Marcy aus Boston zurück, der diese Technik 1871 erstmals beschrieb. Der Amerikaner Leo M. Zimmermann aus Chicago publizierte zahlreiche Arbeiten zu dieser Technik seit 1953.

Indikation

kleine laterale Hernien (L I) und/oder Samenstranglipome bei Adoleszenten und jungen Patienten unter 30 Jahren.

OP-Schritte

1. Präparation siehe Kap. 2.2.1.
2. Exploration der Leistenkanalhinterwand ohne Durchtrennung der Transversalfaszie.
3. Bei völlig stabiler und unversehrter Faszia transversalis Präparation des Bruchsackes, ggf. Eröffnung, danach Abtragung des Bruchsackes
4. Zusätzlich Einzelknopfnähte des inneren Leistenringes von medial nach lateral bis dieser auf eine Weite von 5–8 mm eingeengt ist (Abb. 2.20)
5. In Einzelfällen kann wie von Ogilvie (1959) beschrieben, eine weitere Stabilisierung durch eine Schlinge aus der Externus-Aponeurose erfolgen.
6. Verschluss der Externusaponeurose mit fortlaufender Naht unter Rekonstruktion des äußeren Leistenringes
7. Schichtweiser Bauchdeckenverschluss

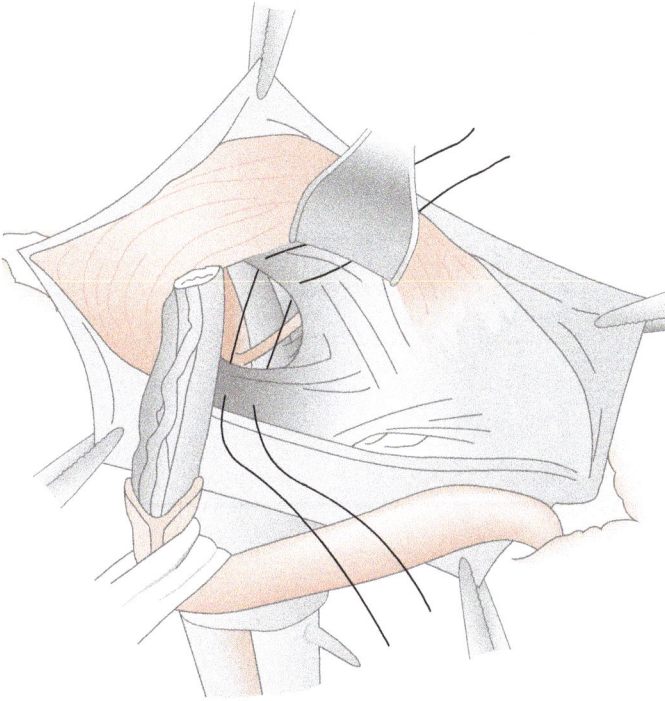

Abb. 2.20: Reparation nach Marcy.

2.2.4.2 Reparation nach Bassini

Historie
Diese Technik zur Wiederherstellung des Leistenkanals wurde 1884 vom italienischen Chirurgen Eduardo Bassini in Padua entwickelt und 1887 erstmals publiziert. In der Literatur wurden später verschiedene Modifikationen z. B. nach Girard, Kirschner (Epifasziale Verlagerung des Samenstranges), Halstedt und Hackenbruch beschrieben.

Indikation
Prinzipiell für alle inguinalen, nicht jedoch für femorale Hernien geeignet.

OP-Schritte
1. Präparation siehe Kap. 2.2.1.
2. Exploration der Leistenkanalhinterwand mit vollständiger Durchtrennung der Transversalfaszie. Ausschluss einer femoralen Lücke.
3. Allschichtige Einzelknopfnähte des Musculus obliquus internus, des Musculus transversus sowie der Fascia transversalis an das Leistenband medial beginnend nach lateral (zunächst alle Nähte vorlegen, danach alle Nähte knoten).
4. Die erste mediale Naht fasst das Periost des Schambeines mit.

(a)

(b)

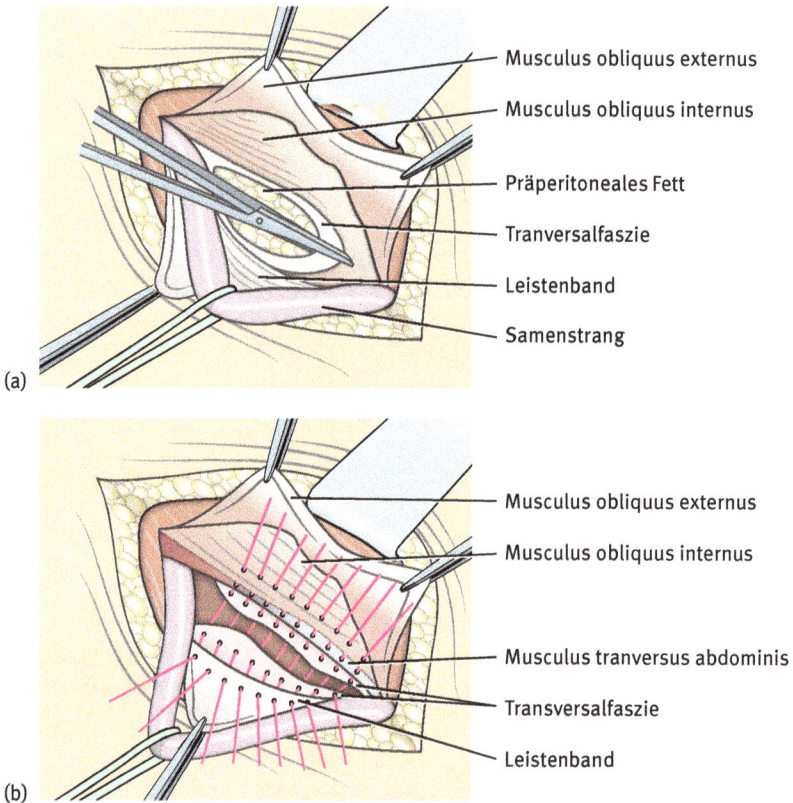

Abb. 2.21: Reparation nach Bassini. (a) Eröffnung der Transversalfaszie, (b) vorgelegte Bassini Nähte.

5. Einengen des inneren Leistenringes bis dieser auf eine Weite von 5–8 mm eingeengt ist (Hegar 11 oder Kleinfingerkuppe) (Abb. 2.21).
6. Verschluss der Externusaponeurose mit fortlaufender Naht unter Rekonstruktion des äußeren Leistenringes
7. Schichtweiser Bauchdeckenverschluss.

2.2.4.3 Reparation nach Lotheisen/McVay

Historie
Diese OP-Technik wurde nach intensiven anatomischen Kadaverstudien erstmals 1938 von dem amerikanischen Chirurgen Chester Bidwell McVay aus Chicago beschrieben. Vom Grundsatz geht diese Technik geht jedoch auf die bereits 1898 vom österreichischen Chirurgen Georg Lotheisen aus Wien beschriebene Technik zurück, der diese Technik vor allem bei femoralen Hernien anwendete.

Indikation
Prinzipiell ist diese OP-Technik für alle inguinalen und femoralen Hernien geeignet.

OP-Schritte
1. Präparation siehe Kap. 2.2.1.
2. Exploration der Leistenkanalhinterwand mit Durchtrennung der Transversalfaszie. Ausschluss einer femoralen Lücke.

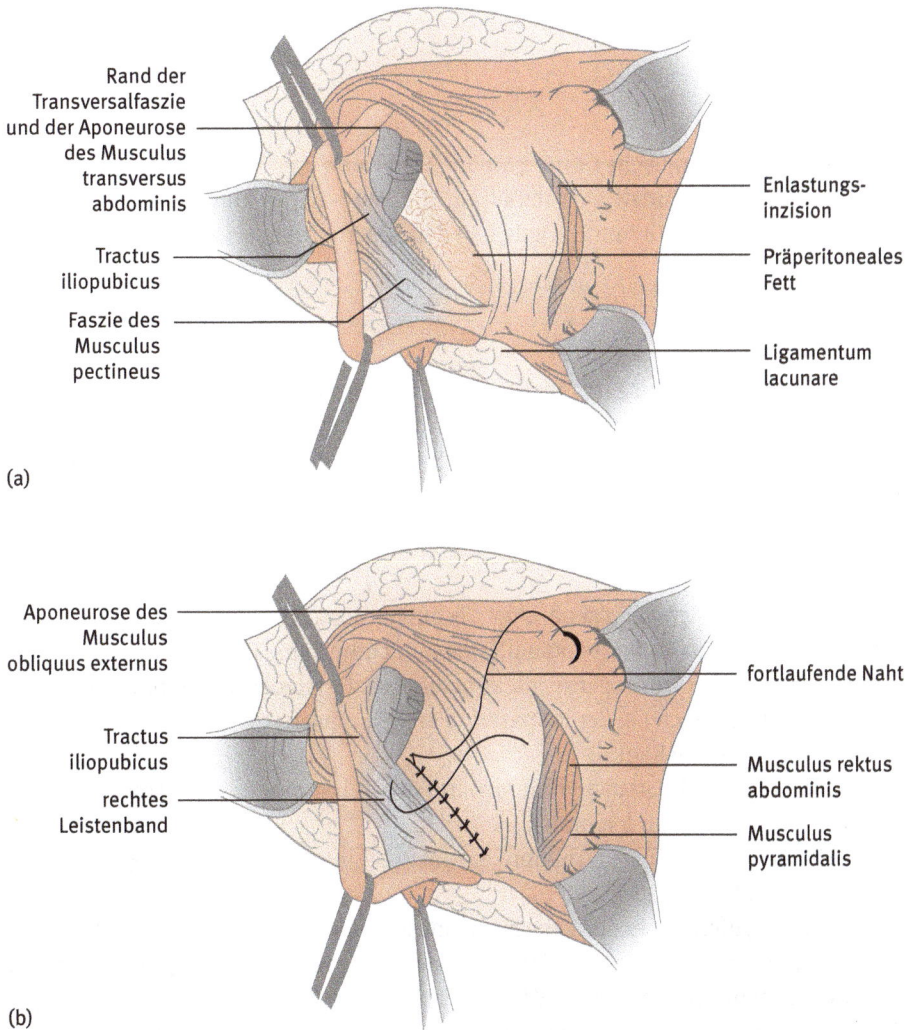

Rand der Transversalfaszie und der Aponeurose des Musculus transversus abdominis

Tractus iliopubicus

Faszie des Musculus pectineus

Enlastungsinzision

Präperitoneales Fett

Ligamentum lacunare

(a)

Aponeurose des Musculus obliquus externus

Tractus iliopubicus

rechtes Leistenband

fortlaufende Naht

Musculus rektus abdominis

Musculus pyramidalis

(b)

Abb. 2.22: Reparation nach Lotheisen/McVay. (a) Eröffnung der Transversalfaszie mit Darstellung des Cooper Ligamentes, (b) fortlaufende Naht des Conjoint tendon an das Cooper Ligament.

3. Durchgreifende fortlaufende Naht des Musculus obliquus internus, des Musculus transversus sowie der Fascia transversalis an das Cooper Ligament medial beginnend bis nach lateral.
4. Medial erfolgt in der Regel zusätzlich eine Entlastungsinzision des Rektusmuskels.
5. Einengen des inneren Leistenringes bis dieser auf eine Weite von 5–8 mm eingeengt ist (Hegar 11 oder Kleinfingerkuppe) (Abb. 2.22).
6. Verschluss der Externusaponeurose mit fortlaufender Naht unter Rekonstruktion des äußeren Leistenringes
7. Schichtweiser Bauchdeckenverschluss.

2.2.4.4 Reparation nach Desarda

Historie

2003 beschrieb der indische Chirurg Mohan P. Desarda aus Puna erstmals diese Operationstechnik. Es handelt sich dabei um die Weiterentwicklung einer durch den britischen Chirurgen William H. Ogilvie in den 50ger Jahren des 20. Jahrhunderts beschriebenen Technik.

Indikation

Prinzipiell für alle inguinalen, nicht jedoch für femorale Hernien geeignet. Kleine bis mittelgroße direkte, aber auch indirekte Hernien (M I/II, L I/II) vorzugsweise bei schlanken Patienten scheinen aus unserer Sicht die beste Indikation für diese Technik zu sein.

OP-Schritte

Im Unterschied zu den oben genannten Techniken sowie zur Shouldice-Technik wird hierbei die Stabilität der Leistenkanalhinterwand durch eine Faszien-Verschiebeplastik der Externus-Aponeurose erreicht. Voraussetzung ist dabei eine stabile Externusaponeurose, welche sich bei der Präparation nicht auffasert.
1. Präparation siehe Kap. 2.2.1.
2. Exploration der Leistenkanalhinterwand mit Durchtrennung der Transversalfaszie. Ausschluss einer femoralen Lücke.
3. Fortlaufende einreihige Naht der Leistenkanalhinterwand medial beginnend bis nach lateral.
4. Naht des Unterrandes der Externusaponeurose an den dorsalen Anteil des Leistenbandes medial beginnend bis zum inneren Leistenring mit langsam oder nicht resorbierbarer Naht Stärke 2-0/3-0.
5. Spaltung der Externus-Aponeurose ca. 1,5 cm cranial der Nahtreihe von medial nach lateral bis über den inneren Leistenring hinweg, sodass ein medial und lateral innervierter Faszien-Flap entsteht.

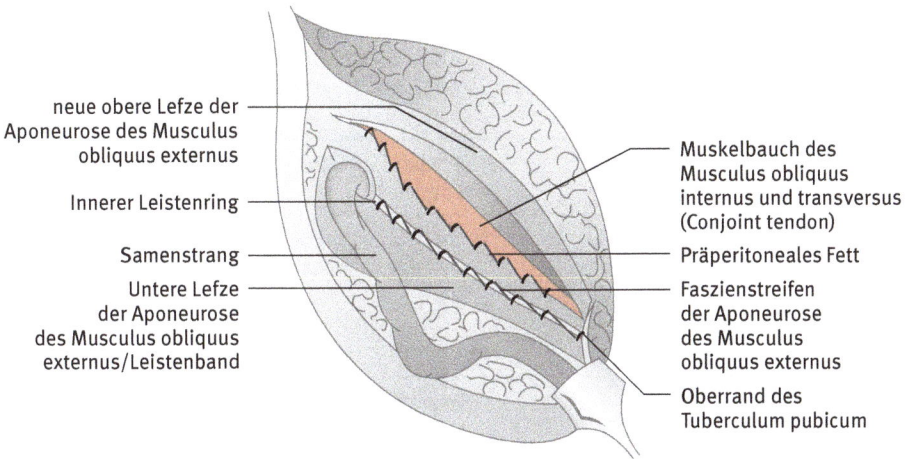

Abb. 2.23: Reparation nach Desarda.

6. Zweite craniale Nahtreihe des Oberrandes des Externusaponeurosen-Flaps an die Faszie des Musculus obliquus internus medial beginnend nach lateral bis über den inneren Leistenring hinweg ebenso mit langsam- oder nicht resorbierbarer Naht 2-0/3-0 (Abb. 2.23).
7. Verschluss der Externusaponeurose mit fortlaufender Naht unter Rekonstruktion des äußeren Leistenringes
8. Schichtweiser Bauchdeckenverschluss.

Evidenz

Nachfolgend wurde tabellarisch eine Auswahl von randomisiert kontrollierten Studien (= RCT's) und Meta-Analysen zu den weiteren Nahtverfahren, welche nach 2010 publiziert wurden zusammengefasst (Tab. 2.4).

Tab. 2.4: Evidenz zu den weiteren Nahttechniken.

Jahr	Autor	n	Follow-Up	Vergleich	Aussage
2010	Shi et al.	552 RCT		Bassini/ Lichtenstein	Bassini: mehr Rezidive, mehr Schmerzen,
2012	Dima	217	1J	Naht/ Lichtenstein	Verschiedene Nahttechniken (Postemski, Kimbarovski, Bassini, McVay) signifikant mehr Rezidive gegenüber Lichtenstein
2013	Nakagawa et al.	91 RCT	3J	Marcy/ Gilbert	Marcy = Gilbert

Tab. 2.4: (Fortsetzung) Evidenz zu den weiteren Nahttechniken.

Jahr	Autor	n	Follow-Up	Vergleich	Aussage
2013	Kassab et al.	144		McVay/ Bassini	McVay = Bassini bzgl. Rezidive
2015	Palermo et al.	263 RCT		Bassini/ Lichtenstein	Bassini: weniger postoperative Schmerzen Lichtenstein: weniger postop. Komplikationen, frühere Rückkehr zu normalen Aktivitäten
2012	Szopinski et al.	206 RCT	3J	Desarda/ Lichtenstein	Desarda: weniger Serome Desarda = Lichtenstein bzgl. Rezidive
2015	Youssef et al.	168 RCT	2J	Desarda/ Lichtenstein	Desarda: kürzere OP-Zeit, schnellere Mobilisation, kostengünstiger
2017	Gedam et al.	187 RCT	1J	Desarda/ Lichtenstein	Desarda: früher ambulant Desarda = Lichtenstein bzgl. Rezidiven und Komplikationen
2017	Pogorelic et al.	6826	14J	Marcy/ Ferguson	Bei Kindern-Marcy: Rezidivrate 0,36 % Ferguson: Rezidivrate 1,83 %
2017	Ge et al.	1014 8RCT´s	1J	Desarda/ Lichtenstein	Desarda = Lichtenstein bezüglich der OP-Zeit, Rezidive, Schmerzraten, Wundinfektionen, Rückkehr zur Aktivität
2017	Emile, Elfeki	2159 6RCT´s	1J	Desarda/ Lichtenstein	Desarda = Lichtenstein bzgl. Rezidive Lichtenstein: signifikant mehr postoperative Komplikationen (Serome und Wundinfektionen)

Literatur

Desarda MP. New method of inguinal hernia repair: a new solution. ANZ J Surg. 2001;71(4):241-244.

Desarda MP. Inguinal herniorrhaphy with an undetached strip of external oblique aponeurosis: a new approach used in 400 patients. Eur J Surg. 2001;167(6):443-448.

Desarda MP. Surgical physiology of inguinal hernia repair--a study of 200 cases. BMC Surg. 2003;16;3:2.

Dima R. Comparative study between classical operations and Lichtenstein technique for hernia repair [Article in Romanian]. Rev Med Chir Soc Med Nat Iasi. 2012;116(2):500-505.

Emile SH, Elfeki H. Desarda's technique versus Lichtenstein technique for the treatment of primary inguinal hernia: a systematic review and meta-analysis of randomized controlled trials. Hernia. 2017;22(3):385-395. doi: 10.1007/s10029-017-1666-z.

Ge H, Liang C, Xu Y, Ren S, Wu J. Desarda versus Lichtenstein technique for the treatment of primary inguinal hernia: A systematic review. Int J Surg. 2017;50:22-27. doi: 10.1016/j.ijsu.2017.11.055.

Gedam BS, Bansod PY, Kale VB, Shah Y, Akhtar M. A comparative study of Desarda's technique with Lichtenstein mesh repair in treatment of inguinal hernia: A prospective cohort study. Int J Surg. 2017;39:150-155. doi: 10.1016/j.ijsu.2017.01.083.

Kassab P, Franciulli EF, Wroclawski CK, et al. Meshless treatment of open inguinal hernia repair: a prospective study. Einstein (Sao Paulo). 2013;11(2):186-189.

Mitura K, Romańczuk M. Comparison between two methods of inguinal hernia surgery--Lichtenstein and Desarda. Pol Merkur Lekarski. 2008;24(143):392-395.

Nakagawa M, Nagase T, Akatsu T, et al. Randomized prospective trial comparing clinical outcomes 3 years after surgery by Marcy repair and Prolene Hernia System repair for adult indirect inguinal hernia. Surg Today. 2013;43(10):1109-1115. doi: 10.1007/s00595-012-0384-5. Epub 2012 Oct 26.

Ogilvie WH. Hernia. Arnold, London, 1959, S 33, 62, 73

Palermo M, Acquafresca PA, Bruno M, Tarsitano F. Hernioplasty with and without mesh: analysis of the immediate complications in a randomized controlled clinical trial. Arq Bras Cir Dig. 2015;28(3):157-160. doi: 10.1590/S 0102-67202015000300002.

Pogorelić Z, Rikalo M, Jukić M, et al. Modified Marcy repair for indirect inguinal hernia in children: a 24-year single-center experience of 6826 pediatric patients. Surg Today. 2017;47(1):108-113. Epub 2016 May 11.

Shi Y, Su Z, Li L, Liu H, Jing C. Comparing the effects of Bassini versus tension-free hernioplasty: 3 years' follow-up. Front Med China. 2010;4(4):463-468. doi: 10.1007/s11684-010-0050-5.

Szopinski J, Dabrowiecki S, Pierscinski S, et al. Desarda versus Lichtenstein technique for primary inguinal hernia treatment: 3-year results of a randomized clinical trial. World J Surg. 2012;36(5):984-992. doi: 10.1007/s00268-012-1508-1.

Tan WP, Lavu H, Rosato EL, Yeo CJ, Cowan SW. Edoardo Bassini (1844-1924): father of modern-day hernia surgery. Am Surg. 2013;79(11):1131-1133.

Youssef T, El-Alfy K, Farid M. Randomized clinical trial of Desarda versus Lichtenstein repair for treatment of primary inguinal hernia. Int J Surg. 2015;20:28-34. doi: 10.1016/j.ijsu.2015.05.055.

Zulu HG, Mewa Kinoo S, Singh B. Comparison of Lichtenstein inguinal hernia repair with the tension-free Desarda technique: a clinical audit and review of the literature. Trop Doct. 2016;46(3):125-129. doi: 10.1177/0049475516655070.

2.2.5 Lichtenstein-Technik

Bernd Stechemesser, David C. Chen

Die nach ihrem Entwickler Irving Lichtenstein genannte Operationsmethode stellt die offene Versorgung eines Leistenbruches mit einem Netz dar. Das Netz wird in einer Interparietalen-Position eingebracht (Lichtenstein, 1986). Die Lichtenstein-Prozedur ist das am besten untersuchte und am weitesten verbreitete offene Netz-Verfahren zur Behandlung einer Leistenhernie (Miserez, 2014).

Historie

Irving Lichtenstein (*21. Februar 1920 in Philadelphia; †11. Juni 2000 in Marina del Rey) war amerikanischer Chirurg und gilt als einer der Pioniere der Hernienchirurgie. Angetrieben durch inakzeptable Rezidivquoten und Mängel in der Versorgung großer Leistenhernien griff Lichtenstein die von Francis C. Usher (1908–1980) eingeführte Methode Kunststoff in der Hernienchirurgie einzusetzen auf und entwickelte das nach ihm benannte Verfahren.

Die erste Publikation diesbezüglich geht auf das Jahr 1986 zurück (Lichtenstein, 1986). 1997 wurde die Technik durch Parviz Amid, dem Nachfolger von Lichtenstein im Lichtenstein Institut durch einige Schritte modifiziert und ergänzt (Amid, 1997) (Tab. 2.5).

Tab. 2.5: Lichtenstein-Standard und Amid-Modifikationen.

Lichtenstein Standard (Lichtenstein 1986)	Amid-Modifikationen (Amid 1997)
Cremaster-Resektion	Cremaster- Nerven identifizieren und wenn möglich schonen
Bruchsack-Resektion	Bruchsack-Retention
Netzgröße 5 × 10 cm	Netzgröße 7 × 15 cm
Überlappung am Tuberculum pubicum	Überlappung medial 1,5–2 cm über das Tuberculum pubicum
	Fixation des Netzes mit nicht resorbierbarem Nahtmaterial caudal, resorbierbar cranial
Netzschlitzung 1/2	Netzschlitzung 1/3 caudal, 2/3 cranial

Seit den 1985er Jahren ist dieses Verfahren das weltweit am häufigsten durchgeführte offene Netz-Verfahren. In Deutschland stellt die Versorgung des Leistenbruches durch das LICHTENSTEIN-Verfahren ebenfalls die häufigste offene Netzaugmentation dar. Gemessen an den Publikationen zu diesem Verfahren stellt es das am besten wissenschaftlich untersuchte OP-Verfahren in der offenen Leistenhernienchirurgie dar (Simons, 2009).

Indikation

Jede Art der Leistenhernie, Rezidive nach vorangegangener endoskopischer Reparatur. Große Skrotalhernien. Die Op ist auch in Lokalanästhesie (siehe Kap. 2.2.1) durchführbar, sie kann daher auch bei Patienten, bei denen eine Vollnarkose mit Risiken verbunden ist durchgeführt werden (Reinpold2017)

Operationsschritte in der von Lichtenstein und Amid beschriebenen Weise (Keypoints)

1. Präparation (siehe Kap. 2.2.1).
2. Spezielle Bruchsackversorgung beim Lichtenstein-Verfahren
   a. Indirekte Hernie: Präparation des Bruchsackes und anschließend Reposition oder Bruchsackabtragung
   b. Direkte Hernie: Raffung der Faszia transversalis durch fortlaufende Naht mit resorbierbarem oder nicht resorbierbarem Nahtmaterial. Durch die Raffung erfolgt auch eine Retention des medialen Bruchgeschehens.
3. Vorbereiten des Netzes
4. Es findet ein einfaches Flachnetz Verwendung. Klassischerweise wird das Netz zurechtgeschnitten, wobei es nach distal medial abgerundet wird und eine Breite von ca. 7,5 cm und eine Länge von ca. 15 cm haben sollte. Das Netz wird dann 1/3 zu 2/3 bis etwa zur Mitte eingeschnitten, es ist nicht notwendig am Ende des Einschnittes eine größere Öffnung für den Samenstrang auszuschneiden. Von der Industrie werden zahlreiche vorgeschnittene Netze angeboten, dabei ist auf die Mindestmaße wie oben angegeben zu achten (Abb. 2.24, Abb. 2.25).
5. Das Netz wird nach distal in den Situs eingebracht. Es erfolgt die Fixierung in Höhe des Tuberculum pubicum mit einer Überlappung des Tuberculums von ca. 1,5-2 cm. Das Netz wird dann zunächst lateral am Leistenband fixiert. Auch hier erfolgt eine Überlappung des unteren Drittels des Leistenbandes von ca. 1 cm. Die Fixierung erfolgt mit nicht resorbierbarem monofilem Nahtmaterial der Stärke 2/0. Die Naht wird fortlaufend von medial beginnend nach proximal mit 3–4 Stichen bis in Höhe des inneren Leistenringes durchgeführt, so das eine nicht raffende gerade Naht entsteht.
6. Die Schenkel des Netzes werden um den Samenstrang ausgebreitet und hinter dem Samenstrang vereint. Der mediale 2/3-Schenkel kommt über den lateralen 1/3-Schenkel zu liegen. Dies bedeutet der laterale Anteil muss zuerst ausgebreitet werden. Nun wird die untere Kante des medialen Schenkels zusammen mit der oberen Kante des lateralen Schenkels gefasst und an das untere Drittel des Leistenbandes fixiert. Es wird wiederum nicht resorbierbares Nahtmaterial der Stärke 2/0 verwendet.
7. Die Fixierung nach medial erfolgt mit resorbierbarem Nahtmaterial der Stärke 2/0 mit einigen wenigen Nähten (2–3). Luftknoten. Das Netz liegt locker auf der trans-

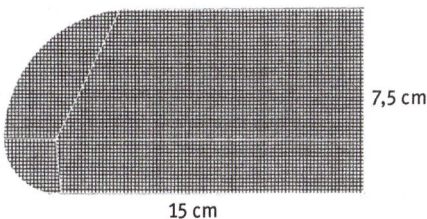

7,5 cm

15 cm

Abb. 2.24: Lichtenstein-Netz.

versalis Faszie, dem M. obliquus internus, der Samenstrang tritt nicht eingeengt aus dem Netz. Netz-Nerv Kontakt sollte vermeiden werden (Abb. 2.26).

8. Die Aponeurose des M. obliquus externus wird mit resorbierbarer Naht der Stärke 2-0 geschlossen, um das Netz abzudecken. Dabei wird erneut darauf geachtet den N. ilioinguinalis nicht zu irritieren.

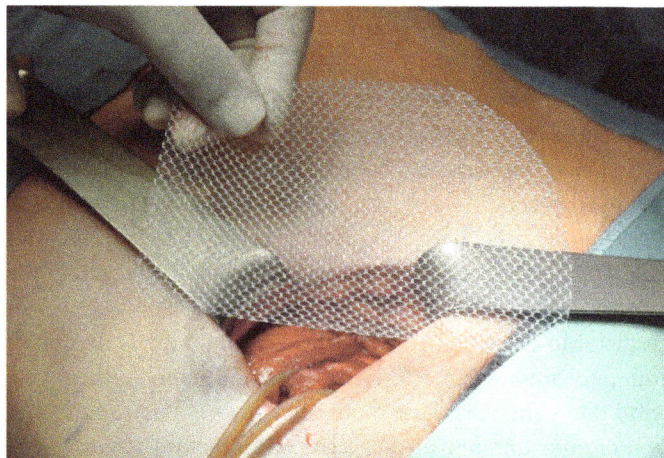

Abb. 2.25: Zuschneiden des Netzes bei der Lichtenstein-Technik.

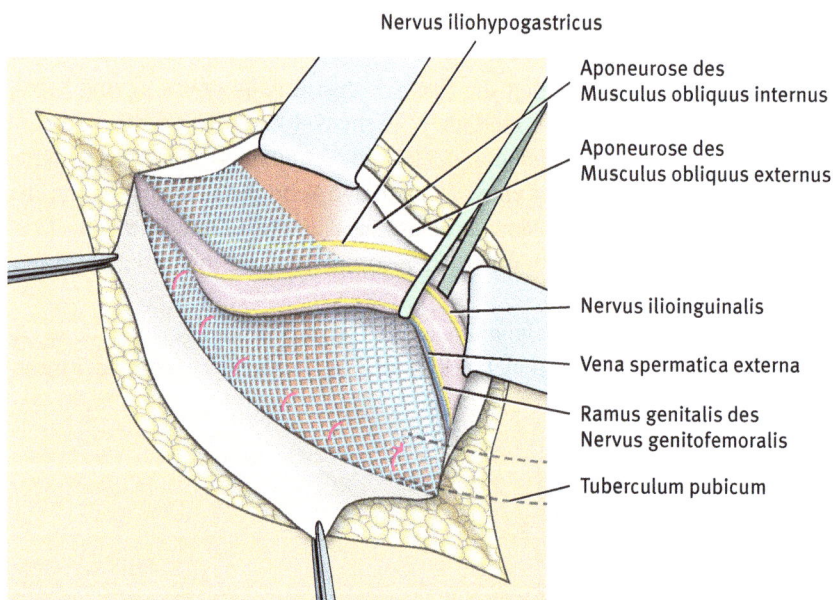

Nervus iliohypogastricus

Aponeurose des Musculus obliquus internus

Aponeurose des Musculus obliquus externus

Nervus ilioinguinalis

Vena spermatica externa

Ramus genitalis des Nervus genitofemoralis

Tuberculum pubicum

Abb. 2.26: Nervenlage und Netzposition.

9. Ggf. lokale Infiltration der OP Region streng nach lateral cranial und medial mit langwirksamen Lokalanästhetikum (z. B. Ropivacain 10 bis 20 ml) (Cave zu tiefe oder zu caudale Infiltration kann die Nervenloge des Nervus femoralis tangieren und eine passagere Quadrizepsparese bewirken)
10. Abschließend folgen der Verschluss der subkutanen Schichten und die fortlaufende intrakutane Hautnaht z. B. mit resorbierbarer Naht 3-0 oder 4-0. Ggf. Steristrips und Steriler Verband.

Modifikationen

a. Von der Industrie werden zahlreiche vorgeschnittene Produkte angeboten, diese sind aber oftmals kleiner als die vorgegebenen Maße. Ein nicht vorkonfektioniertes Netz bietet die Möglichkeit es individuell besser anzupassen.
b. Modifikationen bei der Fixierung. Es gibt selbsthaftende Netz-Produkte für die Lichtenstein-Versorgung, diese bieten möglicherweise Vorteile bezüglich der Operationszeit und postoperativer Schmerzen (Batabyal, 2016; Zhang, 2013). Insgesamt ist die Studienlage aber hier nicht eindeutig. Einige Studien zeigen einen Vorteil von Fibrin-Klebung der Netze anstelle der Naht, auch hier kann eine eindeutige Empfehlung aufgrund der Datenlage nicht vorgenommen werden (Campanelli, 2008; Campanelli, 2014).

Nervenmanagement

Zahlreiche Studien zeigen eine höhere Rate an postoperativen Schmerzen nach Lichtenstein-Operationen im Vergleich zu endoskopischen Verfahren an (Bittner, 2005; Kockerling, 2016; Salma, 2015). Der Vermeidung von chronischen Schmerzen bei der Lichtenstein-Prozedur kommt daher eine zentrale Bedeutung bei dieser Operation zu. Die Schmerzgenese ist dabei nicht völlig geklärt, jedoch ist klar, dass ein durch eine Naht oder ein thermisch geschädigter bzw. traumatisierter Nerv eine Ursache für langandauernde Schmerzen darstellt (Abb. 2.27). Der direkte Kontakt zum Netz stellt eine weitere mögliche Ursache für einen chronischen Schmerzreiz dar. Dies gilt ganz besonders bei der Verwendung von sogenannten schwergewichtigen Netzen, da hier eine erhebliche narbige Schrumpfung des umliegenden Gewebes induziert werden kann (Meshoma) (O'Dwyer, 2005). Da ein mehr als 3 Monate andauernder Schmerz in ein chronisches Schmerzsyndrom übergehen kann und den Patienten dauerhaft belastet, sollten alle Schritte unternommen werden eine Traumatisierung von Nerven zu verhindern.

Merke: Bei der Lichtenstein-OP, wie auch bei anderen offenen Verfahren in der Leistenhernienchirurgie, kommt der Operateur immer mit den 3 typischen Nerven der Region in Berührung. Dies sind der Nervus Ilioinguinalis, der Nervus iliohypogastricus und der Ramus genitalis des Nervus genitofemoralis.

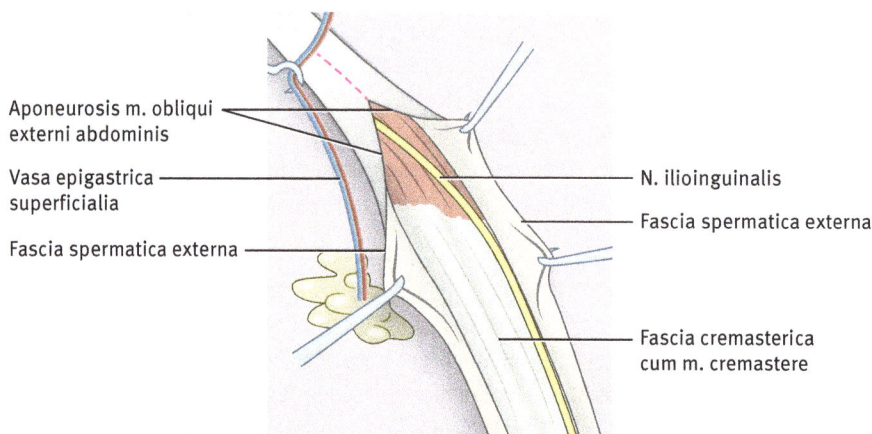

Abb. 2.27: Funiculus spermaticus und Nerven (nach Kremer et al. 1994).

Der *Nervus ilioinguinalis* liegt typischerweise auf der Rückseite des Samenstranges sehr oberflächlich im Bindegewebe des Musculus cremaster, er kann bereits bei der Eröffnung der Externusaponeurose in Mitleidenschaft gezogen werden, diese sollte daher nicht thermisch erfolgen (Abb. 2.27). Gerne kommt es auch zu kleineren Blutungen aus dem Begleitgefäßen des Nerven, werden diese elektrisch zum Erliegen gebracht, kann der Nerv auch gleich durchtrennt werden, da er dieses Manöver nicht ohne Schaden überlebt. Die Durchtrennung sollte möglichst weit proximal im Muskelbereich des M. obliquus internus erfolgen damit der Nervenstumpf möglichst nicht als Neurom für neue Schmerzen sorgt. Wir instillieren in diesen Fällen prinzipiell einige Milliliter Carbostesin 0,5 % an den Nerven. Eine generelle Durchtrennung des Nerven sollte vermieden werden, da dies keine Vermeidung von chronischen Leistenschmerzen bewirkt. Andererseits ist ein verletzter Nerv schlechter als ein hoch abgesetzter in der Muskulatur versenkter Nerv. Die Durchtrennung des Nerven wird kontrovers diskutiert. Es gibt keine Evidenz bezüglich der Frage, ob der Nerv scharf durchtrennt, verbrannt oder ligiert werden sollte. Der *Nervus iliohypogastricus* liegt nach medial ziehend unter der Externusaponeurose. Der Nerv kann bei der Mobilisierung der Aponeurose immer dargestellt werden. Er sollte möglichst von einer kleinen Gewebeschicht, die sich auf dem M. obliquus internus befindet bedeckt bleiben und keinen direkten Kontakt mit dem Netz bekommen. Notfalls ist das Netz so zuzuschneiden, dass ein direkter Kontakt unterbleibt, dies gilt vor allem im Bereich der Netzkante.

Der *Ramus genitalis des Nervus genitofemoralis* liegt an der Unterseite der Samenstranggebilde. Hier an der „*Blue line*" der Vena cremasterica inferior. Bei der klassischen Shouldice-Operation wird er praktisch immer durchtrennt. Bei der Lichtenstein-Op ist dies nicht unbedingt notwendig, er sollte daher auf jeden Fall dargestellt werden und nach Möglichkeit auch geschont werden.

Komplikationen

Die häufigste Komplikation nach der Lichtenstein-Operation ist der chronische Schmerz, der je nach Definition in 5–30 % der Fälle auftritt (Reinpold, 2017). Infekte treten je nach Literatur in unterschiedlich häufigen Raten auf. Sie liegen zwischen 0,3 % und 5,6 %. Hämatome und Serome gehören zu den häufigeren Komplikationen, sie liegen zwischen 0,1 % und 6,9 % der Fälle. Gemessen an der Häufigkeit des Eingriffs betrifft dies aber sehr viele Patienten. Ausgehend von einer Operationshäufigkeit von ca. 60.000 Lichtenstein-Operationen pro Jahr in Deutschland und einer angenommenen Hämatom-/Seromrate von 5 % wären dies ca. 3.000 Patienten pro Jahr.

Bei Frauen kann das Lichtenstein-Verfahren nicht empfohlen werden, weil zahlreiche Studien, insbesondere mit Daten aus dem dänischen Hernienregister gezeigt haben, dass Frauen häufiger zu femoralen Rezidiven neigen. Diese sind zudem in hohem Maße inkarzeriert. Das Lichtenstein-Verfahren deckt die femorale Lücke nicht ab. Zum sicheren Ausschluss einer bereits primär bestehenden Femoralhernie (bis zu 34 %) muss zudem immer die Faszia transversalis bei der Op geöffnet werden. Der reine Tastbefund durch die geschlossene Faszie ist nicht sicher. (Mikkelsen, 2002; Schouten, 2012).

Evidenz

Im Folgenden soll eine tabellarische Übersicht über einige aktuellere randomisiert kontrollierte Studien (RCT´s) und Meta-Analysen zum Lichtenstein-Verfahren gegeben werden: (Tab. 2.6).

Tab. 2.6: Evidenz zum Lichtenstein-Verfahren.

Jahr	Autor	N (RCT, Meta-Analyse)	Vergleich	Aussage
2017	Scheuermann et al.	896 Pat. 8 RCTs	Lichtenstein/ TAPP	Lichtenstein = TAPP bezüglich Komplikationen und Outcome TAPP: signifikant weniger chronische Schmerzen
2017	Molegraaf et al.	2541 Pat. 10 RCT's	Selfgripping Mesh/Naht/ Lichtenstein	Keine Unterschiede zwischen Selbstfixierenden Netzen und Naht. Hauptvorteil von Selbstfixierenden Netzen Zeitersparnis
2014	Bobo et al.	3279 Pat. 13 RCT's	Lichtenstein/ TEP	Kein Unterschied bzgl. Serom-, Wundinfektions-, Schmerzrate. Aber höhere Rezidivrate bei der TEP
2015	Pisanu et al.	647 Pat. 7 RCT's	Lichtenstein/ TAPP/TEP beim Rezidiv	Weniger chronische Schmerzen bei der laparoskopischen Methode. Längere Operationszeit für die endoskopischen Verfahren

Tab. 2.6: (Fortsetzung) Evidenz zum Lichtenstein-Verfahren.

Jahr	Autor	N (RCT, Meta-Analyse)	Vergleich	Aussage
2013	de Goede et al.	1185 Pat. 7 RCT's	Klebefixierung/ Nahtfixierung	Weniger Schmerzen und schnellere Operationszeiten beim Kleben, gleiche Rezidivraten

Literatur

Amid PK, Lichtenstein IL. [Current assessment of Lichtenstein tension-free hernia repair]. Chirurg. 1997;68(10):959-964.

Batabyal P, Haddad RL, Samra JS, et al. Inguinal hernia repair with Parietex ProGrip mesh causes minimal discomfort and allows early return to normal activities. Am J Surg. 2016;211(1):24-30.

Bittner R, Sauerland S, Schmedt CG. Comparison of endoscopic techniques vs Shouldice and other open nonmesh techniques for inguinal hernia repair: a meta-analysis of randomized controlled trials. Surg Endosc. 2005;19(5):605-615.

Bobo Z, Nan W, Qin Q, et al. Meta-analysis of randomized controlled trials comparing Lichtenstein and totally extraperitoneal laparoscopic hernioplasty in treatment of inguinal hernias. J Surg Res. 2014,192(2):409-420. doi: 10.1016/j.jss.2014.05.082. Epub 2014 Jun 4.

Campanelli G, Champault G, Pascual MH, et al. Randomized, controlled, blinded trial of Tissucol/Tisseel for mesh fixation in patients undergoing Lichtenstein technique for primary inguinal hernia repair: rationale and study design of the TIMELI trial. Hernia. 2008;12(2):159-165.

Campanelli G, Pascual MH, Hoeferlin A, et al. Post-operative benefits of Tisseel((R))/Tissucol ((R)) for mesh fixation in patients undergoing Lichtenstein inguinal hernia repair: secondary results from the TIMELI trial. Hernia. 2014;18(5):751-760.

de Goede B, Klitsie PJ, van Kempen BJ, et al. Meta-analysis of glue versus sutured mesh fixation for Lichtenstein inguinal hernia repair. Br J Surg. 2013;100(6):735-742. doi: 10.1002/bjs.9072. Epub 2013 Feb 22.

HerniaSurge Group. International guidelines for groin hernia management. Hernia. 2018;12:1-165. doi: 10.1007/s10029-017-1668-x. [Epub ahead of print] PMID: 29330835.

Kremer K, Lierse W, Platzer W, Schreiber HW, Weller S. Chirurgische Operationslehre Band 7. Stuttgart 1994 S. 52 A.

Kockerling F, Stechemesser B, Hukauf M, Kuthe A, Schug-Pass C. TEP versus Lichtenstein: Which technique is better for the repair of primary unilateral inguinal hernias in men? Surg Endosc. 2016;30(8):3304-3313.

Lichtenstein IL, Shulman AG. Ambulatory outpatient hernia surgery. Including a new concept, introducing tension-free repair. Int Surg. 1986;71(1):1-4.

Mikkelsen T, Bay-Nielsen M, Kehlet H. Risk of femoral hernia after inguinal herniorrhaphy. Br J Surg. 2002;89(4):486-488.

Miserez M, Peeters E, Aufenacker T, et al. Update with level 1 studies of the European Hernia Society guidelines on the treatment of inguinal hernia in adult patients. Hernia. 2014;18(2):151-163.

Molegraaf M, Kaufmann R, Lange J. Comparison of self-gripping mesh and sutured mesh in open inguinal hernia repair: A meta-analysis of long-term results. Surgery. 2018;163(2):351-360. doi: 10.1016/j.surg.2017.08.003. Epub 2017 Oct 10.

Novik B, Nordin P, Skullman S, Dalenbäck J, Enochsson L. More recurrences after hernia mesh fixation with short-term absorbable sutures: A registry study of 82 015 Lichtenstein repairs. Arch Surg. 2011;146(1):12-17. doi: 10.1001/archsurg.2010.302.

O'Dwyer PJ, Kingsnorth AN, Molloy RG, et al. Randomized clinical trial assessing impact of a lightweight or heavyweight mesh on chronic pain after inguinal hernia repair. Br J Surg. 2005;92(2):166-170.

Pisanu A, Podda M, Saba A, Porceddu G, Uccheddu A. Meta-analysis and review of prospective randomized trials comparing laparoscopic and Lichtenstein techniques in recurrent inguinal hernia repair. Hernia. 2015;19(3):355-366. doi: 10.1007/s10029-014-1281-1. Epub 2014 Jul 18.

Reinpold W, Chen D. [Evidence-based Lichtenstein technique]. Chirurg. 2017;88(4):296-302.

Salma U, Ahmed I, Ishtiaq S. A comparison of post operative pain and hospital stay between Lichtenstein's repair and Laparoscopic Transabdominal Preperitoneal (TAPP) repair of inguinal hernia: A randomized controlled trial. Pak J Med Sci. 2015;31(5):1062-1066.

Scheuermann U, Niebisch S, Lyros O, Jansen-Winkeln B, Gockel I. Transabdominal Preperitoneal (TAPP) versus Lichtenstein operation for primary inguinal hernia repair – A systematic review and meta-analysis of randomized controlled trials. BMC Surg. 2017;17(1):55. doi: 10.1186/s12893-017-0253-7.

Schouten N, Burgmans JP, van Dalen T, et al. Female ‚groin' hernia: totally extraperitoneal (TEP) endoscopic repair seems the most appropriate treatment modality. Hernia. 2012;16(4):387-392.

Simons MP, Aufenacker T, Bay-Nielsen M, et al. European Hernia Society guidelines on the treatment of inguinal hernia in adult patients. Hernia. 2009;13(4):343-403.

Zhang C, Li F, Zhang H, et al. Self-gripping versus sutured mesh for inguinal hernia repair: a systematic review and meta-analysis of current literature. J Surg Res. 2013;185(2):653-660.

2.2.6 Plug-Technik nach Rutkow und Millikan

Michael Zörner, Frank P. Müller

Einführung und Historie

Eine erste Beschreibung eines *Mesh-Plugs* (Netzplombe), eines sogenannten Zigarettenplugs zur Versorgung von Schenkel- und Rezidiv-Leistenhernien erfolgte bereits durch Lichtenstein im Jahre 1974 (Lichtenstein, 1974). Prinzipiell stellt das Plug-Verfahren eine Weiterführung und Ergänzung der spannungsfreien Operationsverfahren dar. Ziel des Plugs ist es, den Bruchsack ohne Resektion dauerhaft zu reponieren.

Die beiden amerikanischen Chirurgen Ira M. Rutkow und Alan Robbins aus New Jersey entwickelten das OP-Verfahren weiter und beschrieben erstmals 1989 das sogenannte Plug- und Patch-Verfahren. Dabei wird die Bruchlücke mit einem sogenannten „Plug" ausgefüllt und mit mehreren Einzelknopfnähten in der Buchlücke fixiert. Zusätzlich wird ein geschlitztes „*Onlay*"-Netz auf der Leistenkanalhinterwand wie beim Lichtenstein-Verfahren (Kap. 2.2.5) positioniert und fixiert. Hierbei ist die Größe des Patches in der Regel kleiner als beim Lichtenstein-Verfahren. Der Patch hat die Aufgabe, die noch nicht herniierte Faszie zu stabilisieren.

Im Jahre 2003 beschrieb der amerikanische Chirurg Keith W. Millikan eine leichte Modifikation, wobei der Plug mit seinem äußeren Schirm unter die Transversalfaszie im Präperitonealraum breiter platziert wird und der Plug an den inneren sog. *Petals* (Flügeln) mit der Faszie befestigt wird.

Aufgrund der extrem kurzen Lernkurve gehört dieses OP-Verfahren seit den 90ger Jahren des 20. Jahrhunderts zu den am häufigsten durchgeführten Operationsverfahren zur Versorgung von Leistenbrüchen in den USA, aber auch in Ostasien. „*See one, do one, teach one*" wurde als Lehrkonzept gerne dieser Operationsmethode angedichtet, es sind jedoch unten angeführte Tipps/Problematiken dringend zu beachten. In Deutschland war diese Technik lange nach Einführung als „Gürtel und Hosenträger-Technik" nicht akzeptiert. In der ambulanten Hernienchirurgie hat sich diese Technik dann ab 2000 etabliert. Nahezu alle Netzhersteller haben heute entsprechende „Plugs" in ihrem Produktsortiment.

Indikation

Das Plug- und Patch-Verfahren nach RUTKOW eignet sich prinzipiell am ehesten für kleinere bis mittlere Hernien. Für kleinere und vor allem laterale Hernien ist das RUTKOW-Verfahren zu bevorzugen. Für mittelgroße und vor allem mediale Hernien ist die Modifikation nach MILLIKAN vorteilhaft. Eine weitere sinnvolle Indikation stellen Rezidiv-Leistenhernien mit kleiner Bruchpforte nach bereits vorausgegangener Netzimplantation dar. Hierbei wird in der Regel auf das Onlay-Mesh verzichtet.

Bei jungen und schlanken Patienten sollte die Indikation für das Plug- und Patch-Verfahren aufgrund der dreidimensionalen Fremdkörper-Beschaffenheit des Plugs und des, im Vergleich zu anderen offenen Verfahren, vermehrten Fremdmaterialeinsatzes eng gestellt werden.

Aufgrund der vorhandenen wissenschaftlichen Evidenz wurde in den 2014 publizierten EHS- Leitlinien das Plugverfahren als gleichwertig gegenüber anderen offenen OP-Verfahren zur Versorgung von Leistenhernien betrachtet (Miserez, 2014). Die aktuell publizierten HerniaSurge-Leitlinien empfehlen Methoden mit gleichzeitiger Mesh-Platzierungen im anterioren wie posterioren Zugang zur Leiste nicht mehr. Hierzu zählt auch die hier vorgestellte Plug- and Patch-Technik. Gründe hierfür liegen vor allem in der gleichzeitigen Verlegung des Zugangswegs zur Leiste in beiden Kompartimenten bei erforderlichen Rezidiveingriffen. Größere Materialeinsätze und höhere Materialkosten bei gleichem Outcome werden ebenso aufgeführt (HerniaSurge, 2018).

Dennoch stellt das Plug- und Patch-Verfahren mit einer in der Literatur gleichhohen Rezidivrate im Vergleich zu allen anderen offenen und laparoskopischen Verfahren eine einfache OP-Technik insbesondere bei älteren Hernienpatienten dar, welche bei entsprechender Komorbidität ggf. auch in Lokalanästhesie versorgt werden können. Das Operationsverfahren besticht durch seine geringe Komplexität und geringe Operationszeit.

Operationschritte

Grundprinzipien des Plug- und Patch-Verfahrens sind:
- sehr kleine Hautinzision (4–5 cm)
- minimales Gewebetrauma durch minimale Präparation
- einfacher und sicherer Verschluss der Bruchlücke durch eine Netzplombe

Keypoints Reparation nach Rutkow/Millikan

Die Arbeitsgruppe Qualitätssicherung in der Ambulanten Leistenhernienchirurgie entwickelte 2009 einen gemeinsamen klar definierten Operationsstandard für die Durchführung des Rutkow/Millikan Verfahrens. Jede Abweichung vom festgelegten Operationsstandard sollte grundsätzlich dabei dokumentiert werden (Abb. 2.28 und Abb. 2.29).

1. Präparation der Leiste siehe Kap. 2.2.1
2. Darstellung der medialen Leistenkanalhinterwand ggf. mit Reposition eines medialen Bruchanteils nach Spaltung der Transversalisfaszie, sicherer Ausschluss einer femoralen Lücke.
3. Einbringen des jeweils individuell angepassten Plugs in die jeweilige Bruchlücke (direkt oder indirekt) entweder nach Rutkow (Plug füllt die Lücke aus, Abb. 2.28) oder nach Millikan (äußerer Schirm wird subfaszial im Präperitonealraum ausgebreitet und stützt sich an der Transversalisfaszie ab, innerer Schirm füllt

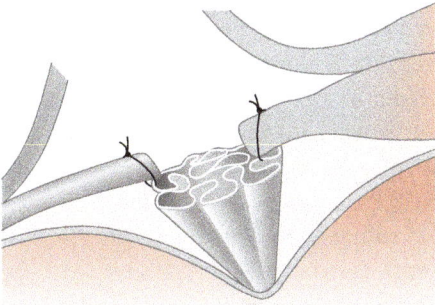

Abb. 2.28: Reparation nach Rutkow.

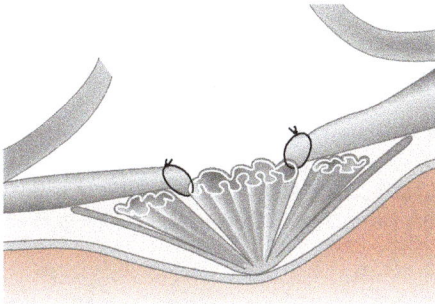

Abb. 2.29: Reparation nach Millikan.

die Lücke aus, Abb. 2.29). Jegliche Protrusionstendenz des Plugs weist auf eine unzureichende Präparation im präperitonealen Raum oder auf einen zu kleinen Plug im Vergleich zur Bruchpforte hin.

4. Fixation des Plugs mit nicht resorbierbaren Nähten Stärke 2-0 oder 3-0 mindestens 2 × an festen Strukturen der Bruchpforte (am Internusmuskel (Luftknoten wegen der Gefahr der Nerveneinengung) und mindestens 2 × am caudalen Leistenband).

5. Immer zusätzliche Verwendung des Onlay-Meshes, Ausnahme: kleine Femoralhernien und Rezidivhernien mit fester Umgebungssituation und femoralem Zugang.

6. Vorbereiten und Ausbreiten des Onlay-Meshes und mediale Fixierung mit nicht resorbierbaren Nähten Stärke 2-0 oder 3-0 über dem Tuberculum pubicum bzw. am Rektusmuskels als sichere mediale Absicherung analog zur Lichtenstein-Technik, Schlitzung des Netzes von caudal ggf. auch von lateral als Durchtritt für den Samenstrang bzw. das Ligamentum rotundum und Bilden eines neuen inneren Leistenringes durch eine zweite Naht mit nicht resorbierbaren Nähten Stärke 2-0 oder 3-0 am Leistenband.

7. Ggf. weitere Nähte zur Fixierung des Onlay-Meshes am medialen und caudalen Leistenbandbereich, nicht nach cranial und lateral (Vorsicht: Nervenverlauf im *triangle of pain*!). Anpassung des Onlay-Meshes ggf. Zuschneiden nach lateral und vorsichtiges faltenfreies Ausbreiten des Netzes nach lateral.

8. Die Aponeurose des M. obliquus externus wird mit resorbierbarer Naht der Stärke 2-0 geschlossen, um das Netz vollständig abzudecken.

9. Ggf. lokale Infiltration der OP-Region streng nach lateral cranial und medial mit langwirksamen Lokalanaesthetikum (z. B. Ropivacain 10 bis 20 ml) (Vorsicht: zu tiefe oder zu caudale Infiltration kann die Nervenloge des Nervus femoralis tangieren und eine passagere Quadrizepsparese bewirken, unbedingt Hinweis auf vorsichtiges Aufstehen nach der OP!).

10. Abschließend folgen der Verschluss der subkutanen Schichten und die fortlaufende intrakutane Hautnaht z. B. mit resorbierbarer Naht 3-0 oder 4-0., ggf. Steristrips und Steriler Verband.

Tipps und Tricks:

Große und kombinierte Leistenhernien mit aufgebrauchter Leistenkanalhinterwand sollten prinzipiell nicht mit einem „Plug" versorgt werden. Hier sollte auf großflächigere Netzimplantation z. B. TIPP oder Lichtenstein ausgewichen werden.

Weibliche Hernien sollten grundsätzlich wie beim Mann operiert werden. Entscheidend ist die Exploration des Femoralkanals um eine Femoralhernie sicher auszuschließen. Anstelle des Samenstranges umscheidet das Onlay-Mesh das Lig. Rotundum. Um eine Dislokation des „Onlay"-Netzes zu verhindern sollte dieses mit ein oder mehreren nicht resorbierbaren Einzelknopfnähten auf der Leistenkanalhinterwand fixiert werden.

Femoralhernien Aufgrund der in der Literatur beschriebenen Gefahr von Arrosionen der Leistenge-
fäße in der Lacuna vasorum und Einwachsen des Plugs in den Ramus femoralis des N. genitofemoralis sollte die Plug-Technik nicht mehr bei Femoralhernien verwendet werden.

Bei **schlanken und jungen Patienten** sollte prinzipiell auf eine andere OP-Methode (Lichtenstein
oder posteriores Verfahren ausgewichen werden, um eine fühlbares Abzeichnen des „Plugs" in
der Bauchdecke zu vermeiden.

Evidenz

Im Folgenden soll eine tabellarische Übersicht einer Auswahl aktueller randomisiert
kontrollierter Studien (RCT's) und Meta-Analysen zum Plug-Verfahren gegeben werden (Tab. 2.7):

Tab. 2.7: Evidenzlage zum Plugverfahren.

Jahr	Autor	N = Patien-tenzahl	Follow-Up	Vergleich	Aussage
2011	Gong et al.	164	15,6 Mo	Plug/TAPP/TEP	TAPP/ TEP: weniger postope-rative Schmerzen, schneller Rekonvaleszenz Plug: kostengünstiger, ein-facher und schneller erlernbar
2012	Li et al.	2912 8RCT's		Plug/Lichtenstein	Keine Unterschiede bei Rezidiven, Schmerzen und Komplikationen
2012	Lermite, Arnaud	300 RCT	45 Tage	Plug/Shouldice	Plug: weniger postoperative Schmerzen, besserer Outcome, kürzere OP-Zeit, schnellere Rückkehr zur normalen Ak-tivität
2014	Hirose et al.	RCT	1 J	Plug-Lightweight vs. Heavyweight	Lightweight Plug: signifikant weniger Fremdkörpergefühl
2014	Droeser et al.	697 RCT	6,7 J.	Plug/Lichtenstein	Keine signifikanten Unterschie-de bei Rezidiven und chron. Schmerzen Plug: weniger Re-Operationen
2014	Hayashi et al.	1141		PHS/Plug	Keine signifikanten Unter-schiede bei Rezidiven, Wund-schmerzen und postop. Wund-infektionen
2015	Nienhuis et al.	308 RCT	7,6 J.	PHS/Plug/Lich-tenstein	Keine signifikanten Unterschie-de im chron. Schmerz

Derzeit verfügbare Netzimplantate:

- Perfix Plug®/ Perfix Light Plug® (Firma BARD)
- Ultrapro Plug® (UPP®) (Firma Johnson & Johnson)
- Comfort Plug® (Firma Johnson & Johnson)
- Surgimesh Easy Plug® (Firma Aspide)
- Tilene Plug System® (Firma PFM)
- Gore® Bio-A®-Hernia Plug® (Firma Gore)
- Freedom ProFlor Plug® (Firma Insightra)
- Premilene Mesh Plug® (Firma Braun)

Literatur

Droeser RA, Dell-Kuster S, Kurmann A, et al. Long-term follow-up of a randomized controlled trial of Lichtenstein's operation versus mesh plug repair for inguinal hernia. Ann Surg. 2014;259(5):966-972. doi: 10.1097/SLA.0000000000000297.

Gong K, Zhang N, Lu Y, et al. Comparison of the open tension-free mesh-plug, transabdominal preperitoneal (TAPP), and totally extraperitoneal (TEP) laparoscopic techniques for primary unilateral inguinal hernia repair: a prospective randomized controlled trial. Surg Endosc. 2011;25(1):234-239. doi: 10.1007/s00464-010-1165-0. Epub 2010 Jun 15.

Hayashi Y, Miyata K, Yuasa N, et al. Short- and long-term outcomes of open inguinal hernia repair: comparison of the Prolene Hernia System and the Mesh Plug method. Surg Today. 2014;44(12):2255-2262. doi: 10.1007/s00595-014-0867-7. Epub 2014 Feb 20.

HerniaSurge Group. International guidelines for groin hernia management. Hernia. 2018;12:1-165. doi: 10.1007/s10029-017-1668-x. [Epub ahead of print] PMID: 29330835.

Hirose T, Takayama Y, Komatsu S, et al. Randomized clinical trial comparing lightweight or heavyweight mesh for mesh plug repair of primary inguinal hernia. Hernia. 2014;18(2):213-219. doi: 10.1007/s10029-013-1105-8. Epub 2013 May 9.

Koch A, et al. Technik und Ergebnisse der Leistenreparation mittels dreidimensionalen und teilresorbierbaren Netzen. CHAZ 2013;14(5):325-330.

Lermite E, Arnaud JP. Prospective randomized study comparing quality of life after shouldice or mesh plug repair for inguinal hernia: short-term results. Surg Technol Int. 2012;22:101-106.

Li J, Ji Z, Li Y. Comparison of mesh-plug and Lichtenstein for inguinal hernia repair: a meta-analysis of randomized controlled trials. Hernia. 2012;16(5):541-548. doi: 10.1007/s10029-012-0974-6. Epub 2012 Jul 28.

Lichtenstein IL, Shore JM. Simplified repair of femoral and recurrent inguinal hernias by a "plug" technique. Am J Surg. 1974;128:439-445.

Metzger J, Cross C, et al. mesh plug-Operation. Eine einfache, schnelle und komplikationslose Technik für inguinale Hernien. Scherz Med Wochenschau. 1998;128:1401-1407.

Miserez M, Peeters E, Aufenacker T, et al. Update with level 1 studies of the European Hernia Society guidelines on the treatment of inguinal hernia in adult patients. Hernia. 2014;18(2):151-163.

Nienhuijs SW, Rosman C. Long-term outcome after randomizing prolene hernia system, mesh plug repair and Lichtenstein for inguinal hernia repair. Hernia. 2015;19(1):77-81. doi: 10.1007/s10029-014-1295-8. Epub 2014 Aug 14.

Robbins AW, Rutkow IM. Open mesh plug herniaplasty : the less invasive procedure. In : Szabo Z; Lewis JE; Fantini GA, Salvati RS (eds), Surgical Technology V. Universal Medical Press, San Francisco 1996; 87-91.

Robbins AW, Rutkow I. Repair of femoral hernias with plug technique. Hernia. 1998;2:73-75.

Robbins AW, Rutkow IM. Mesh plug repair an groin hernia surgery. Sure Clin North Am. 1998;78:1007-1023.

Rutkow IM, Robbins AW. Hernioplastik mit der Netzplombe. Der Chirurg. 1997;68:970-976.

Rutkow IM, Robbins AW. The mesh plug technique for recurrent groin hernioraphy: a nine-year experience of 407 repairs. Surgery. 1998;124(5):844-847.

Rutkow IM, Robbins AW. The Marlex mesh PerFix plug groin hernioplasty. Eur. J.Surg. 1998;164:549-552.

Zieren J, Zieren HU, Wenger F, Müller JM. Leistenhernienoperation beim alten Menschen. Ergebnisse der Plug-und Patch-Reparation unter besonderer Berücksichtigung der Lebensqualität. Chirurg. 2000;71:564-567.

2.2.7 TIPP-Techniken nach Pelissier, TREPP-, MOPP- und ONSTEP-Technik

Ralph Lorenz, Bernd Stechemesser

Einführung und Historie

Bei den TIPP-Techniken handelt es sich um eine Gruppe von offenen Operationsverfahren mit inguinalem Zugang, bei dem die Bruchlücke mit einem Kunststoffnetz von dorsal verschlossen wird. Das Netz wird dabei hinter der Bauchdeckenmuskulatur im Präperitonealraum platziert und ggf. zusätzlich fixiert. Diese Operationstechnik entspricht der Netzposition den endoskopischen Techniken TAPP und TEP. Sie verbindet die Vorteile der retromuskulären Netzposition mit einem einfachen, offenen operativen Zugangsweg.

Der unilaterale offene präperitoneale Zugang zur Versorgung von Hernien geht auf *McEvedy* 1950 zurück. In den 60er-Jahren des vergangenen Jahrhunderts entwickelte *R. Stoppa* den offenen bilateralen präperitonealen Zugang zur Bauchwand. *L. Nyhus* und *J. Rives* erkannten später die fundamentale Bedeutung des präperitonealen Raumes für die Versorgung von Leistenhernien (Rives, 1973). Die erste präperitoneale Leistenhernienversorgung mit einem Netz geht auf *J.H. Alexandre* im Jahre 1984 zurück. Die TIPP-Techniken können somit als Vorfahren der heutigen endoskopischen Verfahren bezeichnet werden. Eine maßgebliche Weiterentwicklung der ursprünglichen TIPP-Techniken erfolgte nach dem Jahre 2000. In diesem Kapitel sollen folgende heute häufig angewendete OP-Techniken näher ausgeführt werden:

- Pelissier-Technik
- MOPP-Technik
- TREPP-Technik
- ONSTEP-Technik

Indikation

Für alle TIPP-Techniken gilt das mediale Hernien mit instabiler Leistenkanalhinterwand aber auch femorale Hernien eine ideale Indikation darstellen. Prinzipiell können jedoch auch alle anderen Hernientypen bei denen eine Netzversorgung geplant ist mit TIPP-Techniken operativ versorgt werden. Rezidivhernien nach anterioren Netztechniken (z. B. nach Lichtenstein-Technik) sind darüber hinaus ebenso geeignet und stellen eine mögliche Alternative zu endoskopischen Techniken dar.

2.2.7.1 OP-Technik nach Pelissier

Einführung und Historie

Der Amerikaner *R.D. Kugel* entwickelte im Jahre 1999 erstmals ein eigens für den präperitonealen Raum entwickeltes Polypropylen-Netz mit einem selbstaufspannenden Memory-Ring aus Polyester (Abb. 2.30) (Kugel, 1999; Kugel, 2003). Dieses Netz wurde von *E. Pelissier* aus Frankreich im Jahre 2001 in der Form weiterentwickelt (Abb. 2.31) (Pelissier, 2001; 2006). Besonderheit ist dabei die komplett retromuskuläre präperitoneale Lage des Netzes über einen inguinalen Zugangsweg.

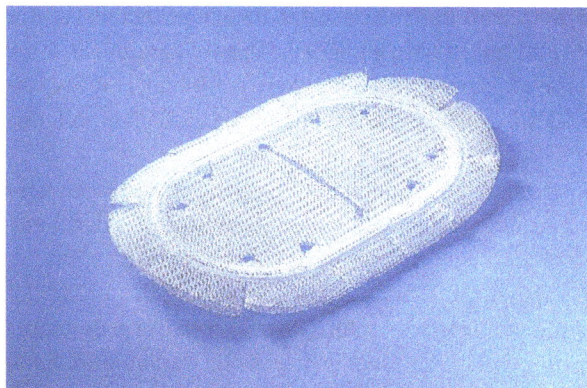

Abb. 2.30: Kugel Patch® (© C.R. Bard).

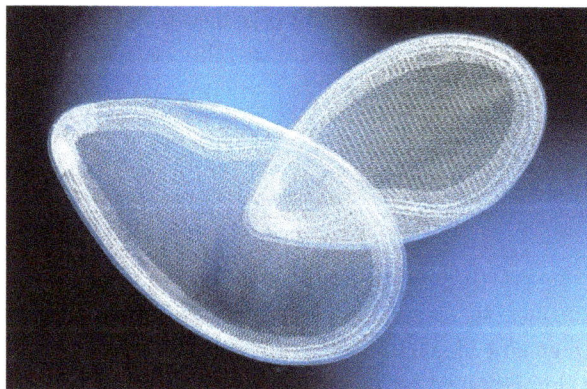

Abb. 2.31: Polysoft Patch® (© C.R. Bard).

Keypoints Reparation Pelissier-Technik

1. Der operative Zugang sowie die Präparation der Hernie erfolgt stets nach den gleichen Prinzipien (siehe Kap. 2.2.1).

2. Präparation des Präperitonealraumes je nach Hernientyp von medial oder lateral. Die Epigastrischen Gefäße werden bei medialen und kombinierten Hernien von medial und bei lateralen Hernien von lateral mittels Langenbeck/Kocher-Spatel aufgeladen und sicher geschützt. Mit Hilfe einer ausgezogenen ggf. feuchten Kompresse kann der Präperitonealraum weitgehend stumpf präpariert werden.

3. Mit dem Finger wird dieser Raum zusätzlich zunächst nach medial, danach nach cranial und nach lateral ausgetastet und stumpf präpariert. Dabei ist besonders darauf zu achten, dass der Finger in direktem Kontakt zur Rückseite der Faszia transversalis präpariert und das präperitoneale Fett nach posterior stumpf abschiebt.

4. Die eingebrachte Kompresse dient gleichermaßen zur Retention der Hernie sowie als Präparationshilfe und Indikator für eine Blutung. Die präperitoneale Dissektion sollte unter dem Cooperschen Band ansetzen und bis über die Beckensymphyse ausgedehnt werden. Auf diese Weise können Schenkelhernien automatisch reponiert werden. Danach Entfernung der Kompressen (Zählkontrolle)

5. Einbringen des präperitonealen ggf. selbstaufspannenden Netzes in die jeweilige Bruchlücke (direkt oder indirekt) und Vorschieben zunächst nach medial und danach Ausbreiten nach lateral, danach nach cranial und caudal. Kontrolle auf faltenfreie Netzplatzierung, Nach caudal wird das Netz stumpf mit dem Finger mit Abdeckung der Iliakalgefäße und des Femoralkanals platziert (Abb. 2.32).

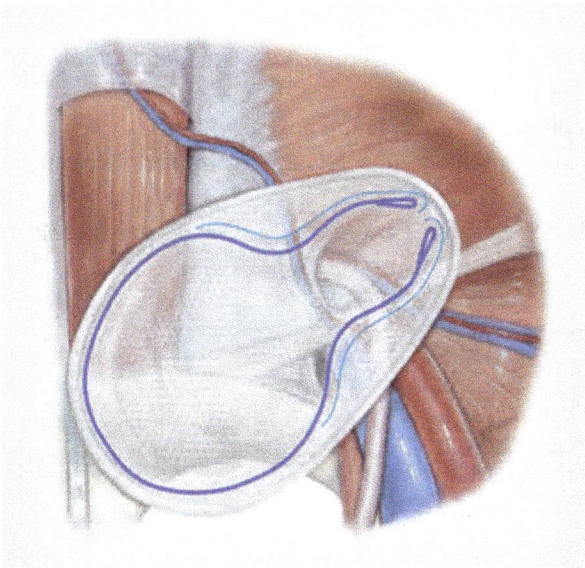

Abb. 2.32: Präperitoneale Netzlage TIPP-Technik mit einem Onflex® Mesh (© C.R. Bard) nach Pelissier (posteriore Ansicht).

6. Danach ggf. Fixierung des Netzes am Cooper-Ligament (Cave Corona mortis) und/oder am Leistenband (Cave Ramus genitalis des Nervus genitofemoralis und Vena cremasterica externa) mit nicht resorbierbaren Nähten (Stärke 2-0 oder 3-0).
7. Anschließend ggf. Verschluss der Leistenkanalhinterwand zum sicheren Abdecken des Netzes mit Einzelknopfnähten ggf. mit fortlaufender Naht nicht resorbierbarer Naht Stärke 2-0 oder 3-0.
8. Schichtweiser Wundverschluss der Externusaponeurose, der subkutanen Schichten und fortlaufende intrakutane Hautnaht z. B. mit resorbierbarer Naht 3-0 oder 4-0. Ggf. Steristrips und Steriler Verband.

2.2.7.2 TREPP-Technik nach Akkersdijk

Historie

Die TREPP-Technik (*transrectus sheath preperitoneal mesh repair*) wurde von *W. Akkersdijk* aus den Niederlanden 2011 entwickelt und stellt eine weitere Variante der TIPP-Techniken dar. Sie unterscheidet sich bezüglich des operativen Zugangsweges von den anderen TIPP-Techniken. Der operative Zugangsweg erfolgt dabei mehr cranial über eine kleine querverlaufende Inzision im Unterbauch und über die Rektusscheide (Koning, 2011; Rosin, 2014; Lange, 2014].

9 Keypoints TREPP nach Akkersdijk (2016)

1. 4 cm langer Hautschnitt im Unterbauch in querer Verlaufsrichtung ca. 1 cm oberhalb des inneren Leistenringes
2. Eröffnung der Externusaponeurose und Darstellung des lateralen Randes der Rektusmuskels
3. Spaltung der Rektusscheide und Verlagern des Rektusmuskels nach medial.
4. Eröffnung des medialen Kompartimentes des Präperitonealen Raumes und Identifizierung der epigastrischen Gefäße.
5. Eröffnung des lateralen Kompartiments des Präperitonealen Raumes
6. Dissektion des medialen Kompartiments und Identifizierung des Hernientyps (medial, lateral, femoral)
7. Finale Darstellung des präperitonealen Raumes und Kontrolle der folgenden Landmarks:
    – Medial (Abb. 2.33):
        – Symphyse und Schambein – medial
        – Cooper's ligament – dorsal
        – Iliakalgefäße – dorsolateral
        – Epigastrische Gefäße – lateral
        – Unterer Rand des Rektusmuskels – ventral
        – Peritonealer Bruchsack – cranial

- Lateral:
  - epigastrische Gefäße – dorsomedial
  - Samenstrang – dorsomedial
  - interner Ring
  - Iiliopsoasmuskel – dorsal
  - Leistenband – caudal
  - vordere Bauchwand – anterior
  - Peritonealer Bruchsack – cranial
8. Einführen eines formstabilen Netzes und korrekte Positionierung in den präperitonealen Raum (Abb. 2.34), in der Regel keine Fixation des Netzes.
9. Schichtweiser Wundverschluss der Externusaponeurose, der subkutanen Schichten und fortlaufende intrakutane Hautnaht z. B. mit resorbierbarer Naht 3-0 oder 4-0. Ggf. Steristrips und Steriler Verband.

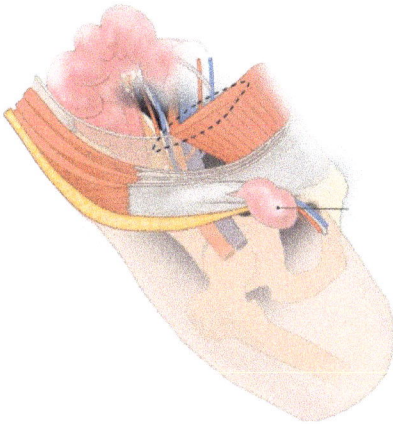

Abb. 2.33: Zugangsweg bei der TREPP-Technik (Akkersdijk, 2016).

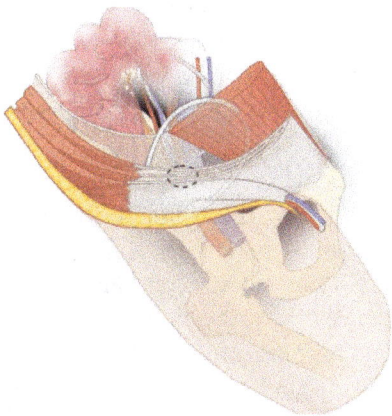

Abb. 2.34: Netzposition bei der TREPP-Technik (Akkersdijk, 2016).

2.2.7.3 MOPP-Technik nach Soler

Einführung und Historie

Die MOPP-Technik (*mini open preperitoneal patch*), eine weitere TIPP-Technik von *M. Soler* aus Frankreich stellt eine Weiterentwicklung der Ugahary-Technik dar. Besonderheit ist dabei ein eigens für die Präparation entwickeltes Instrumentarium (Abb. 2.35a) mit verschiedenen Spekula (Soler, 2015). 1995 entwickelte *Frans Ugahary* aus den Niederlanden eine präperitoneale Technik mit dem Zugangsweg über einen Wechselschnitt im Unterbauch analog zur Appendektomie. Anschließend wird der Präperitonealraum dabei über zwei lange Spekula präpariert. Danach erfolgt die Einlage eines gegenläufig aufgerollten 10 × 15 cm großen Polypropylen-Netzes, welches unter Sicht in den Präperitonealraum eingebracht und ausgebreitet wird. Diese Technik wurde vorwiegend in den Niederlanden im Zeitraum von 1995 bis 2005 praktiziert. Aufgrund der langen Lernkurve ist diese Technik zwischenzeitlich fast in Vergessenheit geraten. Die MOPP-Technik verwendet im Gegensatz zur ursprünglichen Ugahary-Technik einen inguinalen Zugangsweg (Soler, 2015).

Keypoints MOPP

1. Über eine kleine Inzision, je nach Expertise 2–3 cm, in Höhe des äußeren Leistenrings, wird das Subkutangewebe präpariert und die Externusaponeurose aufgesucht und unter Sicht inzidiert.
2. Es erfolgt die Darstellung des Samenstranges ohne komplette Mobilisierung. Ein lateraler Bruch wird isoliert, reponiert und nach extraperitoneal verschoben (Abb. 2.35b, c).
3. Danach wird der innere Leistenring dargestellt und zunächst stumpf erweitert, die epigastrischen Gefäße werden dabei sorgfältig durch Einsatz verschiedener Haken geschont.
4. Durch den Einsatz weiterer Haken wird der Präperitonealraum weiter stumpf dargestellt und erweitert. Dabei ist vor allem die Präparation nach lateral schwierig und erfordert einige Übung. Die Arteria und Vena iliaca externa werden weit nach proximal verfolgt. Mit Hilfe einer ausgezogenen ggf. feuchten Kompresse kann der Präperitonealraum weitgehend stumpf präpariert werden. Darstellung und Präparation der medialen und femoralen Lücken. Danach vollständige Entfernung der Kompressen (Zählkontrolle).
5. Sobald der Peritonealsack mit Bruchsack frei mobilisiert ist, kann das speziell für diesen Zweck konzipierte Netz (Surgimesh-Mopp® (Fa. Aspide)) eingebracht werden. Zur optimalen Platzierung wird das Netz dann mit den Haken bzw. einem Löffel, der in den Randsaum des Netzes eingebracht wird, nachjustiert (Abb. 2.35d).
6. Eine zusätzliche Fixierung des Netzes erfolgt in der Regel nicht.
7. Ein Verschluss des erweiterten Leistenringes erfolgt nicht, da das Netz komplett ausgebreitet unter der Faszia transversalis liegt.

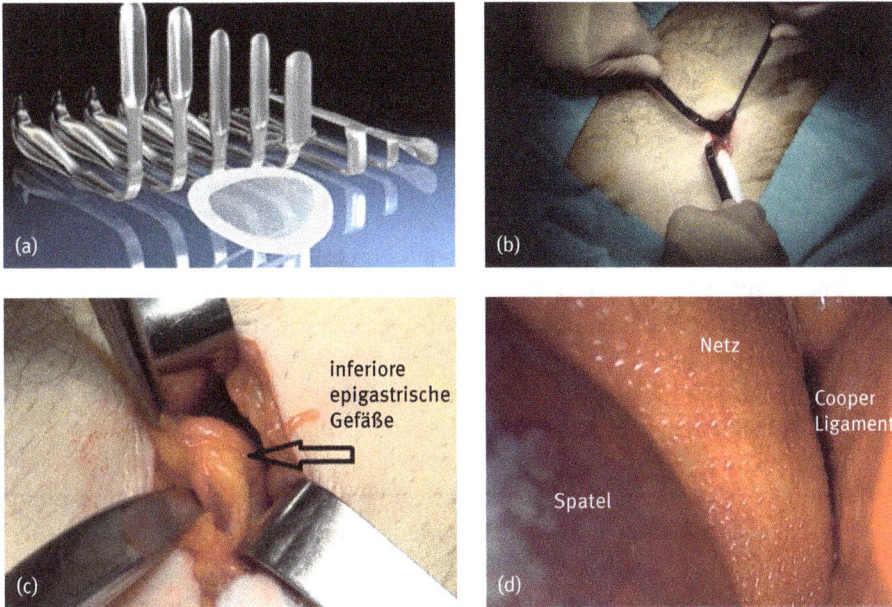

Abb. 2.35: MOPP-Technik. (a) spezielles Instrumentarium; (b) Inzision und Verwendung von Retraktoren zur Präparation bei der MOPP-Technik; (c) Eintritt in den präperitonealen Raum; (d) endoskopischer Blick auf die Netzlage im Präperitonealen Raum. (© Marc Soler).

8. Schichtweiser Wundverschluss der Externusaponeurose, der subkutanen Schichten und fortlaufende intrakutane Hautnaht invertierend z. B. mit resorbierbarer Naht 3-0 oder 4-0. Ggf. Steristrips und Steriler Verband.

2.2.7.4 ONSTEP -Technik nach da Costa und Lourenco

Einführung und Historie

Die ONSTEP-(open new simplified total extraperitoneal patch) Technik wurde 2012 erstmals von *R. da Costa* und *A. Lourenco* aus Portugal vorgestellt und publiziert (Lourenco, 2012). Die Besonderheit der ONSTEP-Technik ist die kulissenartige mehrschichtige Netzposition. Medial liegt die Netzprothese dabei präperitoneal und lateral über dem Musculus obliquus internus. Eine weitere Besonderheit ist der regelhafte Verzicht auf eine zusätzliche Fixation des Netzes und der besonders minimierte craniale Zugangsweg. Die wissenschaftliche Literatur zeigte Vorteile der ONSTEP-Technik vor allem gegenüber dem Lichtenstein-Verfahren (Andresen, 2013; Andresen, 2015; Andresen, 2017; Kohoutek, 2015).

Keypoints ONSTEP

1. Der Hautschnitt wird horizontal 2 QF oberhalb der Symphyse und 2 QF medial der Mittellinie angelegt. Nach Präparation des Subkutangewebes wird die Externusaponeurose cranial des äußeren Leistenringes durchtrennt.
2. Identifikation der Nerven N. iliohypogastricus, N. ilioinguinalis
3. Stumpf wird der Samenstrang bzw. das Ligamentum rotundum dargestellt und unterfahren. Darstellung des Ramus genitalis des Nervus genitofemoralis.
4. Präparation und Isolation eines indirekten Bruchsacks sowie eines Samenstranglipoms ggf. Abtragung. Direkte Hernien werden in der Regel reponiert.
5. Spaltung der Transversalfaszie und Eröffnung des präperitonealen Raumes. Mit Hilfe einer ausgezogenen ggf. feuchten Kompresse kann der Präperitonealraum weitgehend stumpf präpariert werden. Ausschluss einer femoralen Lücke. Danach vollständige Entfernung der Kompressen (Zählkontrolle).
6. Danach wird ein eigens dafür entwickeltes formstabiles Netz medial in den präperitonealen Raum eingebracht und flach unter dem Cooper-Ligament und hinter der Transversalfaszie ausgebreitet. Lateral liegt das Netz auf den epigastrischen Gefäßen (Abb. 2.36, Abb. 2.37).
7. Das laterale Netzende wird auf der Internusmuskulatur unter der Externusaponeurose ausgebreitet wie beim Lichtenstein-Verfahren (Cave: Nervverletzung)
8. Eine zusätzliche Fixierung des Netzes ist in der Regel nicht erforderlich.
9. Schichtweiser Wundverschluss der Externusaponeurose, der subkutanen Schichten und fortlaufende intrakutane Hautnaht z. B. mit resorbierbarer Naht 3-0 oder 4-0. Ggf. Steristrips und Steriler Verband.

> **Tipp fur alle TIPP-Techniken:** Der dafür notwendige präperitoneale Zugangsweg kann nach Voroperationen und Bestrahlungen im Unterbauch- und Leistenbereich erschwert oder gar unmöglich sein.
> Die präperitoneale Präparation gelingt am leichtesten mit einer oder mehreren großen ausgezogenen ggf. feuchten Kompressen (Zählkontrolle!), die als stumpfe Präparationshilfe und als Indikator für eventuelle nicht einsehbare Blutung im Präperitonealraum dienen.
> Im Falle einer Blutung im Präperitonealraum ist in erster Linie an eine Gefäßverletzung (arterielles und/oder venöses Gefäß der Corona mortis) über dem Cooper-Ligament zu denken.

Evidenz (Auswahl)

In der Übersicht ist eine Auswahl von Metaanalysen und randomisierten Studien seit 2010 aufgeführt (Tab. 2.8).

Die TIPP-Technik wurde aufgrund der noch nicht ausreichenden Studienlage in der derzeitigen Version der Europäischen Leitlinien berücksichtigt.

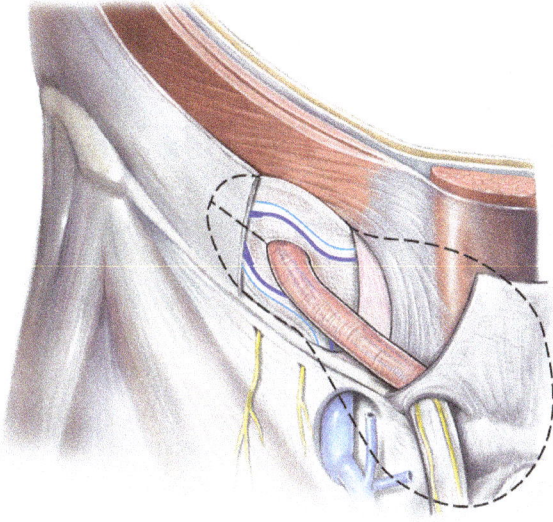

Abb. 2.36: ONSTEP-Technik, anteriore Ansicht (© C.R. Bard).

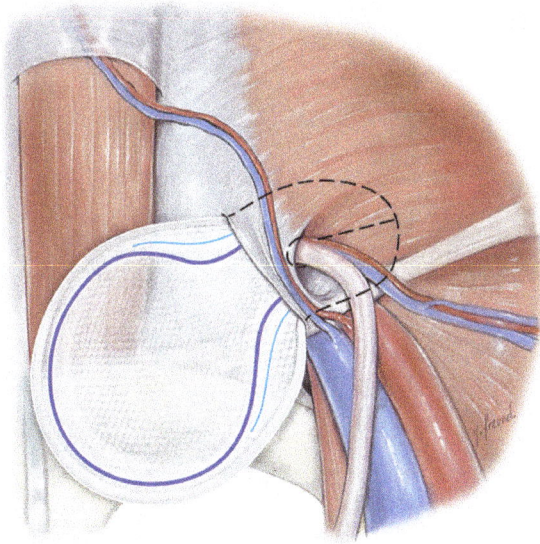

Abb. 2.37: ONSTEP-Technik, posteriore Ansicht (© C.R. Bard).

Tab. 2.8: Evidenz ausgewählter OP-Techniken.

Jahr	Autor	N, Patienten-zahl	Follow up	Vergleich	Aussage
2010	Berrevoet et al.	274 RCT	1J	Lichtenstein/ TIPP	TIPP: weniger Rezidive, weniger Schmerz
2011	Koning et al.	496 RCT	6 Mo	Lichtenstein/ TIPP	TIPP = Lichtenstein
2012	Willaert et al.	569 Meta-3RCT		Lichtenstein/ TIPP	TIPP: weniger Schmerz
2012	Li et al.	2860 Meta-8RCT		Lichtenstein/ TIPP	TIPP: weniger Rezidive
2012	Koning et al.	302 RCT	1J	Lichtenstein/ TIPP = TULIP-Trial	TIPP: weniger Schmerz
2013	Koning et al.	302 RCT	1J	Lichtenstein/ TIPP = TULIP-Trial	TIPP: kostengünstiger
2013	Gillion et al.	622	17 Mo	TIPP	TIPP: weniger Rezidive und chron. Schmerzen
2013	Williams et al.	956	2J	TIPP/Gilbert	TIPP: weniger Rezidive Gilbert: besserer frühpostoperativer Komfort
2013	Sajid et al.	1437 Meta-12RCT		TIPP/Lichten-stein	TIPP: weniger chronische Schmerzen TIPP = Lichtenstein: Rezidiv, OP-Zeit, postoperative Komplikationen und postoperative Schmerzen
2017	Čadanová et al.	256 RCT	1J	TIPP/Lichten-stein self gripping mesh	TIPP: weniger Schmerzen nach 2 Wo und 3 Mo TIPP = Lichtenstein nach 1 J bzgl. Schmerz und Rezidiven

Literatur

Akkersdijk WL, Andeweg CS, Bökkerink WJ, et al. Teaching the transrectus sheath preperiotneal mesh repair: TREPP in 9 steps. Int J Surg. 2016;30:150-154. doi: 10.1016/j.ijsu.2016.04.037.
Andresen K, Burcharth J, Rosenberg J. Lichtenstein versus Onstep for inguinal hernia repair: protocol for a double-blinded randomised trial. Dan Med J. 2013;60(11):A4729.

Andresen K, Burcharth J, Fonnes S, et al. Short-term outcome after Onstep versus Lichtenstein technique for inguinal hernia repair: results from a randomized clinical trial. Hernia. 2015;19(6):871-877. doi: 10.1007/s10029-015-1428-8.

Andresen K, Burcharth J, Rosenberg J. ONSTEP versus laparoscopy for inguinal hernia repair: protocol for a randomised clinical trial. Dan Med J. 2015;62(12):pii: A5169. PubMed PMID: 26621399.

Andresen K, Burcharth J, Rosenberg J. The initial experience of introducing the Onstep technique for inguinal hernia repair in a general surgical department. Scand J Surg. 2015;104(2):61-65. doi: 10.1177/1457496914529930. Epub 2014 Apr 22. PubMed PMID: 24756905.

Andresen K, Burcharth J, Fonnes S, et al. Sexual dysfunction after inguinal hernia repair with the Onstep versus Lichtenstein technique: A randomized clinical trial. Surgery. 2017;161(6):1690-1695. doi: 10.1016/j.surg.2016.12.030.

Berrevoet F, Maes L, Reyntjens K, et al. Transinguinal preperitoneal memory ring patch versus Lichtenstein repair for unilateral inguinal hernias. Langenbecks Arch Surg. 2010;395(5):557-562. doi: 10.1007/s00423-009-0544-2.

Čadanová D, van Dijk JP, Mollen RMHG. The transinguinal preperitoneal technique (TIPP) in inguinal hernia repair does not cause less chronic pain in relation to the ProGrip technique: a prospective double-blind randomized clinical trial comparing the TIPP technique, using the PolySoft mesh, with the ProGrip self-fixing semi-resorbable mesh. Hernia. 2017;21(1):17-27. doi: 10.1007/s10029-016-1522-6.

Gillion JF, Chollet JM. Chronic pain and quality of life (QoL) after transinguinal preperitoneal (TIPP) inguinal hernia repair using a totally extraperitoneal, parietalized, Polysoft ® memory ring patch: a series of 622 hernia repairs in 525 patients. Hernia. 2013;17(6):683-692. doi: 10.1007/s10029-013-1121-8.

Kohoutek L, Musil J, Plecháčová P, Gryga A. [The ONSTEP inguinal hernia repair technique]. Rozhl Chir. 201594(4):152-155. Review. Czech. PubMed PMID: 25866100.

Koning GG, Koole D, de Jongh MA, et al. The transinguinal preperitoneal hernia correction vs Lichtenstein's technique; is TIPP top? Hernia. 2011;15(1):19-22. doi: 10.1007/s10029-010-0744-2.

Koning GG, Keus F, Koeslag L, et al. Randomized clinical trial of chronic pain after the transinguinal preperitoneal technique compared with Lichtenstein's method for inguinal hernia repair. Br J Surg. 2012;99:1365–1373.

Koning GG, Adang EM, Stalmeier PF, et al. TIPP and Lichtenstein modalities for inguinal hernia repair: a cost minimisation analysis alongside a randomised trial. Eur J Health Econ. 2013;14(6):1027-1034. doi: 10.1007/s10198-012-0453-0.

Kugel RD. Minimally invasive, nonlaparoscopic, preperitoneal, and sutureless, inguinal herniorrhaphy. Am J Surg. 1999;178:298–302.

Kugel RD. The Kugel repair for groin hernias. Surg Clin North Am. 2003;83:1119–1139.

Lange JF, Lange MM, Voropai DA, et al. Trans rectus sheath extra-peritoneal procedure (TREPP) for inguinal hernia: the first 1,000 patients. World J Surg. 2014;38(8):1922-1928.

Li J, Ji Z and Li Y. Comparison of mesh-plug and Lichtenstein for inguinal hernia repair: a meta-analysis of randomized controlled trials. Hernia. 2012;16(5):541-548.

Lourenço A, da Costa RS. The ONSTEP inguinal hernia repair technique: initial clinical experience of 693 patients, in two institutions. Hernia. 2013;17(3):357-364. doi: 10.1007/s10029-013-1057-z. Epub 2013 Feb 24. PubMed PMID: 23435639.

Pelissier EP, Blum P, Marre D, et al. Inguinal hernia: a patch covering only the myopectineal orifice is effective. Hernia. 2001;5:84-87.

Pélissier EP, Ngo P. Subperitoneal inguinal hernioplasty by anterior approach, using a memory-ring patch. Preliminary results. Ann Chir. 2006;131:590-594.

Pelissier EP. Inguinal hernia: preperitoneal placement of a memory-ring patch by anterior approach.. Preliminary experience. Hernia. 2006;10:248252.

Read RC. The preperitoneal approach to the groin and the inferior epigastric vessels. Hernia. 2005;9(1):79-83. Epub 2004 Jun 5.

Rives J, Lardennois B, Flament JB, et al. The Dacron mesh sheet, treatment of choice of inguinal hernias in adults. Apropos of 183 cases. Chirurgie. 1973;99:564–575.

Rosin D. Trans-rectus sheath extra-peritoneal procedure (TREPP) for inguinal hernia: the first 1,000 patients. World J Surg. 2014;38(8):1929-1930. doi: 10.1007/s00268-014-2495-1.

Sajid MS, Craciunas L, Singh KK, Sains P, Baig MK. Open transinguinal preperitoneal mesh repair of inguinal hernia: a targeted systematic review and meta-analysis of published randomized controlled trials. Gastroenterol Rep (Oxf.) 2013;1(2):127-137. doi: 10.1093/gastro/got002

Soler M. Topic: Inguinal Hernia Primary inguinal hernia, state of the art in the different socio economic reality. Hernia. 2015;19(1):362. doi: 10.1007/BF03355396.

Willaert W, De Bacquer D, Rogiers X, et al. Open Preperitoneal Techniques vs Lichtenstein Repair for elective Inguinal Hernias. Cochrane Database Syst Rev 2012;7:CD008034.

Williams KB, Bradley JF 3 rd, Wormer BA, et al. Postoperative quality of life after open transinguinal preperitoneal inguinal hernia repair using memory ring or three-dimensional devices. Am Surg. 2013;79(8):786-793.

2.2.8 Gilbert-Technik/3-D-Technik

Ralph Lorenz, Martin Wiese

Einführung und Historie

Bei der Gilbert-Technik bzw. dem 3-D-Mesh-Verfahren handelt es sich um ein spannungsfreies Operationsverfahren mit offenem (anteriorem) inguinalem Zugang. Verwendung findet dabei ein zweilagiges Netzimplantat aus Polypropylen, bestehend aus einer oberen Lage, dem Onlay-Anteil, einem verbindenden Zylinder und einer unteren Lage, dem Sublay-Anteil. Das Netz wird dabei sowohl vor als auch hinter der Bauchdeckenmuskulatur (im sogenannten Präperitonealraum) platziert (Abb. 2.38). Das Gilbert-Verfahren verbindet den einfachen anterioren Zugangsweg mit einer posterioren retromuskulären Stabilisierung entsprechend den TIPP-Techniken sowie den endoskopischen Techniken TAPP, TEP (s. Kap. 2.3.1 und Kap. 2.3.2, Abb. 2.52).

Die Operationstechnik wurde erstmals von Arthur I. Gilbert 1998 beschrieben. Verwendung fand zunächst das Prolene Hernia System = PHS® der Firma Johnson & Johnson. Im Jahre 2007 wurde das verwendete Netzmaterial durch ein großporiges, teilresorbierbares, leichtgewichtiges Polypropylen-Netz ersetzt und als Ultrapro Hernia System = UHS®(Johnson & Johnson) an das modernere Netzkonzept angepasst. Dieses Netz ist in 3 Größen mit einem posterioren Anteil von rund 7,5 cm, rund 10 cm und oval 10 × 12 cm erhältlich, um eine Adaptierung an die jeweilige Größe der Hernie zu ermöglichen. Die Firma Medtronic brachte 2018 ein gleichartiges Netz (Duatene®) auf den Markt.

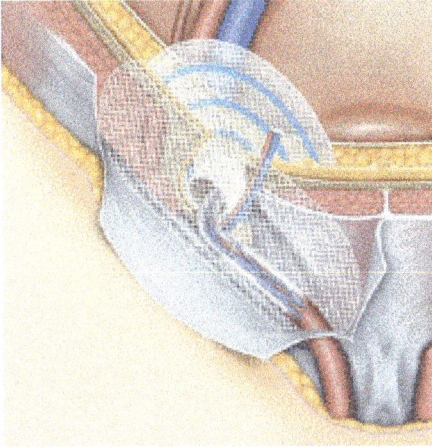

Abb. 2.38: Netzposition Gilbert-Technik (Ul-trapro Hernia System = UHS® Firma Johnson & Johnson).

Indikation

Große indirekte und direkte auch Skrotalhernien insbesondere mit instabiler Leisten-kanalhinterwand und vor allem kombinierte Hernien, die eine zweischichtige Ver-stärkung rechtfertigen.

Aufgrund des vermehrten Fremdmaterialeinsatzes sollte die Indikation insbeson-dere bei jungen und schlanken Patienten sehr eng gestellt werden.

Aufgrund der vorhandenen wissenschaftlichen Evidenz wurde in den 2014 pu-blizierten EHS- Leitlinien das Gilbert-Verfahren als gleichwertig gegenüber anderen offenen OP-Verfahren zur Versorgung von Leistenhernien betrachtet (Miserez, 2014). Die aktuell publizierten HerniaSurge-Leitlinien empfehlen diese Methode aufgrund der Implantation von Netzmaterial in mehreren Bauchdeckenschichten, des höheren Materialeinsatzes und höherer Materialkosten bei gleichem Outcome jedoch nicht mehr (HerniaSurge, 2018). Neuere, bisher in den HerniaSurge Leitlinien nicht berück-sichtigte wissenschaftliche Studien aus Schweden zeigten jedoch geringere Rezidiv-raten bei der Gilbert-Technik gegenüber dem Lichtenstein-Verfahren sowie keinerlei Nachteile bei Re-Operationen (Magnusson 2018).

Keypoints Reparation nach Gilbert

Die Arbeitsgruppe Qualitätssicherung in der Ambulanten Leistenhernienchirurgie entwickelte 2009 gemeinsam und in Absprache mit Arthur I. Gilbert einen klar de-finierten Operationsstandard für die Durchführung des Gilbert-Verfahrens.

1. Präparation der Leiste siehe Kap. 2.2.1.
2. Präparation des Präperitonealraumes von medial oder lateral ausgehend je nach Hernientyp. Die Epigastrischen Gefäße werden bei medialen und kombinierten Hernien von medial und bei lateralen Hernien von lateral mittels Langenbeck-Spa-tel aufgeladen und sicher geschützt. Mit Hilfe einer ausgezogenen ggf. feuchten

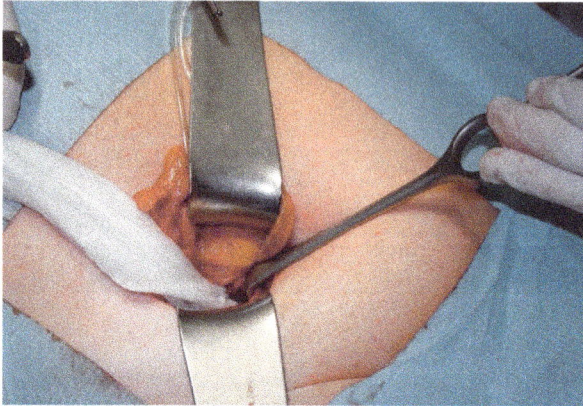

Abb. 2.39: Präparation des Präperitonealraumes mit Kompresse.

Kompresse kann der Präperitonealraum weitgehend stumpf präpariert werden (Abb. 2.39).

3. Mit dem Finger wird dieser Raum zusätzlich zunächst nach medial, danach nach cranial und nach lateral ausgetastet. Dabei ist darauf zu achten, dass der Finger in direktem Kontakt zur Rückseite der Faszia transversalis präpariert und das präperitoneale Fett nach posterior stumpf abschiebt (Abb. 2.40 und Abb. 2.41) (Cave: Corona mortis).

4. Die eingebrachte Kompresse dient gleichermaßen zur Retention der Hernie sowie als Präparationshilfe und Indikator für eine Blutung. Die präperitoneale Dissektion sollte unter dem Cooperschen Band ansetzen und bis über die Beckensymphyse ausgedehnt werden. Auf diese Weise können Schenkelhernien automatisch reponiert werden. Entfernung aller eingebrachten Kompressen (Abb. 2.42) (Zählkontrolle).

5. Vorbereiten des Netzes durch standardisiertes Falten (Abb. 2.43, Abb. 2.44, Abb. 2.45).

6. Einbringen des UHS® in die jeweilige Bruchlücke (direkt oder indirekt) und stumpfes Vorschieben zunächst nach medial und Ausbreiten nach lateral. Kontrolle auf faltenfreie Mesh-Platzierung, Nach caudal wird dieser posteriore Anteil stumpf mit dem Finger mit Abdeckung der Femoralgefäße und des Femoralkanals platziert (Abb. 2.46, Abb. 2.47).

7. Danach Ausbreiten des anterioren Mesh-Anteils (Abb. 2.48) und erste Fixierung am cranialen Rand des Konnektors mit einer nicht resorbierbaren Naht Stärke 2-0 oder 3-0 am Musculus internus (locker) zur Rotationsprävention (Abb. 2.49). Anschließend mediale Fixierung mit nicht resorbierbarer Naht Stärke 2-0 oder 3-0 über dem Tuberculum pubicum bzw. am Rektusmuskels als sichere mediale Absicherung analog zur Lichtenstein-Technik, Schlitzung des Netzes von caudal als Durchtritt für den Samenstrang bzw. das Ligamentum rotundum ggf. Zuschneiden und Bilden eines neuen inneren Leistenringes durch eine dritte nicht

resorbierbare Naht Stärke 2-0 oder 3-0 am Leistenband. Ggf. weitere Nähte zur Fixierung des anterioren Mesh-Anteils am medialen und caudalen Leistenband-bereich, nicht nach cranial und lateral (Vorsicht: *triangle of pain*!) (Abb. 2.49).

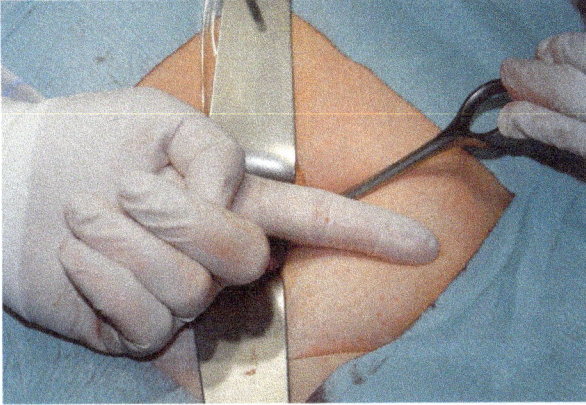

Abb. 2.40: Präparation unter dem Schambein.

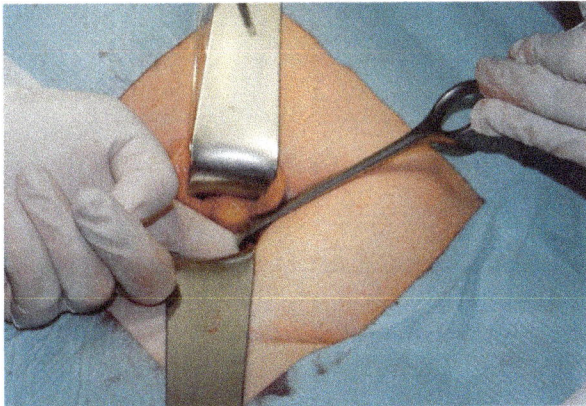

Abb. 2.41: Präparation des Cooper-Ligamentes und Ausschluss einer Femoralhernie.

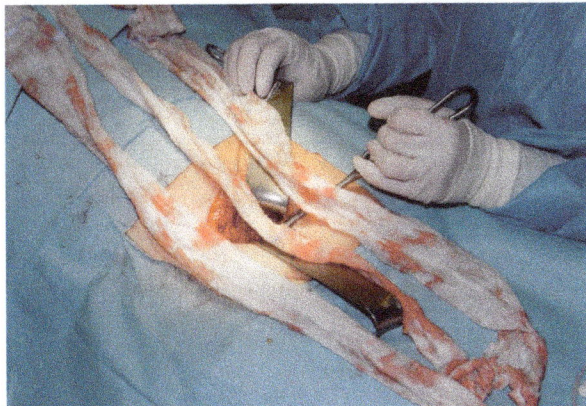

Abb. 2.42: Entfernen der eingebrachten Kompressen und Zählkontrolle.

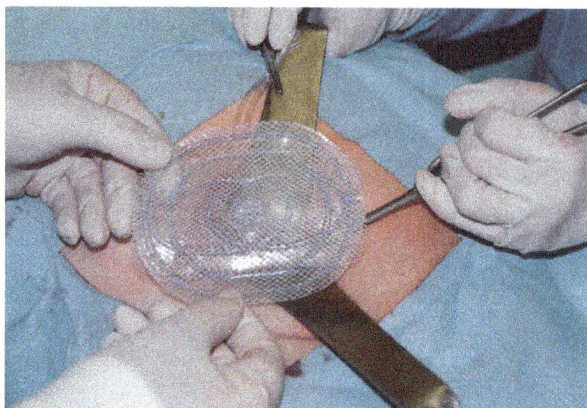

Abb. 2.43: Vorbereiten des Netzes (UHS® Johnson & Johnson).

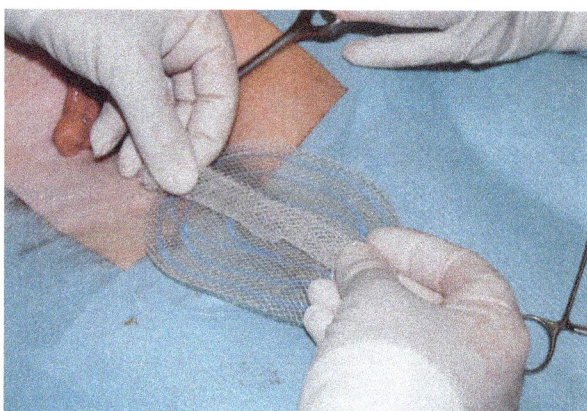

Abb. 2.44: Standardisiertes Falten des Netzes.

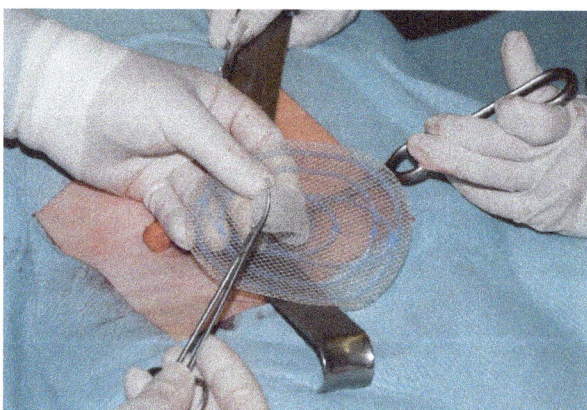

Abb. 2.45: Standardisiertes Falten des Netzes.

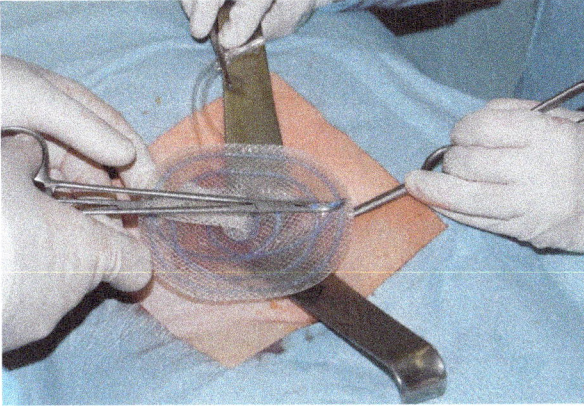

Abb. 2.46: Einbringen des Netzes in das vorbereitete Netzlager im Präperitoneal-raum.

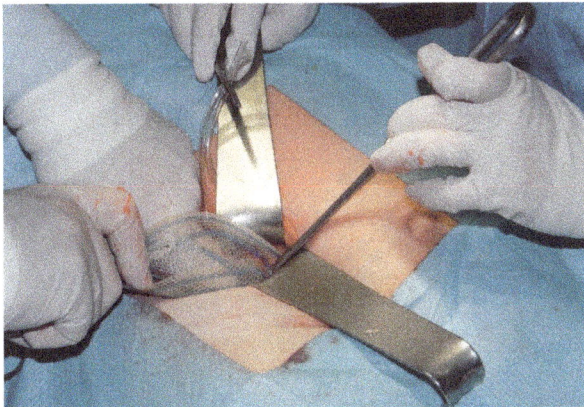

Abb. 2.47: Einbringen des Netzes in das vorbereitete Netzlager im Präperitoneal-raum.

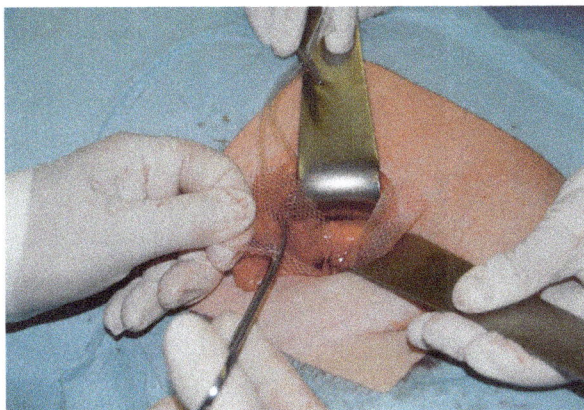

Abb. 2.48: Ausbreiten des anterioren Netzanteils.

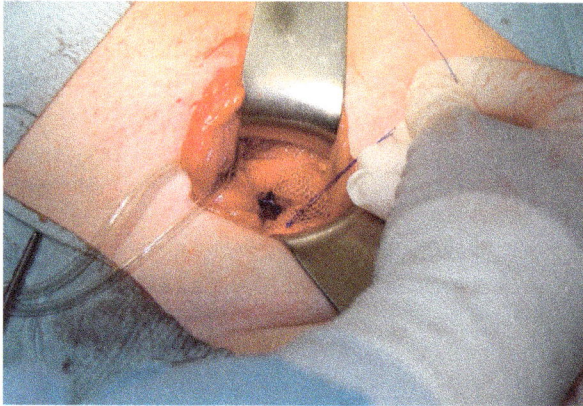

Abb. 2.49: Punktuelle Fixierung des anterioren Netzanteils nach Schlitzen für den Durchtritt des Samenstranges.

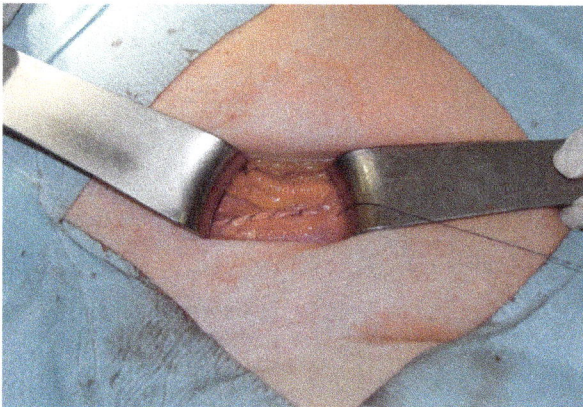

Abb. 2.50: Verschluss der Externusaponeurose.

8. Die Aponeurose des M. obliquus externus wird mit resorbierbarer Naht der Stärke 2-0 oder 3-0 geschlossen, um das Netz abzudecken (Abb. 2.50).
9. Ggf. lokale Infiltration der OP Region streng nach lateral cranial und medial mit langwirksamen Lokalanästhetikum (Abb. 2.51) (z. B. Ropivacain 10 bis 20 ml) (Vorsicht: zu tiefe oder zu caudale Infiltration kann die Nervenloge des Nervus femoralis tangieren und eine passagere Quadrizepsparese bewirken).
10. Abschließend folgen der Verschluss der subkutanen Schichten und die fortlaufende intrakutane Hautnaht z. B. mit resorbierbarer Naht 3-0 oder 4-0. Ggf. Steristrips und Steriler Verband.

Evidenz (Auswahl)

Im Folgenden soll eine tabellarische Übersicht einer Auswahl aktueller randomisiert kontrollierter Studien (RCT's) und Meta-Analysen zum Gilbert-Verfahren gegeben werden (Tab. 2.9).

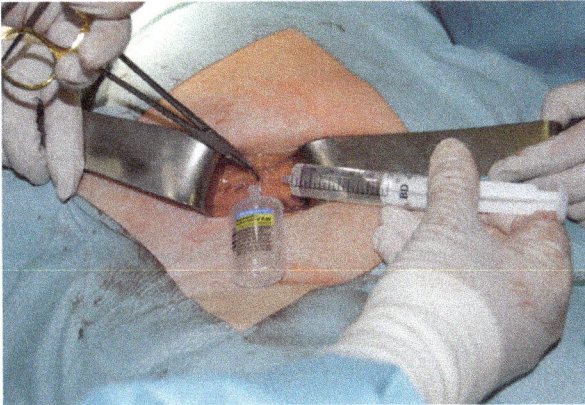

Abb. 2.51: Lokale Infiltration zur postoperativen Analgesie.

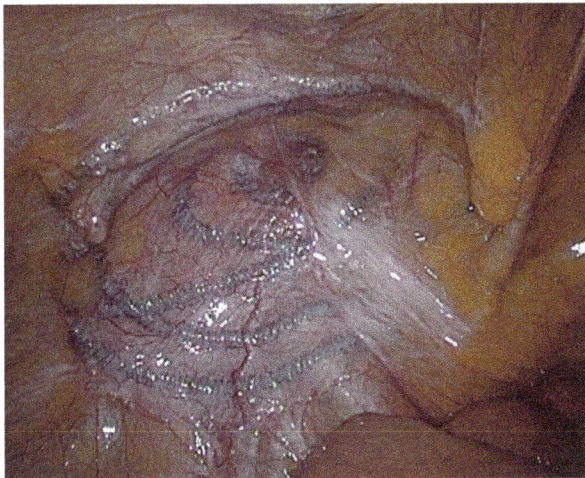

Abb. 2.52: Laparoskopische Ansicht des posterioren Netzanteils des UHS®. (Copyright: Dr. Tim Tollens)

Tab. 2.9: Evidenz zum Gilbert-Verfahren.

Jahr	Autor	N Patientenzahl (RCT, Metaanalyse, Register)	FU Follow-Up	Vergleich	Aussage
2009	Zhao et al.	2.708 Metaanalyse, 10RCT	3 Jahre.	Gilbert/Plug/ Lichtenstein	Keine Unterschiede
2009	Dalenbäck et al.	472, BOOP -RCT	3J.	Gilbert/Plug/ Lichtenstein	Keine Unterschiede
2012	Persson et al.	472, BOOP-RCT	8J.	Gilbert/Plug/ Lichtenstein	Gilbert: weniger Rezidive, weniger Schmerz

Tab. 2.9: (Fortsetzung) Evidenz zum Gilbert-Verfahren.

Jahr	Autor	N Patientenzahl (RCT, Metaana-lyse, Register)	FU Follow-Up	Vergleich	Aussage
2012	Sanjay et al.	1.313 Metaana-lyse, 6RCT		Gilbert/Lichtenstein	Gilbert: mehr periop. Komplikationen
2012	Tsirline et al.	642 Register	1J.	Gilbert/Lichtenstein	Gilbert: weniger Schmerz, besseres Outcome
2013	Koch et al.	4885 Register	1J.	Gilbert/Plug	Keine Unterschiede
2013	Williams et al.	956 Register	2J.	Gilbert /TIPP	Gilbert: besserer Komfort, aber etwas mehr Rezidive als TIPP
2014	Karateke et al.	99 RCT	3J.	Gilbert/Lichtenstein	Keine Unterscheide
2016	Magnusson et al.	309 RCT	3J.	Gilbert/Plug/ Lichtenstein	Keine Unterschiede, Gilbert: teurer
2018	Magnusson et al.	79.459 Register		Gilbert/Lichtenstein	Gilbert: weniger Rezidive, Re-Operationen nicht komplizierter als bei Lichtenstein

Literatur

Dabic D, Cerovic S, Azanjac B, et al. Prolene Hernia System, Ultrapro Hernia Sytsem and 3D- Patch devices in the treatment of inguinal, femoral, umbilical and small incisional hernias in outpatient surgery. Acta Chir Iugosl. 2010;57(2):49-54.

Dalenbäck J, Andersson C, Anesten B, et al. Prolene Hernia System, Lichtenstein mesh and plug and patch for primary inguinal hernia repair: 3-year outcome of a prospective randomised controlled trial. The BOOP study: bilayer and connector, on-lay and on-lay and plug for inguinal hernia repair. Hernia. 2009;13(2):121-129.

Faraj D, Ruurda JP, Olsman JG, et al. Five-year results of inguinal hernia treatment with Prolene Hernia System in a regional training hospital. Hernia. 2010;14(2):155-158.

Farrakha M, Shyam V, Bebars GA, et al. Ambulatory inguinal hernia repair with Prolene hernia system. Hernia. 2006;10(1):2-6.

Gilbert AI, Graham MF, Voigt WJ. A bilayer Patch device for inguinal hernia repair. Hernia. 1999;3(3):161-166.

Gilbert AI. The importance of fixing onlay patches. Hernia. 2003;7(4):171.

Gilbert AI, Young J, Graham MF, et al. Combined anterior and posterior inguinal hernia repair: intermediate recurrence rates with three groups of surgeons. Hernia. 2004;8(3):203-207.

Gilbert AI. Simultaneous repair of bilateral groin hernias using local anaesthesia. Hernia. 2005;9(4):401.

Gilbert AI, Berende CA, Ruurda JP, et al. Inguinal hernia treatment with Prolene hernia system in a Dutch regional training hospital. Hernia. 2007;11(4):297.

Heniford BT, Walters AL, Lincourt, et al. Comparison of generic versus specific quality-of-life scales for mesh hernia repairs. J Am Coll Surg. 2008;206(4):638–644.

HerniaSurge Group. International guidelines for groin hernia management. Hernia. 2018;12:1-165. doi: 10.1007/s10029-017-1668-x. [Epub ahead of print] PMID: 29330835.

Huang CS, Huang CC, Lien HH. Prolene hernia system compared with mesh plug technique: a prospective study of short-to mid-term outcomes in primary groin hernia repair. Hernia. 2005;9(2):167-171.

Karateke F, Ozyazici S, Menekse E, et al. ULTRAPRO Hernia System versus Lichtenstein repair in treatment of primary inguinal hernias: a prospective randomized controlled study. Int Surg. 2014;99(4):391-397. doi: 10.9738/INTSURG-D-14-00064.1.

Koch A, Lorenz R, Meyer F, Weyhe D. Hernia repair at the groin – who undergoes which surgical intervention? Zentralbl Chir. 2013;138(4):410-417. doi: 10.1055/s-0033-1350677.

Magnusson J, Nygren J, Gustafsson UO, Thorell A. UltraPro Hernia System, Prolene Hernia System and Lichtenstein for primary inguinal hernia repair: 3-year outcomes of a prospective randomized controlled trial. Hernia. 2016;20(5):641-648. doi: 10.1007/s10029-016-1507-5. Epub 2016 May 18. DOI: 10.1007/s10029-016-1507-5.

Magnusson J, Gustafsson UO, Nygren J, Thorell A. Rates of and methods used at reoperation for recurrence after primary inguinal hernia repair with Prolene Hernia System and Lichtenstein. Hernia. 2018;22(3):439-444. doi: 10.1007/s10029-017-1705-9.

Miserez M, Peeters E, Aufenacker T, et al. Update with level 1 studies of the European Hernia Society guidelines on the treatment of inguinal hernia in adult patients. Hernia. 2014;18(2):151-163.

Persson K, Rimback G, Dalenback J. The Lichtenstein Perfix Plug and Prolene Hernia System techniques for inguinal hernia repair – Long time follow up of a RCT. Hernia. 2012;16(1):143-240.

Sanjay P, Watt DG, Ogston SA, Alijani A, Windsor JA. Meta-analysis of Prolene Hernia System mesh versus Lichtenstein mesh in open inguinal hernia repair. Surgeon. 2012;10(5):283-289. doi: 10.1016/j.surge.2012.06.001. Epub 2012 Jul 21.

Tollens T, Speyenbrouck S, Terry C, et al. Ultrapro Hernia System: Toward an Ideal Solution? The Bonheiden experience with a partially absorbable and macro-porous bilayer device. Surgical International. 2011;21:1-7.

Tsirline T, Colavit P, Belyansky I, et al. Ultrapro Hernia System versus conventional Lichtenstein repair for inguinal hernia system: results from the multinational registry Presentation New York 5th Hernia Congress 31.03.2012.

Williams KB, Bradley JF 3 rd, Wormer BA, et al. Postoperative quality of life after open transinguinal preperitoneal inguinal hernia repair using memory ring or three-dimensional devices. Am Surg. 2013;79(8):786-893.

Zhao G, Gao P, Ma B, et al. Open mesh techniques for inguinal hernia repair: a meta-analysis of randomized controlled trials. Ann Surg. 2009;250(1):35-42.

2.3 Leistenhernie endoskopisch

2.3.1 TAPP-Technik (Trans Abdominelle Präperitoneale Plastik)

Sven-Christian Schmidt, Henning Niebuhr

Historie

Die laparoskopische transabdominelle Leistenhernienreparation (TAPP) wurde 1992 von Arregui erstmals beschrieben (Arregui, 1992) und dann sukzessive in den klinisch chirurgischen Alltag eingeführt. In Deutschland war es in besonderem Maße Bittner, der die Methode nicht nur standardisierte, sondern auch wissenschaftlich evaluierte (Bittner, 1996; Bittner, 2017). Wurde vor einigen Jahren noch diskutiert, welches der beiden minimal invasiven Verfahren – TAPP oder TEP – überlegen ist, muss heute konstatiert werden, dass beide Verfahren hinsichtlich der Komplikations- und Rezidivrate gleichwertig sind (Evidenzgrad 1) (Simons, 2017). Damit hängt die Auswahl des Verfahrens von der Expertise des Operateurs ab (Niebuhr, 2017).

Indikation

Laut den unlängst veröffentlichten internationalen Guidelines (HerniaSurge) sollten zur Risikominimierung für die Patienten netzbasierte Verfahren im Sinne des sog. „tailored approach" differenziert eingesetzt werden.

So stellen die laparoendoskopischen Techniken TAPP und TEP aufgrund geringerer Schmerzraten gegenüber der Lichtenstein-Operation die bevorzugte Empfehlung bei der primären unilateralen Leistenhernie beim Mann dar, aufgrund einer besseren Diagnosestellung von Schenkelhernien auch bei der Frau und ebenso bei bilateralen Leistenhernien bei der Frau und dem Mann. Dabei zeigen die TAPP und die TEP vergleichbare Ergebnisse. Somit hängt die Auswahl des endoskopischen Verfahrens nur von der Expertise des Operateurs ab.

Bei der Skrotalhernie, nach Voroperationen im kleinen Becken, Gefäßoperationen, Leberzirrhose, Radiatio und Unmöglichkeit einer Allgemeinnarkose, wird eher die Lichtenstein-Operation angeraten.

Dies gilt auch für die Rezidivhernie nach vorausgegangener laparoendoskopischer Primäroperation. Das Rezidiv nach vorausgegangenem Naht- oder Netzverfahren soll dann wiederum in TAPP- oder TEP-Technik operiert werden.

Bei Notfalleingriffen bei Inkarzeration sollte die diagnostische Überlegenheit der Laparoskopie (TAPP) und Möglichkeit zur Reposition der eingeklemmten Organe genutzt werden. Die Versorgung der Leistenhernie kann dann in Abhängigkeit von der lokalen Infektsituation gleich oder zu einem späteren Zeitpunkt erfolgen (Niebuhr, 2017). Tabelle 2.10 stellt eine Übersicht typischer intraoperativer Komplikation im Vergleich zur TEP dar. Tabelle 2.11 zeigt eine aktuelle Übersicht evidenzbasierter Aussagen zur TAPP.

Tab. 2.10: Intraoperative Verletzungen nach TAPP versus TEP. Aus (Köckerling, et al. Surg Endosc. 2015).

	TEP	TAPP	p
Gefäßverletzung	0,24 %	0,31 %	0,4662
Blasenverletzung	0,04 %	0,14 %	0,0867
Darmverletzung	0,06 %	0,13 %	0,2256
Nervläsion	0,01 %	0	0,381
Wundheilungsstörung	0,13 %	0,09 %	0,4798
Serom	0,51 %	3,06 %	< 0,0001

Tab. 2.11: Evidenzbasierte Aussagen zur TAPP.

Jahr	Autor	N (RCT, Meta-analyse)	Vergleich	Aussage
2013	Bansal et al.	RCT 160 TEP 154 TAPP	Chronischer Schmerz QOL	Kein Unterschied Kein Unterschied
2012	Krishna et al.	RCT 53 TEP 47 TAPP	Postoperative Komplikationen Frühpostoperativer Schmerz	Seromrate höher nach TEP Skrotalödem höher nach TAPP In ersten Monaten weniger Schmerzen nach TEP
2015	Wei et al.	Metaanalyse 1047 Patienten	Operationszeit Schmerzen Komplikationsrate Krankenhausaufenthalt Rückkehr zur normalen Tätigkeit Rezidivrate Fazit der Autoren	Kein Unterschied Kein Unterschied Kein Unterschied Kein Unterschied Kein Unterschied Präferenz TAPP, da Lernkurve für TEP höher
2017	Li et al.	RCT N = 100 (TAPP)	Mesh Fixation versus Non-Fixation Fazit der Autoren	Kein Rezidiv in beiden Gruppen Fixation ab 4 cm Bruchpforte
2016	Mayer et al.	TAPP 11.230 Herniamed-register	Mesh Fixation versus Non-Fixation	Rezidivrate ohne Fixation höher bei kombinierten und medialen Hernien
2018	The Hernia-Surge Group	Auswertung Metaanalysen	Mesh Fixation versus Non-Fixation	Fixation nur bei M3 Hernien empfohlen

Keypoints

1. **Vorbereitung/Anästhesie:** Allgemeinanästhesie, Single-Shot Antibiose (Evidenzgrad 5) (Poelmann, 2013), Harnblasenkatheter (alternativ präoperativer Toilettengang, im klinischen Alltag jedoch unzuverlässig). Laut den Ergebnissen der Registerstudie Herniamed kann auf die Perioperative Antibiose bei den endoskopischen Verfahren zur Therapie der Leistenhernie verzichtet werden (Köckerling, 2015).

2. **Lagerung:** Die laparoskopische Leistenhernienoperation wird in Rückenlagerung durchgeführt. Beide Arme werden körpernah angelagert. Am einfachsten werden die Arme des Patienten mit Hilfe eines unter dem Patienten liegenden Stecklakens befestigt. Hierbei ist natürlich auf eine gute Polsterung zu achten, um Nervenläsionen bzw. Druckstellen zu vermeiden. Da die Operateure weit kopfwärts stehen, empfiehlt es sich, nach Rücksprache mit den Kollegen der Anästhesie, den sog. Anästhesiebügel nicht anzubringen, sondern die sterile Abdeckung einfach locker kopfwärts fallen zu lassen. Andernfalls wird das Arbeiten auf die Dauer sehr unergonomisch. Der OP-Tisch wird in die Trendelenburglagerung gebracht und um etwa 20° zum Operateur gekippt.

3. **Positionierung des Op-Teams:** Der Operateur steht grundsätzlich auf der kontralateralen Seite der Hernie. Der Kamera Assistent sitzt auf der gegenüberliegenden Seite und kann den Arm auf der Brust des Patienten abstützen, was eine ruhigere und weniger anstrengende Kameraführung ermöglicht. (Alternativ stehen Operateur (kopfwärts) und Kameraassistent (fußwärts vom Operateur) auf der gegenüberliegenden Seite des Bruches). Der Instrumentierende steht auf der linken Seite des Patienten mit einem seitlich gestellten Instrumentiertisch. Der Videoturm steht am Fußende des Patienten.

4. **Anlage des Pneumoperitoneums:** Anlage des CO_2-Pneumoperitoneums mittels Veress-Kanüle oder Mini-Laparotomie am kranialen Nabelrand bzw. im Nabelgrund. In Bezug auf die Sicherheit und Effektivität gibt es zwischen beiden Methoden keinen Unterschied (Evidenzgrad 1) (Bittner, 2015). Besondere Vorsicht ist bei Patienten mit abdominellen Voroperationen sowie bei Adipositas geboten. Die Vorteile der bekannten Sicherheitstests bei Verwendung der Veress-Kanüle lassen sich in der Literatur nicht belegen (Vilos, 2009).

5. **Wahl und Platzierung der Trokare:** Schneidende bzw. geschliffene scharfe Trokare sollten nicht zur Anwendung kommen, um das Risiko von Gefäßverletzungen und im Verlauf Narbenhernien zu reduzieren (Evidenzgrad 2c) (Bittner, 2015). Es darf nicht unerwähnt bleiben, dass bei Einsatz eines 10 mm Optiktrokars im Nabelbereich – trotz Faszienverschluss –, über Narbenhernieninzidenzen von 5–10 % berichtet wurden (Muschalla, 2016). Zur Gewebeschonung sollten daher konische, dilatative („*blunt tip*") Trokare unbedingt bevorzugt werden.
Am kranialen Nabelrand empfehlen wir die Anwendung eines 10/5 mm Optiktrokars. Bei beidseitiger Hernie werden die Arbeitstrokare (5 mm, fakultativ auch 3 mm auf der einen Seite und 7/10 mm kontralateral) auf Nabelhöhe in der

Medioklavikularlinie eingebracht. Bei einseitigem Befund kann, je nach Konstitution des Patienten, der kontralaterale Trokar etwas unterhalb der Nabelhöhe eingesetzt werden. Der 7 bzw. 10 mm Trokar ist notwendig, um später das Netz problemlos in das Abdomen zu bringen. Allerdings gibt es auch Netze, die sich über 5er Einmaltrokare einbringen lassen, so dass ein Trokarsetting 5/5/3 durchaus möglich ist.

Alternativ bietet sich die mikroinvasive Technik (MILS=microinvasive laparoscopic surgery) an: Als Optiktrokar sollte ein 10 mm Blunt tip Trokar entweder am Ober- oder am Unterrand des Nabels (je nach Weglänge zwischen Nabel und Symphyse) eingebracht werden. Als Instrumentenzugänge können zwei 2,8 mm durchmessende Arbeitstrokare links und rechts lateral in Nabelhöhe eingebracht werden. Die Präparation erfolgt mit hochfesten Instrumenten (Titan-Keramik) mit eine Aussendurchmesser von 2 mm. Das Einbringen von Netz und Naht erfolgt via 10 mm Nabeltrokar.

6. **Präparation. Inzision des Peritoneums:** Bogenförmige Eröffnung des Peritoneums zwischen der Spina iliaca anterior superior und Plica umbilicalis medialis (Abb. 2.53). Die Inzision sollte etwa 3–4 cm oberhalb der Bruchpforte verlaufen (Evidenzgrad V). Bei weit vorstehender Plica (z. B. bei Adipositas) wird die peritoneale Inzision J-förmig entlang der Plica nach kranial erweitert. Eine Durchtrennung sollte wegen Blutungsgefahr aus einer evtl. nicht obliterierten Umbilicalarterie unterbleiben.

Das Eingehen in den präperitonealen Raum geht am leichtesten von lateral aus, da sich das Peritoneum hier leichter von der tiefen Schicht der Faszia transversalis ablösen lässt. **TIPP:** Adhärentes Gewebe am Peritoneum im Operationsbereich

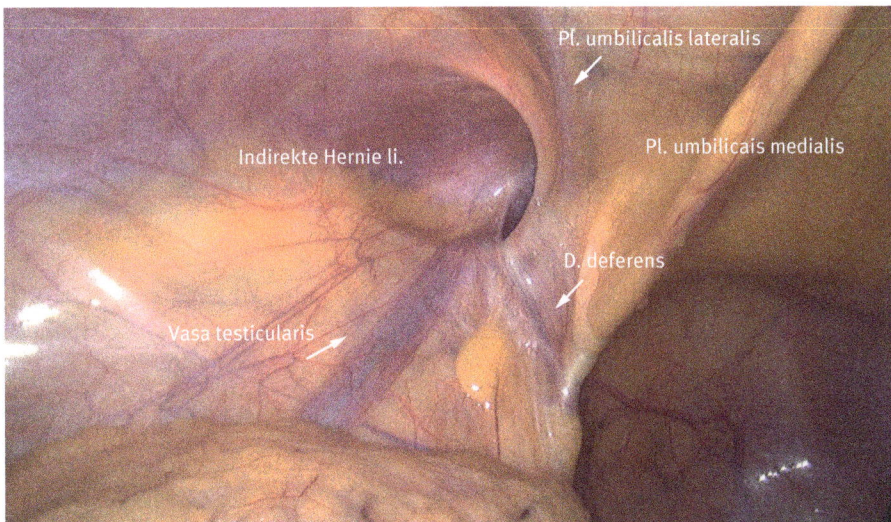

Abb. 2.53: Situs vor Eröffnen des Peritoneums.

(i. d. R. Omentum oder Darm) darf auf keinen Fall abgelöst werden, da hierdurch das Peritoneum meist großflächig verletzt wird und später nicht mehr zur vollständigen Deckung des implantierten Netzes ausreicht.

- **Grenzen der Präparation** (Evidenzgrad V)**:**
  - Medial: 2 cm über die Symphyse hinaus
  - Kranial: 3–4 cm oberhalb der Bruchpforten
  - Lateral: bis auf Höhe der Spina iliaca anterior superior
  - Kaudal: 4–5 cm unterhalb des Tractus ileopubicus

7. **Dissektion mediales und laterales Kompartiment.** Zur Dissektion werden entweder Fasszange und Schere mit monopolarem Stromansatz oder 2 Fasszangen, von denen eine einen monopolaren Stromansatz hat, verwendet. Bei größeren Hernien mit weit nach distal reichenden Bruchsäcken empfiehlt sich zunächst letzteres Vorgehen. Die Feinpräparation wird dann mit der Schere durchgeführt. Wichtig ist, dass nun zunächst die Dissektion des medialen und dann des lateralen Kompartiments der Leistenregion erfolgt (Evidenzgrad V). Erst dann wird der Bruchsack herausgelöst (Abb. 2.54). Vorteil dieses Vorgehens ist erstens eine optimale anatomische Übersicht. Zweitens wird der Bruchsack durch dieses Vorgehen aus seiner medialen und lateralen Fixierung gelöst und lässt sich wesentlich einfacher präparieren. Die mediale Dissektion geht 1–2 cm über die Symphyse hinaus. Kranial wird der M. rectus abdominis dargestellt, kaudal die Harnblase und die V. iliaca externa. Bei der Präparation am aufsteigenden Ast des Os pubis ist besonders auf eine inkonstante Gefäßanastomose zwischen A. epigastrica inferior und A. obturatoria, die „Corona mortis" zu achten. Diese Gefäßverbindung liegt bei etwa 20 % der Patienten vor. Insbesondere die Dissektion des lateralen

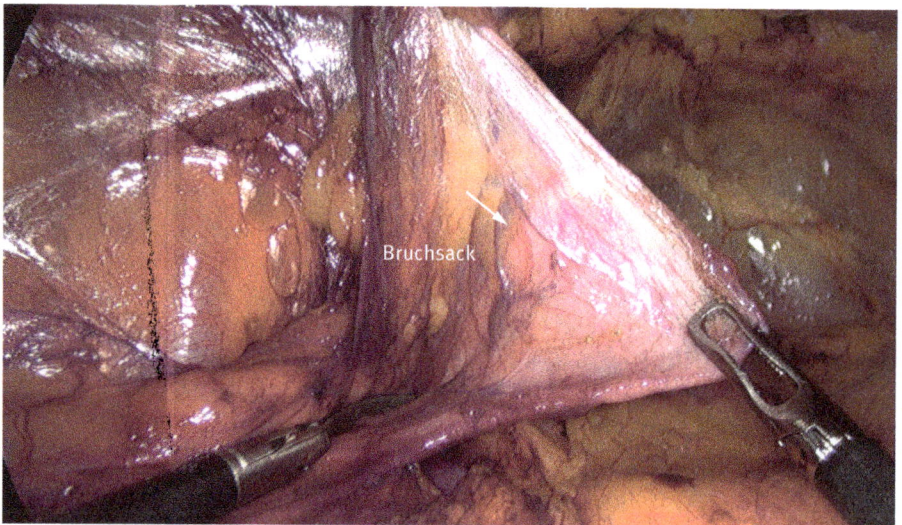

Abb. 2.54: Reposition des Bruchsacks links.

Kompartiments sollte peritonealnah durchgeführt werden, um Verletzungen der tiefen Schicht der Fascia transversalis bzw. der unter ihr liegenden Nerven (N. cutaneus femoris lateralis, R. femoralis und R. genitalis des N. genitofemoralis) zu vermeiden. Die Präparation sollte an dieser Stelle ganz besonders zart mit Gewebegefühl erfolgen. Die bloße stumpfe „Rupf- und Zupftechnik" sollte vermieden werden (Bittner, 2017). Nicht zuletzt ist auf eine sehr sorgfältige Blutstillung zu achten, da ständig vor sich hin sickernde Blutungen nicht nur die Identifikation der anatomischen Strukturen erschweren, sondern auch schnell auch zu einer Beeinträchtigung der Bildqualität führt. Die Verwendung einer 5 × 5 mm Kompresse hat sich bei kleineren Blutungen bewährt. Diese lassen sich problemlos auch über 5 mm Einmaltrokare einführen.

8. **Mediale (direkte) Hernie:** Ablösen des peritonealen Bruchsacks und des meist vorliegenden präperitonealen Lipoms schrittweise von der ausgeweiteten und ausgedünnten Fascia transversalis (= Pseudobruchsack). Die Samenstranggebilde sind bei der direkten Hernie dem Bruchsack nicht anheftend, so dass die Präparation meist einfach ist. Bei der Präparation des medialen Kompartiments ist auch die femorale Bruchlücke gut zu beurteilen. Diese befindet sich zwischen Cooper Ligament und V. iliaca externa. Nach Herauslösen des Bruchsacks erfolgt dann die weiter unten beschriebene Loslösung des Peritoneums von den Samenstranggebilden, um einen ausreichenden Raum für die Netzplatzierung zu schaffen. Die Bruchpforte wird abschließend mit einer nichtresorbierbaren Naht, welche die Fascia transversalis rafft und am Cooper Ligament oder am medialen Rand des M. rectus abdominis fixiert, eingeengt. Hierdurch wird die Seromrate reduziert und das potentielle postoperative Bulging minimiert (Evidenzgrad V).

9. **Laterale Hernie:** Prinzipiell kann der indirekte Bruchsack vollständig ausgelöst werden. Er kann aber auch auf dem Niveau des inneren Leistenrings – nach Abpräparation des D. deferens und der Testikulargefäße – ligiert und abgesetzt werden. Letzteres Vorgehen wird besonders bei sehr tiefreichenden Bruchsäcken empfohlen, die zudem noch narbig mit den Samenstranggefäßen verwachsen sind (Evidenzgrad V).
Folgende operative Strategie hat sich als sinnvoll dargestellt (Evidenzgrad V) (Bittner, 2006): Zu Beginn, Darstellen der Testikulargefäße und Präparation entlang dieser von kaudal lateral nach medial kranial. Hierbei wird der Bruchsack von den Gefäßen befreit. Präparation bis zur Spitze des Bruchsacks. Die Präparation erfolgt mit einer mit monopolarem Strom bestückten Schere und einem Dissektor. Bei tiefreichenden Bruchsäcken vereinfacht die Verwendung von zwei Dissektoren, von denen einer mit monopolarem Strom versehen ist, die Präparation (Strickleiterprinzip). An der Spitze des Bruchsack erfolgt nun die Umkehr der Präparation entlang des D. deferens von kranial lateral nach kaudal medial. Wenn auf den Bruchsack ausreichend Gegenzug erzeugt wird, kann das Auslösen ganz leicht mit oberflächlich angewendetem Strom über die geschlossene Schere durchgeführt werden.

Wichtig ist die genaue Inspektion des inneren Leistenrings hinsichtlich eines Lipoms, welches unbedingt entfernt oder soweit herauspräpariert werden, dass es später – vaskularisiert - zwischen Netz und Peritoneum gelegt werden kann, da es postoperative Schmerzen verursachen oder ein Rezidiv vortäuschen kann (Evidenzgrad 2c).

10. **Parietalisierung:** Nach Herauslösen des Bruchsacks aus dem Leistenkanal, erfolgt die Parietalisierung (Abb. 2.55a und b). Hierunter versteht man die Ablösung des Peritoneums vom Ductus deferens und den Testikulargefäßen bis über die Mitte des M. psoas (Bittner, 2006; Bittner, 2011). Das Ziel der Parietalisierung ist die Schaffung eines Raums, um später das Netz faltenfrei Platzieren zu können. Sämtliche Bindegewebszüge zwischen Peritonealer Umschlagsfalte und Samenstranggebilden müssen durchtrennt werden. Die peritoneale Umschlagfalte muss mindestens 1–2 cm unterhalb der unteren Netzkante liegen. Nur so lässt sich vermeiden, dass sich das Netz beim Peritonealverschluss nicht gleich wieder aufrollt. Eine nicht sorgfältig durchgeführte Parietalisierung führt unweigerlich zu Rezidiven (Evidenzgrad V).

11. **Netzgröße und Netzfixation:** Die Netze sollte mindestens 10 × 15 cm groß sein (Evidenzgrad A), monofil und leichtgewichtig sein, eine Porengröße von 1 mm– 1,5 mm aufweisen und eine multidirektionale Zugfestigkeit von mindestens 16 N/ cm aufweisen (Evidenzgrad B). Das Netz sollte nicht geschlitzt werden (Evidenzgrad 1b). Bei kleineren Hernien (bis L2, M2) muss das Netz nicht fixiert werden (Evidenzgrad 1b). Bei größeren Hernien wird eine Fixation empfohlen (Evidenzgrad V). Falls das Netz fixiert wird, sollte Gewebekleber bzw. Fibrin (Abb. 2.56, Abb. 2.57) verwendet werden, da postoperativ im Vergleich zum Tacker weniger chronische Schmerzen beobachten wurden (Evidenzgrad 1b).

12. **Verschluss des Peritoneums:** Als letzter Operationsschritt erfolgt der lückenlose Verschluss des Peritoneums. Hierzu kann das Pneumoperitoneum auf < 10 mm HG reduziert werden, um einen möglichst spannungsfreien Verschluss zu erreichen. Der Verschluss erfolgt fortlaufend mit einer resorbierbaren Naht (Abb. 2.58).

Komplikationen

In den vorliegenden Registerstudien weisen die laparoendoskopischen Operationsverfahren eine insgesamt niedrige perioperative Komplikationsrate auf. Zu den intraoperativen Komplikationen der TAPP zählen Blutungen (meist aus den epigastrischen Gefäßen bzw. deren Ästen), Verletzungen von Harnblase, Darm und Nerven). Spezifische postoperative Komplikationen sind Serombildungen, Wundinfektionen und postoperative Schmerzen. In der Herniamed Auswertung von 17.587 Patienten, in welcher das perioperative Outcome nach TAPP und TEP verglichen wurde, zeigte sich bei den intraoperativen und allgemeinen Komplikationen kein signifikanter Unterschied zwischen beiden Verfahren (Köckerling, 2015).

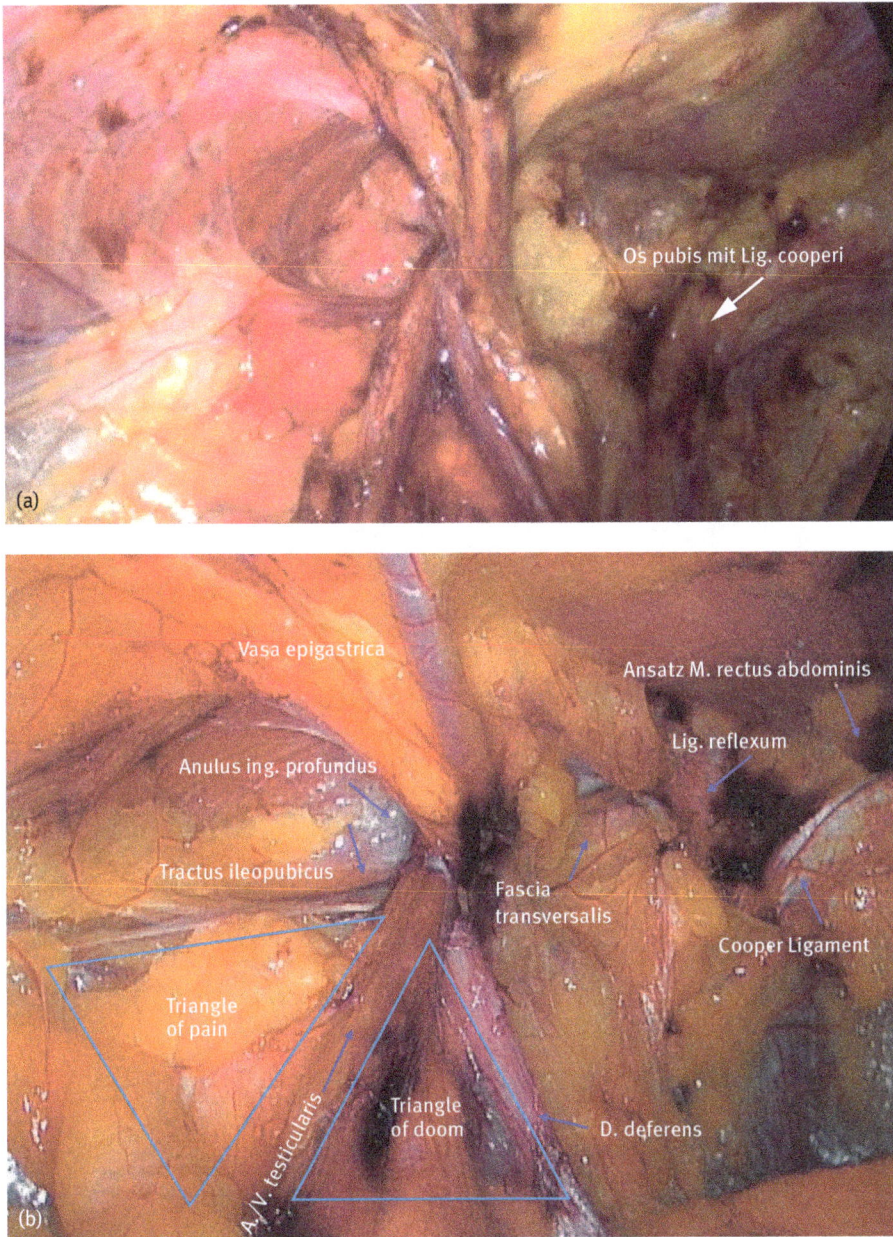

Abb. 2.55: (a) Situs nach Reposition des Bruchsacks; (b) Situs vor Netzimplantation mit Anatomie.

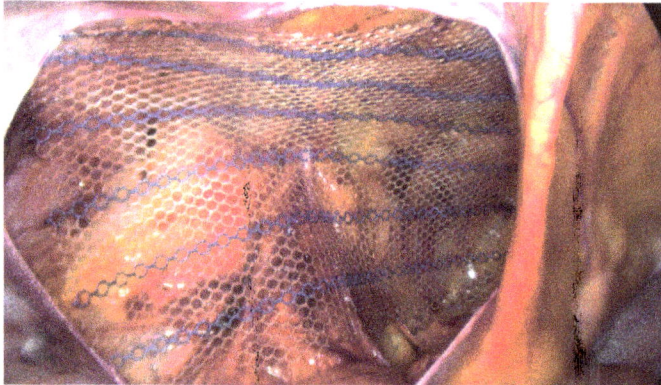

Abb. 2.56: Netz-implantation.

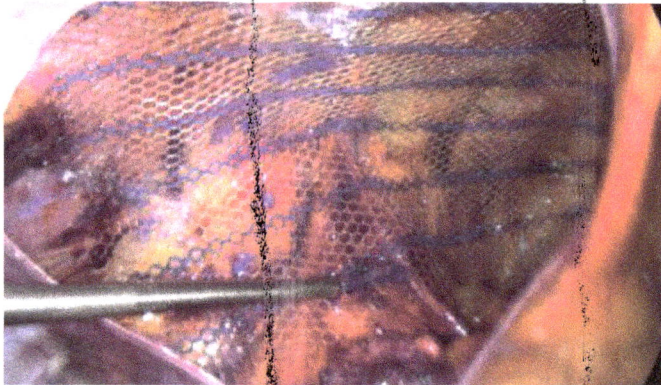

Abb. 2.57: Fixation mit Histoacryl.

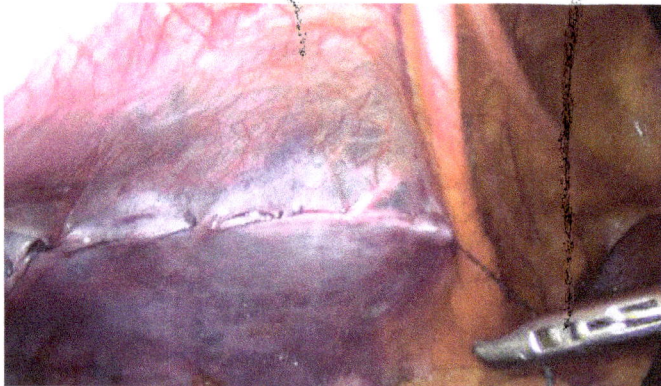

Abb. 2.58: Fortlau-fende Peritonealnaht.

Lediglich die postoperative Seromrate war nach der TAPP mit 3,06 % höher als nach der TEP (0,51 %). Die tatsächliche Seromrate scheint allerdings nach beiden Verfahren höher zu sein. In einer prospektiv randomisierten Studie TAPP versus TEP mit insgesamt 314 Patienten, wurden Seromraten innerhalb der ersten postoperativen Woche von 32,5 % (TEP) bzw. 16,2 % (TAPP), p < 0,001, angegeben (Bansal, 2013). Nach einem Monat lagen die Seromraten bei 3,7 % (TEP) und 1,9 % (TAPP). In der Schweizer Registerstudie war die intraoperative Komplikationsrate signifikant unterschiedlich (TEP 6,3 % vs. TAPP 2,8 %, p = 0,0023) (Gass, 2012).

Postoperative Schmerzen: Die laparoendoskopischen Methoden TAPP und TEP gehen mit einer niedrigeren Rate an chronischen postoperativen Schmerzen als die Lichtenstein Operation einher (HerniaSurge Group, 2018). Die Inzidenzen rangieren dabei zwischen 1,25 % und 15 %. Im Vergleich zur TEP scheint die TAPP mit einer etwas höheren Rate an frühpostoperativen Schmerzen (bis 6 Woche postoperativ) einherzugehen. Die Inzidenz der chronischen Schmerzsyndrome war in der gleichen Studie allerdings ohne signifikanten Unterschied (Bansal, 2013).

Rezidive: Die Rezidivrate der TAPP ist vergleichbar niedrig wie die beispielsweise der Lichtenstein-Operation und wird in Studien unter 1 % angegeben (Bittner, 2011). Ein Unterschied zur TEP ist nicht auszumachen.

Evidenz

In den aktuellen Guidelines werden – bei vorhandener Expertise und Ressourcen – die laparoendoskopischen Verfahren TEP und TAPP zum Goldstandard bei der Behandlung der primären einseitigen, bilateralen und Rezidiv Leistenhernie nach offener Erstoperation empfohlen (HerniaSurge Group, 2018; Niebuhr, 2017). Im Update der IEHS Guidelines 2015 sowie in den aktualisierten internationalen Guidelines der HerniaSurge Group wurden beide Methoden TEP und TAPP als effektive Behandlungsoptionen bei der Therapie der Leistenhernien bewertet (Bittner, 2015; HerniaSurge Group, 2018).

Literatur

Bansal V, Misra MC, Babu D, et al. A prospective, randomized comparison of long-term outcomes: chronic groin pain and quality of life following totally extraperitoneal (TEP) and transabdominal preperitoneal (TAPP) laparoscopic inguinal hernia repair. Surg Endosc. 2013;27:2373–2382.

Bittner R, Leibl BJ, Ulrich M. Chirurgie der Leistenhernie: Minimal Invasive Operationstechniken. Karger Verlag, 2006.

Bittner R, Montgomery MA, Bansal EV et al. Guidelines for laparoscopic (TAPP) and endoscopic (TEP) treatment of inguinal Hernia (International Endohernia Society (IEHS)). Surg Endosc. 2011;25:2773–2843.

Bittner R, Montgomery MA, Bansal EV, et al. Update of guidelines on laparoscopic (TAPP) and endoscopic (TEP) treatment of inguinal hernia (International Endohernia Society). Surg Endosc. 2015;29:289–321.

Bittner R. Die evidenzbasierte TAPP-Technik. Chirurg. 2017;88:281–287.

Gass M, Scheiwiller A, Sykora M, Metzger J. TAPP or TEP for recurrent inguinal hernia? Poulation-based analysis of prospective data on 1309 oatients undergoing endoscopic repair for recurrent inguinal hernia. World J Surg. 2016;40:2348–2352.

HerniaSurge Group. International guidelines for groin hernia management. Hernia. 2018;1:1–65.

Köckerling F, Bittner R, Jacob D, et al. Do we need antibiotic prophylaxis in endoscopic inguinal hernia repair? Results of the Herniamed Registry. Surg Endosc. 2015;29:3741–3749.

Krishna A, Misra MC, Bansal VK, et al. Laparoscopic inguinal hernia repair: transabdominal preperi-toneal (TAPP) versus totally extraperitoneal (TEP) approach: a prospective randomized trial. Surg Endosc. 2012;26:639–649.

Li W, Sun D, Sund Y, et al. The effect of transabdominal preperitoneal (TAPP) inguinal hernioplasty on chronic pain and quality of lofe of patients: mesh fixation versus non-fixation. Surg Endosc. 2017;31:4238–4243.

Mayer F, Niebuhr H, Lechner M., et al. When is mesh fixation in TAPP-repair of primary inguinal hernia repair necessary? The register-based analysis of 11.230 cases. Surg Endosc. 2106;30(10):4363–4371.

Muschalla F, Schwarz J, Bittner R. Effectivity of laparoscopic inguinal hernia repair (TAPP) in daily clinical practice: early and long-term results. Surg Endosc. 2016;30:4985–4994.

Niebuhr H, Pawlak M, Koeckerling F. Differenzierter Einsatz der empfohlenen Guideline-Techniken zur Versorgung einer Leistenhernie. Chirurg. 2017,88:276–280.

Poelman MM, van den Heuvel B, Deelder JD, et al. EAES Consensus Development Conference on endoscopic repair of groin hernias. Surg Endosc. 2013;27:3505–3519.

Simons MP, Aufenacker TJ, Berrevoet F, et al. www.herniasurge.com, 2017.

Vilos GA, Ternamian A, Dempster J, Laberge PY. The Society of Obstetricians and Gynaecologists of Canada. Laparoscopic entry: a review of techniques, technologies, and complications. J. Obstet. Gynaecol. Can. 2007;29:433–465.

Wei FX, Zhang YC, Han W, et al. Transabdominal Preperitoneal (TAPP) versus totally extraperitoneal (TEP) for Laparoscopic hernia repair: A meta-Analysis. Surg Laparosc Endosc Percutan Tech. 2015;25:375–383.

2.3.2 TEP

Ferdinand Köckerling, Andreas Kuthe

Historie

Über die ersten Erfahrungen mit der total extraperitonealen Patch-Plastik (TEP) be-richtete in Europa der französische Chirurg Dulucq (1991) und in den USA McKernan (1993) und Phillips (1993). Auch Ferzli (1992, 1993) publizierte Berichte über seine Technik der endoskopischen extraperitonealen Hernienreparation.

Indikationen

In allen Guidelines zur Behandlung der Leistenhernie wird die TEP neben der trans-abdominalen präperitonealen Patch-Plastik (TAPP) und der offenen Lichtenstein-Operation als bevorzugte Operationstechnik empfohlen (Simons et al., 2009; Bittner et al., 2011; Poelman et al., 2013; Miserez et al., 2014; Bittner et al., 2015, HerniaSurge Group, 2018). Dabei kann die TEP bei der primären unilateralen und bilateralen Leistenhernie beim Mann und bei der Frau, bei Rezidiven nach vorausgegangenen offenen Operationen und bei inkarzerierten Leistenhernien nach Reposition des Bruchsackinhaltes über eine Laparoskopie oder per Taxis eingesetzt werden. Lediglich bei Skrotalhernien, vorausgegangenen Operationen im kleinen Becken (z. B. radikale Prostatektomie, Gefäßoperationen, größere viszeralchirurgische und gynäkologische Eingriffe, Radiatio usw.), Rezidiven nach vorausgegangenen laparo-endoskopischen Operationen (TEP, TAPP) und Patienten mit schweren kardio-pulmonalen Erkrankungen mit Notwendigkeit einer Spinal- bzw. Regionalanästhesie stößt die TEP an ihre Grenzen und erfordert im Einzelfall einen sehr erfahrenen Operateur (Niebuhr et al., 2017; Köckerling et al., 2018). Fehlt bei solchen Fällen die notwendige Erfahrung, sollte der offenen Lichtenstein-Operation der Vorrang gegeben werden.

Key Points

(Bittner et al. 2011; 2015; Kuthe et al., 1998; Kuthe, 2015; Tamme et al., 2006; Tamme et al., 2003; Köckerling et al., 2012; Köckerling et al., 2017)

1. **Patientenvorbereitung:** Am Tag der Operation wird der Patient von den Rippenbögen bis zum Os pubis rasiert. Unmittelbar vor Einschleusung in den Operationssaal sollte der Patient noch einmal aufgefordert werden, die Blase zu entleeren. Die routinemäßige Einlage eines Blasenkatheters sollte nicht erfolgen, um unnötige Blaseninfektionen und Harnröhrenstrikturen zu vermeiden. Nur bei komplexen Eingriffen nach radikaler Prostatektomie oder großen Skrotalhernien kann die Einlage eines Blasenkatheters erwogen werden. Füllt sich während der Operation die Blase so stark, dass die Präparation behindert wird, muss in Einzelfällen während der Operation ein Blasenkatheter eingebracht werden.

2. **Antibiotika-Prophylaxe:** Entsprechend der Guidelines (Simons et al., 2009; Bittner et al., 2011; Poelman et al., 2013; Miserez et al., 2014; Bittner et al., 2015; HerniaSurge Group, 2018) wird für die elektive laparo-endoskopische Leistenhernien-Operationen keine generelle Antibiotika-Prophylaxe empfohlen. Nur bei erhöhten Risiken für eine Wund- und/oder Netzinfektion (Cortison-Therapie, Immunsuppression, Diabetes mellitus usw.) kann eine prophylaktische Antibiotikagabe erwogen werden.

3. **Thromboseprophylaxe:** Da in der Leistenhernienchirurgie selten über thromboembolische Komplikationen berichtet wird, wird über die Notwendigkeit einer Thromboseprophylaxe bei fehlenden Risikofaktoren diskutiert (Bittner et al., 2011). Dabei muss allerdings der mögliche Einfluss des CO^2-Gases und die Trendelenburg-Position auf den venösen Blutstrom berücksichtigt werden. Deshalb wird in den Guidelines die Gabe einer Thromboseprophylaxe entsprechend der Routine bei Patienten mit Risikofaktoren empfohlen (Bittner et al., 2011).

4. **Lagerung des Patienten auf dem Operationstisch und Teampositionierung:** Der Patient liegt in Rückenlage gerade auf dem Tisch. Angebrachte Schulter- und Seitenstützen verhindern, dass der Patient bei einer Trendelenburg-Lage und/

oder seitlichen Kippung vom Operationstisch rutscht (Abb. 2.59). Der Operateur und der kameraführende Assistent stehen auf der gegenüberliegenden Seite der zu operierenden Leistenhernie. Der Arm kann deshalb für die Anästhesie auf der zu operierenden Seite ausgelagert werden (Abb. 2.59). Bei einer beidseitigen Leistenhernie wechselt das Operationsteam die Seite. Dementsprechend müssen bei beidseitigen Leistenhernien beide Arme angelagert werden.

5. **Schaffung des Zuganges und des Extraperitonealraumes:** Der Zugang zum Extraperitonealraum erfolgt über einen 1–2 cm langen umbilikalen Schnitt auf der Seite der Hernie bzw. auf der größeren Seite bei einer beidseitigen Hernie (Abb. 2.60). Anschließend wird mit drei kleinen Langenbeck-Haken das vordere Blatt der Rektusscheide dargestellt. Anschließend wird das vordere Blatt der Rektusscheide mit einem Stichskalpell nur wenige Millimeter inzidiert (Abb. 2.61). Die Erweiterung des Zuganges zur Rektusscheide erfolgt mit der Schere. Anschließend wird der mediale Rand des Rektusmuskels dargestellt und zur Darstellung des hinteren Blattes der Rektusscheide mit einem kleinen Langenbeck-Haken nach lateral verlagert. Anschließend wird mit dem kleinen Finger in die Rektusscheide eingegangen, um den Weg für den Ballontrokar zu bahnen. Der Ballontrokar wird dann über die Rektusscheide in den Extraperitonealraum eingebracht und bis zum Kontakt mit der Symphyse vorgeschoben (Abb. 2.62). Unter Sicht der Kamera wird dann Luft in den Ballontrokar eingebracht, wodurch sich der Extraperitonealraum entfaltet. Zur Orientierung dienen das Cooper-Ligament, die epigastrischen Gefäße und eventuell ein medialer Bruchsack, der sich typisch durch Einziehung nach innen zu erkennen gibt (Abb. 2.63). Die Verwendung des Ballontrokars zur Schaffung des Extraperitonealraumes wird in den Guidelines besonders in der Lernkurve empfohlen, weil sich dadurch Komplikationen verhindern lassen (Bittner et al., 2011). Der Ballontrokar erleichtert das

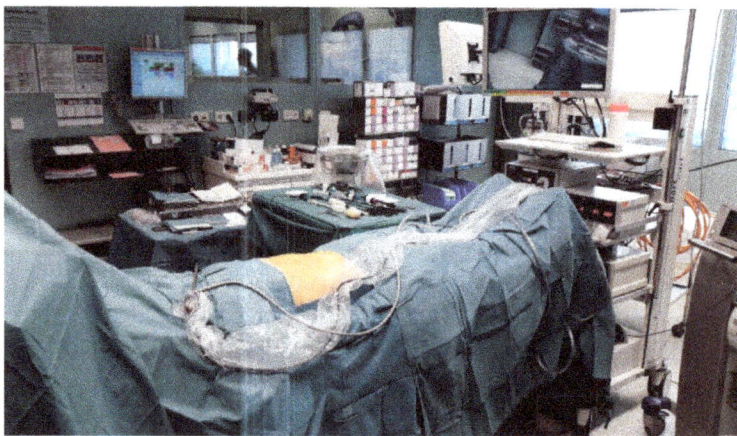

Abb. 2.59: Lagerung des Patienten in Rückenlage auf dem Operationstisch mit Schulter- und Seitenstützen.

Auffinden der richtigen Schicht. Nach Entfernung des Ballontrokars wird über die Rektusscheide ein Hasson-Trokar zur Abdichtung der Inzision am Nabel eingebracht, fixiert und dann das CO_2-Gas eingeleitet. Damit ist die Schaffung des Extraperitonealraumes erfolgt, in dem dann die weitere Präparation stattfindet.

6. **Trokarplatzierung:** Nach Schaffung des Extraperitonealraumes wird dann zunächst ein 5-mm-Trokar in der Mittellinie eingebracht. Dabei muss darauf geachtet werden, dass die Entfernung zwischen diesem 5-mm-Trokar und der Symphyse weit genug ist, damit die spätere Netzplatzierung nicht behindert wird. Manchmal ist es hilfreich, die genaue Trokarplatzierung mit einer eingestochenen Kanüle festzulegen und den Gasdruck bei Einbringung des Trokars auf 20 mmHg zu erhöhen, damit die Spitze des Trokars nicht in das Retroperitoneum eindringt. Der zweite Arbeitstrokar kann dann ebenfalls in der Mittellinie unterhalb des ersten Arbeitstrokars, oder besser lateral zwei Querfinger oberhalb der Spina iliaca anterior superior eingebracht werden. Bei großen Bruchsäcken und schwierigen anatomischen Verhältnissen hat der zweite Arbeitstrokar lateral positioniert eindeutige Vorteile. Dabei kann der laterale Trokar 5 mm oder 10 mm Durchmesser aufweisen. Für die laterale Platzierung muss häufig das hintere Blatt der Rektusscheide eingekerbt werden, um den zweiten Trokar unter Sicht der Kamera sicher einbringen zu können. Der Eingriff kann bei geeigneten Patienten auch mit Mini-Arbeitstrokaren (3 oder 3,5 mm) durchgeführt werden.

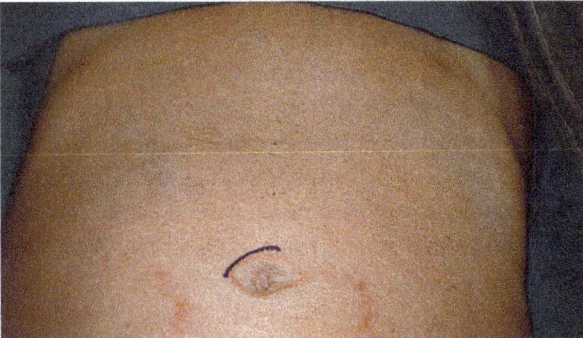

Abb. 2.60: 1–2 cm langer, bogenförmiger Hautschnitt auf der Seite der Leistenhernie (links).

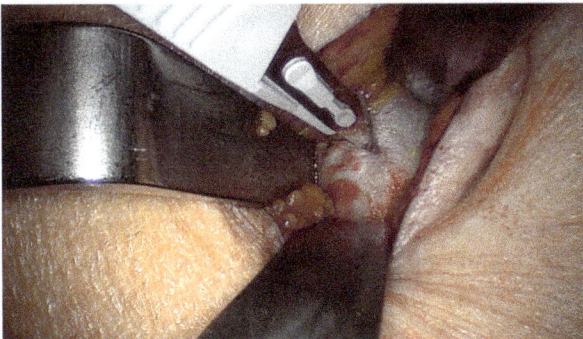

Abb. 2.61: Nach Darstellung des vorderen Blattes der Rektusscheide mit drei Langenbeck-Haken, Inzision derselben mit einem Stichskalpell (links).

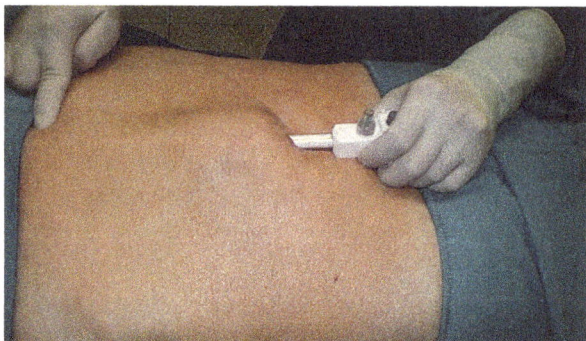

Abb. 2.62: Einbringen eines Ballontrokars über die Rektusscheide und Vorschieben bis zur Symphyse (links).

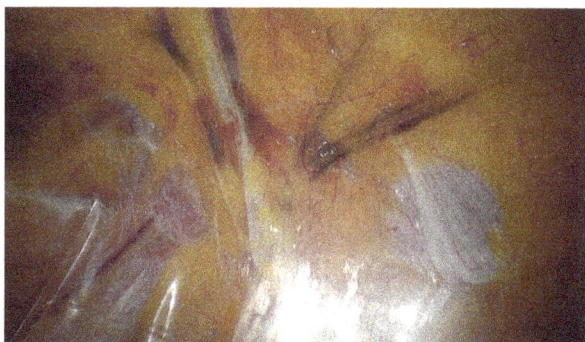

Abb. 2.63: Insufflation von Luft in den Ballontrokar unter Sicht der Optik mit Darstellung der epigastrischen Gefäße, des Cooper-Ligaments und einer medialen Leistenhernie (links).

7. **Präparation des Bruchsackes:** Die Bruchsackpräparation ist bei einer medialen Leistenhernie deutlich einfacher als bei einer lateralen. Dafür bleibt ohne weitere chirurgische Maßnahmen die Bruchhöhle der medialen Leistenhernie bestehen. Der Bruchsackinhalt der medialen Leistenhernie besteht in der Regel aus präperitonealem Fettgewebe und lässt sich stumpf aus der medialen Bruchhöhle herauspräparieren. Bei einer lateralen Leistenhernie muss der peritoneale Bruchsack aufwendiger aus dem Leistenkanal herauspräpariert und von den Samenstranggebilden abpräpariert werden. Dabei orientiert sich die Präparation streng am Bruchsack. Die Samenstranggebilde werden teils stumpf, teils scharf vom Bruchsack abpräpariert. Dabei muss ausreichend Zug auf den Bruchsack mit einem Instrument über den lateralen Trokar ausgeübt werden. Für die spätere Netzplatzierung ist es wichtig, dass der Bruchsack weit genug nach kranial von den Samenstranggebilden abpräpariert wird (Abb. 2.64).

8. **Ausmaß der Präparation:** Das Ausmaß der Präparation erfordert die komplette Parietalisation des Ductus deferens und der Samenstranggefäße. Als Landmarken müssen die Symphyse, das Cooper-Ligament, die epigastrischen Gefäße, die Samenstranggebilde, der Tractus ileopubicus und die Faszie über dem M. psoas sichtbar sein. Das Spatium retropubicum muss bis unterhalb des Os pubis eröffnet sein. Lateral erfolgt die Präparation bis oberhalb der Spina liaca anterior superior (Abb. 2.65).

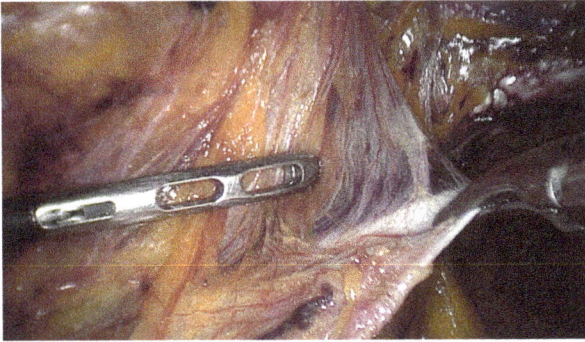

Abb. 2.64: Abpräparation des Peritoneums von den Samenstranggebilden (links).

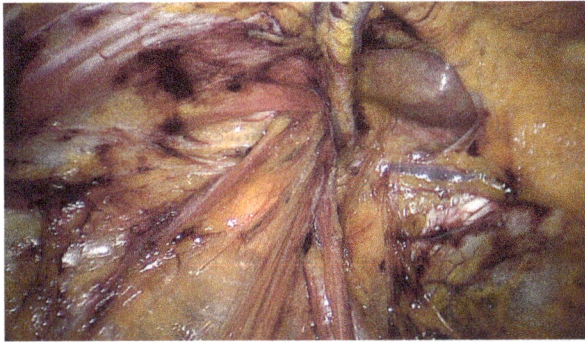

Abb. 2.65: Ausmaß der Präparation bei der TEP (links).

9. **Defekte im Peritoneum:** Treten Defekte im Peritoneum durch die Ballondissektion oder Präparation, vor allem bei Rezidiven, großen lateralen Bruchsäcken und bei rechtsseitigen Leistenhernien nach Appendektomien auf, sollten diese unbedingt per Naht, Roederschlinge oder PDS-Clip verschlossen werden. Das bei Defekten im Peritoneum auftretende Pneumoperitoneum kann in der Regel durch weitere Kopftieflage des Patienten kompensiert werden. Wichtig ist in diesem Moment eine gute Relaxierung und die Einstellung eines niedrigen Arbeitsdruckes von 7–10 mmHg. Werden Peritonealdefekte nicht verschlossen, können Adhäsionen zwischen dem eingebrachten Netz und dem Omentum majus bzw. Dünndarm auftreten. In der Literatur sind Ileusfälle durch Prolabierung von Dünndarm in den Extraperitonealraum zwischen Netz und Peritoneum beschrieben.

10. **Lipom im Leistenkanal:** Ein häufiges und zunehmendes Problem stellen Lipome im Leistenkanal dar. Da sie sich häufig in der Tiefe des Leistenkanals befinden, können sie leicht übersehen werden. Besteht eine deutliche Diskrepanz zwischen dem präoperativ erhobenen klinischen Befund und dem intraoperativen Befund der Leistenhernie, muss im Leistenkanal aktiv nach einem Lipom gesucht werden. Dieses lässt sich in der Regel bei einer Befunddiskrepanz auch gut finden und auspräparieren. In den meisten Fällen kann dieses Lipom, da nach kranial gestielt, belassen werden. Es muss dann später sicher auf das Netz platziert wer-

den. Ein im Leistenkanal belassenes Lipom kann häufig für chronische Schmerzen verantwortlich sein oder muss als Rezidiv reoperiert werden.

11. **Reduktion der Bruchhöhle bei großer medialer Leistenhernie:** Die medialen Leistenhernien weisen das höchste Rezidivrisiko auf. Deshalb erfordert die Versorgung einer großen medialen Leistenhernie eine besondere Aufmerksamkeit. Nach Entfernung des präperitonealen Fettes im medialen Bruchsack bleibt die Bruchhöhle, die einer Ausstülpung der Faszia transversalis entspricht, bestehen. Deshalb besteht das Risiko, dass das Netz bei erhöhtem intraabdominellen Druck in die Bruchhöhle hineingedrückt wird. Zusätzlich kann sich die Bruchhöhle mit seröser Flüssigkeit füllen, was als Serom zur Vorwölbung der Haut führt und als Pseudorezidiv bezeichnet wird. Da dies zu Diskussionen zwischen dem Patienten, seinem Hausarzt und dem Operateur über den Erfolg der Operation führt, sollte die Bruchhöhle unbedingt reduziert werden. Dies gelingt am besten, wenn man die ausgewalzte Faszia transversalis nach innen zieht und sie mit einer Naht an das Cooper-Ligament fixiert oder mit einer Roederschlinge oder Naht rafft. Ziel ist die komplette Reduktion der medialen Bruchhöhle. Dadurch kann sich kein Serom bilden. Damit wird das Pseudorezidiv vermieden und man hat wesentlich bessere Bedingungen für die Netzplatzierung. Somit handelt es sich um eine äußerst wichtige Maßnahme zur Vermeidung von Seromen, Pseudorezidiven und Rezidiven.

12. **Großer lateraler Bruchsack:** Da das teilweise Belassen eines großen lateralen Bruchsackes zu einer höheren Rate an Seromen führt, sollte er nach Möglichkeit immer vollständig aus dem Leistenkanal heraus- und von den Samenstranggebilden abpräpariert werden.

13. **Netzauswahl:** Der Standard in der Netzgröße bei der laparo-endoskopischen Leistenhernienchirurgie beträgt 10 × 15 cm. Bei größeren Defekten einer direkten Leistenhernie von > 3–4 cm und bei der indirekten Hernie von > 4–5 cm wird die Verwendung eines Netzes der Größe 12 × 17 cm empfohlen. Geschlitzte Netze weisen keinerlei Vorteile auf. Bei der beidseitigen Leistenhernie werden zwei sich in der Mittellinie überlappende Netze verwendet. Heute ist eindeutig den großporigen, leichtgewichtigen Netzen der Vorzug zu geben, da sie gegenüber den kleinporigen, schwergewichtigen Netzen keine höheren Rezidivraten aufweisen, eine Reduktion des eingebrachten Fremdmaterials bedeuten und in der frühen Phase nach der Operation weniger Schmerzen und Fremdkörpergefühl erzeugen. Die Netze werden über den 10 mm-Arbeitstrokar oder Optiktrokar eingebracht. Dazu werden sie gerollt oder ziehharmonikaartig gefaltet.

14. **Netzplatzierung:** Die vorhandene als auch die potentiellen Bruchlücken (mediale, laterale, femorale) sollten in allen Richtungen mit mindestens 3 cm Überlappung abgedeckt sein (Abb. 2.66). Das Netz kommt dazu parallel zum Leistenband zu liegen. Zumindest die Hälfte des Netzes befindet sich unterhalb des Leistenbandes. Medial erreicht das Netz die Symphyse, lateral oben die Spina

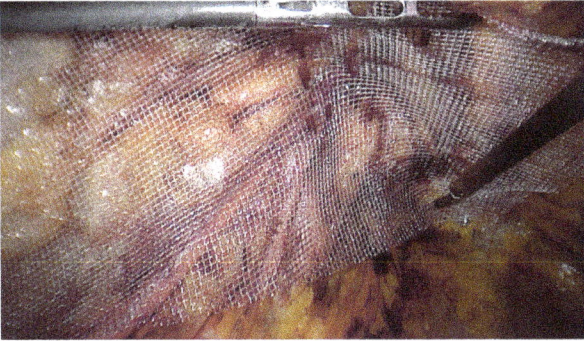

Abb. 2.66: Netzplatzierung mit Überlappung aller vorhandenen und potentiellen Bruchlücken von mindestens 3 cm und Einbringen einer Redon-Drainage (links).

iliaca anterior superior und lateral unten werden die Samenstranggebilde deutlich überlappt.

15. **Netzfixierung:** Mehrere Metaanalysen haben für die TEP gezeigt, dass die Fixierung und Nicht-Fixierung des Netzes bezüglich Rezidiv- und postoperativen Schmerzraten zu vergleichbaren Ergebnissen führen. Besondere Beachtung muss jedoch den Leistenhernien mit großen medialen Defekten (M III der EHS-Klassifikation: ≥ 3 cm) gewidmet werden. Neben der Defektreduktion durch Naht der nach innen gezogenen Faszia transversalis an das Cooper-Ligament sollte je nach Situation auch eine Fixierung des Netzes mit Fibrinkleber oder Histoacrylkleber erwogen werden. Da dies zu einem geringeren Risiko von chronischen Schmerzen führt, sollte die Kleberfixierung des Netzes der Tackerfixierung vorgezogen werden.

16. **Drainage:** Da die Einlage einer extraperitonealen Drainage für 24 Stunden eventuell die Bildung von Seromen verhindern kann und kein erhöhtes Infektionsrisiko damit verbunden ist, kann sie durchaus empfohlen werden. Bei Skrotalhernien hat sich eine Saugdrainage des Skrotalfaches bewährt, die über einen 5 mm Trokar gezielt und ohne späteren Netzkontakt eingebracht wird.

17. **Desufflation des Extraperitonealraumes:** Nach Netzplatzierung und Drainageeinlage kann der Extraperitonealraum desuffliert werden. Da bei der TEP das Netz nur in wenigen Fällen fixiert wird, kommt dieser Phase der Operation eine wichtige Bedeutung zu. Durch Einsatz der Instrumente muss sichergestellt werden, dass das Netz in seiner ursprünglichen Lage verbleibt und durch das aufsteigende Peritoneum nicht wie ein Sandwich zusammengefaltet wird (Abb. 2.66). Dabei muss die Netzunterkante mit den Instrumenten solange gegen die darunter liegenden anatomischen Strukturen gedrückt werden, bis diese Aufgabe durch Ablassen des CO_2-Gases durch das zurückkehrende Peritoneum übernommen wird. Verläuft dieser Abschnitt der Operation nicht optimal, muss erneut CO2 appliziert und der Vorgang wiederholt werden. Nur so ist gewährleistet, dass der Bauchinnendruck über das Peritoneum das Netz an die Bauchwand fixiert.

Komplikationen

Typische minor Komplikationen der TEP sind Serome (0,51 %) vor allem bei großen medialen Hernien, wenn die Fascia transversalis nicht durch Naht- oder Röder-Schlinge gerafft und damit die mediale Höhle reduziert wurde (Köckerling et al., 2019). Auch Blutungen gehören zu den häufigeren Komplikationen und sind im Herniamed-Register mit 1.16 % angegeben (Köckerling et al., 2016). Wundkomplikationen (0,13 %) und Organverletzungen (Blase 0,04 %, Darm 0,06 %, Gefäße 0,28 %) bei der TEP sind selten. Insgesamt werden die intraoperativen Komplikationen mit 1,17 % und die postoperativen Komplikationen mit 1,68 % angegeben (Köckerling et al., 2016).

Evidenz

In den neuen international *guidelines for groin hernia management* (HerniaSurge Group) werden auf der Basis der vorhandenen Evidenz nur noch die laparo-endoskopischen Techniken TEP und TAPP sowie das offene Lichtenstein-Verfahren empfohlen (HerniaSurge Group, 2018). In einer registerbasierten Propensity Score-matched Analyse von 57.906 Patienten aus dem Herniamed-Register zeigt sich im Vergleich zur offenen Lichtenstein-Operation eine signifikant geringere postoperative Komplikationsrate (1,7 % vs. 3,4 %; $p < 0,001$), eine signifikant geringere komplikationsbedingte Reoperationsrate (0,8 % vs. 1,1 % ;$p = 0,008$), eine signifikant geringere Rate an Ruheschmerzen (4,3 % vs. 5,2 %; $p = 0,003$) und eine signifikant geringere Rate an Belastungsschmerzen (7,7 % vs. 10,6 %; $p < 0,001$). Zwischen TEP und TAPP fanden sich keine relevanten Unterschiede.

Literatur

Bittner R, Arregui ME, Bisgaard T, et al. Guidelines for laparoscopic (TAPP) and endoscopic (TEP) treatment of inguinal Hernia [International Endohernia Society (IEHS)]. Surg Endosc. 2011;25:2773-2843; doi: 10.1007/s00464-011-1799-6.

Bittner R, Montgomery MA, Arregui E, et al. Update of guidelines on laparoscopic (TAPP) and endoscopic (TEP) treatment of inguinal hernia (International Endohernia Society). Surg Endosc. 2015;29:289-321; doi: 10.1007/s00464-014-3917-8.

Dulucq, JL. Traitement des hernies de l'aine par mise en place d'un patch prothetique sous-peritoneal en retropertoneoscopie. Cahiers de Chir. 1991;79:15-16.

Ferzli GS, Massaad A, Albert P. Extraperitoneal endoscopic inguinal hernia repair. J Laparosendosc Surg. 1992;2(6):281-286.

Ferzli GS, Massaad A, Dysarz FA 3 rd, Koptsis A. A study of 101 patients treated with extraperitoneal endoscopic laparoscopic herniorrhaphy. Am Surg. 1993;59(11):707-708.

Köckerling F, Jacob D, Grund S, Schug-Paß C. Prinzipien der minimalinvasiven Chirurgie bei Hernien – Teil 2. Allgemein- und Viszeralchirurgie up2date 2. 2012:99-115. doi: 10.1055/s0031-1298351.

Köckerling F, Stechemesser B, Hukauf M, et al. TEP versus Lichtenstein: Which technique is better for the repair of primary unilateral inguinal hernias in men? Surg Endosc. 2016;30:3304-3313.

Köckerling F, Bittner R, Kofler M, et al. Lichtenstein versus Total Extraperitoneal Patch Plasty Versus Transabdominal Patch Plasty Technique for Primary Unilateral Inguinal Hernia Repair: A Registry-based, Propensity Score-matched Comparison of 57.906 Patients. Ann Surg. 2019;269(2):351-357. doi: 10.1097/SLA0000000000002541.

Köckerling F. Die evidenzbasierte TEP-Technik. Chirurg. 2017;88:288-295. doi: 10.1007/s00104-016-0360-5.

Köckerling F, Simons MP. Current Consepts of Inguinal Hernia Repair. Visc Med. 2018;34:145-150.

Kuthe A, Saemann T, Tamme C, Köckerling F. Technique of total extraperitoneal endoscopic hernio-plastiy of the inguinal canal. Zentralbl Chir. 1998;123(12):1428-1435.

McKernan JB, Laws HL. Laparoscopic repair of inguinal hernias using a totally extraperitoneal pros-thetic approach. Surg Endosc. 1993;7(1):26-28.

Miserez M, Peeters E, Aufenacker T, et al. Update with level 1 studies of the European Hernia Society guidelines on the treatment of inguinal hernia in adult patients. Hernia. 2014;18:151-163. doi: 10.1007/s10029-014-1236-6.

Niebuhr H, Pawlak M, Köckerling F. Differenzierter Einsatz der empfohlenen Guidelines-Tech-niken zur Versorgung einer Leistenhernie. Chirurg. 2017;88:276-280. doi: 10.1007/s00104-017-0379-2.

Phillips EH, Carroll BJ, Fallas MJ. Laparoscopic preperitoneal inguinal hernia repair without peri-toneal incision. Technique and early clinical results. Surg Endosc. 1993;7(3):159-162.

Poelman MM, van den Heuvel B, Deelder JD, et al. EAES Consensus Development Conference on endoscopic repair of groin hernias. Surg Endosc. 2013;27:3505-3519. doi: 10.1007/s00464-013-3001-9.

Simons MP, Aufenacker T, Bay-Nielsen M, et al. European Hernia Society guidelines on the treatment of inguinal hernia in adult patients. Hernia. 2009;13:343-403. doi: 10.1007/s10029-009-0529-7.

HerniaSurge Group. International Guidelines for Groin Hernia Management. Hernia. 2018;22:1-165.

Tamme C, Köckerling F. Standard-Technik total extraperitoneale Hernioplastik (TEP) In: Bittner R, Leibl BJ, Ulrich M (Hrsg): Chirurgie der Leistenhernie. Minimalinvasive Operationstechniken. Basel, Karger 2006, pp 126-139.

Tamme C, Scheidbach H, Hempe C, Schneider C, Köckerling F. Totally extraperitoneal endoscopic inguinal hernia repair (TEP). Surg Endosc. 2003;17:190-195. doi: 10.1007/s00464-002-8905-8.

Kuthe A. Totale extraperitoneale Netzplastik (TEP). In: V. Schumpelick et al. Hernien, 2015, Thieme Verlag Stuttgart, New York.

2.4 Ventralhernie offen

2.4.1 Offene Nahtverfahren bei Ventralhernien

Stefan Kaiser, René H. Fortelny

Historie

Bereits im ersten Jahrhundert n. Chr. wird die Ligatur von Umbilikalhernien durch Celsus beschrieben, dennoch blieb der Einsatz elastischer und unelastischer Bruch-bänder für lange Zeit die übliche Behandlungsmethode (Müller, 1841).

Erst Ende des 19. Jahrhunderts gelangte durch die Einführung der queren Fas-zienduplikatur nach Mayo eine sichere chirurgische Therapie in den Vordergrund. Die wichtigsten Entwicklungsschritte der Chirurgie der Bauchwandhernien waren:
- Mayo (1895): Der Verschluss der Bruchpforte erfolgt quer durch Dopplung der Faszie.

- Spitzy (1910): Einfache Fasziennähte, längst oder quer verlaufend.
- Drachter und Grossmann (1930): Raffung der Rektusmuskulatur ohne Eröffnung der Rektusscheide.
- Gross und Blodgett (1953): Vernähung der inneren Ränder der Rektusscheide

Indikation

Grundsätzlich sollten Ventralhernien des Erwachsenen wegen der hohen Rate an Komplikationen (Inkarzerationsrisiko bis zu 30 %) operiert werden.

Bei einem Durchmesser der Bruchlücke ≤ 2 cm und einer Breite der Linea Alba ≤ 2 cm ist eine direkte Versorgung eines Mittellinienbruches mittels Nahtverfahren sinnvoll möglich. Bei größeren Bruchpforten oder weiter auseinanderweichenden Mm. recti abdomines (Rektusdiastase) sollte die Versorgung mittels Netzeinlage erfolgen. Die Kombination einer Rektusdiastase mit einer Nabel- bzw. epigastrischen Hernie erfordert in jedem Fall, unabhängig von der Herniengröße, eine Netzverstärkung (Köhler, 2015).

Die Vorteile der Nahtversorgung liegen vor allem im ambulant ggf. sogar in Lokalanästhesie (Jairam, 2017) durchzuführenden und somit sehr kostengünstigen Procedere. Nachteilig wirkt sich aus, dass bei richtiger Technik die Hernie zwar spannungsarm, jedoch nie spannungsfrei versorgt wird und somit eine tendenziell, jedoch nicht signifikant, höhere Rezidivrate als spannungsfreie Netzverfahren aufweist (Winsnes, 2016).

Hautschnitt

Der Hautschnitt kann transumbilikal, paraumbilikal links sowie semizirkulär infra- oder supraumbilikal erfolgen und sollte unter Berücksichtigung der Bruchpfortengröße sowie des zu erwartenden kosmetischen Ergebnisses gewählt werden (Abb. 2.67).

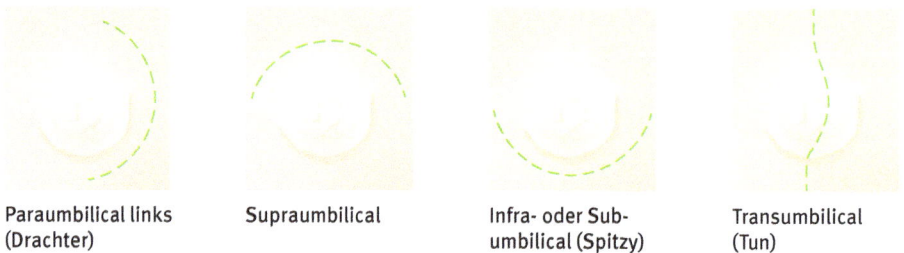

Paraumbilical links (Drachter) Supraumbilical Infra- oder Sub-umbilical (Spitzy) Transumbilical (Tun)

Abb. 2.67: Schnittführung in vier Varianten bei Nabelhernie; (a) paraumbilikal links (Drachter), (b) supra-umbilikal, (c) (ergänzen als vierte Variante, Schnitte oberhalb des Nabels, vgl. Spitzy, nur oben), infra- oder subumbilikal (Spitzy), (d) transumbilikal (Tun).

Operationsverfahren durch Naht

Fasziendoppelung nach Mayo: Zweireihige Naht der Bruchlücke, überlappender Verschluss der Faszie (Mayo, 1901).

Nachteil: Die höhere Stabilität dieses Nahtverfahrens durch die Doppelung der Faszie und der zweiten Nahtreihe konnte nicht bestätigt werden. Durch das Überlappen der Bruchränder erhöht sich die Spannung auf die Faszie. Des Weiteren können durch die zwei Nahtreihen Mikrozirkulationsstörungen verursacht und damit die Heilung gestört bzw. das Rezidivrisiko erhöht werden.

Tabaksbeutelnaht: Bei extrem kleinen Hernien oder bei der Versorgung kindlicher Hernien geeignet.

Vorteil: Kleine peritoneale Narbe

Nachteil: nur bei sehr kleinen Hernien anwendbar.

OP nach Spitzy: Querverlaufende Naht in Einzelknopftechnik.

Vorteil: relativ spannungsarme Versorgung, da die Bruchränder Stoß auf Stoß vernäht werden.

Nachteil: Durch die Versorgung mittels Einzelknopf- oder U-Nähten konzentriert sich der Zug auf wenige Punkte.

Quere, fortlaufende Naht (modifizierte Stoß auf Stoß-Naht): Hierbei handelt es sich um die derzeit empfohlene Technik zur spannungsarmen Nahtversorgung kleiner zentraler Hernien.

Vorteile: relativ spannungsarme Versorgung, da die Bruchränder Stoß auf Stoß vernäht werden. Durch die gleichmäßige Verteilung der Zugbelastung auf die multiplen Gewebebrücken entsteht nur eine geringe Spannung entsprechend einem Flaschenzugsystem („*small bites*") (s. Abb. 2.68).

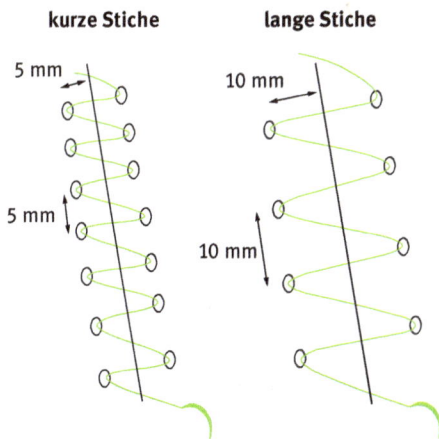

kurze Stiche   **lange Stiche**

5 mm   10 mm

5 mm   10 mm

Abb. 2.68: Bruchpfortenverschluss in *small bites technique*. (a) kurze Stiche, (b) lange Stiche.

Operationstechnik

1. Reinigung und Desinfektion des Operationsgebietes unter besonders Beachtung tiefer Nabelschläuche. Die Hautinzision erfolgt aus kosmetischen Gründen bevorzugt semizirkulär supra- oder infraumbilikal.

2. Subkutane Präparation und Ablösen des Nabelsteges, Darstellung des Bruchsackes und ggf. Reposition des Bruchsackinhaltes. Der peritoneale Bruchsack wird möglichst in toto reponiert, in Ausnahmefällen abgetragen und mittels resorbierbarer Tabaksbeutelnaht (Fadenstärke 2-0) verschlossen.

3. Subtile Präparation der Bruchpforte unter Freilegung der Faszienränder.

4. Querer fortlaufender Verschluss der Bruchpforte mit nicht resorbierbarem bzw. spät resorbierbarem, monofilem Nahtmaterial der Fadenstärke 2-0 in enger Stichdichte (*small bites technique*) mit einem Faden/Wund Verhältnis von mindestens 4/1 (Israelsson, 1999; 2013; Millbourn, 2009). Refixierung der Nabelbasis im Faszienniveau. Das subkutane Gewebe kann mit resorbierbarem Nahtmaterial in Einzelknopftechnik oder fortlaufend verschlossen werden. Die Einlage einer Drainage ist nicht erforderlich (Kosins, 2013). Der Hautverschluss sollte intrakutan und kann mit resorbierbarem Nahtmaterial erfolgen. Alternativ kann die Haut nach subkutanem Wundverschluss mit Gewebekleber verschlossen werden. Die postoperative Verordnung einer Abdominalbandage bietet keine Vorteile (Bouvier, 2014).

Evidenz

Nachfolgend wurde tabellarisch eine Auswahl von Publikationen zu den Nahtverfahren bei Ventralhernien, welche nach 2010 publiziert wurden zusammengefasst.

Tab. 2.12: Aktuelle Studien zur Nahtversorgung von Ventralhernien.

Jahr	Autor	n	Follow-Up	Vergleich	Aussage
2014	Berger et al.	442 retrospektive Studie	60 Monate	Ventralhernien: präperitoneales Netz (126) vs. Naht (266)	Rezidivrate: kein Unterschied (5,6 % vs. 7,5 %) Netz – signifikant mehr SSI's (19,8 % vs. 7,9 %) und Serome (14,3 % vs. 4,1 %) Multivariate Analyse: Rezidivrisiko erhöht BMI und Rauchen SSI-Risiko erhöht bei Netzversorgung und ASA-Klassifikation
2014	Nguyen et al.	637 Metaanalyse 9 RCT's		Primäre Ventralhernien: Netz vs. Naht	Multivariate Analyse: Nahtversorgung mehr Rezidive: (1,58 % vs. 0,52 %) Netzverfahren mehr Serome und SSI

Tab. 2.12: (Fortsetzung) Aktuelle Studien zur Nahtversorgung von Ventralhernien.

Jahr	Autor	n	Follow-Up	Vergleich	Aussage
2015	Köhler et al.	231 RCT	31 Monate	Epigastrische/ Umbilikal- hernie: Primäre Naht	Bei Vorhandensein einer Rektusdiastase 28 % Rezidive vs. 8 %. Bei Naht mit resorbierbarem Material 29 % Rezidive vs. 11 %
2016	Matthes et al.	1215 Meta- analyse 10 RCT´s		primäre Ven- tral- und Nar- benhernien: Primäre Naht vs. Netz	Relatives Risiko für Narbenher- nie bei primärer Naht versus Netz: 0,36
2016	Winsnes et al.	379		primäre Umbili- kalhernie: Naht vs. Netz	Naht – weniger Komplikationen bei gleicher Rezidivrate (8,4 %)
2018	Kaufmann et al.	300 RCT	2J. bis 30 Monate	Umbilikalher- nie: Naht vs. Netz	Weniger Rezidive in Mesh- Gruppe (3,6 % vs. 11,4 %) bei Nabelhernien 1–4 cm

Zusammenfassung

> **Merke:** Die Versorgung von Nabel- und Mittellinienhernien mittels eines Nahtverfahrens stellt bei kleineren Bruchpforten (≤ 2 cm) und einer nur geringen Rektusdiastase (≤ 2 cm) ein sinnvolles Operationsverfahren dar.

Die Indikationsstellung sollte auch die Lebensumstände des Patienten berücksichtigen (Alter, BMI, familiäre Disposition, körperliche Belastung, Nebenerkrankungen).

Die Operation sollte ambulant und in Lokalanästhesie durchgeführt werden. Noch intraoperativ sollte ein langwirkendes Lokalanästhetikum (z. B. Bupivacain, Ropivacain) injiziert werden.

> **Merke:** Der Bruchpfortenverschluss sollte quer und fortlaufend mit einer engen Stichdichte erfolgen (Verhältnis Fadenlänge: Bruchpfortenlänge = 4:1). Als Nahtmaterial kommt ein nichtresorbierbarer (z. B.: Polypropylen) oder sehr langsam resorbierbarer Faden (z. B.: Polydioxanon oder Poly-4-Hydroxybutyrat) in Betracht.

Der Wundverschluss sollte intrakutan mit resorbierbarem Nahtmaterial erfolgen. Eine Subkutannaht ist nicht obligat. Postoperativ sollte körperliche Belastung (Heben von > 10–15 kg) für 2 Wochen vermieden werden. Die postoperative Verordnung einer Abdominalbandage ist nicht erforderlich.

Literatur

Arroyo A, Garcia P, Perez F, et al. Randomized clinical trial comparing suture and mesh repair of umbilical hernia in adults. Br J Surg. 2001;88:1321.

Berger RL, Li LT, Hicks SC, Liang MK. Suture versus preperitoneal polypropylene mesh for elective umbilical hernia repairs. J Surg Res. 2014;192(2):426-431. doi: 10.1016/j.jss.2014.05.080. Epub 2014 Jun 4. PubMed PMID: 24980854.

Bouvier A, Rat P, Drissi-Chbihi F, et al. Abdominal binders after laparotomy: review of the literature and French survey of poli- cies. Hernia. 2014;18:501–506.

Hall DE, Roberst KB, Charney E. Umbilical hernia: what happens after age 5 years? Pediatr. 1981;98:415.

Halm JA, Heisterkamp J, Veen HF, et al. Long-term follow-up after umbilical hernia repair: are there risk factors for recurrence after simple and mesh repair. Hernia. 2005;9:334.

Halpern LJ. Spontaneous healing of umbilical hernias. JAMA. 1962;182:851.

Israelsson LA: Bias in clinical trials: the importance of suture technique. Eur J Surg. 1999;165:3-7.

Israelsson LA, Millbourn D. Prevention of incisional hernias: how to close a midline incision. Surg Clin North Am. 2013;93:1027-1040.

Jairam AP, Kaufmann R, Muysoms F, Jeekel J, Lange JF. The feasibility of local anesthesia for the sur- gical treatment of umbilical hernia: a systematic review of the literature. Hernia. 2017;21(2):223-231. doi: 10.1007/s10029-017-1577-z. Epub 2017 Jan 20.

Kaufmann R, Halm JA, Eker HH, et al. Mesh versus suture repair of umbilical hernia in adults: a randomised, double-blind, controlled, multicentre trial. Lancet. 2018;391(10123):860-869. doi: 10.1016/S 0140-6736(18)30298-8. Epub 2018 Feb 17.

Köhler G, Luketina RR, Emmanuel K. Sutured repair of primary small umbilical and epigastric hernias: concomitant rectus diastasis is a significant risk factorfor recurrence. World J Surg. 2015;39(1):121-126.

Kosins AM, Scholz T, Cetinkaya M, Evans GR. Evi- dence-based value of subcutaneous surgical wound drainage: the largest systematic review and meta-analysis. Plast Reconstr Surg. 2013;132:443-450.

Mathes T, Walgenbach M, Siegel R. Suture Versus Mesh Repair in Primary and Incisional Ventral Her- nias: A Systematic Review and Meta-Analysis. World J Surg. 2016;40(4):826-835. doi: 10.1007/ s00268-015-3311-2. Review. PubMed PMID: 26563217.

Mayo WJ. An operation for the radical cure of umbilical hernia. Ann Surg. 1901;34(2):276-280F.

Millbourn D, Cengiz Y, Israelsson LA. Effect of stitch length on wound complications after closure of midline inci- sions: a randomized controlled trial. Arch Surg. 2009;144:1056-1059.

Mislowsky A, Hemphill A, Nasrallah DV. A scarless technique of umbilical hernia repair in the adult population. Hernia. 2008;12:627.

Müller H. Über den Nabelbruch mit einem Vorschlage zu seiner Behandlung. Enke 1841.

Muysoms E, Antoniou SA, Bury K, et.al. European Hernia Society guidelines on the closure of ab- dominal wall incisions. Hernia. 2015;19:1-24.

Nguyen MT, Berger RL, Hicks SC, et al. Comparison of outcomes of synthetic mesh vs suture repair of elective primary ventral herniorrhaphy: a systematic review and meta-analysis. JAMA Surg. 2014;149(5):415-21. Review. PubMed PMID: 24554114.

Poruk KE, Farrow N, Azar F, et al. Effect of hernia size on operative repair and post-operative outcomes after open ventral hernia repair. Hernia. 2016;20:805.

Schumacher OP, Peiper C, Lörken M, Schumpelick V. Langzeitergebnisse der Nabelhernienreparation nach Spitzy. Chirurg. 2003;74:50.

Schumpelick V, Arlt G, Klinge U. Hernienchirurgie: Versorgung von Nabelhernie und Narbenhernie. Dtsch Ärztebl. 1997;94:A-3471.

Winsnes A, Haapamäki MM, Gunnarsson U, et al. Surgical outcome of mesh and suture repair in primary umbilical hernia: postoperative complications and recurrence. Hernia. 2016;20:50.

2.4.2 Onlay Netztechnik

Guido Baschleben, Wolfgang Reinpold

Geschichte der Methode

Die Erstbeschreibung der alloplastischen Onlay Netzhernioplastik von Ventralhernien erfolgte 1958 von Francis Usher (Usher, 1958). In Anlehnung an den Erstautor wird die Methode In den meisten neueren Operationslehren und Lehrbüchern als Direktverschluss der Bruchpforte mit anschließender Netzaugmentation beschreiben. Eine Modifikation der Onlay Technik wurde von Chevrel publiziert (Chevrel, 1979; Chevrel, 1986).

„Chevrels Procedure" beinhaltet einen zweireihigen Verschluss der Bruchpforte. Wobei im ersten Schritt die Bruchpforte direkt verschlossen wird. Anschließend erfolgen die beidseitige paramediane Inzision der Rektusscheide und eine Umschlagplastik mit nochmaliger Naht.

Diese wird dann mit einem seitlich bis an die lateralen Ränder der Rektusscheide reichenden Kunststoffnetz überdeckt (*„Reinforcement"*). Nach anfänglicher punktueller Fixation durch Naht, modifizierte Chevrel seine Technik dahingehend, dass das eingebrachte Netz nur noch paramedian mit vier nichtresorbierbaren Fäden und anschließend flächig mit Fibrinkleber fixiert wurde.

Modifikationen der Chevrel Methode mit multiplen Entlastungsinzisionen im Bereich des vorderen Blattes der Rektusscheide (*Clotteau-Premont's Procedure*) oder auch der unilateralen entlastenden Längsinzision der Rektusscheide (Gibson's Procedure) sind beschrieben.

Aufgrund publizierter höherer Rezidiv- und Infektraten ist die Onlay Technik bei primären Bauchwand- und Narbenhernien nicht das Verfahren der Wahl.

Es wird jedoch in kleinen Serien immer noch als sicheres und effektives Verfahren beschrieben (Licheri, 2008)

OP-Technik

1. Exzision der Narbe. Sparsame subcutane Präparation des Bruchsacks. Zirkuläre Darstellung der Bruchpforte und Präparation eines epifaszialen Netzlagers im Abstand von 5 cm zur Bruchpforte unter Schonung der versorgenden Hautgefäße.

2. Gegebenenfalls Eröffnung des Bruchsacks und Adhäsiolyse. Partielle Resektion desselben soweit, dass ein spannungsfreier Verschluss möglich ist. Dieser sollte fortlaufend mit resorbierbarem Nahtmaterial erfolgen (Stärke 3-0).

3. Abschließend wird die Faszie ebenfalls fortlaufend verschlossen. Hierzu empfehlen wir langzeitresorbierbares Nahtmaterial (z. B. PDS 2-0). In Anlehnung an die Modifikation von Chevrel sollte bei Unmöglichkeit des spannungsfreien Faszienverschluss die beidseitige Inzision des vorderen Blattes der Rektusscheide, situationsabhängig 1–2 cm lateral der Bruchpforte, erfolgen.

4. Ausmessen des Netzlagers unter Beachtung der geforderten Überlappung.

5. Bei der anschließenden Fixation ist der flächenhafte Kontakt des Netzes mit der Faszie entscheidend, da entgegen der Sublay-Technik, ein entsprechendes Netzwiderlager fehlt. Daher halten wir die Fixation des Netzes durch Nähte für ungeeignet.

6. Aus der eigenen Erfahrung empfehlen wir hierfür selbstfixierende Netze (z. B. Adhesix, ProGrip). Alternativ kann die flächige Fixation mit Fibrinkleber erfolgen.

7. Aufgrund der Tendenz zur Serombildung ist die Drainageeinlage angeraten. Eine Seromreduktion kann durch Verkleinerung der subcutanen Wundhöhle erreicht werden.

8. Der Hautverschluss erfolgt in der Regel mit resorbierbarer Naht.

Indikation

Reserveverfahren bei:
– Mehrfachrezidiven nach Sublay-Netz- und IPOM-Versorgungen
– kleinen (< 5 cm) oder multiplen kleineren Bruchpforten
– multimorbiden Patienten
– Notfällen

Vorteil

– Geringerer präparatorischer Aufwand, schnellere Operationszeit, Verzicht auf Bruchsackeröffnung (Cave: irreponible Hernie bzw. Inkarzeration)
– Limitierte subcutane Präparation (max. 5 cm ringsherum) meist ausreichend
– Falls notwendig, weitere Netzüberlappung im Bereich der Rippenbögen bzw. Beckenknochen möglich

Nachteil

– Epifasziale Netzposition ungünstig (fehlendes Netzwiderlager: höheres Rezidivrisiko)
– Gefahr des Netzinfektes bei oberflächlichen Wundheilungsstörungen

Komplikationen

- Netzrandrezidive bzw. „*Button-hole*-Hernie" median bei Fasziendehiszenz
- Wundrandnekrosen bei Devaskularisierung im Rahmen der epifaszialen Präparation
- Epifasziale Serome/Hämatome
- Wundinfektion mit Netzinfektion

Literatur

Usher FC, Ochsner J, Tuttle LL Jr. Use of marlex mesh in the repair of incisional hernias. Am Surg. 1958;24(12):969-974.

Chevrel JP. The treatment of large midline hernias by "overcoat" plasty and prosthesis. Nouv Presse Med. 1979;(8):695-696.

Chevrel JP, Dillin C, Morquette H. [Treatment of median abdominal hernia by muscular autograft and pre-musculo-aponeurotic prosthesis. Apropos of 50 cases]. Chirurgie. 1986;112(9):616-622.

Chevrel JP, Rath AM. The use of fibrin glues in the surgical treatment of incisional hernias. Hernia. 1997;(1):9-14.

Licheri S, Erdas E, Pisano G, et al. Chevrel technique for midline incisional hernia: still an effective procedure. Hernia. 2008;(12):121-126.

2.4.3 Präperitoneale Netztechnik/PUMP

Ulla Volmer, Andreas Kuthe

In Anlehnung an die Empfehlungen der *European Hernia Society* (EHS) erfolgt die Reparation der umbilikalen Faszienlücken bei einer Größe von 2–4 cm, u. U. mit begleitender Rektusdiastase und damit anzunehmender Schwächung der umgebenden Faszie, mittels Netz. In einer dänischen Registerstudie konnte zudem gezeigt werden, dass das Rezidivrisiko bei der Netzreparation auch kleinerer Nabelhernien mit Bruchlücken von 1,5–2 cm um 50 % geringer ist als bei der Nahtreparation (Christoffersen et al., 2015). Die Netzreparation am Nabel wird seit vielen Jahren praktiziert. Bei der PUMP-Technik erfolgt die Reparation oben beschriebener Faszienlücken durch eine präperitoneale Netzeinlage unter der langsam resorbierbaren Naht der Faszie. Vorteile der präperitonealen Netzeinlage sind die Vermeidung des Darm-Netzkontaktes sowie die flache Lernkurve. Die Veröffentlichung unter Präperitonealer Umbilikaler Mesh Plastik (PUMP) erfolgte erstmals im Rahmen des Welthernienkongresses 2009 in Berlin (Huhn et al., 2009). Der Nachteil dieser Reparation besteht in der eingeschränkten Indikation bei nicht präparablem präperitonealen Raum sowie Fasziendefekten > 4 cm.

Indikation

Primäre und sekundäre Nabelhernien mit einer Bruchlückengröße von mehr als 1,5 cm.

Keypoints PUMP-Reparation

Für die Reparation mittlerer und großer Nabelhernien jenseits eines Fasziendefektes von 1,5 cm wird gemäß der EHS-Leitlinien ein Netz-verstärktes Verfahren empfohlen. Die PUMP Reparation (präperitoneale umbilikale Mesh-Plastik) ist ein offenes Op.-Verfahren, welches die Vorzüge einer Netzreparation in einem technisch einfachen Eingriff unter Verwendung kostengünstiger flacher Netze realisiert. Im Gegensatz zu anderen Netzverfahren wird wenig Fremdmaterial implantiert und ein Netz-Darm-kontakt sicher vermieden.

1. Nach sorgfältiger Reinigung der Nabelbasis und Desinfektion erfolgt der Zugang wahlweise über einen semizirkulären infraumbilikalen Schnitt oder eine vertikale transumbilikale Inzision. Letztere hat den kosmetischen Vorteil einer nahezu „narbenfreien" Reparation.

2. Präparation des Bruchsackes von der Nabelbasis (Abb. 2.69, Abb. 2.70) und ggf. Reposition des Bruchsackinhaltes aus präperitonealem Fettgewebe oder Omentum. Freilegung des Fasziendefektes unter Präparation im Faszienniveau rings

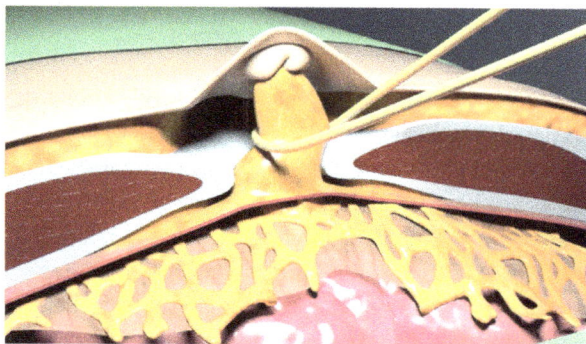

Abb. 2.69: Anschlingen der Nabelbasis.

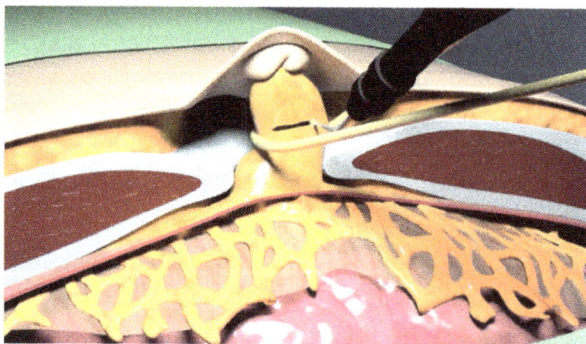

Abb. 2.70: Inzision Bruchsack.

um den Defekt. Vermessen des Defektes und Nahtverschluss des peritonealen Bruchsackes (z. B. 2-0 oder 3-0 PGS-Naht) (Abb. 2.71).

3. Präparation des präperitonealen Raumes unter teils stumpfer, teils scharfer Ablösung des präperitonealen Fettes zusammen mit dem Peritoneum von der Rückseite des hinteren Blattes der Rektusscheide bzw. der Linea alba (Abb. 2.72). Es sollte eine Strecke von 3 cm rings um den Fasziendefekt präpariert werden. Cave: Nach lateral schwindet das präperitoneale Fettgewebe, außerhalb davon lässt sich das Peritoneum kaum von der Rektusfaszie trennen. Bei sehr schlanken Patienten lässt sich diese Präparation nicht durchführen und es muss auf ein anderes Netzverfahren (z. B. eine retromuskuläre Netzreparation) ausgewichen werden.

4. Aus einem leichtgewichtigen grobporigen Netz fertigt man ein ca. 6 cm durchmessendes kreisrundes Implantat und versieht es mit 2 bis 3 zur späteren Fixation bestimmten 2-0 PGS-Nähten.

5. Das Implantat wird in den präperitonealen Raum eingebracht, ausgebreitet (Abb. 2.73) und mit den vorgelegten Nähten auf der Rückseite der Faszie fixiert. Transfasziale Nähte sind schmerzhaft und sollten nur in der Linea alba erfolgen.

6. Anschließend erfolgt der quere fortlaufende Nahtverschluss des Fasziendefektes mit einer monofilen langsam-resorbierbaren Naht der Stärke 2-0 oder 0. Refixierung der Nabelbasis im Faszienniveau und Hautverschluss mit Intrakutannähten beenden den Eingriff.

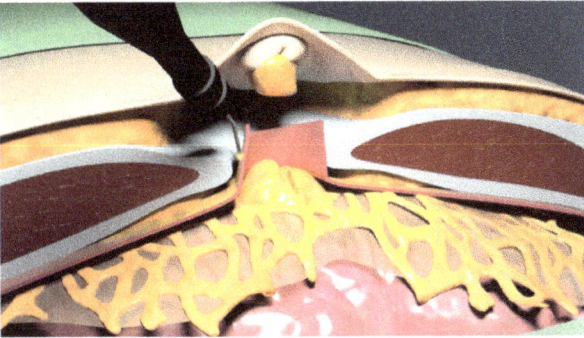

Abb. 2.71: Ablösen der Nabelbasis und Inspektion Faszienlücke.

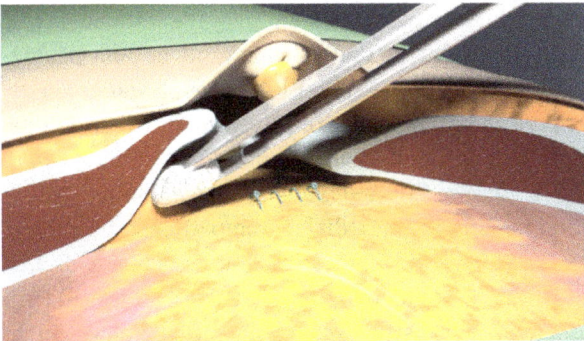

Abb. 2.72: Präparation des präperitonealen Raumes 3 cm in alle Richtungen.

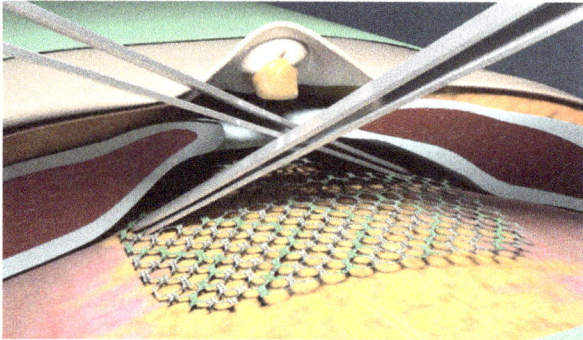

Abb. 2.73: Platzierung des Netzes plan im präperitonealen Raum.

Literatur

Christoffersen MW, Helgstrand F, Rosenberg J, et al. Long-term recurrence and chronic pain after repair for small umbilical or epigastric hernias: a regional cohort study. Am J Surg. 2015;209(4):725-732.

Hall DE, Roberst KB, Charney E. Umbilical hernia: what happens after age 5 years? Pediatr. 1981;98:415.

Huhn U, Arlt G, Kersten G. The PUMP repair – open preperitoneal umbilical mesh plasty. Hernia. 2009;13(1):70.

Schumacher OP, Peiper C, Lörken M, Schumpelick V. Langzeitergebnisse der Nabelhernienreparation nach Spitzy. Chirurg. 2003;74:50-54.

Schumpelick V, Arlt G, Klinge U. Hernienchirurgie: Versorgung von Nabelhernie und Narbenhernie. Dtsch Ärztebl. 1997;94:A-3471.

Schumpelick V. Nabelhernie. In: Schumpelick V (Hrsg). Hernien. Encke, 2000, Stuttgart, S 350.

Walker SH. The natural history of umbilical hernia. A six-year follow up of 314 negro children with this defect. Clin Pediatr. 1967;6:29.

2.4.4 Die Sublay-Netzhernioplastik bei Bauchwand- und Narbenhernien
Wolfgang Reinpold, Ralf Wilke

Einleitung

Ende der Fünfziger Jahre führte Francis Usher Polypropylennetze in die Hernienchirurgie ein und beschrieb als erster die Onlay- und Sublay-Netzhernioplastik (Usher, 1958) (Abb. 2.74). In den Siebziger Jahren entwickelte Jean Rives die retromuskuläre Sublay-Netzhernioplastik der Rektusloge, mit der große Bauchwand- und Narbenhernien versorgt werden können (Rives, 1977). Sein Schüler René Stoppa war der erste, der bei großen Unterbauchhernien und komplexen Rezidivleistenbrüchen den gesamten Unterbauch auskleidende präperitoneale Polyesternetze implantierte: *Giant Prosthetic Reinforcement of the Visceral Sac* (GPRVS) (Stoppa, 1984-1; Stoppa, 1984-2; Wantz, 1998). Die Sublay-Position beschreibt im medialen Kompartment die Schicht zwischen hinterem Blatt der Rektusscheide und M. rectus abdominis sowie zwischen Linea alba und Peritoneum und im lateralen Kompartment die Schicht zwischen Peritoneum/Faszia transversalis und dem M. transversus abdominis. Die Sublay-Schicht

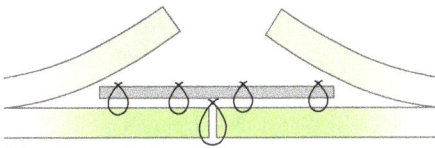

(a) Onlay-Technik

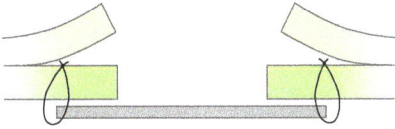

(b) Sublay-Technik

Abb. 2.74: Skizze der nach Francis Usher (a) Onlay- und (b) Sublay-Technik.

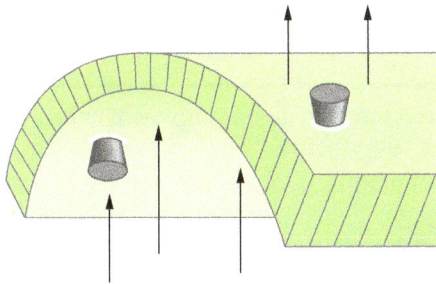

Abb. 2.75: René Stoppa: „Die Kräfte, die die Hernie entstehen lassen, werden bei der Sublay-Netzhernioplastik zu deren Heilung genutzt."

gilt als beste Netzposition, da das Kunststoffnetz außerhalb der Bauchhöhle liegt und durch den Bauchinnendruck an der Bauchwand fixiert wird, was eine rasche Gewebeintegration fördert (Rives, 1977; Stoppa, 1984; Amid, 1996; Wantz, 1998; Conze, 2010; Bittner, 2014; Holihan, 2016; Reinpold, 2018). René Stoppa prägte zur Sublay-Netzposition den Satz: „Die Kraft, die die Hernie entstehen lässt (der Bauchinnendruck), wird zu deren Heilung genutzt" (Abb. 2.75).

Die offene Sublay-Netzeinlage nach Rives und Stoppa und die laparoskopische intraperitoneale Onlay-Netzhernioplastik (laparoskopische IPOM Technik) sind derzeit international die führenden Verfahren bei Bauchwand- und Narbenbrüchen (den Hartog, 2008; Kapischke, 2008; Forbes, 2009; Sajid, 2009; Conze, 2010; Sauerland, 2011; Bittner, 2014; Awaiz, 2015; Holihan, 2016; Reinpold, 2018). Von 43.658 im Herniamed Register dokumentierten Narbenbruchoperation wurden 15.484 (33,4 %) offene Sublay- und 13.058 (29,9 %) laparoskopische IPOM-Operationen durchgeführt. Nachteile der Sublay-Operation sind das größere Zugangstrauma und im Schrifttum dokumentierte höhere Infektionsraten. Diese werden auch durch aktuelle Herniamed Registerdaten bestätigt: Nach laparoskopischer IPOM Operation fanden sich weniger Wundkomplikationen (1,9 % vs. 4,7 %) und Reoperationen (2,0 % vs. 5,3 %) als nach offener Sublay-Operation aber mehr intraoperative Komplikationen (2,7 % vs. 1,6 %).

Die laparoskopische IPOM-Operation ist kein schmerzarmes Verfahren. Ungünstig ist die Fremdkörperimplantation in die Bauchhöhle, die ein Risikofaktor für Darmverwachsungen und Eingeweideverletzungen ist. Zudem muss das Implantat immer mit vielen Staplern, Clips, Tackern oder durchgreifenden Nähten auf dem schmerzempfindlichen Bauchfell befestigt werden, wodurch die Gefahr einer Nervenschädigung mit akuten und chronischen Schmerzen besteht (Sajid, 2009; Sauerland, 2011; Bittner, 2014; Awaiz, 2015; Reinpold, 2018).

Aktuelle Herniamed-Daten zeigen ein Jahr nach laparoskopischer IPOM-Narbenbruchoperation und offener Sublay-Operation vergleichbare Rezidivraten (4,4 vs. 4 %; p < 0,9) und nach beiden Verfahren hohe chronische Schmerzraten: Ruheschmerz 10 % vs. 11 %; Belastungsschmerz 20 % vs. 20 %; behandlungsbedürftige Schmerzen: 7,2 % vs. 7,8 %.

Operationsplanung

- Präoperative Gewichtsreduktion und Nikotinkarenz anstreben (oft leider unrealistisch!)
- Präoperativ Ausschluss bzw. Sanierung von Infekten und chronische Wunden.
- Diabetes Einstellung beachten (Hba1c < 8,5 mg/dl)
- Bei großen Hernien präoperativ Lungenfunktion, Abdomen-CT oder MRT zur Beurteilung der Defekt- und Bruchsackgröße.
- Bei riesigen irreponiblen Hernien mit „Verlust des Heimatrechtes" (*„Loss of Domain"*) präoperativ Botox-Infiltrationen der lateralen Bauchwand (Achtung: *off label use*) und progressives Pneumoperitoneum mit Luft erwägen.
- Bei ausgedehnten Voroperationen im Unterbauch präoperativ immer Blasenkatheter (Vermeidung Blasenläsion).

Perioperatives Management

- Antibiotikaprophylaxe z. B. mit Cefazolin 2 g i.v. (nach 3h Operationszeit Zweitgabe)
- Doppelte Handschuhe für alle Operateure und OP-Schwester
- Alle 30 min neuerliche Hautdesinfektion und Wundspülungen mit Gentamycin-Ringer-Lösung (Gentamycin 80 mg in 100 ml Ringer-Lösung (Deysine, 2006).
- Netzimplantation ohne Hautkontakt nach Handschuhwechsel und neuerlicher Hautdesinfektion.

Operationsschritte der retromuskulären Sublay-Netzhernioplastik

Zugangstrauma reduzieren: Vermeidung riesiger Wunden durch Einsatz langer schmaler Retraktoren und ggf. Verwendung lichtarmierter laparoskopischer Instrumente (s. Milos Operation, Kap 2.7.1.1, [Reinpold, 2018]).

Zur Vermeidung von Eingeweideverletzungen initiale Bruchsackpräparation mit dem Messer (nicht mit dem Kauter). Sparsames Eröffnen des Bruchsacks zum Austasten der Bauchhöhle mit dem Finger.

Bei ausgeprägten Verwachsungen und unübersichtlichen Verhältnissen großzügige Eröffnung des Bruchsacks. Der Bruchsack sollte zunächst nicht reseziert werden, da dieser ggf. als Netzbarriere genutzt werden kann. Sorgfältiges Darstellen der Bruchlücke (Faszienrand) ringsherum (Abb. 2.76).

Fassen der Bruchlücke ringsherum mit scharfen Klemmen und vorsichtiges Ablösen des Bruchsacks/Peritoneums. Median, im Bereich der Linea Alba lässt sich das Peritoneum i. d. R. leicht von der Linea Alba ablösen (Abb. 2.76). Bei der Präparation nach lateral wird das Peritoneum immer dünner und brüchiger, weshalb im Bereich der Rektusloge die retromuskuläre Präparation bevorzugt wird. Nach ca. 2 cm breiter medialer Ablösung des Peritoneums wird das hintere Blatt der Rektusscheide etwa 1 cm lateral der medialen Grenze des Rektusmuskels (Abb. 2.77) beidseits längs inzidiert. Die Präparation zwischen hinterem Blatt der Rektusscheide und Rektusmuskel erfolgt unter Schonung der epigastrischen Gefäße und Segmentnerven bis zur lateralen Begrenzung der Rektusloge (Abb. 2.78, Abb. 2.79). Das hintere Blatt der Rektusscheide endet beidseits ca. 5 cm caudal des Nabels mit der Linea Arcuata. Weiter caudal erfolgt die Präparation präperitoneal, im Retziusraum prävesikal bis maximal 5 cm Zentimeter hinter das Schambein. Cranial erstreckt sich die Dissektion bis maximal 5 cm hinter das Xiphoid (Abb. 2.80). Die Netzlagerpräparation ist abhängig von der Hernien- und Narbengröße. Unterfütterung der gesamten Narbe mit Kunst-

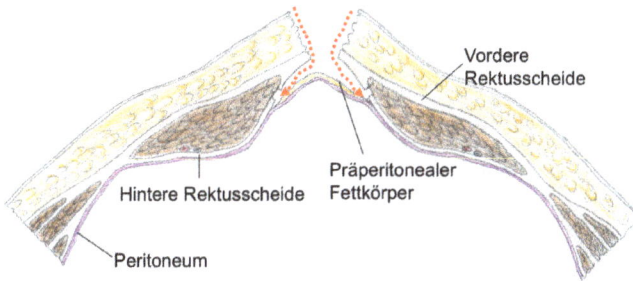

Abb. 2.76: Nach Bruchsackpräparation Ablösen des Peritoneums vom Faszienrand der Bruchlücke, der Linea Alba und dem hinteren Blatt der Rektusscheide (© Wolfgang Reinpold).

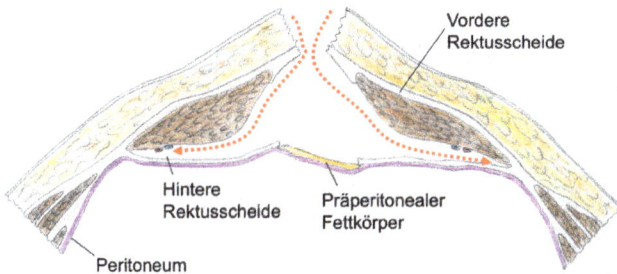

Abb. 2.77: Großflächiges Ablösen des hinteren Blattes der Rektusscheide vom Rektusmuskel (© Wolfgang Reinpold).

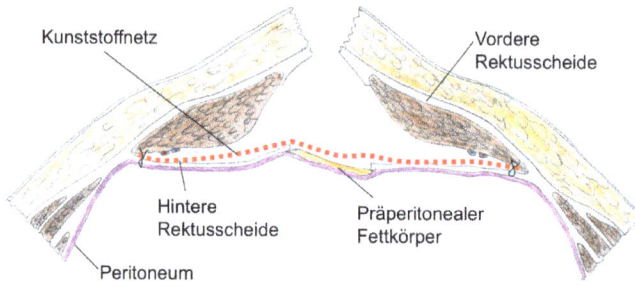

Abb. 2.78: Retromuskuläre Einlage des Kunststoffnetzes (© Wolfgang Reinpold).

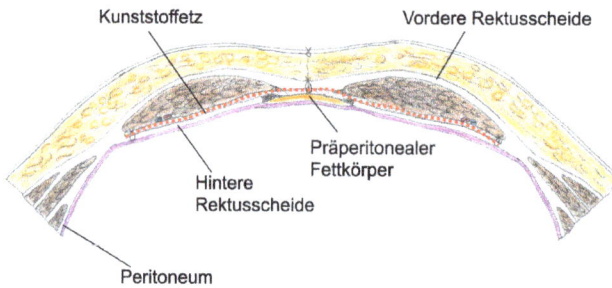

Abb. 2.79: Spannungsarmer Verschluss der Bruchlücke über dem Sublay-Netz. Das hintere Blatt der Rektusscheide wird nur verschlossen, wenn es spannungsarm möglich ist (© Wolfgang Reinpold).

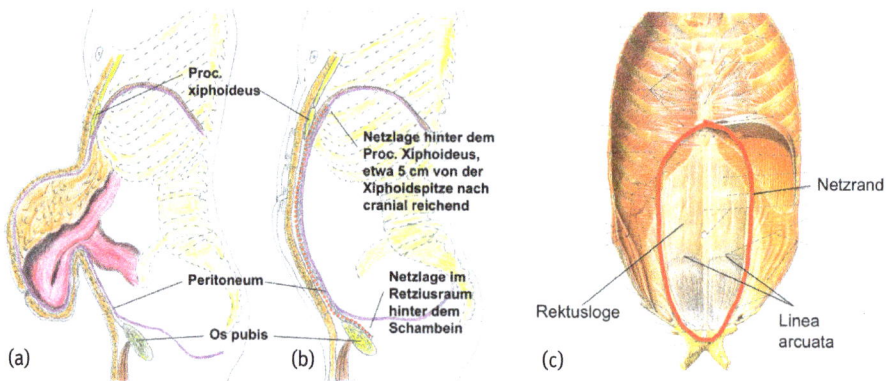

Abb. 2.80: (a) Seitansicht einer großen Bauchwandhernie; (b) Seitansicht einer totalen Sublay-Netzhernioplastik der Rektusloge: das Netz reicht bis hinter das Xiphoid und das Schambein; (c) Dorsalansicht des Netzlagers (© Wolfgang Reinpold).

stoffnetz. Das hintere Blatt der Rektusscheide wird nur verschlossen, wenn dieses spannungsarm möglich ist. Bleibt das hintere Blatt offen, erfolgt der Bauchhöhlenverschluss durch eine Peritonealnaht (Abb. 2.79). Ist das Peritoneum aufgebraucht, so können omentum majus Anteile in den Peritonealdefekt eingenäht werden. Falls

Omentum nicht vorhanden, Verwendung einer Prothese mit Adhäsionsbarriere. Standard Kunststoffnetze dürfen keinen Kontakt mit dem Darm bekommen (Abb. 2.79).

Intraoperative Darmläsion

Bei Dünndarmeröffnung ohne makroskopische Kontamination des Operationsfeldes, sofortiger Verschluss der Läsion, Dekontamination mit ausgedehnter Spülung, Desinfektion und Wundspülung mit Gentamycin-Ringer-Lösung. Dann Fortführen der Operation wie geplant mit Netzeinlage. Bei Dünndarmeröffnung mit makroskopischer Kontamination oder jeder Dickdarmeröffnug keine Netzhernioplastik und Beendigung der Operation mit Nahtverschluss.

Netztypen, Netzgröße und Netzfixation

Zur Sublay-Netzhernioplastik werden heute überwiegend großporige Netze aus Polypropylen, Polyvinylidenfluorid oder Polyester verwendet. Wir bevorzugen Kunststoffnetze mit kräftiger Fadenstärke. Bislang gibt es keine Leitlinien zur Netzgröße bei Bauch- und Narbenhernien. Entscheidend für den Radius der Unterfütterung um die Bruchlücke ringsherum ist der Bruchpfortenquerdurchmesser. Bei großen Hernien sollte immer die gesamte Breite der Rektusloge ausgenutzt werden (Abb. 2.78, Abb. 2.79, Abb. 2.80c). Hier angegeben sind die Standards. Der Radius der Unterfütterung sollte mindestens 4 cm betragen. Tab. 2.13 zeigt den Standard der Netzgröße des Referenzhernienzentrums Krankenhaus Groß-Sand. Erfolgt ein spannungsarmer Bruchlückenverschluss über dem Kunststoffnetz so ist eine Netzfixation i. d. R. nicht erforderlich. Bei *Bridging* des Herniendefektes halten wir eine randständige engmaschige Netzfixation mit langsam- oder nicht resorbierbarem Nahtmaterial der Stärke 0 für notwendig.

Tab. 2.13: Herniendefekt und Netzgröße: Standard Referenzhernienzentrum Krankenhaus Groß-Sand, Hamburg.

Hernienquerdurchmesser [cm]	Minimale Unterfütterung [cm]
2–3	4
4–5	5
6	6
> 6	> 6

Besonderheiten

Netzfixation bei Skelettnahen Hernien- und Bauchwanddefekten:
- Im Retziusraum erfolgt die Fixation bds. am Cooper′schen Band.
- Bei subxiphoidalen defekten Netzfixation am paraxiphoidalen Bindegewebe.

- Bei größeren lateralen Defekten transossäre Fixierung am Becken, ggf. mit Fadenankern.
- Bei der Netzfixation am Rippenbogen Vermeidung von Verletzungen der segmentalen subkostalen Nerven.

Laterale Bauchwand- und Narbenhernien

Laterale Bauchwand- und Narbenhernien sind wesentlich seltener als Hernien des Rektuskompartments. Kleine laterale Bauchwandhernien lassen sich sehr gut laparoskopisch in der transperitonealen Technik analog zur TAPP versorgen. Vorwölbungen der lateralen Bauchwand bereiten häufiger diagnostische Schwierigkeiten. Im Zweifel ist präoperativ ein Abdomen-CT oder NMR sowie eine neurologische Abklärung (EMG) sinnvoll. Nicht selten liegt bereits primär gar keine Hernie vor. Andererseits können interparietale laterale Hernien leicht übersehen werden. Nach größeren Flankenschnitten liegt zusätzlich zur Hernie oft eine (Teil-) Lähmung der lateralen Bauchwandmuskulatur vor. Nach Operation lateraler Hernien bilden sich dann nicht selten neue Vorwölbungen der Bauchwand aus. Bei lateralen Bauchwandhernien erfolgt die Präparation präperitoneal bzw. zwischen der Faszia transversalis und dem m. transversus abdominis.

Laparoskopische und endoskopisch assistierte Sublay-Techniken der Bauchwand

Wir führen die Sublay-Netzhernioplastiken standardmäßig in der endoskopisch assistierten „*mini-open*" oder „*less-open*" Technik (MILOS-Technik) durch (siehe Kap. 2.7.1).

Die von uns entwickelte laparoskopisch transperitoneale Sublay-Netzhernioplastik in drei Trokartechnik über die linke Flanke ist Grundlage der Roboter assistierten minimalinvasiven Sublay-Operationen und eignet sich besonders für kleine und mittelgroße primäre Bauchwandhernien.

Zusammenfassung

- Strengste Asepsis perioperativ!
- Gute Ergebnisse mit großporigen Standard Polypropylen-, PVDF- und Polyesternetzen
- Abdeckung der ganzen Narbe und weite zirkuläre Unterfütterung des Herniendefekts durch Netzprothese
- Verschluss des hinteren Rektusscheidenblatts nur, wenn dieses spannungsarm möglich ist
- Sorgfältiger Verschluss des Peritoneums, um Kontakt zwischen Bauchorganen und Implantat zu vermeiden
- Spannungsarmer Bauchdeckenverschluss unverzichtbar

- Ausgedehnte Netzfixierung mit langsam- oder nicht resorbierbarem Nahtmaterial nur erforderlich, wenn der Herniendefekt ventral des Netzimplantats nicht spannungsarm verschlossen werden kann (*Bridging*)
- Bei sehr großen Bauchwandhernien zusätzliche Komponentenseparation erforderlich

Literatur

Amid PK, Lichtenstein IL. Retromuscular alloplasty of large scar hernias: a simple staple attachment technique. Chirurg. 1996;67(6):648-652.

Awaiz A, Rahman F, Hossain MB, et al. Meta-analysis and systematic review of laparoscopic vs open mesh repair for electiv incisional hernia. Hernia. 2015;19(3):449-63.

Bittner R, Bingener-Casey J, Dietz U, et al. Guidelines for laparoscopic treatment of ventral and incisional abdominal wall hernias (International Endohernia Society (IEHS)-part 1. International Endohernia Society (IEHS). Surg Endosc. 2014;28(1):2-29.

Conze J, Binnebösel M, Junge K, Schumpelick V. Narbenhernie – Wie ist zu verfahren? Chirurgische Standardversorgung. Chirurg. 2010;81(3):192-200.

den Hartog D, Dur AH, Tuinebreijer WE, Kreis RW. Open surgical procedures for incisional hernias. Cochrane Database Syst Rev. 2008;16(3):CD006438.

Deysine M. Infection control in a hernia clinic: 24 year results of aseptic and antiseptic measure implementation in 4.620 „clean cases". Hernia. 2006;10(1):25-29.

Forbes SS, Eskicioglu C, McLeod RS, Okrainec A. Meta-analysis of randomized controlled trials comparing open and laparoscopic ventral and incisional hernia repair with mesh. Br J Surg. 2009;96(8):851-858.

Holihan JL, Nguyen DH, Nguyen MT, et al. Mesh Location in Open Ventral Hernia Repair: A Systematic Review and Network Meta-analysis. World J Surg. 2016;40(1):89-99.

Kapischke M, Schulz T, Schipper T, Tensfeldt J, Caliebe A. Open versus laparoscopic incisional hernia repair: something different from a meta-analysis. Surg Endosc. 2008;22(10):2251-2260. Epub 2008 Mar 5.

Reinpold W, Schröder M, Berger C, et al. Mini- or Less-open Sublay Operation (MILOS): A New Minimally Invasive Technique for the Extraperitoneal Mesh Repair of Incisional Hernias. Ann Surg. 2018 Jan 16. doi: 10.1097/SLA.0000000000002661. Epub ahead of print.

Rives J, Pire JC, Flament JB, Convers G. Treatment of large eventrations (apropos of 133 cases). Minerva Chir. 1977;32(11):749-756.

Sajid MS, Bokhari SA, Mallick AS, Cheek E, Baig MK. Laparoscopic versus open repair of incisional/ventral hernia: a meta-analysis. Am J Surg. 2009;197(1):64-72. Epub 2008 Jul 9.

Sauerland S, Walgenbach M, Habermalz B, Seiler CM, Miserez M. Laparoscopic versus open surgical techniques for ventral or incisional hernia repair – a meta-analysis. Cochrane Database Syst Rev. 2011;16(3):CD007781. doi:10.1002/14651858.CD007781.pub2.

Stoppa R, Warlaumont C, Chantriaux JF. Prosthetic surgical treatment of inguinal hernias. Parietalization of the spermatic cord. Presse Med. 1984;13(38):2317-2318.

Stoppa RE, Rives JL, Warlaumont CR, et al. The use of Dacron in the repair of hernias of the groin. Surg Clin North Am. 1984;64(2):269-285.

Usher FC, Ochsner J, Ttuttle LL Jr. Use of marlex mesh in the repair of incisional hernias. Am Surg. 1958;24(12):969-974.

Wantz G. Giant prosthetic reinforcement of the visceral sac. Surg Clin North Am. 1998;78(6):1075-1087.

2.4.5 Offenes IPOM

Frank P. Müller, Bernd Stechemesser

Einführung und Historie

> **Merke:** Das intraperitoneale onlay mesh (IPOM)-Verfahren stellt ein Alternativverfahren zu den anderen offenen Operationsverfahren wie z. B. den Onlay- und Sublay-Techniken dar.

Die offene IPOM-Technik hat sich aus der Inlay-Technik entwickelt. Hier wurde ein Netz passgenau zugeschnitten und mittels unterschiedlicher Nahttechniken in den Defekt eingenäht. Am Fixationsrand entstanden so hohe Zugkräfte, dass eine hohe Rezidivrate von über 40 % auftrat und zurecht heutzutage nicht mehr in der elektiven Versorgung einer Narbenhernie Verwendung findet. Bei der IPOM Plastik erfolgt die Netzplatzierung von intraabdominell auf das Peritoneum. Die Überlappung des Bauchwanddefekts soll mit der Größe der Bruchpforte zunehmen, aber mindestens 3 cm betragen. Die IPOM-Technik kann laparoskopisch wie offen durchgeführt werden. Im Folgenden wird das offene Verfahren beschrieben.

Seit der Einführung biokompatibler Netze zur Reparation von Leistenhernien im Jahre 1959 durch Usher richtete sich das Hauptinteresse der Chirurgen bei der Narbenhernienversorgung in den letzten Jahrzehnten vor allem auf die Optimierung der Operationstechnik. Der Fokus liegt auf der Positionierung des Netzes in Bezug zur Bauchdeckenmuskulatur. Unterschieden werden in der Regel Augmentationsverfahren (*Non-Bridging*-Verfahren) und Bauchwandersatzplastiken (*Bridging*-Verfahren). Während bei der Augmentation die Faszien in der Mittellinie verschlossen werden können, besteht bei der Bauchwandersatzplastik eine unterschiedlich große Defektzone in der Bauchwand. Diese kann dann u. a. mit der hier vorgestellten IPOM-Technik als Bauchwandersatzplastik versorgt werden.

Aktuell gewinnen neben reinen operationstechnischen Parametern patientenbezogene Risikofaktoren für die Rezidivrate und die perioperative Komplikationsrate nach Narbenhernienversorgung an Bedeutung. Durch den demographischen Wandel sehen wir immer mehr ältere und multimorbide Patienten, die jedoch auf der anderen Seite eine hohe Lebensqualität einfordern. Neue Therapiekonzepte müssen daher nicht nur die Körperbeschaffenheit, die Bruchmorphologie und die Beschaffenheit der Biomaterialien mit einbeziehen, sondern auch die individuellen Risikofaktoren seitens des Patienten. Hieraus entwickelte sich dann der sogenannten „*tailored approach*", das heißt, es wird ein auf den Patienten für die Versorgung seiner Narbenhernie zugeschnittenes OP-Verfahren ausgesucht. Bei Patienten mit einem hohen perioperativen Risiko stellt das offene IPOM-Verfahren zur Korrektur der Narbenhernie eine einfache und sichere Operationsmethode für den multimorbiden Patienten dar. Postoperative Verlegungen auf die Intensivstation mit teilweise erforderlichen Langzeitbeatmungen können vermieden werden, da diese Technik ein spannungsfreies

Verfahren mit einer kurzen Operationszeit darstellt. Abb. 2.82 und Abb. 2.83 zeigen den prä-und postoperativen Befund einer durch offenes IPOM versorgten Narbenhernie.

Merke: Die Bildung von Fisteln und Verwachsungen mit ihren Folgeerkrankungen gehören zu den schwerwiegendsten Komplikationen nach Bauchwandhernienreparationen unter Verwendung eines Netzes. Insbesondere nach intraperitonealer Netzimplantation werden Adhäsionen und Fisteln in der Gruppe der schwergewichtigen und kleinporigen Polypropylennetze beobachtet.

Diese wurden auch bei der extraperitonealen Netzimplantation beschrieben. Harrison beschreibt erstmals 1957 den Einsatz von Polytetrafluoroethylen bei Narbenhernien. Nach zuerst guten Resultaten war das Material sehr umstritten. Erst durch den zunehmenden Einsatz von Polytetrafluoroethylen in der Gefäßchirurgie, wurde das heute verwendete e-PTFE zunehmend wieder für die Hernienchirurgie entdeckt. E-PTFE und Polytetrafluoroethylen-Netzmodifikationen wurden aufgrund ihres hervorragenden biologischen Verhaltens bis heute vor allem für die intraperitoneale Reparation von Narbenhernien verwendet.

In den letzten Jahren wurde weitere Netzmodifikationen für die intraperitoneale Mesh-Positionierung bei der Narbenhernienreparation auf dem Markt eingeführt, die verglichen mit den e-Polytetrafluoroethylen-Netzen bedeutsame Vorteile zu haben scheinen. Diese neuen Netzarten beugen Adhäsionen des Darmes aufgrund von speziell veränderten Oberflächeneigenschaften (Proceed®- und Parietene Composite®-Netz) oder aufgrund der Verwendung neuer antiadhäsiver Polymere (DynaMesh®-Netz) vor. Die neue Generation der Netze für die Intraperitoneale-Onlay-Mesh (IPOM) Technik erfüllen neben ihren gesteigerten antiadhäsiven Eigenschaften auch alle Kriterien der modernen leichtgewichtigen und großporigen Netzarten. Insbesondere die gegenüber den e-PTFE-Netzen gewonnene Flexibilität der „neueren" IPOM-Netze ist bei großen Defekten in der Narbenhernienreparation von großer Wichtigkeit. Man muss jedoch festhalten, dass das ideale Mesh für die intraperitoneale Positionierung noch nicht gefunden wurde und viele Autoren eine intraperitoneale Mesh-Platzierung ablehnen. Zudem kommt im Vergleich zu den für die Augmentation verwendeten Meshes ein deutlich höherer Anschaffungspreis hinzu.

Indikation

Merke: Eine gute Indikation besteht bei Patienten mit großen Narbenbrüchen, welche gleichzeitig auch eine hohe Morbidität aufweisen, da die IPOM-Operationstechnik durch Ihre Einfachheit mit kurzen Operationszeiten besticht. Ebenso stellen Narbenhernien, bei denen Standardverfahren an Ihre Grenzen stoßen, für die IPOM-Methode eine gute alternative Operationsmethode dar.

Hierzu zählen z. B. große Narbenhernien, bei denen die Bauchdeckenmuskulatur so weit retrahiert ist, dass auch Komponentenseparationstechniken eine Adaptation der Mittellinie nicht mehr ermöglichen. Bei diesen Hernien verliert der Darm zunehmend sein Heimatrecht im Bauchraum (*Loss of Domain*). Die IPOM-Technik hat somit im eigentlichen Sinn keine Einschränkungen im Hinblick auf die Herniengröße.

Aus diesem Grund werden IPOM-Techniken u. a. in der Versorgung eines Laparostomas und bei Notfällen benutzt, bei denen z. B. ein Platzbauch mit langfristig nicht beherrschbarer intraabdomineller Infektion besteht als Folge einer Anastomoseninsuffizienz mit 4-Quadrantenperitonitis. Hier kommen dann biologische Netze oder resorbierbare Netze (z. B. Vicylnetz) zum Einsatz.

OP-Technik

1. Nach ausgiebiger Vorbereitung des OP-Bereichs und kalkulierter antibiotischer Prophylaxe wird zunächst die alte Narbe komplett exzidiert.
2. Danach werden die Faszienränder mit dem Bruchsack dargestellt. Der Bruchsack wird eröffnet und der Bruchsackinhalt reponiert. Bei ausgedehnten Verwachsungen und chronischen Bauchschmerzen, bzw. Ileussymptomatiken in der Vorgeschichte erfolgt die komplette Adhäsiolyse des Dünndarm- und Dickdarmkonvoluts. Besteht eine asymptomatische Narbenhernie kann auf eine Adhäsiolyse verzichtet werden.
3. Der Bruchsack wird komplett reseziert.
4. Bei Narbenhernien, die in den Oberbauch reichen, wird das Lig. falciforme und das Lig. teres hepatis im Faszienniveau durchtrennt. Bei Brüchen die in den Unterbauch reichen, wird der prävesikale Raum nach Durchtrennung der Plicae mediales dargestellt, um hier eine Netzplatzierung hinter der Symphyse zu ermöglichen. Nur so ist die erforderliche Überlappung des Netzes von mindestens 3 cm bis 5 cm in craniocaudaler Richtung möglich.
5. Nun wird die Größe des Netzes durch Ausmessen der Bruchpforte in zwei Ebenen mit einem flexiblen Zentimetermaß bestimmt. Bereits im Vorfeld wird die Größe des Defekts beim Patienten grob abgeschätzt, um entsprechende Mesh-Größen vorrätig zu haben. Es ist darauf zu achten, dass die Bruchpforte in allen Richtungen um mindestens 3 cm überragt wird. Das verwendete Netzmaterial entspricht dem der laparoskopischen IPOM-Technik. Das Spektrum reicht von ePTFE (expanded Polytetrafluoroethylen) beschichteten Netzen, kombinierten Netzen (z. B.: Polypropylen und ePTFE) über inerte Materialien wie Polyvinylidenfluorid bis hin zu biologischen Netzen. Unter Umständen ist auch die Mobilisation des linken oder rechten Kolons erforderlich, um auch nach lateral eine auseichende Überlappung zu erhalten (Abb. 2.84).
6. Das Netz wird spannungsfrei mit der geforderten Überlappung (Abb. 2.81a) in alle Richtungen intraperitoneal platziert. Hierbei sollte darauf geachtet werden, dass das Netz vom vorhandenen Omentum majus zum Darm hin abgedeckt wird, um

die Entstehung von Adhäsionen zum Darm zu verringern. Die Platzierung des Netzes ist gegenüber allen anderen Verfahren am relaxierten Patienten sehr einfach (Abb. 2.85).

7. Nun erfolgt die Fixierung des Meshes an der Bauchwand (Abb. 2.81b), wobei auf eine spannungs- und faltenfreie Platzierung geachtet werden sollte. Bei der Fixierung ist nicht nur das Peritoneum, sondern auch die hintere Rektumfaszie in die Naht mit einzubeziehen. Nur so ist eine ausreichende, langfristige Stabilität gewährleistet. Zur Vereinfachung können die Fixierungsnähte vor der intraperitonealen Platzierung am Netz in einem Abstand von ca. 3 cm vorgelegt werden. Der Einsatz eines resorbierbaren oder nicht-resorbierbaren Tackers kann bei der offenen Fixierung des Meshes die Operationszeit verkürzen. Auch kann eine Kombination von Nähten und Tackern verwendet werden (Abb. 2.86).

8. Ist ein vorderer Faszienverschluss nicht möglich, erfolgt die *Bridging*-Technik. Der Faszienrand, bzw. Bruchsackrand wird ebenfalls auf dem Mesh mit einer fort-

(a)

(b)

(c)

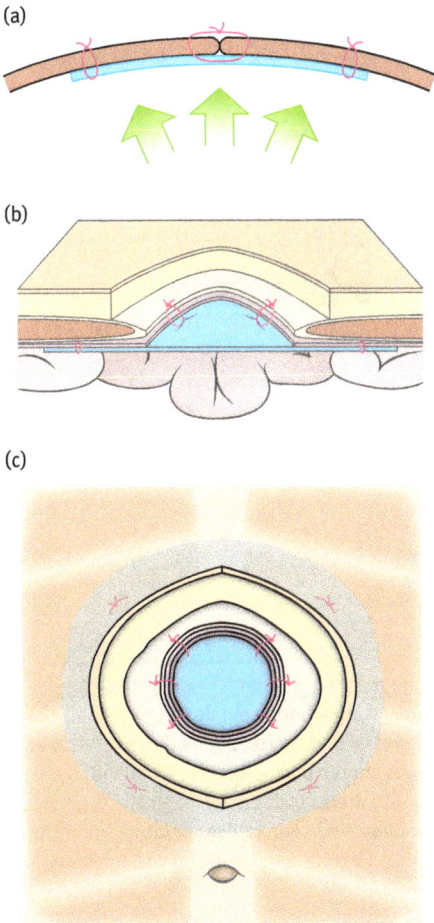

Abb. 2.81: (a) Schnittbild der Bauchdecke: Überlappung des Netzes von mindestens 3 bis 5 cm über den Bruchsackrand hinaus. Das Netz wird durch den intraabdominellen Druck gegen die Bauchwand gedrückt. So wird das Einwachsen des Netzes in das Peritoneum/Bauchwand begünstigt. (b) Schnittbild mit Überlappung und angedeuteter Double-crown-Fixation. (c) Aufsicht mit Überlappung und Fixation.

laufenden Naht oder Einzelknopfnähten mit einem nichtresorbierbaren Faden in der sog. „*Double-crown*"-Technik fixiert.

9. Nun wird entweder die vordere Rektusfaszie mit einem nicht resorbierbaren Faden verschlossen (Augmentation) oder die Haut bzw. die Subcutis über dem Mesh bei der Bauchwandersatzplastik vernäht. Ebenso können alternativ evtl. erforderliche Narbenkorrekturen oder plastische Versorgungen einer ausgedehnten und überschüssigen Haut durchgeführt werden, um ein besseres kosmetisches Ergebnis zu erzielen.

10. Noch im Operationssaal wird eine Bauchbinde für mindestens 10 Tage angelegt. Hinzu kommt eine adäquate Schmerztherapie.

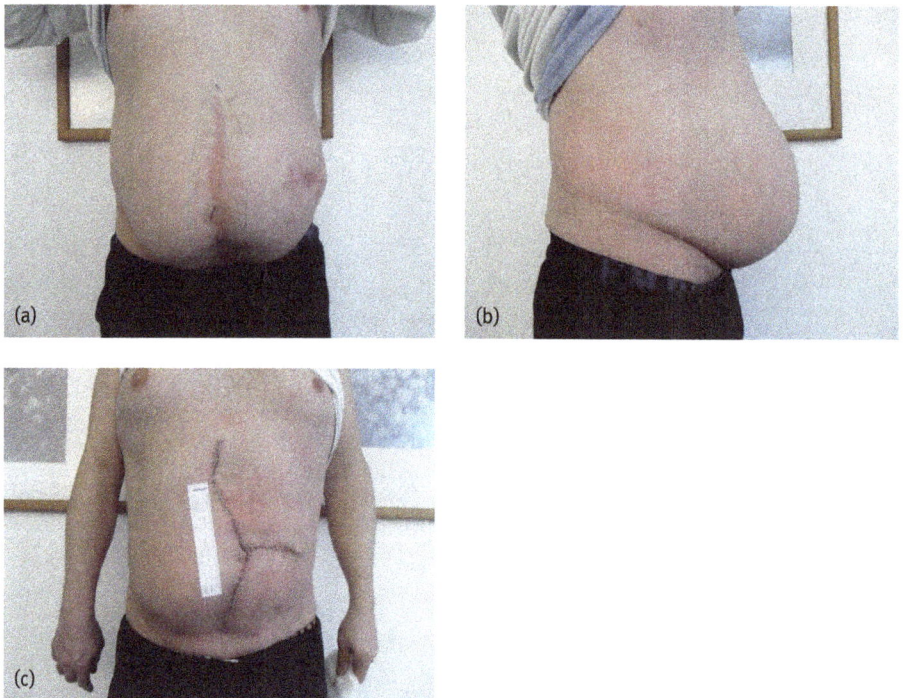

Abb. 2.82: Patientenbilder vor und nach Versorgung einer Narbenhernie mit der IPOM-Technik bei einem 65 jährigen Patienten mit Z. n. Hartmann-Operation bei perforierter Sigmadivertikulitis, Kontinuitätswiederherstellung und VAC-Verbänden bei ausgedehnten postoperativen Wundheilungsstörungen. Als Nebendiagnosen waren ein insulinpflichtiger Diabetes mellitus Typ II, eine chronische Pankreatitis, eine arterielle Hypertonie und ein Nikotinabusus bekannt. (a) Präoperative anteriore Ansicht der Narbenhernie; (b) präoperative seitliche Ansicht der Narbenhernie; (c) postoperative anteriore Ansicht nach Versorgung der Narbenhernie.

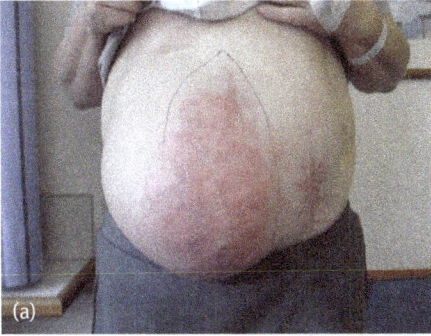

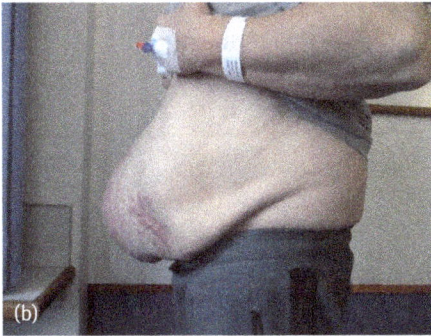

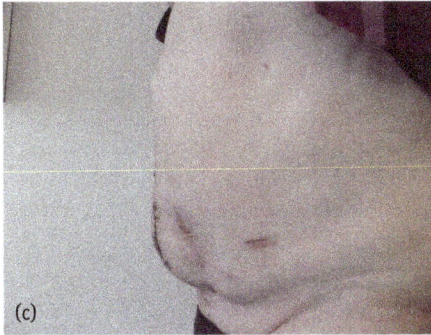

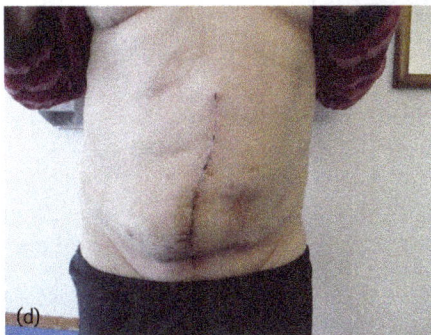

Abb. 2.83: Patientenbilder vor und nach Versorgung einer Narbenhernie mit der IPOM-Technik bei einem 74-jährigen Patienten mit Z. n. Hartmann-Operation bei perforierter Sigmadivertikulitis und nachfolgender Kontinuitätswiederherstellung. Als Nebendiagnosen waren eine koronare 3-Gefäßerkrankung mit Z. n. 4-fach Stentung und erforderlicher medikamentöser Antikoagulation, der Z. n. radikaler Prostataresektion bei Prostatakarzinom, eine arterielle Hypertonie und erforderliche Kortisonbehandlung über der Cushing-Schwelle bei Asthma bronchiale bekannt. (a) Präoperative anteriore Ansicht der Narbenhernie; (b) präoperative seitliche Ansicht der Narbenhernie; (c) postoperative seitliche Ansicht; (d) postoperative anteriore Ansicht nach Abschluss der Wundheilung.

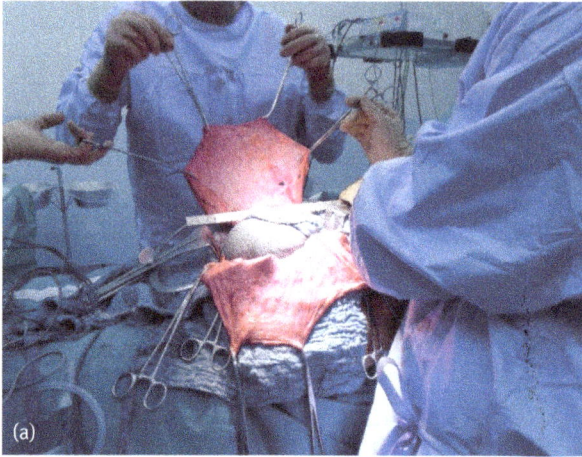

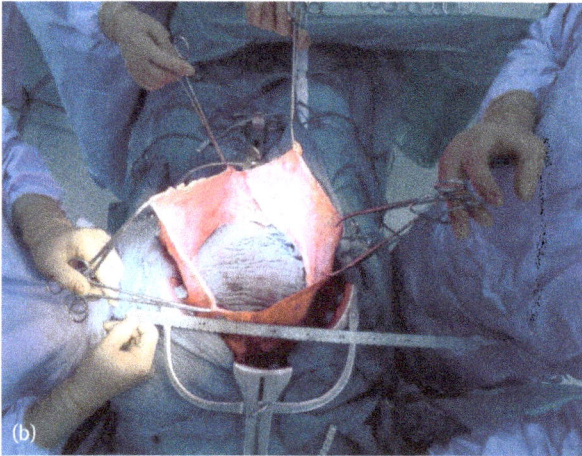

Abb. 2.84: Komplette Darstellung und Resektion des Bruchsacks intraoperativ. (a) Intraoperative Aufsicht; (b) intraoperative seitliche Ansicht.

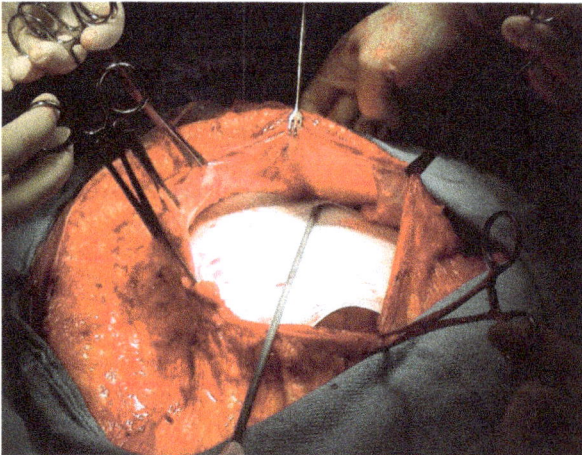

Abb. 2.85: Die Fixation des Meshes ist auch mit einem Tacker möglich.

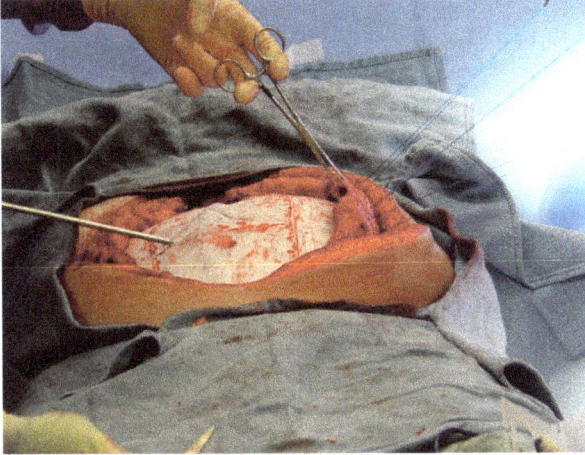

Abb. 2.86: Die Fixation des Faszienrands bei Bauchdeckendefekt mit nicht resorbierbaren Fäden auf dem Mesh.

Tipps und Tricks
- Eine gute Relaxation ist während der Netzeinbauphase besonders wichtig für eine optimale Positionierung des Netzes.
- Bei Netzfixationen lateral der Rektusscheide ist besonders auf retroperitoneal verlaufende Nerven und Gefäße zu achten. Schnell entsteht hier ein großes retroperitoneales Hämatom, welches diagnostisch in der postoperativen Phase eine Herausforderung darstellen kann. Das CT des Abdomens bringt hier eine schnelle Klärung.
- Bei größeren Bauchwanddefekten kann durchaus auch die Bauchbinde länger getragen werden. 4 Wochen sollten jedoch nicht überzogen werden, um eine deutliche Reduzierung der Muskulatur zu vermeiden.
- Bei plastischen Narbenkorrekturen sollten diese präoperativ eingezeichnet und ausführlich mit dem Patienten besprochen werden.
- Es sollte bei der Mesh-Platzierung darauf geachtet werden, dass insbesondere der Rand des Meshes glatt zur Bauchdecke zu liegen kommt, um eine Hernierung von Darmanteilen zwischen Mesh und Bauchdecke zu verhindern.
- Die Platzierung von Redons oder Drainagen wird in der Literatur kontrovers diskutiert. In über 60 % der offenen Versorgung von Narbenhernien werden Drainagen eingesetzt mit dem Ziel die Wundsekrete zu asservieren und damit Komplikationen wie Serome, Hämatome oder Infektionen zu erkennen oder zu verringern. Grundsätzlich sollten man auf Drainagen verzichten, da diese potenzielle Infektionsherde darstellen.
- Präoperativ sollte bei großen Hernien grundsätzlich ein CT des Abdomens durchgeführt werden, um genauere Informationen über die Bruchpforte und Restgröße der Abdominalhöhle zu bekommen.

Evidenz

Tab. 2.14: Evidenz der IPOM-Technik.

Jahr	Autor	N Patien-tenzahl	Follow-Up	Rezidiv-anteil.	Aussage
1997	Bendavid R.	30	42 Monate	6,6 %	Einfache Technik, wenig Rezidive
2003	Cobb WS.	95	52 Monate	2,0 %	Einfache Technik, wenig Rezidive
2005	Balique JG	80	48 Monate	6,5 %	Einfache Technik, wenig Rezidive
2007	Bernard C	61	35 Monate	5,0 %	Einfache Technik, wenig Rezidive
2008	Iannitti D	4550	29,3 Monate	1,5 %	Einfache Technik, wenig Rezidive
2016	Holihan JL	447 RCT	1 Monat	Sublay −10,7 %/ Underlay 25,0 %	kein Unterschied Wundinfektion

Die Evidenzlage der IPOM-Technik ist gering, es existiert nur eine randomisierte Studie im Vergleich zur Sublay-Technik aus dem letzten Jahr. Viele Beobachtungsstudien zeigen gute Ergebnisse in der Rezidivrate, wie in der Wundinfektionsrate. Nach Betrachtung dieser wissenschaftlichen Literatur ist die gegenwärtige allgemeine Zurückhaltung gegenüber der offenen IPOM-Technik zur Versorgung der Narbenhernie nicht nachvollziehbar. Sie stellt eine Ergänzung des operativen Spektrums bei der Behandlung der Narbenhernien dar. Sie sollte zum Repertoire eines Hernienchirurgen gehören. Randomisierte Studien sind erforderlich, um den Stellenwert der offenen IPOM-Technik bei der Versorgung der Narbenhernie im Vergleich zu allen anderen verwendeten Techniken darzustellen.

Literatur

Balique JG, Benchetrit S, Bouillot JL, et al. Intraperitoneal treatment of incisional and umbilical hernias using an innovative composite mesh: four-year results of a prospective multicenter clinical trial. Hernia. 2005;9(1):68-74.

Bendavid R. Laparoscopic herniorrhaphy revisited. J Am Coll Surg. 1997;185(4):419-420.

Bernard C, Polliand C, Mutelica L, Champault G. Repair of giant incisional abdominal wall hernias using open intraperitoneal mesh. Hernia. 2007;11(4):315-320.

Chelala E, Thoma M, Tatete B, et al. The suturing concept for laparoscopic mesh fixation in ventral and incisional hernia repair: mid-term analysis of 400 cases. Surg Endosc. 2007 ;21:391-395.

Cobb WS, Harris JB, Lokey JS, McGill ES, Klove KL. Incisional herniorrhaphy with intraperitoneal composite mesh: a report of 95 cases. Am Surg. 2003;69(9):784-787.

Conze J, Binnebösel M, Junge K, Schumpelick V. Incisional hernia – how do I do it? Standard surgical
approach. 2010;81(3):192-200.

Fujita T. Meta-analysis of randomized controlled trials comparing open and laparoscopic ventral and
incisional hernia repair with mesh. Br J Surg. 2009;96(8):851-858.

Gurusamy KS, Allen VB. Wound drains after incisional hernia repair. Cochrane Database Syst Rev.
2013;17(12):CD005570.

Harrison JH. Teflon weave for replacing tissue defects. Surg Gynecol Obestet. 1957;104:584-590.

Holihan JL, Bondre I, Askenasy EP, et al. Sublay versus underlay in open ventral hernia repair: J Surg
Res. 2016;202(1):26-32.

Huschitt N, Feller M, Lotspeich E, Gerngross H, Schmidt R. Open intraperitoneal hernia repair for
treatment of abdominal wall defects--early results by placement of a polypropylene-ePTFE-mesh.
Zentralbl Chir. 2006;131(1):57-61.

Iannitti DA, Hope WW, Norton HJ, et al. Technique and outcomes of abdominal incisional
hernia repair using a synthetic composite mesh: a report of 455 cases. J Am Coll Surg.
2008;206(1):83-88.

McGreevy JM, Goodney PP, Birkmeyer CM, et al. A prospective study comparing the complication
rates between laparo- scopic and open ventral hernia repairs. Surg Endosc. 2003;17:1778-1780.

Müller FP. Offene IPOM-Technik: in Hernien. Schumpelick V, Arlt G, Conze J, Junge K. Georg Thieme
Verlag 2015:288-294.

Paajanen H, Hermunen H. Long-term pain and recurrece after repair of ventral incisional hernias by
open mesh: clinical and MRI study. Langenbecks Arch Surg. 2004;389:366-370.

Ramirez QM, Ruas E, Dellon AL. "Components separation" method for closure of abdominal-wall
defects: an anatomic and clinical study. Plast Reconstr Surg. 1990 ;86:519-526.

Stickel M, Rentsch M, Clevert DA, et al. Laparoscopic mesh repair of incisional hernia: an alternative
to the conven- tional open repair? Hernia. 2007;11:217-222.

Verbo A, Petito L, Manno A, et al. Laparoscopic approach to recurrent incisional hernia repair: a
3 – year experience. J Laparoendosc Adv Surg Tech A. 2007;17:591-595.

2.5 Ventralhernien endoskopisch: Lap IPOM – Laparoskopische Reparation von Ventral- und Narbenhernien (intraperitoneale Onlay Mesh Plastik)

Frauke Fritze-Büttner, Achim Hellinger

Einführung und Historie

Dem grundsätzlichen Konzept einer extraperitonealen Reparation von primären oder sekundären Bauchwandhernien gegenüber steht eine intraperitoneale Reparation. Grundvoraussetzung dafür ist die Verfügbarkeit von nicht resorbierbaren Netzprothesen mit gewebeintegrationsförderndem parietalem (dem Peritoneum zugewandten) Anteil und antiadhäsivem viszeralem (dem Viszerum zugewandten) Anteil, die für eine intraperitoneale Applikation zugelassen sind. Weiterhin unabdingbar sind für diese Anwendung zugelassene resorbierbare oder permanente Fixationsmaterialien. Aktuell sind leichtgewichtige, großporige Netze aus Polyvinylidenfluorid mit Polypropylenbeschichtung auf der parietalen Netzfläche sowie Composite-Netze aus Polypropylen oder Polyester mit antiadhäsiver Beschichtung auf der viszeralen Netzfläche verfügbar (Deeken, Faucher und Matthews, 2012).

LeBlanc und Booth inaugurierten 1993 die laparoskopische Technik zur Durchführung einer intraperitonealen Onlay Mesh Plastik als sog. *„Bridging"*, heute auch Standard-IPOM (sIPOM) genannt (LeBlanc, Booth, 1993). Nach laparoskopischer Adhäsiolyse erfolgt eine spannungsfreie Hernioplastik mittels Netzprothesenimplantation unter Überbrückung (*Bridging*) der Bruchlücke. Unter bewusstem Verzicht auf eine anatomisch-funktionelle Bauchdeckenrekonstruktion und damit auch einer Traumatisierung der Bauchdecke resultiert ein Bauchdeckenersatz. Biomechanische Voraussetzungen dafür sind neben den mechanischen Netzprotheseneigenschaften eine in Bezug auf die Bruchlücke ausreichende allseitige Überlappung der Netzprothese sowie eine ausreichende Fixation des Implantats. Das Ausmaß der Netzüberlappung auf der intakten Bauchdecke (Netzlager) bedingt die sog. Scherfläche. Gleichzeitig bewirkt die Netzüberlappung, unter der Voraussetzung einer Gewebeintegration, die Belastbarkeit des Implantats auf Scherspannung (Hollinsky, 1999).

Beim *Bridging* wird das Netzimplantat zusätzlich durch die unmittelbare Einwirkung des intraabdominellen Drucks belastet. Dieser implantatspezifische Faktor wird, neben der verfahrensimmanenten Problematik einer ausreichenden Netzspannung im Rahmen der intraperitonealen Netzimplantation und -fixation, als ursächlich für ein sog. *Bulging* (Vorwölbung des Implantats mit Ausbildung einer Pseudohernie) angesehen. Wird die Netzüberlappung vergrößert, resultiert durch Zunahme des Verhältnisses von Netzlagerfläche zu Bauchwanddefektfläche eine Reduktion der Scherspannung bezogen auf die Scherfläche (La Place Gesetz). Auch wenn aufgrund dieser theoretischen Überlegungen die Netzüberlappung in Korrelation zur Bruchlückengröße individuell festgelegt werden sollte, wird heute allgemeingültig, auch unter Berücksichtigung einer produkt-individuellen Netzschrumpfung, eine Netzüberlappung von 5 cm empfohlen (LeBlanc, 2016).

Dem Prinzip einer anatomisch-funktionellen Bauchdeckenrekonstruktion mit anschließender Netzaugmentation folgend ergänzte Chelala die sIPOM-Plastik um das Konzept einer laparoskopischen oder offenen (Hybridtechnik) Faszienrekonstruktion (IPOM-plus) (Chelala, 2003). Ist eine spannungsfreie Bauchdeckenrekonstruktion nicht möglich, kann eine Medialisierung der Rektusmuskulatur als Grundlage für eine Bauchdeckenrekonstruktion durch eine einseitige oder beidseitige endoskopische anteriore Komponentenseparation über einen getrennten Zugang oder eine laparoskopische posteriore Komponentenseparation erreicht werden (Lowe, 2000; Milburn, 2007). Grundsätzlich wird die Anwendung beider IPOM-Verfahren bei einer Bruchlückengröße > 10 cm insbesondere aufgrund einer damit verbundenen erhöhten Rezidivrate (bei Narbenhernien steigt Rezidivrate proportional zur Bruchpfortengröße) kritisch diskutiert (Sauerland, 2011; Helgstrand, 2013).

Sowohl sIPOM als auch IPOMplus erfordern eine sichere Fixation der Netzprothese in der Bauchwand zumindest für die Dauer der Gewebeintegration, um eine Netzmigration und/oder Rezidivhernie zu verhindern. Die Netzfixation ist insbesondere abhängig von netzspezifischen Eigenschaften, der Hernienlokalisation sowie vom Fixationsverfahren. Aufgrund der überwiegend tierexperimentell erhobenen Daten zur Gewebeintegration von für die intraperitoneale Implantation zugelassenen Netzprothesen ist eine permanente Fixation durch transfasziale nicht oder spät resorbierbare Nähte in Kombination mit einer Fixierung mittels Tacks zu empfehlen. Zusätzliche Bedeutung bekommt diese Vorgehensweise, die nicht mit vermehrtem postoperativem Schmerz verbunden zu sein scheint, durch die unterschiedlichen anatomischen Gegebenheiten der Bauchdecke in Abhängigkeit von der Hernienlokalisation (Bansal, 2012; Wassenaar, 2010). Beispielsweise ist bei einer alleinigen Netzfixation durch Tacks lediglich im Bereich der hinteren Rektusscheide bei streng senkrechter Applikation und in Abhängigkeit von der Länge des für diese Indikation zugelassenen Medizinprodukts von einer transfaszialen Fixierung und damit belastbaren Gewebeverankerung auszugehen. Im Bereich von medianen Ober- bzw. Unterbauch- sowie von lateralen Ventralhernien sind Tacks aufgrund der Verletzungsgefahr von Nachbarstrukturen (Perikard, Pleura, Gefäße) bzw. aufgrund von lediglich muskulären Bauchdeckenanteilen für eine Verankerung entweder kontraindiziert oder nicht mit ausreichender Sicherheit anzuwenden. Zudem ist eine haltbare Verankerung von der Dicke des Peritoneums sowie der Ausprägung peritonealen Fettgewebes abhängig. Eine Fixierung ausschließlich in peritonealem Gewebe ist nicht ausreichend. Zu empfehlen sind, zur Reduktion des Ausmaßes von Adhäsionen und Fremdköperreaktion, spät resorbierbare Tacks, die in der von Carbajo 1997 erstbeschriebenen *„double crown"* Technik den die Bruchlücke überlappenden Anteil des Netzimplantats zweireihig zirkumferentiell im myoaponeurotischen Gewebe verankern (Carbajo, 1999; Hollinsky, 2010). Eine alleinige Fibrinklebung ist mit einer höheren Rezidivrate verbunden, Ausnahme kann eine ergänzende Gewebeklebung im Bereich des Zwerchfells sein (Eriksen, 2013).

Eine endgültige Bewertung von sIPOM und IPOMplus untereinander sowie im Vergleich zum Goldstandard der offenen/halboffenen retromuskulären Bauchdeckenrekonstruktion ist ebenso wie die Vorgabe eines Operationsstandards aufgrund der Datenlage lediglich tendenziell möglich. Bezogen auf den Endpunkt Rezidivrate scheinen die Ergebnisse vergleichbar, die laparoskopischen Techniken sind mit einer geringeren postoperativen Verweildauer und Wundinfektionsrate bei erhöhtem akzidentellem Enterotomierisiko vergesellschaftet. Eine geringere Inzidenz postoperativer Serome scheint IPOMplus im Vergleich zu sIPOM zu begünstigen (Al Chalabi, 2015; Tandon, 2016; Chelala, 2016; Helgstrand, 2016). Die gültigen Leitlinien kommen im Ergebnis zu maximal Grad C-Empfehlungen (Oxford Levels of Evidence and Recommendation). Insbesondere die Vielfältigkeit der o. e. Medizinprodukte verbunden mit den nur begrenzt zur Verfügung stehenden Informationen zu Produkteigenschaften nach Implantation (z. B. Gewebeintegration, biomechanisches Verhalten, antiadhäsives Potenzial) sowie die Variabilität der chirurgischen Technik schränken die Aussagekraft vorliegender Studienergebnisse ein. (Bittner,

2014a; Bittner, 2014b; Silecchia, 2015; Muysoms, 2015; Heniford, 2016; Earle, 2016; Phillips, 2001).

Indikation

Die Indikation zur Reparation einer Ventral- und/oder Narbenhernie beruht grundsätzlich im Wesentlichen auf dem Vorliegen einer klinischen Symptomatik und/oder Größenprogredienz sowie einer patientenbezogenen Risikoevaluation in Abwägung zur Alternative eines *watchfull waiting* (Kaoutzanis, 2015; Muysoms, 2009). Die Auswahl des geeigneten Operationsverfahren richtet sich nach Hernienmorphologie und -größe (präoperative Evaluation mittels klinischer Untersuchung und/oder Sonographie und/oder CT/MRT; Klassifikation nach EHS (Kokotovic, 2016), Vorliegen einer Rezidivhernie, Notwendigkeit einer anatomisch-funktionellen Bauchdeckenrekonstruktion und patientenindividuellen Risikokonstellationen im Sinne eines *„tailored approach"* (Dietz, 2014) (Tab. 2.15, Tab. 2.16).

Tab. 2.15: Indikation für eine laparoskopische intraperitoneale Mesh-Plastik.

Hernienlokalisation	Ventralhernien Mediane Narbenhernie (EHS M1-5) Mediane Gitterhernie Narbenhernien nach querer Laparotomie/laterale Hernien (EHS L 1–3; Schädigung der neurovaskulären Bündel bei offenem Vorgehen)
Hernienmorphologie/ -größe	Bruchlücke < 10 cm Bruchlücke > 10 cm (in Abwägung patientenbezogener Faktoren)
Hernientyp	Hernienrezidiv nach offener, insbesondere retromuskulärer Bauchdeckenrekonstruktion (Sublay Netzaugmentation)
Patientenbezogene Faktoren	Patientenbezogene Faktoren, insbesondere morbide Adipositas Anatomische/funktionelle Rekonstruktion nicht erforderlich (sIPOM)
Chirurg	Ausreichende Expertise

Tab. 2.16: Kontraindikation gegen eine laparoskopische intraperitoneale Mesh-Plastik.

Hernienlokalisation	Relativ: EHS L 4 Hernien (Netzfixation) Netzüberlappung von 5 cm nicht möglich
Hernienmorphologie/ -größe	Komplexe Hernien (Dietz, 2014) und Notwendigkeit einer funktionellen Bauchdeckenrekonstruktion
Patientenbezogene Faktoren	Erhöhtes Risiko für Wundheilungsstörungen Allgemeine Kontraindikationen gegen laparoskopische Operationstechnik Anatomisch-funktionelle Rekonstruktion laparoskopisch nicht möglich
Chirurg	Nicht ausreichende Expertise

Operationstechnik Schritt für Schritt (Empfehlung)

1. Antibiotikaprophylaxe
2. Transurethrale Harnableitung
3. Lagerung auf einer Vakuummatratze je nach Hernienlokalisation in Rückenlage (mediane und laterale Hernien) oder Steinschnittlagerung (Hernien im Oberbauch)
4. Probeweise Lagerung
5. Lokalisation des ersten Zugangs je nach abdomineller Voroperation und zu erwartenden Adhäsionen möglichst lateral im rechten oder linken oberen Abdominalquadranten unterhalb des jeweiligen Rippenbogens (Abb. 2.87)
6. Zugang via Mini-Laparotomie oder Optiktrokar
7. Kapnoperitoneum bis zu 20 mmHg (Cave: respiratorische und kardiovaskuläre Nebenwirkungen/Kontraindikationen)
8. Einbringen von 2 (je nach Situation auch mehr) weiteren Trokaren, je nach Hernienlokalisation, mit ausreichendem Abstand zur Bruchpforte, unter Kalkulation der zu erwartenden Netzüberlappung unter Sicht (Triangulation bedenken)
9. Adhäsiolyse stumpf/scharf, möglichst ohne thermische Energie
10. Inspektion nach Adhäsiolyse auf akzidentelle, unbemerkte Darmläsionen
11. Präparation des Spatium retropubicum und/oder des Lig. teres hepatis/falciforme und/oder des rechten bzw. linken Hemikolons, um eine Netzüberlappung von 5 cm nach craniocaudal/lateral sicherzustellen
12. Optional: Partielle/komplette Resektion des Bruchsacks
13. Intraperitoneales Ausmessen der Bruchlücke in Niedrigdruck-Kapnoperitoneum (max. 8 mmHg)
14. Bestimmung der Netzgröße (Bruchlücke + allseitige Netzüberlappung von 5 cm, dies gilt auch bei Bruchlückenverschluss mittels Nahtverfahren mit Netzaugmentation)
15. Festlegung der Ausrichtung des Netzes (siehe Vorschriften des Herstellers)

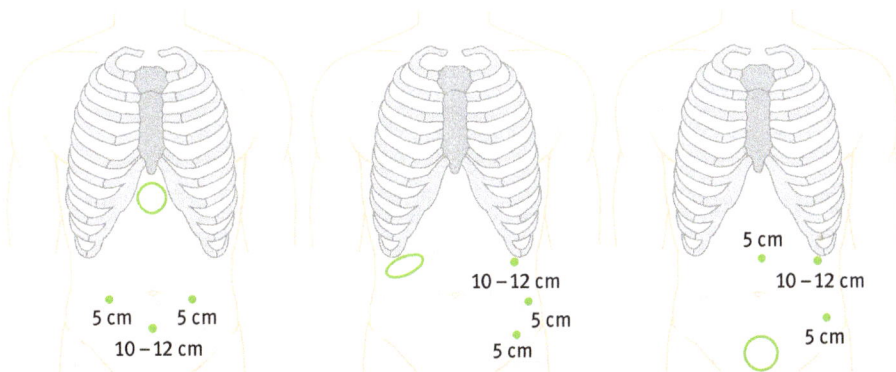

Abb. 2.87: Trokarpositionierung in Abhängigkeit von der Hernienlokalisation: (a) Oberbauchhernie (EHS M 1), (b) laterale Hernie (EHS L 1) und (c) Unterbauchhernie (EHS M 5). Ggf. zusätzliche Trokare erwägen.

16. Armieren des Netzes mit nicht-resorbierbaren Nähten bei 3, 6 (caudaler Netzanteil), 9 und 12 (cranialer Netzanteil) Uhr für spätere transfasziale Netzfixationen (ggf. auf jeweilige Naht in Abhängigkeit von der Bruchlokalisation verzichten – Beispiel: Hernie im Oberbauch, transfasziale Nahtfixation cranial, also bei 12 Uhr technisch nicht möglich)
17. Armieren des Netzes mittig mit einem passageren Haltefaden zur Positionierung und Ausrichtung des Netzes in situ
18. IPOMplus: intra- (fortlaufend) oder extrakorporaler (Einzelknopfnähte) transfaszialer Bruchlückenverschluss mit monofilem nicht resorbierbarem oder monofilem, langfristig reißfestem, spät resorbierbarem Nahtmaterial der Stärke 2-0
19. Positionierung des Netzes, Reduktion des Kapnoperitoneums auf 8 mmHg
20. Über Stichinzision der Haut Ausleiten der vorgelegten transfaszialen Nähte mittels Ahle. Dabei auf eine faltenfreie Spannung des Netzes achten
21. Entfernung des mittigen passageren Haltefadens
22. Extrakorporales Knoten der transfaszialen Nähte

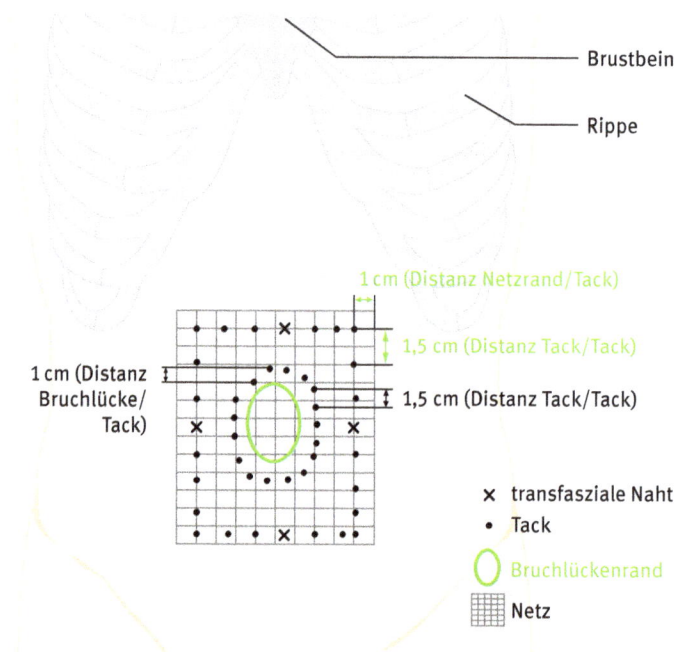

Abb. 2.88: *Double crown* Technik: Neben transfaszialen Fäden (gegebenenfalls zusätzliche Nähte erwägen) erfolgt eine Fixation mit resorbierbaren Tacks. Die innere Stapellinie wird zirkumferenziell im Abstand von 1 cm zum Bruchlückenrand mit einer Distanz zwischen den Tacks von 1,5 cm gestapelt. In einem Abstand von 1 cm zum Netzrand erfolgt mit einer Distanz von 1,5 cm untereinander die zirkumferenzielle äußere Fixation. Cave: Keine perforierende Fixation cranial des unteren Rippenbogens/im Bereich des Zwerchfells zur Vermeidung von pulmonalen oder kardialen Verletzungen. Hier entweder Nahtfixation mit intrakorporaler Knotentechnik, Ausweitung der Netzüberlappung oder Gewebeklebung.

23. Sowohl bei sIPOM als auch bei IPOMplus Fixation des Netzes mit resorbierbaren Tacks (Auswahl nach verwendetem Netz und fallbezogener Anatomie) in *double crown* Technik (Abb. 2.88) Abstand zwischen Tacks außen 1,5 cm und innen 2 cm; innere Staplerreihe im Abstand von 1 cm zum Bruchlückenrand. Cave: Keine perforierende Fixation cranial des unteren Rippenbogens/im Bereich des Zwerchfells zur Vermeidung von pulmonalen oder kardialen Verletzungen. Hier entweder Nahtfixation mit intrakorporaler Knotentechnik oder Ausweitung der Netzüberlappung, ggf. Gewebeklebung
24. Abschließende Kontrolle des Operationssitus (insbesondere auf akzidentelle Darmläsionen)
25. Positionierung des Omentum majus zwischen Netzimplantat und Intestinum
26. Faszienverschluss aller Trokarinzisionen >5 mm

Zusammenfassung

sIPOM und IPOMplus sind etablierte minimal invasive Methoden, die eine hohe laparoskopische Expertise und umfangreiche Erfahrung in der Hernienchirurgie erfordern. Vorteile im Vergleich zum Goldstandard der offenen retromuskulären Reparation sind eine geringere Gewebetraumatisierung und eine kürzere stationäre Verweildauer. Im Rahmen eines individualisierten Behandlungskonzeptes sind die laparoskopischen Techniken fester Bestandteil in der Behandlung von Ventral- und Narbenhernien.

Tipps und Tricks

– Ausreichende laparoskopische Erfahrung und/oder Assistenz mit ausreichender laparoskopischer Erfahrung
– Lagerung auf einer Vakuummatratze: sichere intraoperative Lagerungsänderungen (Patientensicherheit; jeweils Kontrolle und Dokumentation)
– Trokarplatzierung planen: Kriterien sind Hernienlokalisation, erwartete Netzüberlappung und Netzfixation
– Zusätzliche Trokarplatzierung bedenken
– Thermische Energie vermeiden: Vermeidung unbemerkter thermischer Darmläsionen, nicht nur im Rahmen einer Adhäsiolyse (Patientensicherheit: Kontrolle vor Abschluss der Operation)
– Adhäsiolyse interenterisch nur bei vorliegender Indikation (präoperativ diagnostizierte Adhäsionsbeschwerden)
– Resektion des Bruchsacks und/oder Bruchlückenverschluss zur Seromvermeidung
– Netzplatzierung und -fixation unter Niedrigdruck-Kapnoperitoneum)
– Präparation des Netzlagers, ggf. Resektion von Fettgewebe, Präparation von Lig. teres hepatis und falciforme, Präparation des Spatium Retzii
– Bei größeren Netzen zusätzliche transfasziale Nähten erwägen (zur besseren Orientierung ggf. Markierung der Nähte)
– Platzieren von Tacks: Applikation des Tacks unter Gegendruck von außen (Sicherstellen eines möglichst tiefen und senkrechtes Eindringen des Tacks in die Bauchdecke)
– Keine Tacks am Zwerchfell und/oder Gefäßstrukturen (z. B. epigastrische Gefäße, Beckengefäße) zur Vermeidung von perforationsbedingten Läsionen/Blutung
– Verschluss der Trokarinzisionen > 5 mm zur Prävention von Trokarhernien

Literatur

Al Chalabi H, Larkin J, Mehigan B, et al. A systematic review of laparoscopic versus open abdominal incisional hernia repair, with meta-analysis of randomized controlled trials. Int J Surg. 2015;20:65-74.

Bansal VK, Misra MC, Babu D, et al. Comparison of long-term outcome and quality of life after laparoscopic repair of incisional and ventral hernias with suture fixation with and without tacks: a prospective, randomized, controlled study. Surg Endosc. 2012;26:3476-3485; doi 10.1007/s00464-012-2390-5.

Bittner R, Bingener-Casey J, Dietz U, et al. Guidelines for laparoscopic treatment of ventral and incisional abdominal wall hernias (International Endohernia Society (IEHS)-part 1. Surg Endosc. 2014a;28:2-29. doi: 10.1007/s00464-013-3170-6.

Bittner R, Bingener-Casey J, Dietz U, et al. Guidelines for laparoscopic treatment of ventral and incisional abdominal wall hernias (International Endohernia Society [IEHS])-part 2. Surg Endosc. 2014b;28:353-79.

Carbajo MA, Martín del Olmo JC, Blanco JI, et al. Laparoscopic treatment vs open surgery in the solution of major incisional and abdominal wall hernias with mesh. Surg Endosc. 1999;13: 250-252.

Chelala E, Gaede F, Douillez V, et al. The suturing concept for laparoscopic mesh fixation in ventral and incisional hernia repair: preliminary results. Hernia. 2003;7:191-196.

Chelala E, Baraké H, Estievenart J, et al. Long-term outcomes of 1326 laparoscopic incisional and ventral hernia repair with the routine suturing concept: a singel institution experience. Hernia. 2016;20:101-110.

Deeken CR, Faucher KM, Matthews BD. A review of the composition, characteristics, and effectiveness of barrier mesh prostheses utilized für laparoscopic ventral hernia repair. Surg Endosc. 2012;26:566-575.

Dietz U, Winkler MS, Härtel RW, et al: Importance of recurrence rating, morphology, hernial gap size and risk factors in ventral and incisional hernia classification. Hernia. 2014;18:19-30.

Earle D, Roth JS, Saber A, et al. (SAGES Guidelines Committee). SAGES guidelines for laparoscopic ventral hernia repair. Surg Endosc. 2016;30:3163-3183. doi: 10.1007/s00464-016-5072-x.

Eriksen JR, Bisgaard T, Assaadzadeh S, et al. Fibrin sealant for mesh fixation in laparoscopic umibical hernia repair: 1-year results of a randomized controlled double-blinded study. Hernia. 2013;17:511-514. doi: 10.1007/s10029-013-1101-z.

Helgstrand F, Rosenberg J, Kehlet H, et al. Nationwide prospective study of outcomes after elective incisional hernia repairs. J Am Coll Surg. 2013;216:217-228.

Helgstrand F: National results after ventral hernia repair. Dan Med J. 2016;63:1-17.

Heniford BT. SAGES guidelines for laparoscopic ventral hernia repair. Surg Endosc. 2016;30:3161-3162. doi: 10.1007/s00464-016-5073-9.

Hollinsky C, Hollinsky KH. Static calculations for mesh fixation by intraabdominal pressure in laparoscopic extraperítoneal herniorrhaphy. Surg Laparosc Endosc Percutan Tech. 1999;9:106-109.

Hollinsky C, Kolbe T, Walter I, et al. Tensile strength and adhesion formation of mesh fixation systems used in laparoscopic incisional hernia repair. Surg Endosc. 2010;24:1318-1324.

Kaoutzanis C, Leichtle SW, Mouawad NJ, et al: Risk factors for postoeprative wound infections and prolonged hospitalization after ventral/incisional hernia repair. Hernia. 2015;19:113-123. doi: 10.1007/s10029-013-1155-y.

Kokotovic D, Sjølander H, Gögenur I, et al: Watchful waiting as a treatment strategy for patients with a ventral hernia appears to be safe. Hernia. 2016;20:281-287. doi:10.1007/s10029-016-1464-z.

LeBlanc K, Booth W. Laparoscopic Repair of Incisional Abdominal Hernias using expanded polytetrafluoroethylene: preliminary findings. Surg Laparosc Endosc. 1993;3:39-41.

LeBlanc K. Proper mesh overlap is a key determinant in hernia recurrence following laparoscopic ventral and incisional hernia repair. Hernia. 2016;20:85-99.

Lowe JB, Garza JR, Bowmann JL, et al. Endoscopically assisted „components separation" for closure of abdominal wall defects. Plast Reconstr Surg. 2000;105:720-729.

Milburn ML, Shah PK, Friedman EB, et al. Laparoscopically assisted components separation technique for ventral incisional hernia repair. Hernia. 2007;11:157-161.

Muysoms FE, Miserez M, Berrevoet F, et al: Classification of primary and incisional abdominal wall hernias. Hernia. 2009;13:407-414. doi: 10.1007/s10029-009-0518-x.

Muysoms FE, Antoniou SA, Bury K, et al. European Hernia Society guidelines on the closure of abdominal wall incisions. Hernia. 2015;19:1-24. doi: 10.1007/s10029-014-1342-5.

Phillips B, Ball C, Sackett D, et al. Levels of Evidence and Grades of Recommendation. Oxford: Oxford-Centre for Evidence Based Medicine (2001); http://www.cebm.net/levels_of_evidence.asp.

Sauerland S, Walgenbach M, Habermalz B, et al. Laparoscopic versus open surgical techniques for ventral or incisional hernia repair. Cochrane Database Syst Rev. 2011;16.

Silecchia G, Campanile FC, Sanchez L, et al. Laparoscopic ventral/incisional hernia repair: updated Consensus Development Conference based guidelines [corrected]. Surg Endosc. 2015;29:2463-2484. doi: 10.1007/s00464-015-4293-8.

Slater NJ, Montgomery A, Berrevoet F, et al. Criteria for definition of a complex abdominal wall hernia. Hernia. 2014;18:7-17. DOI 10.1007/s10029-013-1168-6.

Tandon A, Pathak S, Lyons NJR, et al- Meta-analysis of closure of the fascial defect during laparoscopic incisional and ventral hernia. BJS. 2016;103:1598-1607.

Wassenaar E, Schoenmaeckers E, Raymakers J, et al. Mesh-fixation method and pain and quality of life after laparoscopic ventral and incisional hernia repair: a randomized trial of three fixation techniques. Surg Endosc. 2010;24:1296-1302; doi:10.1007/s00464-009-0763-1.

2.6 Hiatushernien

Henning Niebuhr, Andreas Kuthe

Symptomatische Zwerchfellhernien (Gastroösophageale Refluxkrankheit (GERD) bis sympt. *upside down stomach*) sind Teil der Herniologie und können als solche vom versierten Hernienoperateur laparoskopisch in unterschiedlichen Techniken therapiert werden.

Pathophysiologie des Refluxes
– Vorhandensein einer Hiatushernie
– Abflachung des Hiss´schen Winkels
– Inkompetenter unterer Ösophagussphinkter
– Gestörte Ösophagus Clearance
– Verminderte Säureresistenz
– Gestörte Magenentleerung
– Übermäßige Säureproduktion
– Lebensführung

Pathophysiologie der Hiatushernie

– Bindegewebsschwächung (Kollagenstoffwechselstörung, Kollagenose)
– Erhöhter abdomineller Druck (Adipositas, Schwangerschaft, Lebensführung)
– Angeboren

Symptome des Refluxes

– Ösophageal:
  – Sodbrennen
  – Schmerz
  – Regurgitation
  – Massenreflux
  – Dysphagie
  – Schlechter Mundgeruch
  – Saures Aufstoßen/Rülpsen
– Extraösophageal:
  – Husten
  – Asthmoide Symptome
  – wiederholte Aspirationen mit Pneumonie
  – Chronische Heiserkeit
  – Schlaflosigkeit
  – Atemnot
  – Zahnschmelzschädigung
– Hernienspezifisch:
  – Epigastraler Druck
  – Thorakaler Druck
  – Luftnot
  – Dysphagie
  – Blutung
  – Anämie
  – Einklemmung
  – Kardiale
  – Symptome
  – Dyspnoe

Diagnostik

– Gastroskopie
– Manometrie
– pH Metrie nach Absetzen von PPI
– Impedanz nach Absetzen der PPI
– Breischluck
– Röntgen

Historie

Das operative Verfahren geht zurück auf Nissen's offene Fundoplikation, die er bereits 1956 beschrieb und die nicht primär dem Verschluss einer symptomatischen Zwerchfellhernie, sondern der Versorgung eines exzidierten Ösophagusulkus am gastroösophagealen Übergang diente. Im weiteren Verlauf fiel auf, dass eine zuvor bestehende GERD durch diese Operation günstig beeinflusst werden konnte. Daraus wurde das Konzept einer operativen, kausalen Therapie der GERD mit im Weiteren verschiedensten Antirefluxmechanismen entwickelt. (Nissen, 1956; Toupet, 1965). Die erste laparoskopische Antirefluxplastik wurde 1991 von Dallemagne durchgeführt.

Therapie und Indikation zur OP

Die Therapie des Refluxes ist grundsätzlich zunächst konservativ (Ausnahme: eingeklemmte Hiatushernie)

konservativ:
– PPI
– Gewichtsabnahme
– Nikotinabstinenz
– Vermeidung von Säurelockern
– Frühes Abendessen
– Schlafen mit erhöhtem Oberkörper

operativ:
– bei ausgereizter konservativer GERD PPI Therapie
– bei Massenreflux
– bei patientenseitiger Ablehnung der Dauermedikation
– PPI-Nebenwirkungen
– bei extraintestinalem Syndrom
– bei symptomatischer Hiatushernie/*upside down stomach*

> **Operative Therapieoptionen:**
> – Laparoskopische Fundoplikatio mit Hiatoplastik
> – Linx
> – Endostim
> – Endoskopische Verfahren

Keypoints Laparoskopische Fundoplikatio und Hiatoplastik

1. **Lagerung:** Die Lagerung entspricht der „*French position*" Lagerung d. h. der Patient wird auf dem Rücken gelagert, die Beine werden gespreizt, der OP Tisch wird in Anti-Trendelenburg Lage gebracht und nach rechts gekippt. Der Monitor wird am linken Kopfende positioniert, so dass der zwischen den Beinen stehende

Operateur eine gute Triangulation herstellen kann. Der OP Situs befindet sich so in der korrekten optischen Achse für den Operateur. Der erste Assistent, der die Kamera führt und den linken Leberlappen retrahiert, steht auf der rechten Seite des Patienten, der zweite Assistent, der den Magen nach distal verzieht steht/sitzt links. Alternativ kann rechts auf Höhe des Thorax des Patienten ein Assistent sitzen, der den linken Leberlappen retrahiert ebenso ist es möglich dort ein Haltesystem mit Leberretraktor zu installieren. Bei dieser Anordnung steht oder sitzt der Operateur rechts neben der Hüftregion des Patienten. Der erste Assistent steht zwischen den Beinen des Patienten zur Kameraführung und Assistenzinstrumentenführung vice versa.

2. **Zugang:** Der laparoskopische Zugang, der hier beschrieben wird, ist dem offenen, früher favorisierten Zugang (Oberbauchlaparotomie) aus folgenden Gründen vorzuziehen: subtile Präparation am gastroösophagealen Übergang laparoskopisch in aufrecht stehender Operateursposition bequem möglich → das Auge befindet sich „direkt vor Ort", ebenso die gut zu führenden miniaturisierten Instrumente immer im Vergleich zur schwierigen Operateursposition und der weiten Entfernung zwischen Zugang und Zielort beim offenen Vorgehen → sehr traumatisierend bei permanentem Hakenzug am linken Rippenbogen. (Anatomie: sehr weit im Thorax liegende Zwerchfellkuppe mit Ösophagusdurchtritt.) Die bei ausgewählten Patienten mögliche (teil-) mikrochirurgische Technik (MILS) mittels teilweiser Benutzung von auf 2 mm im Durchmesser verkleinerten Instrumenten fließt in die Betrachtung im folgenden Kapitel ein. (Brinkmann, 2011; Kimura, 1998; Lee, 2004; Santoro, 2005).

3. **Instrumente**
    - 5 Trokare: 1 × 10er, 4 × 5er
    - (in ausgewählten Fällen 1 × 10er, 1 × 5er, 3 × 2er)
    - 30° Optik (10 mm)
    - atraumatische Fasszangen (Endo-Babcock, Endo-Kelly, Duckbill etc.)
    - Metzenbaum Schere
    - Dissektor (Overholt etc.)
    - energetischer Dissektor, „*seal and cut*" (z. B. Ultraschall, z. B. bipolarer Strom)
    - Nadelhalter
    - nicht resorbierbares Nahtmaterial, ggf. geeignete Netze

4. **OP-Technik**
    - Nach Anlage des Pneumoperitoneums via Veres Kanüle oder per Minilaparotomie 2 QF oberhalb des Nabels (Anatomie! s. o.) erfolgt die Anlage von fünf Trokaren (einmal 10er, viermal 5er (oder bei ausgesuchten Patienten einmal 10er einmal 5er und dreimal 2er).
    - Die Optik wird über den supraumbilikalen 10er Trokar eingebracht, eine 5 mm Optik ist möglich, da jedoch mindestens ein 10er Trokar erforderlich ist (Nadel- und ggf. Netztransfer), bietet sich die Anwendung einer lichtstarken 10 mm 30°-Standardwinkeloptik an. Die Inzision für den Optiktrokar erfolgt als Quer-

schnitt ca. zwei QF supraumbilikal in den Hautspaltlinien entsprechend. Hier kann die Haut später intrakutan mit resorbierbarer Naht verschlossen werden.

– Ein Arbeitstrokar muss mindestens als 5er Trokar ausgeführt und im linken mittleren Oberbauch eingeführt werden, da von hier aus die 5er (Ultraschall-) *seal* und *cut* Instrumente eingeführt werden müssen. Standardgemäß werden die weiteren drei Arbeitstrokare ebenfalls als 5er Trokare ausgeführt und einmal im Oberbauch, um den linken Leberlappen zu retrahieren und zweimal in der gedachten halbkreisförmigen Linie zwischen beiden lateralen Rippenbogenrändern und der erwähnten Optiktrokarposition ca. zwei QF oberhalb des Nabels platziert. Im besonderen Fall der Verwendung von 2 mm Instrumenten werden die Hautinzisionen für die drei 2er Arbeitstrokare erfolgen mittels des „*skinpic*" ebenfalls einmal im Oberbauch, um den linken Leberlappen zu retrahieren und zweimal in der gedachten halbkreisförmigen Linie zwischen beiden lateralen Rippenbogenrändern und der erwähnten Optiktrokarposition ca. zwei QF oberhalb des Nabels. Durch die Verwendung des „*skinpics*" wird eine sehr kleine Hautpunktionsöffnung erreicht, durch die die stumpf kegeligen Mini-Obturatoren mit den absatzlos anliegenden Trokaren ohne Schneiden, Schrauben oder Reißen nur durch stumpfes Auseinanderdrängen des subkutanen Gewebes, der Faszie (Muskulatur) und des Peritoneums in die Bauchhöhle gleiten. Diese Inzisionen brauchen später nicht versorgt zu werden, sie heilen in aller Regel „narbenlos" das heißt für das bloße Auge unsichtbar ab.

– Vom rechten lateralen Trokar und dem linken medio-lateralen Trokar wird mit einem Dissektor und einer 5 mm (Ultraschall-) *seal* and *cut* Schere das Peritoneum oberhalb der Zwerchfelllücke quer diagonal zur kleinen Kurvatur hin auf einer Strecke von circa 10 Zentimetern inzidiert. Der Magen muss für dieses Manöver vom zweiten Assistenten via linken lateralen Trokar nach distal links verzogen werden.

– Danach erfolgt die Präparation des Ösophagus und des Bruchsackes aus der Bruchhöhle bis in den Thorax hinein mit dem Dissektor und der 5 mm (Ultraschall-) *seal* und *cut* Schere, so dass beide Zwerchfellschenkel zweifelsfrei dargestellt sind.

– Nun erfolgt die Bildung des retroösophagealen Fensters. *Bei diesem Manöver erfolgt die Darstellung des N. vagus.* Jetzt wird die große Kurvatur präpariert: Nach Neueinstellung der Optik und Verziehung des Magens nach rechts unten erfolgt auf ca. halber Strecke zwischen Ösophagus und Duodenum die Inzision des viszeralen Peritoneums an der großen Kurvatur: hierbei ist auf die sorgfältige Darstellung und Unterbrechung der Aa. und Vv. gastricae breves zu achten. Das gelingt am besten mit der 5 mm (Ultraschall-) *seal* und *cut* Schere, da diese in einem Arbeitsschritt durchtrennen und sicher koagulieren kann, ohne die bei Verwendung monopolaren Stromes bekannten Risiken in Kauf nehmen zu müssen.

– Der schwierigste Part der von unten (distal) nach oben (proximal) erfolgenden Präparation der großen Kurvatur stellt die Durchtrennung des Lg. gastrolienale, das sehr unterschiedlich ausgeprägt sein kann, dar. In einigen Fällen ist der Magen extrem an den oberen Milzpol herangezogen, so dass die Präparation durchaus kritisch einzustufen ist und viel Erfahrung und Geduld erfordert. Nach ausreichender Freilegung der großen Kurvatur ist der Fundus mobilisiert, allfällige dorsale Fundusadhäsionen sind vorher zusätzlich zu lösen. Bei vollständiger Mobilisation sollten die Zwerchfellschenkel von beiden Seiten überblickbar sein. Bei Anhebung des Ösophagus zeigt sich ein weites dorsales Fenster.

5. **Nahtreparation der Zwerchfellschenkellücke:**
– Die retroösophageale Naht der Zwerchfellschenkel zur Einengung der Zwerchfellbruchlücke kann nun nach erneuter Optikeinstellung des retroösophagealen Fensters erfolgen:
– Nach Rückzug der Optik kann jetzt die (handelsübliche, einfache und kostengünstige) nicht resorbierbare (ggf. geflochtene) Naht bei halbkreisförmig gebogener Nadel in die Bauchhöhle eingeführt werden. Nach Wiedereinführen der Optik kann die Nadel nun mit einem Nadelhalter gegriffen werden und die in der Regel zwei Nähte intrakorporal ausgeführt und i. S. eines gewohnten Instrumentenknotens drei bis vierfach gesichert werden. Alternativ werden die Nähte mittels einer geraden 19 mm-Nadel mit 120 cm messendem geflochtenen 2 × 0-Faden und extrakorporaler Knotung via 5er-Trokar ausgeführt. So können zwei bis drei Nähte dorsal und fast immer eine bis drei Nähte ventral bei zwei Uhr platziert werden, so dass der Hiatus dem Ösophagus rund anliegt und ihn nicht schlitzförmig einengt. Vor der Naht ist die Fläche des Zwerchfelldurchtrittes zu messen und ab $5,5 \text{ cm}^2$ eine Netzaugmentation zu erwägen. Hierzu kann die Formel für den Kreisausschnitt gewählt werden mit der Länge der Zwerchfellschenkel als Radius und der größten Breite der Zwerchfelllücke als Sekante. Ein nur gering abweichendes Ergebnis erzielt die „Formel des Drachens": Höhe (Länge der Zwerchfellschenkel) × Breite : 2.
– Bei diesem Schritt ist darauf zu achten die Einengung nicht zu forciert zu betreiben, da schon hier die Grundlage für eine spätere Schluckstörung/Dysphagie gelegt werden kann. Die standardmäßige Verwendung eines Bougies kann eine übermäßige Einengung des Hiatus verhindern.
– *Braucht man einen Bougie?* Die Literatur als auch die Kongressmeinungen sind hier eher für einen Bougie zur Kalibrierung des eingeengten Hiatus; die beiden Autoren kommen dank ausreichender Erfahrung ohne ihn aus.
– Wird die Indikation für eine *Netzaugmentation der Nahthiatoplastik* gesehen, so folgt nun dieser Schritt. Unseres Erachtens nach ist eine zirkuläre Netzplastik einer nur dorsalen vorzuziehen. Während die dorsale Netzaugmentation durch Adhäsionsbildung den Fundus nur dorsal fixiert, kann lediglich die zirkuläre Netzaugmentation eine spätere Erweiterung des Hiatus nach ventral

mit konsekutiver Rezidivbildung verhindern. Die Fixierung des Netzes kann per Klebung (Fibrin/Acryl) oder Naht erfolgen. Tacker sind wegen großer Gefahr der Aorten- und Perikardverletzung nicht empfehlenswert.

6. **Technik der Manschettenbildung:**
   - Jetzt kann die eigentliche Fundoplikatio erfolgen: Mit einem von rechts kommenden, durch das retroösophageale Fenster geführten Instrument (Dissektor) kann der mobilisierte Fundus gegriffen und durch das retroösophageale Fenster zur rechten Seite durchgezogen werden.
   - Wenn im sog. *shoeshine* Test die leichte Beweglichkeit und der sichere Verbleib der durchgezogenen Fundusanteile nachgewiesen ist, kann von einer lockeren („*floppy wrap*") Manschettenbildung ausgegangen werden. Nun wird um den wieder in korrekte Position verbrachten intraabdominalen Ösophagusanteil eine Manschette gelegt, entweder als 360°- (Nissen) oder als 270°- (Toupet) Manschette.
   - Je nach Technik erfolgt eine Fixierung der Manschette vor dem Ösophagus mit zwei bis drei nicht resorbierbaren Einzelknopfnähten, wovon eine bis zwei die Ösophagusvorderwand (nicht allschichtig) miterfassen (Nissen) oder mit jeweils drei Einzelknopfnähten seitlich links und rechts am Ösophagus resp. zusätzlich am rechten Zwerchfell und an beiden Zwerchfellschenkeln (Toupet).
   - Beim Toupet folgt dann noch die Fixierung der Manschette dorsal an beiden Zwerchfellschenkeln, bei uns auch bei 360°-Manschette mit einer Naht.
   - In jedem Fall soll die Manschette locker liegen (*floppy*), sodass ein eingeschobenes Instrument wie ein Finger zwischen Manschette und Ösophagus passt, und ventral schmal (*short*) sein.
   - **Abschluss:** Die Bergung des Restnahtmaterials bei intrakorporaler Knotung erfolgt über den 10er Trokar durch rückwärtigen Einschub des Nadeltragenden Nadelhalters und Durchschub nach Entfernung des Ventilkopfes des 10er Trokars. Ein Faszienverschluss im Bereich der 10er Optik-Trokarinzision kann im Einzelfall erforderlich sein. Eine fortlaufende, versenkte Intrakutannaht dieser Inzision und der 5er Trokarinzision mit resorbierbarem Faden beendet den Eingriff. (Die 2er Einstiche bei MILS Technik brauchen nicht versorgt zu werden.)

Ziele der laparoskopischen Technik sind:
- subtile Präparation am gastroösophagealen Übergang
- bessere Übersicht mit Identifizierung wichtiger Strukturen wie Nv. Vagi
- dadurch Reduktion negativer postoperativer Folgezustände wie Dysphagie, verhindertes Rülpsen, *blow out*, erneutes Sodbrennen
- ästhetische Vorteile durch reduzierte Narbenbildung
- keine Narbenhernienentstehung
- keine Adhäsionen
- im Fall des Falles: einfachere Re-OP.

Komplikationsmöglichkeiten

1. Laparoskopiebedingt (organbezogen):
   - Organverletzung Milz, Leber, Pankreas
   - Ösophagusperforation
   - Magenläsion
   - Kapnothorax durch Pleuraläsion (bes. bei *upside down* Magen)
   - Vagusläsion
   - Kolonlazeration bei großen Hernien mit thorakaler Kolondislokation
   - Gefäßverletzung (A. lienalis, Aorta, V. cava)
   - Hautemphysem
   - Omentum majus Emphysem
   - Zwerchfellverletzung
   - Lungenverletzung
2. Bedingt durch OP Technik (funktionell):
   - Schluckstörungen
   - Unfähigkeit zu Rülpsen
   - Weiterer Reflux/Sodbrennen
   - Meteorismus
   - Magenentleerungsstörung
   - Durchfall

Diskussion und Evidenz

Die laparoskopischen Nissen- und Toupet-Fundoplikationen gelten heute als chirurgische Standard Behandlung der schweren gastroösophagealen Refluxkrankheit (GERD) (Salminen, 2009). Die gastroösophageale Refluxkrankheit tritt mit einer Inzidenz von ca. 20 % auf und verursacht hohe (volkswirtschaftliche) Kosten (Patti, 2016).

Die Pathophysiologie der gastroösophagealen Refluxkrankheit beruht nicht auf einer Säureüberproduktion, sondern eher auf einer mechanischen Dysfunktion, die im Bereich des unteren Ösophagussphinkter (UÖS) angesiedelt ist.

Studien ergaben Nebenwirkungen der hauptsächlich zur Behandlung der Symptome der GERD eingesetzten Protonenpumpeninhibitoren (PPI) (Bhatt, 2010; Yu, 2011). Die laparoskopische magnetische Sphinkter-Augmentation (Linx-System) des unteren Ösophagussphinkters (UÖS) wurde als zusätzliche chirurgische Option eingeführt. Wie die Nissen Fundoplikation beruht diese Technik auf einer 360°-Verstärkung des UÖS. Bei abgestufter Indikation – eher kleinere Hiatushernien gelten als Indikation für das Linx System – werden für diese Therapieform eventuell geringere langfristige Nebenwirkungsraten erwartet (Ganz, 2013). Das Verfahren befindet sich in klinischer Erprobung ebenso wie das folgende Endostimm Verfahren.

Endostimm Verfahren: auf laparoskopischem Wege werden zwei Sonden zur Elektrostimulation der unteren ösophagealen Hochdruckzone am distalen ventralen Ösophagus fixiert und mit einem subkutan liegenden Schrittmacher verbunden. Nach bisherigen Erfahrungen wird durch „Training" der unteren Hochdruckzone eine deutliche Verminderung des Refluxes erzielt ohne eigentliche Veränderung der Anatomie. Auch hier gibt es Anwendungseinschränkungen bei nennenswerter Hiatushernie und Massenreflux (Asche, 2017).

Rudolf Nissen (1896–1981) beschrieb die erste Fundoplikation in den 1950er Jahren zur Behandlung einer schweren Refluxösophagitis. Das Originalverfahren basiert auf einer 360°-Manschette des Magenfundus um den unteren Anteil der Speiseröhre, indem Anteile sowohl der vorderen als auch der hinteren Wand des Magenfundus um den unteren Anteil des Ösophagus und die kleine Kurvatur gelegt werden (DeMeester, 2003). Toupet verwendete die nach ihm benannte dorsale 270°-Fundoplikation zunächst zum Offenhalten der Ösophagomyotomie bei Achalasie, wobei die Antirefluxeigenschaft dann offensichtlich wurde und diese partielle Fundoplikation nun auch beim Reflux zur Anwendung kam.

Nach mehrfacher Modifikationen der Nissen-Fundoplikation gelten die laparoskopische 360°-Technik ebenso wie die dorsale 270°-Fundoplikation nach Toupet derzeit als Standardbehandlung in der chirurgischen Therapie der gastroösophagealen Refluxkrankheit (bei entsprechender Indikation) (Salminen, 2009).

Im Vergleich zwischen der Wirksamkeit einer Antirefluxplastik und der medikamentösen Behandlung ergab ein systematischer Review, dass beide Behandlungsansätze als gleichwertig anzusehen sind (Ip, 2005). Ein Teil der Literatur legt nahe, dass die Langzeitergebnisse einer Antirefluxchirurgie denjenigen der medizinischen Behandlung überlegen sein können (Garg, 2015; Lundell, 2009).

Die Leitlinien des *American College of Gastroenterology* (ACG) weisen darauf hin, dass die „chirurgische Therapie für ausgesuchte Patienten mit chronischer gastroösophagealer Refluxkrankheit ebenso effektiv wie die medikamentöse Behandlung ist, wenn sie von einem erfahrenen Operateur durchgeführt wird" (starke Empfehlung, hohes Evidenzniveau) (Katz, 2013).

Bei entsprechend ausgewählten Patienten kann eine laparoskopische Refluxoperation kostengünstiger sein als eine lebenslange medizinische Behandlung (Epstein, 2009; Goeree, 2011).

Der laparoskopische Zugang kann Vorteile gegenüber dem traditionellen offenen Ansatz haben, einschließlich verbesserter Kosmetik, reduzierter Morbidität, kürzerem Krankenhausaufenthalt, verringerten respiratorischen Komplikationen und schnellerer Genesung (Catarci, 2004; Nilsson, 2000; Peters, 2009). Die laparoskopische Technik kann jedoch mit längeren Operationszeiten vergesellschaftet sein (Nilsson, 2000). In Bezug auf die subjektiven Symptome sind die Langzeitergebnisse nach laparoskopisch durchgeführter Nissen-Fundoplikation mit denen nach offener Operation vergleichbar (Draaisma, 2006; Nilsson, 2004; Salminen, 2012).

Gegenwärtig wird die laparoskopische gegenüber der offenen Technik bevorzugt, sofern es keine spezifischen Kontraindikationen gibt.

360°-Fundoplikation (Nissen) und dorsale 270°-Fundoplikatio (Toupet) stehen sich nun schon seit vielen Jahren in vielen Publikationen und Kongressbeiträgen gegenüber, teils heftige Diskussionen über die jeweiligen Vor- und Nachteile werden geführt – allerdings bisher ergebnisoffen. Mit beiden Verfahren lassen sich bei entsprechender Erfahrung gute Ergebnisse erzielen – und auch schlechte (die Nissen Fundoplikation neigt zur Dysphagie, die Toupet Fundoplikation zum Refluxrezidiv). So geht denn das Themenheft des „Der Chirurg" zur funktionellen Chirurgie des oberen Intestinaltraktes auf diese Fragestellung gar nicht erst ein (Germer, 2017).

Im gleichen Heft findet sich ein guter Übersichtsartikel zum Thema der Netzeinlage mit vielen Hinweisen auf das Für (Rezidiv-Verminderung) und Wider (Netzpenetration), mit der Erkenntnis: trotz der Verfügbarkeit einiger prospektiv randomisierter Studien kann zum jetzigen Zeitpunkt keine eindeutige Empfehlung abgegeben werden (Granderath, 2017).

Literatur

Asche KU, Kaindlstorfer A, Pointner R. [Surgical and interventional procedures for reflux therapy : Endoscopic or laparoscopic?]. Chirurg. 2017;88(3):188-195.

Bhatt DL, Cryer BL, Contant CF, et al. Clopidogrel with or without omeprazole in coronary artery disease. N Engl J Med. 2010;363(20):1909-1917.

Brinkmann L, Lorenz D. [Minilaparoscopic surgery : alternative or supplement to single-port surgery?] Chirurg. 2011;82(5):419-424.

Catarci M, Gentileschi P, Papi C, et al. Evidence-based appraisal of antireflux fundoplication. Ann Surg. 2004;239(3):325-337.

DeMeester TR. Historische Entwicklung der chirurgischen Verfahren zur Behandlung der gastroösophagealen Refluxkrankheit. Heidelberg, Dr. R. Kaden Verlag GmbH, 2003.

Draaisma WA, Rijnhart-de Jong HG, Broeders IA, Five-year subjective and objective results of laparoscopic and conventional Nissen fundoplication: a randomized trial. Ann Surg. 2006;244(1):34-41.

Epstein D, Bojke L, Sculpher MJ. Laparoscopic fundoplication compared with medical management for gastro-oesophageal reflux disease: cost effectiveness study. Bmj. 2009;339:b2576.

Ganz RA, Peters JH, Horgan S. Esophageal sphincter device for gastroesophageal reflux disease. N Engl J Med. 2013;368(21):2039-2040.

Garg SK, Gurusamy, KS. Laparoscopic fundoplication surgery versus medical management for gastro-oesophageal reflux disease (GORD) in adults. Cochrane Database Syst Rev. 2015;11:Cd003243.

Germer CT, von Rahden BH. [Functional surgery of the upper gastrointestinal tract]. Chirurg. 2017;88(3):187.

Goeree R, Hopkins R, Marshall JK, et al. Cost-utility of laparoscopic Nissen fundoplication versus proton pump inhibitors for chronic and controlled gastroesophageal reflux disease: a 3-year prospective randomized controlled trial and economic evaluation. Value Health. 2011;14(2):263-273.

Granderath FA. [Operative treatment of hiatus hernia : Evidence on mesh inlay]. Chirurg. 2017;88(3):211-218.

Ip S, Bonis P, Tatsioni A, Raman G, et al. AHRQ Comparative Effectiveness Reviews. Comparative Effectiveness of Management Strategies For Gastroesophageal Reflux Disease. Rockville (MD), Agency for Healthcare Research and Quality (US), 2005.

Katz PO, Gerson LB, Vela MF. Guidelines for the diagnosis and management of gastroesophageal reflux disease. Am J Gastroenterol. 2013;108(3):308-328; quiz 329.

Kimura T, Wada H, Yoshida M, et al. Laparoscopic inguinal hernia repair using fine-caliber instruments and polyester mesh. Surg Laparosc Endosc. 1998;8(4):300-303.

Lee PC, Lai IR, Yu SC. Minilaparoscopic (needlescopic) cholecystectomy: a study of 1,011 cases. Surg Endosc. 2004;18(10):1480-1484.

Lundell L, Miettinen P, Myrvold HE, et al. Comparison of outcomes twelve years after antireflux surgery or omeprazole maintenance therapy for reflux esophagitis. Clin Gastroenterol Hepatol. 2009;7(12):1292-1298; quiz 1260.

Nilsson G, Larsson S, Johnsson F. Randomized clinical trial of laparoscopic versus open fundoplication: blind evaluation of recovery and discharge period. Br J Surg. 2000;87(7):873-878.

Nilsson G, Wenner J, Larsson S, Johnsson F. Randomized clinical trial of laparoscopic versus open fundoplication for gastro-oesophageal reflux. Br J Surg. 2004;91(5):552-559.

Patti MG. An Evidence-Based Approach to the Treatment of Gastroesophageal Reflux Disease. JAMA Surg. 2016;151(1):73-78.

Peters MJ, Mukhtar A, Yunus RM, et al. Meta-analysis of randomized clinical trials comparing open and laparoscopic anti-reflux surgery. Am J Gastroenterol. 2009;104(6):1548-1561; quiz 1547, 1562.

Salminen P. The laparoscopic Nissen fundoplication--a better operation? Surgeon. 2009;7(4):224-227.

Salminen P, Hurme S, Ovaska J. Fifteen-year outcome of laparoscopic and open Nissen fundoplication: a randomized clinical trial. Ann Thorac Surg. 2012;93(1):228-233.

Santoro E, Agresta F, Aloisi P, et al. Is minilaparoscopic inguinal hernia repair feasible? A preliminary experience. J Laparoendosc Adv Surg Tech A. 2005;15(3):294-297.

Yu EW, Bauer SR, Bain PA, Bauer DC. Proton pump inhibitors and risk of fractures: a meta-analysis of 11 international studies. Am J Med. 2011;124(6):519-526.

2.7 Neue Entwicklungen bei Ventralhernien

2.7.1 Minimalinvasive extraperitoneale Verfahren MILOS/ELAR/EMILOS

2.7.1.1 Neue Techniken der minimalinvasiven extraperitonealen Kunststoffnetzimplantation bei Bauchwandhernien

Wolfgang Reinpold, Reinhard Bittner

Die minimalinvasive extraperitoneale Kunststoffnetzimplantation ist derzeit weltweit das *„Hot Topic"* der Hernienchirurgie. Während die laparoendoskopische präperitoneale Kunststoffnetzimplantation bei Leistenbrüchen heute eine standardisierte und weltweit akzeptierte Technik ist, haben sich bei Bauchwandbrüchen zunächst die offene Sublay-Operation nach Rives und Stoppa und die laparoskopische IPOM Technik als Verfahren der Wahl etabliert (Sauerland, 2011; Bittner, 2014; Chalabi, 2015; Arita, 2015; Awaiz, 2015). Die minimalinvasive extraperitoneale Kunststoffnetzimplantation oberhalb der linea arcuata ist durch die Tatsache erschwert, dass das Peritoneum dort oft großflächig ausgeprägt mit dem hinteren Rektusscheidenblatt verwachsen ist. Die extraperitoneale Dissektion ist deshalb dort meist nur durch einen Kulissenwechsel zwischen dem präperitonealen und retromuskulären Raum möglich. Während die traditionellen offenen Operationstechniken mit einem erhöhten Infektionsrisiko belastet sind, ist das laparoskopische intraperitoneale Onlay-Mesh Verfahren (IPOM) mit einem nicht unerheblichen Risiko für eine Darmverletzung sowie der Bildung von Adhäsionen mit der Gefahr eines späteren Darmverschlusses verbunden (Sauerland, 2011; Bittner, 2014; Chalabi, 2015; Arita, 2015; Awaiz, 2015). Trotz der Entwicklung moderner beschichteter Netze, die die Bildung von Adhäsionen zwischen Netz und Darm verhindern sollen, ist das Problem der intraabdominellen Fremdkörperimplantation nicht gelöst (Schröder, 2013; Bittner, 2014). Weiterhin erfordert die IPOM Technik den Einsatz teurer intraperitonealer Fixationssysteme, die Ursache schwerer akuter und chronischer Schmerzen sein können (Schröder, 2013; Reinpold, 2015; Schwarz, 2016, Reinpold, 2017; Reinpold, 2018). Aktuelle Herniamed-Daten zeigen ein Jahr nach laparoskopischer IPOM- und offener Sublaynarbenbruchoperation mit ca. 4 % vergleichbare Rezidivraten und vergleichbar hohe chronische Schmerzraten: Ruheschmerz 10 % vs. 11 %; Belastungsschmerz 20 % vs. 20 %; behandlungsbedürftige Schmerzen: 7,2 % vs. 7,8 %. Um die Nachteile der etablierten Operationsverfahren zu vermeiden wurden neue Techniken der **minimalinvasiven** extraperitonealen Kunststoffnetzimplantation bei Bauchwand- und Narbenhernien entwickelt. Die erste Publikation einer endoskopisch total präperitonealen Kunststoffnetzimplantation bei Bauchwandhernien erfolgte 2002 (Miserez, 2002). Die hervorragenden Ergebnisse der laparoendoskopischen Leistenbruchchirurgie und die sehr guten Erfahrungen mit der offenen retromuskulären Kunststoffnetzimplantation bei Bauchwandhernien haben Reinpold et al. veranlasst, neue minimalinvasive Techniken zu entwickeln, die eine intraperitoneale Kunststoffnetzimplantation bei Bauchwandbrüchen vermeiden. Die Arbeitsgruppe entwickelte zunächst das Verfahren der laparoskopisch transperitonealen retromuskulären Netzhernioplastik, welches die Versorgung von kleinen und mittelgroßen medialen Bauchwandhernien ermöglicht (Schröder, 2013). Die Operation erfolgt dabei in drei Trokartechnik über die linke Flanke und ist Grundlage der roboterassistierten transperitonealen präperitonealen/retromuskulären Kunststoffnetzimplantation (rTAPP: Sugiyama, 2015; rRives, rTAR: Carbonell, 2017; Bittner, 2017). Das laparoskopisch transperitoneale Verfahren ist technisch anspruchsvoll. Zudem ist bei Narbenhernien oft eine aufwendige Adhäsiolyse mit dem Risiko der Darmverletzung erforderlich.

Aus diesem Grunde entwickelten Reinpold et al. das minimalinvasive *Mini or Less open Sublay* (MILOS) Konzept der **transhernialen** präperitoneal/retromuskulären Kunststoffnetzimplantation (Reinpold, 2015; Reinpold, 2017; Reinpold, 2018) (s. Kap. 2.7.1.2) Das MILOS-Verfahren ermöglicht mini-offen unter direkter oder endoskopischer Sicht (= endoskopisch assistiert) sowie mit transhernialer Gasendoskopie (endoskopisches MILOS Verfahren = EMILOS) die Versorgung nahezu aller Bauchwand- und Narbenhernien (Abb. 2.89). Die erste Publikation über eine endoskopische MILOS Operation in Single Port Technik erfolgte 2015 (Reinpold, 2015) allerdings noch nicht unter dem Begriff EMILOS. Bittner et al. haben eine endoskopische MILOS Variante in „*reversed* TEP" Technik entwickelt, die insbesondere zur Versorgung von

Das MILOS-Konzept
Mini or Less Open Sublay Repair of Ventral Hernias
Mini open 1–5 cm Inzision; Less open 6–12 cm Inzision

MILOS-OP ohne Endoskop
Transherniale Präparation
mit lichtarmierten
laparoskopischen
Instrumenten unter
direkter Sicht

Endoscopic assisted MILOS
Transherniale Präparation
mit laparoskopischen
Instrumenten unter
endoskopischer Sicht
(Gaslose Endoskopie)

Endoscopic MILOS (EMILOS)
Transherniale Präparation
präperitoneale/retromuskuläre
Gasendoskopie

EMILOS Hamburg 1
Endoskopisch mini offene
transherniale total
extraperitoneale Sublay
Netzoperation mit
Single Port

EMILOS Hamburg 2
Endoskopisch mini offene
transherniale total
extraperitoneale Sublay
Netzoperation mit
Standard Ports

EMILOS Rottenburg
Endoskopisch mini offene
transherniale total
extraperitoneale Sublay
Netzoperation in
„reversed TEP" technique

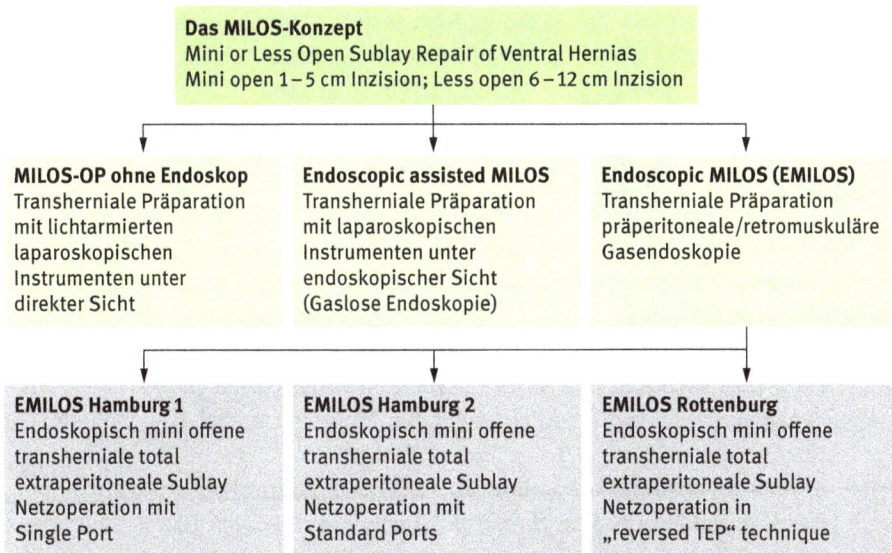

Abb. 2.89: Das *Mini or less open Sublay* Konzept mit endoskopischen Varianten (* Der Begriff MILOS wurde 2014 von Reinpold et al., die Abkürzung EMILOS 2016 von Bittner et al. geprägt).

primären Bauchwandhernien und Rektusdiastasen geeignet ist und einen früheren Beginn der gasendoskopischen Operationsphase ermöglicht. Bittner et al. prägten für dieses Verfahren die Abkürzung „EMILOS", die für endoskopische MILOS-Operation steht (Schwarz, 2017) (s. Kap. 2.7.1.3, Abb. 2.89). Der Begriff „endoskopische MILOS-Operation = EMILOS" sollte immer dann verwendet werden, wenn bei einer MILOS-Operation eine Gasendoskopie erfolgt. Operationen mit transhernialer gasloser Endoskopie werden als endoskopisch assistierte MILOS-Operationen bezeichnet (Abb. 2.89).

Die endoskopisch assistierte Linea alba Rekonstruktion (ELAR, siehe Kap. 2.7.1.3) basiert ebenfalls auf den Prinzipien der MILOS Technik. Bei Rektusdiastasen in Kombination mit primären Bauchwandhernien erfolgt eine endoskopisch assistierte mini-offene Lappenplastik des vorderen Blattes der Rektusscheide mit Onlay-Netz-Augmentation (Köckerling, 2016).

Kürzlich wurde von Belayansky und Daes (Belayansky, 2017) ein Verfahren der endoskopisch erweiterten total extraperitonealen Kunststoffnetzimplantation (*extended* TEP = eTEP *of ventral hernias*) bei Bauchwand und Narbenbrüchen publiziert. Die Technik ermöglicht die endoskopisch total extraperitoneale Rives Operation und eine posteriore Komponentenseparation mit m. transversus abdominis release (TAR).

Ein weiteres neues Verfahren ist die laparoskopisch transperitoneale retromuskuläre Kunststoffnetzimplantation mit Linearstaplerverschluss medialer Bauchwandhernien und Rektusdiastasen (Costa, 2016; Moore, 2017).

Besonders in den USA finden die Roboter assistierten minimalinvasiven Verfahren rTAPP, rRives und rTAP zunehmend Anwendung. Erste Publikationen sind vielversprechend (Sugiyama, 2015; Carbonell, 2017; Bittner, 2017) (s. Kap. 2.7.1.5).

Die ersten Ergebnisse der neuen Verfahren sind vielversprechend. Die Fallzahlen und Evidenz der Publikationen ist jedoch meist gering. Die neuen Techniken müssen in Qualitätsstudien analysiert werden.

Klassifikation der neuen minimalinvasiven extraperitonealen Techniken bei Bauchwandbrüchen

1. Zugangsweg und Schicht der Netzplatzierung:
   – Laparoskopisch transabdominell präperitoneal/retromuskulär
   – Laparoskopisch transabdominell präperitoneal/retromuskulär, Roboter assistiert
   – Endoskopisch total extraperitoneal (eTEP) präperitoneal/retromuskulär
   – Transhernial Mini (< 6 cm Hautschnitt) oder *Less* (6–12 cm Hautschnitt) *Open Sublay* (MILOS)
   – Transhernial endoskopisch Mini (< 6 cm Hautschnitt) oder *Less* (6–12 cm Hautschnitt) *Open Sublay* (EMILOS)
2. **Ort der Netzplatzierung:** Rektuskompartment, Laterales Kompartment, kombiniert
3. **Defektverschluss:** Kein Verschluss, Nähte, Tacker, Linear Stapler
4. **Verschluss Rektusscheide und Rekonstruktion Linea Alba:** kein Verschluss, nur hinteres Blatt, nur Vorderwand/Defekt, beides
5. **Minimal invasive posteriore Komponentenseparation (TAR):** laparoskopisch transperitoneal retromuskulär/präperitoneal, laparoskopisch transperitoneal retromuskulär/präperitoneal Roboter assistiert, eTEP, MILOS, EMILOS

Literatur

Al Chalabi H, Larkin J, Mehigan B, McCormick P. A systematic review of laparoscopic versus open abdominal incisional hernia repair, with meta-analysis of randomized controlled trials. Int J Surg. 2015;20:65-74.

Arita NA, Nguyen MT, Nguyen DH, et al. Laparoscopic repair reduces incidence of surgical site infections for all ventral hernias. Surg Endosc. 2015;29(7):1769-1780.

Awaiz A, Rahman F, Hossain MB, et al. Meta-analysis and systematic review of laparoscopic versus open mesh repair for elective incisional hernia. Hernia. 2015;19(3):449-463.

Belyansky I, Daes J, Radu VG, et al. A novel approach using the enhanced-view totally extraperitoneal (eTEP) technique for laparoscopic retromuscular hernia repair. Surg Endosc. 2018;32(3):1525-1532. doi: 10.1007/s00464-017-5840-2. Epub 2017 Sep 15.

Bittner R, Bingener-Casey J, Dietz U, et al. Guidelines for laparoscopic treatment of ventral and incisional abdominal wall hernias (International Endohernia Society [IEHS])—Part III. Surg Endosc. 2014;28(2):380-404.

Bittner JG, Alrefai S, Vy M, et al. Comparative analysis of open and robotic transversus abdominis release for ventral hernia repair. Surg Endosc. 2018;32(2):727-734.

Carbonell A, Warren JA, Prabhu AS, et al. Reducing Length of Stay Using a Robotic-assisted Approach for Retromuscular Ventral Hernia Repair: A Comparative Analysis From the Americas Hernia Society Quality Collaborative. Ann Surg. 2018;267(2):210-217.

Costa TN, Abdalla RZ, Santo MA, et al. Transabdominal midline reconstruction by minimally invasive surgery: technique and results. Hernia. 2016;20(2):257-265.

Köckerling F, Botsinis MD, Rohde C, Reinpold W. Endoscopic-assisted linea alba reconstruction plus mesh augmentation for treatment of umbilical and/or epigastric hernias and rectus abdominis diastasis – early results. Front Surg. 2016;3:1-6.

Miserez M, Penninckx F. Endoscopic totally preperitoneal ventral hernia repair. Surg Endoscopy. 2002;16(8):1207-1213.

Moore A, Chen DC. Laparoscopic Stapled Sublay Repair With Self-Gripping Mesh: A Simplified Technique for Minimally Invasive Extraperitoneal Ventral Hernia Repair. Surg Technol Int. 2016;29:131-139.

Reinpold W. Endoskopisch totalextraperitonealer transhernialer Sublay –Bauchwand-Hernienverschluss in Single-Port-Technik. In: V. Schumpelick, G. Arlt, J. Conze, K. Junge (eds) Hernien, 5th edn. Thieme, Stuttgart, 2015, pp 301-304.

Reinpold W, Schröder M, Schröder A, et al. Minimally invasive sublay mesh repair of incisional and primary abdominal wall hernias using the MILOS technique. Eur Surg. 2017;49:59-64.

Reinpold W, Schröder M, Berger C, et al. Mini- or Less-open Sublay Operation (MILOS): A New Minimally Invasive Technique for the Extraperitoneal Mesh Repair of Incisional Hernias. Ann Surg. 2018 Jan 16. doi: 10.1097/SLA.0000000000002661. [Epub ahead of print].

Sauerland S, Walgenbach M, Habermalz B, Seiler CM, Miserez M. Laparoscopic versus open surgical techniques for ventral or incisional hernia repair. Cochrane Database Syst Rev. 2011;16(3):CD007781

Schroeder A, Reinpold W. Laparoscopic transperitoneal sublay mesh repair: a new technique for the cure of ventral and incisional hernias. Surg Endosc. 2013;27(2):648-654.

Schwarz J, Reinpold W, Bittner R. Endoscopic mini/less open sublay technique (EMILOS)—a new technique for ventral hernia repair. Langenbecks Arch Surg. 2017;402(1):173-180.

Sugiyama G, Chivukula S, Chung PJ, Alfonso A, et al. Robot-Assisted Transabdominal Preperitoneal Ventral Hernia Repair. JSLS. 2015;19(4).

2.7.1.2 Bauchwand- und Narbenhernienoperation mit endoskopisch assistierter/ endoskopischer Mini or less open Sublay (MILOS/EMILOS) Technik

Wolfgang Reinpold

Einleitung

Aufgrund der in Kap. 2.7.1.1 beschriebene Nachteile der etablierten Operationsverfahren (Abb. 2.90) haben wir neue Techniken der minimalinvasiven extraperitonealen Kunststoffnetzimplantation bei Bauchwand- und Narbenhernien entwickelt (Schröder, 2013; Reinpold, 2015; Reinpold, 2017; Reinpold, 2018). Bei allen primären und sekundären Bauchwandhernien streben wir eine Versorgung in minimalinvasiver Sublaytechnik (MILOS-Technik) mit anatomiegerechter Rekonstruktion der Bauchwand an. Ausnahmen sind kleine Hernien mit einem Bruchpfortendurchmesser unter 2 cm und riesige Hernien.

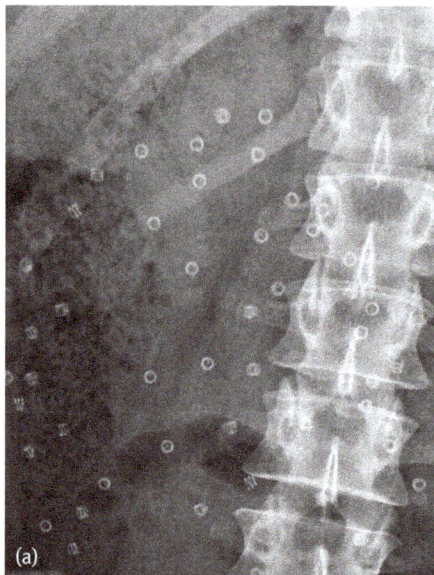

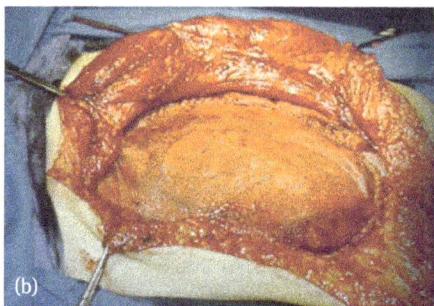

Abb. 2.90: (a) Ausgedehnte Tackerfixierung eines laparoskopischen IPOM-Netzes. (b) Großer Hautschnitt und Wunde bei der offenen Sublay-Operation.

Operationstechnik

Bei der *Mini- or Less Open Sublay* (MILOS) Operation darf der Hautschnitt nicht länger als ein Viertel des größten Netzdurchmessers sein. Bei einem Hautschnitt bis 5 cm sprechen wir von *Mini-Open* und bei einer Inzisionslänge von 6 bis 12 cm von *Less-Open*. Die MILOS-Operation erfolgt transhernial über einen kleinen Hautschnitt direkt über dem Zentrum des Herniendefektes (Abb. 2.91). Die Bauchwand wird mit unterschiedlich langen Retraktoren angehoben. Die Präparation erfolgt mini-offen unter direkter Sicht mit lichtarmierten laparoskopischen Instrumenten unter Verwendung des Endotorch TM (Fa. Richard Wolf) (Abb. 2.92, Abb. 2.93). Bei eingeschränkter direkter Sicht erfolgt die Präparation unter endoskopischer Sicht.

Nach transhernialer mini-offener Präparation eines extraperitonealen Raumes von mindestens 8 cm Durchmesser kann nach Verschluss der Bauchhöhle und des Herniendefektes die Operation als totalextraperitoneale Gasendoskopie (TEP der ventralen Bauchwand = EMILOS) mit Standardtrokaren (Abb. 2.94a) oder transhernialem

Single Port (Abb. 2.95) fortgeführt werden (Reinpold, 2015; Reinpold, 2017). Bei der Verwendung von Standardtrokaren lässt sich der Herniendefekt am schnellsten mit einem Ringfoliensystem (z. B. Alexis, Fa. Applied Medical; Abb. 2.94b) abdichten. Besonders Nabel- und epigastrische Hernien in Kombination mit Rektusdiastasen lassen sich sehr gut in der EMILOS-Technik versorgen.

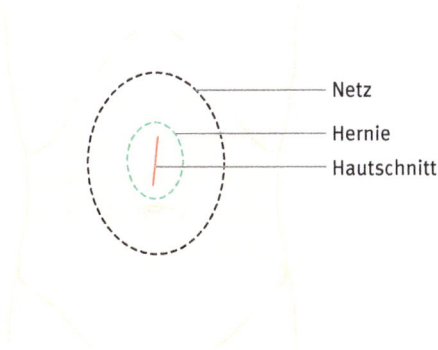

Abb. 2.91: MILOS-Operation: Mini-open Hautschnitt von 2 bis 5 cm direkt über dem Herniendefekt.

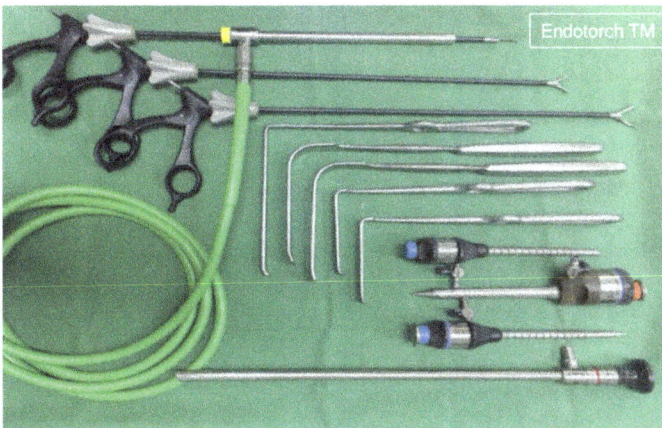

Abb. 2.92: Instrumente der MILOS-Operation mit Endotorch TM.

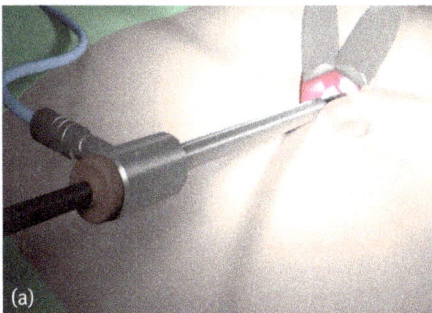

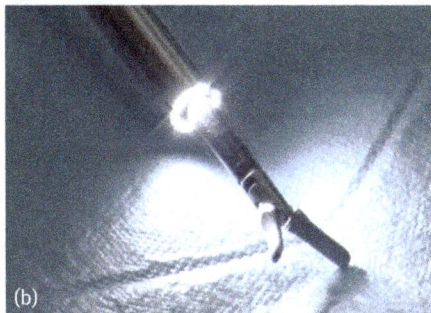

Abb. 2.93: Transherniale Präparation (a) mit lichtarmierter laparoskopischer Pinzettenzange (b).

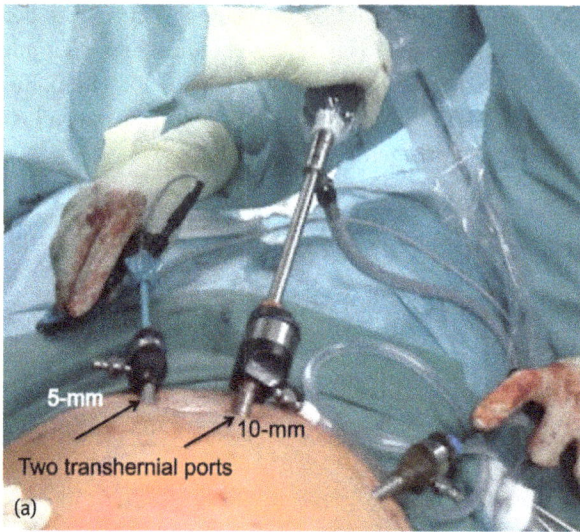

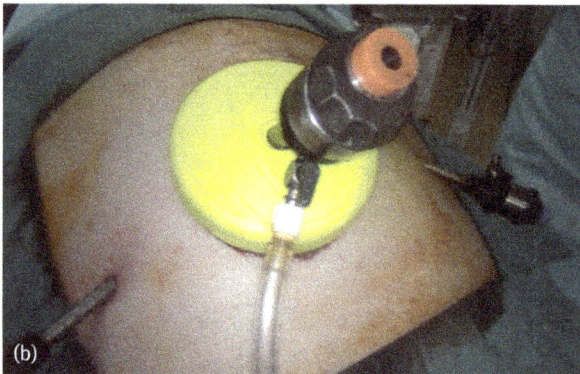

Abb. 2.94: (a) Endoskopische MILOS-Operation (EMILOS): Nach Einbringen von Standardtrokaren (zwei Ports transhernial) und CO2 Insufflation in den extraperitonealen Raum wird eine TEP der ventralen Bauchwand durchgeführt. (b) EMILOS-Operation: Alternativ kann der Herniendefekt mit Ringfoliensystem und Deckel (Alexis TM, Fa. Applied Medical) abgedichtet werden.

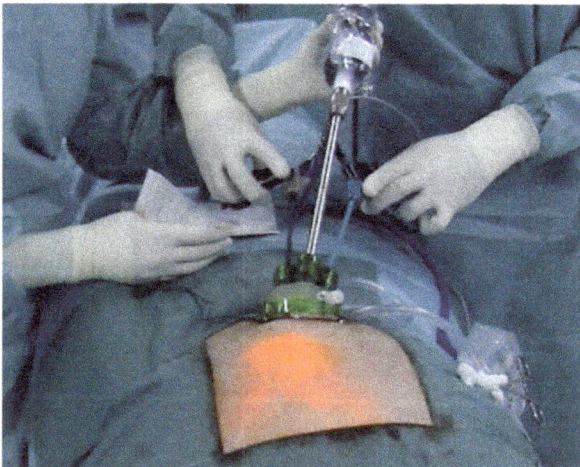

Abb. 2.95: Endoskopische MILOS Operation (TEP der ventralen Bauchwand) mit Single Port.

Die MILOS/EMILOS-Technik ermöglicht die extraperitoneale Präparation der ganzen Rektusloge und beider lateraler Kompartimente. Bei entsprechendem Hernienbefund können sehr große Kunststoffnetze implantiert werden (Abb. 2.99, Abb. 2.100). Neben Standardinstrumenten der offenen und laparoskopischen Chirurgie wird ein Set unterschiedlich langer rechtwinkeliger Haken und das endoskopische Lichtrohr „Endotorch TM" benötigt (Abb. 2.92, Abb. 2.93).

Die Operationschritte

1. Zwei bis 12 cm Hautschnitt (2–5 cm = *mini-open*; 6–12 cm = *less open*) über dem Zentrum des Herniendefekts (Abb. 2.91).
2. Bruchsackpräparation.
3. Sparsame Bruchsackeröffnung für diagnostische Inspektion der Bauchhöhle oder Laparoskopie.
4. Bruchsackresektion.
5. Darstellen der Bruchlücke.
6. Extraperitoneale Präparation um die Bruchlücke ringsherum mit laparoskopischen Standardinstrumenten unter Anheben der Bauchwand mit schmalen Retraktoren (Abb. 2.93). Die laparoskopischen Instrumente werden mit dem von uns und der Fa. Wolf entwickelten Lichtrohr (Endotorch, Abb. 2.92 und Abb. 2.93) armiert, um bis zu 25 cm vom Wundrand entfernt unter direkter oder endoskopischer Sicht operieren zu können.
7. Transherniale Längsinzision des hinteren Blatts der Rektusscheide in allen Quadranten entsprechend der geplanten Netzgröße (Abb. 2.96 und Abb. 2.97). Abb. 2.97 zeigt die endoskopische Längsinzision der hinteren Rektusscheide links cranial.
8. Verschluss der Bauchhöhle durch Peritonealnaht.
9. Transherniales Einführen des Kunststoffnetzes als Doppelrolle ohne Hautkontakt und extraperitoneales faltenfreies Ausbreiten des Netzes. Das Netz liegt median präperitoneal und beidseits lateral vor dem hinteren Blatt der Rektusscheide (Abb. 2.98). Wenn ein spannungsarmer Verschluss des Herniendefekts über dem Kunststoffnetz möglich ist, erfolgt keine Netzbefestigung. Ausnahmen sind subxiphoidale und suprapubische Herniendefekte, bei denen das Netz mit resorbierbaren Fäden (2-0) am parasternalen Gewebe, bzw. am Cooper'schen Band fixiert wird. Der Bauchinnendruck fixiert das Netz an der tragenden Bauchwand. Wir verwenden großporige Standard-Polypropylen- oder Polyvinylidenfluoridnetze, die befundabhängig den Herniendefekt ringsherum mit einem Radius von 5 bis 20 cm unterfüttern (Abb. 2.99, Abb. 2.100).
10. Spannungsarmer Verschluss der Bruchlücke mit anatomiegerechter Rekonstruktion der Bauchwand (Abb. 2.98).

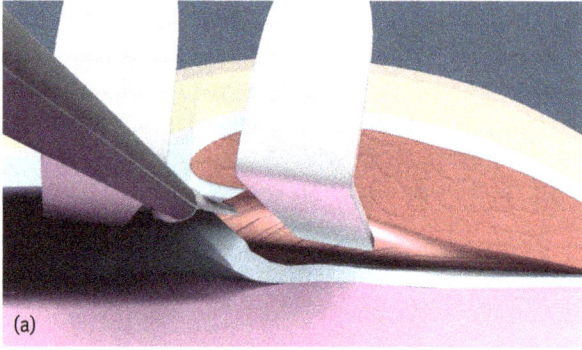

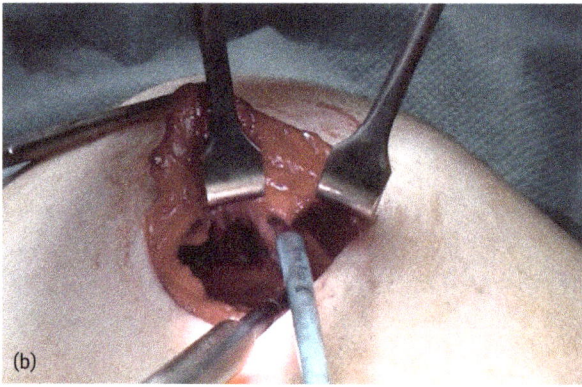

Abb. 2.96: Das hintere Blatt der Rektusscheide wird transhernial unter direkter oder endoskopischer Sicht beidseits längs inzidiert. (a) grafische Übersicht, (b) OP-Ansicht.

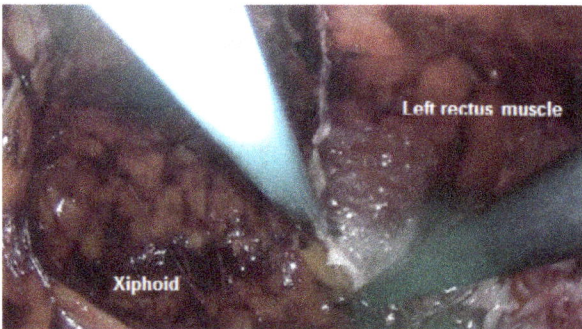

Abb. 2.97: EMILOS-Operation in Single Port Technik: Inzision des hinteren Rektusscheidenblatts.

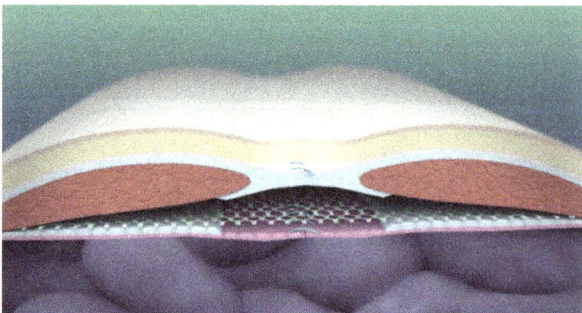

Abb. 2.98: Extraperitoneale Netzlage und anatomiegerechter Verschluss des Herniendefektes (© Wolfgang Reinpold).

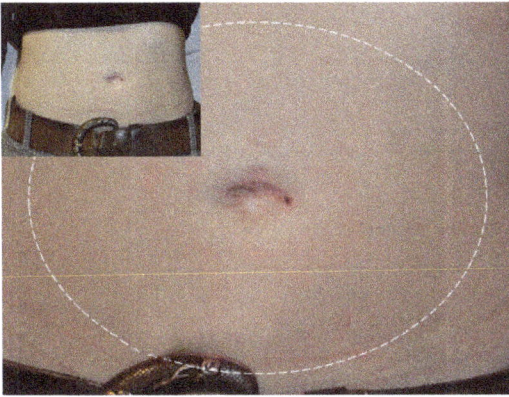

Abb. 2.99: Junge Frau mit 3 cm großer Narbenhernie nach Nahtverschluss einer Nabelhernie. MILOS-Operation mit laparoskopischen 3-mm Instrumenten, 5-mm Optik über 2 cm Inzision. Implantation eines 15 × 15 cm Standardpolypropylennetz.

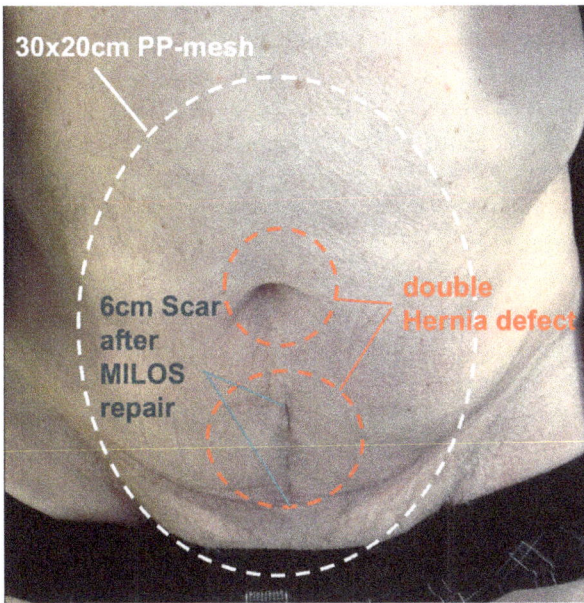

Abb. 2.100: Bauchwand nach MILOS-Operation eines 4. Narbenhernienrezidivs nach offener Prostataresektion: gekammerter 15 × 9 cm großer Herniendefekt (rot gestrichelte Linie); 30 × 20 cm Polypropylennetz (weiß gestrichelte Linie).

Die MILOS-Technik ist auch für laterale Bauchwandhernien geeignet. Bei großen Narbenhernien erfolgt die Operation in „*less-open*" Technik (Hautinzision 6 bis 12 cm).

Ergebnisse

Von Januar 2010 bis Juni 2017 haben wir 810 MILOS-Operationen bei Narbenhernien und einer etwa gleich großen Anzahl primärer Bauchwandhernien durchgeführt. Die Daten aller Patienten wurden in das „Herniamed"-Register eingebracht. Die Bruchpforten- und Netzgröße der Narbenhernien sind Tab. 2.17 und Tab. 2.18 zu entnehmen. Der postoperative Schmerzmittelbedarf ist vergleichsweise gering. Auch bei

Tab. 2.17: Bruchpfortengröße (Fläche in cm) bei Narbenhernien (MILOS-OP; n = 810).

Fläche (in cm2)	0–5	5–10	10–20	20–50	50–100	100–200	> 200
Anzahl	72	68	109	160	124	167	110

Tab. 2.18: Netzgröße (Fläche in cm^2) bei Narbenhernienoperationen (MILOS-OP; n = 810).

Fläche (in cm^2)	0 bis 50	50 bis100	100 bis 200	> 200
Anzahl	1	14	87	708

großen Narbenhernien ist ein periduraler Schmerzkatheter verzichtbar. Bei 41 großen Narbenbruchoperationen wurde die MILOS-Technik mit der posterioren oder anterioren endoskopischen Komponentenseparation kombiniert (Hybridverfahren), um die großen Bruchdefekte über dem extraperitoneal liegenden Kunststoffnetz im Sinne einer plastischen Rekonstruktion der Bauchwand spannungsarm verschließen zu können.

Die durchschnittliche Operationszeit von MILOS-Narbenhernienoperationen ist mit 105 Minuten etwas länger als bei der offenen Sublay- (95 min.) und der laparoskopischen IPOM-Operation (82 min.). Im Vergleich mit aktuellen Literatur- und Registerdaten sind die Komplikationsraten der MILOS-Narbenbruchoperationen sehr niedrig (Tab. 2.19, Tab. 2.20). Tab. 2.19 und Tab. 2.20 stellen die Herniamed Ergebnisse der MILOS Narbenhernienoperationen des Hernienzentrums Groß-Sand allen Narbenbruchoperationen des Herniamed Registers gegenüber. Es erfolgte dabei keine multivariate Analyse.

Um statistisch valide Ergebnisse von Patienten mit vergleichbaren Narbenbrüchen und Komorbiditäten zu erhalten, wurde aus dem Datenpool des Herniamed-Registers ein Propensity Score Matching von jeweils 615 MILOS-, laparoskopischen IPOM- und offenen Sublayoperationen durchgeführt. Im Vergleich mit der laparoskopischen IPOM- und offenen Sublay-Operation fanden sich bei der MILOS-Operation signifikant weniger postoperative Komplikationen, revisionsbedürftige Blutungen, Allgemeinkomplikationen und chronische Schmerzen. Ein Jahr nach MILOS-Operation litten die Patienten hochsignifikant seltener unter belastungsabhängigen chronischen Schmerzen. Zudem fanden sich signifikant weniger Infektionen, Wundheilungsstörungen und Serome als nach der offenen Sublay-Operation (Reinpold 2018). Die Infektionsraten nach MILOS- und laparoskopischer IPOM-Operation sind vergleichbar niedrig (Daten nicht abgebildet). Auch primäre Bauchwandhernien und symptomatische Rektusdiastasen lassen sich mit sehr niedriger Morbidität in der MILOS Technik versorgen.

Tab. 2.19: MILOS-Narbenhernienoperationen Krankenhaus Groß-Sand (n = 810) vs. alle Narbenhernien Herniamed-Register (43.658).

	MILOS- Narbenhernienoperationen (n = 810)		Alle Narbenhernienoperationen Herniamed (n = 43.658)		p-Wert
	n	%	n	%	
Keine Komplikationen	773	95,19	36.935	84,60	
Gesamtkomplikationen	**37**	**4,81**	**6.723**	**15,39**	**< 0,0001**
Chirurgische Komplikationen	**23**	**2,96**	**4.191**	**9,59**	**< 0,0001**
Blutung / Nachblutung	8	0,98	830	1,90	0,077
Darmverletzung / Nahtinsuffizienz	2	0,25	218	0,49	0,44
Wundheilungsstörung	2	0,25	306	0,70	0,184
Serom	7	0,86	1.789	4,10	< 0,0001
Infektion	2	0,25	525	1,20	0,020
Ileus	2	0,25	523	1,20	0,021
Revisionsoperationen	17	2,09	1.791	4,10	0,003
Allgemeine Komplikationen	15	1,85	2.532	5,79	< 0,0001
Mortalität	1	0,12	109	0,25	0,25

Tab. 2.20: MILOS-Narbenhernienoperationen Krankenhaus Groß-Sand (n = 687) vs. alle Narbenhernien Herniamed-Register (n = 28.453) mit Follow-up von 1 Jahr.

	MILOS- Narbenhernienoperationen (n = 687)	Offene Sublay Operation Herniamed (n = 9.503)	Lap. IPOM Operation Herniamed (n = 8.507)	Gesamte Narbenhernienoperationen Herniamed (n = 28.453)
	n %	n %	n %	n %
Rezidiv nach einem Jahr	8 1,2	418 4,4 p < 0,0001	493 5,8 * p < 0,0001	1.536 5,4 p < 0,0001
Chronischer Ruheschmerz	25 3,6	960 10,1 p < 0,0001	842 9,9 p < 0,0001	2.675 9,4 p < 0,0001

Tab. 2.20: (Fortsetzung) MILOS-Narbenhernienoperationen Krankenhaus Groß-Sand (n = 687) vs. alle Narbenhernien Herniamed-Register (n = 28.453) mit Follow-up von 1 Jahr.

	MILOS- Narben-hernienope-rationen (n = 687)	Offene Sublay Operation Her-niamed (n = 9.503)	Lap. IPOM Operation Herniamed (n = 8.507)	Gesamte Narben-hernienoperatio-nen Herniamed (n = 28.453)
	n %	n %	n %	n %
Chronischer Belas-tungsschmerz	44 6,4	1901 20,0 p < 0,0001	1701 20,0 p < 0,0001	4.780 16,8 p < 0,0001
Therapiebedürftiger chronischer Schmerz	16 2,4	741 7,8 p < 0,0001	613 7,2 p < 0,0001	2.105 7,4 p < 0,0001

* Operationen mit inzwischen vom Markt genommenen Physiomesh eingeschlossen.

Zusammenfassung

Die Ergebnisse von über 1.500 MILOS-Operationen bei Bauchwand- und Narbenbrüchen zeigen folgende Vorteile der Technik:

1. Minimalinvasive extraperitoneale Implantation von (großen) Standardkunststoffnetzen ohne traumatische Netzbefestigung
2. Bruchlückenverschluss und anatomiegerechte Rekonstruktion der Bauchwand.
3. Schonung intakter Bauchwandstrukturen einschließlich Nerven
4. Herniamed Registerstudien zeigen nach MILOS-Operation im Vergleich mit den etablierten Operationsverfahren signifikant weniger perioperative Komplikationen, chronische Schmerzen und Rezidive
5. Die MILOS-Technik ermöglicht die minimalinvasive Versorgung von Rektusdiastasen
6. Die MILOS-Technik kann mit der endoskopischen anterioren und posterioren Komponentenseparation kombiniert werden.
7. Gute Kosmetik
8. Im Vergleich mit der laparoskopischen IPOM-Operation Materialkostenersparnis von ca. 1.200,-€ pro Operation.

Literatur

Schroeder AD, Debus ES, Schroeder M, Reinpold WM. Laparoscopic transperitoneal sublay mesh repair: a new technique for the cure of ventral and incisional hernias. Surg Endosc. 2013;27(2):648-54. doi: 10.1007/s00464-012-2508-9. Epub 2012 Sep 6.

Reinpold W. Endoskopisch totalextraperitonealer transhernialer Sublay- Bauchwand-Hernienverschluss in Single-Port-Technik. In: V. Schumpelick, G. Arlt, J. Conze, K. Junge (eds) Hernien, 5th edn. Thieme, Stuttgart, 2015, pp 301-304.

Reinpold W, Schröder M, Schröder A, et al. Minimally invasive sublay mesh repair of incisional and primary abdominal wall hernias using the MILOS technique. Eur Surg. 2017;49:59-64.

Reinpold W, Schröder M, Schröder A, et al. Mini- or Less-open Sublay Operation (MILOS): A New Minimally Invasive Technique for the Extraperitoneal Mesh Repair of Incisional Hernias. Ann Surg. 2018. doi: 10.1097/SLA.0000000000002661. Epub 16 January 2018.

2.7.1.3 Endoskopische Mini/Less Open Sublay Operation (EMILOS) in der operativen Therapie der primären und sekundären Hernie der Bauchdecke.

Reinhard Bittner, Jochen Schwarz

Einführung

Um die Nachteile der offenen Sublay- und laparoskopischen IPOM Operation zu vermeiden, jedoch ihre Vorteile zu nutzen, wurde von W. Reinpold die MILOS (*Mini/Less Open Sublay*) Technik, ein minimalinvasives Operationsverfahren entwickelt (Reinpold, 2015, 2017, 2018). Bei Anwendung des MILOS Konzeptes ist der Chirurg in der Lage, ein großes Netz (z. B. 30×20 cm) über eine kleine Hautinzision (2–5 cm = *mini open*; 6–12 cm = *less open*) in den retromuskulären/präperitonealen Raum zu platzieren. Bei der Original-MILOS-Operation erfolgt die Präparation überwiegend unter direkter Sicht mit lichtarmierten laparoskopischen Instrumenten in der Tiefe des Situs (s.a. Kap. 2.7.1.2). 2015 wurde von Reinpold mit der endoskopisch totalextraperitonealen transhernialen Sublay-Operation in Single-Port-Technik eine Variante publiziert, um die Dissektion in der Tiefe zu erleichtern. Bei dieser Variante wurde der Single-Port mit Kamera und Arbeitstrokaren nach Reposition des Bruchsackes transhernial eingesetzt. Trotz dieser neuen, innovativen Therapieansätze stellen sowohl die originale MILOS Operation als auch die Single-Port Variante hohe Anforderungen an den Chirurgen. Um diesen Schwierigkeiten besser begegnen und das MILOS Konzept deutlicher in die klinische Praxis einführen zu können, entwickelten wir eine endoskopische Variante, die EMILOS Operation, von uns als „*reversed* TEP" durchgeführt. Diese Variation der originalen MILOS Operation ist eine Hybrid-Technik. Sie besteht aus zwei Teilen, einem ersten Abschnitt, der identisch zur offenen MILOS Operation ist (Schritt 1–4) und einem zweiten endoskopischen Abschnitt, der unmittelbar nach der Eröffnung der Rektusscheide beginnt und es erlaubt, den gesamten retromuskulären Raum zu dissezieren.

Operative Technik

Der Patient wird mit gespreizten Beinen flach auf dem Operationstisch gelagert (Abb. 2.101). Während des endoskopischen Teils der Operation steht der Chirurg zwischen den Beinen des Patienten. Außer dem selbst konstruierten Ballon (Chowbey, 2006; Misra, 2008), der benutzt wird, um den präperitonealen Raum suprapubisch wie bei der TEP zu entwickeln, werden keine speziellen Instrumente benötigt. Die Operationsschritte 1 bis 4 sind identisch mit der MILOS Operation (s. Kap. 2.7.1.2).

1. Der endoskopische Teil der EMILOS Operation beginnt mit einer kleinen Inzision an der Hinterwand der Rektusscheide. Die Ränder der eröffneten Faszie werden mit Haltefäden markiert.

2. Einführen einer gebogenen Kornzange in die Rektusscheide. Die Kornzange wird dann vorsichtig auf der Hinterwand der Rektusscheide in Richtung Symphyse geführt.

3. Zurückziehen der Kornzange und Ersatz durch den Dilatationsballon nach indischem Vorbild wie in der TEP (Chowbey, 2006; Misra, 2008; Abb. 2.102). Es werden ca. 150 ml Kochsalzlösung in den Ballon instilliert. Alternativ Verwendung eines kommerziellen Dilatationsballons.

4. Insertion des Ballons in den suprapubischen präperitonealen Raumes (Abb. 2.103), Instillation von ca. 150–250 ml Kochsalzlösung, um den Raum für die nachfolgende Implantation des Kameraports (12 mm) zu schaffen. Nach Aspiration der Flüssigkeit wird der Ballon zurückgezogen und durch einen Optiktrokar ersetzt (Abb. 2.104).

5. Gas-Insufflation in den mit dem Ballon aufgedehnten präperitonealen Raum. Um Gasverluste zu vermeiden, falls kein blockierender Trokar eingesetzt wird, kann die Rektusscheide mit den vorher gelegten Haltefäden um den Trokar fixiert werden.

6. Nach Eröffnung des präperitonealen Raumes unter direkter Sicht (Abb. 2.105), kann der 12-mm Port hier sicher eingeführt werden, um zunächst die Kamera für die Dissektion des retromuskulären Raumes im Bereich des Oberbauches aufzunehmen. Später Einbringen des großen Kunststoffnetzes durch diesen 12 mm Port (Abb. 2.106).

7. Entfernung des Optiktrokars aus der Zugangsinzision. Nun wird entsprechend die Rektusscheide der Gegenseite eröffnet. Die Inzisionen der Rektusscheide werden nun unmittelbar am Übergang zur Linea alba, soweit wie es bequem über die kleine Hautinzision möglich ist, nach kranial bzw. kaudal fortgesetzt.

Cave: Die Linea alba muss erhalten bleiben, daher gilt es zunächst das präperitoneale Fett mit dem Peritoneum von der Hinterwand der Linea alba abzuschieben, um sicher die hintere Rektusscheide inzidieren zu können.

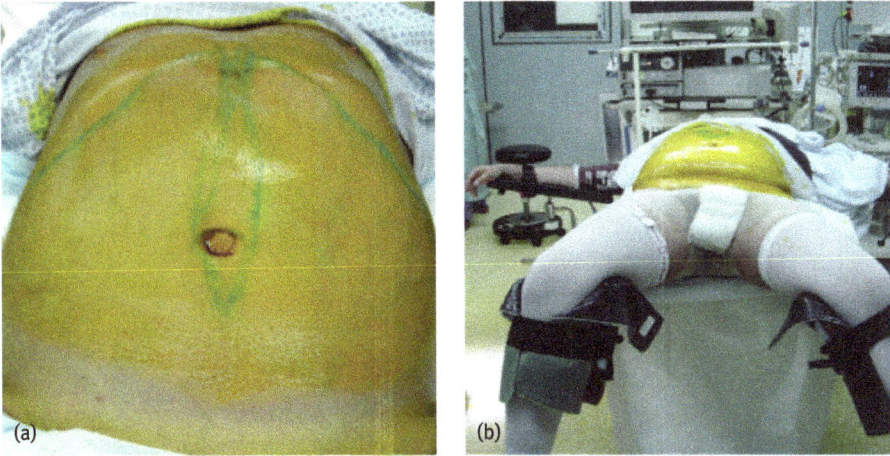

Abb. 2.101: (a) Typischer Patient für eine EMILOS Operation: Nabelhernie mit Rektusdiastase. (b) Position des Patienten auf dem Operationstisch.

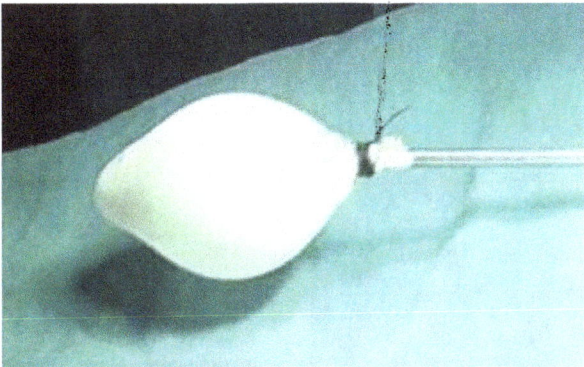

Abb. 2.102: Selbst konstruierter Dilatationsballon (Chowbey, 2006; Misra, 2008).

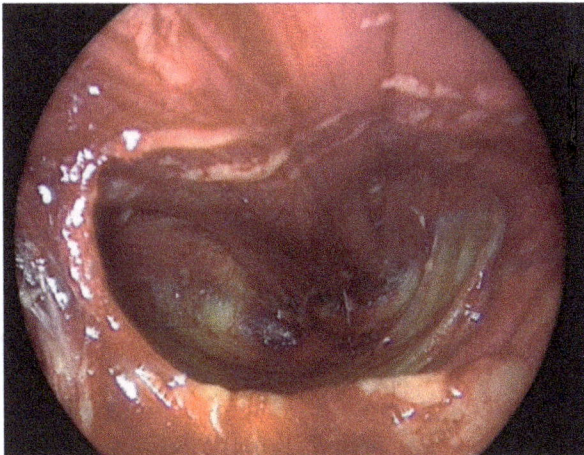

Abb. 2.103: Der Ballon wird in Richtung des suprapubischen präperitonealen Raumes geführt.

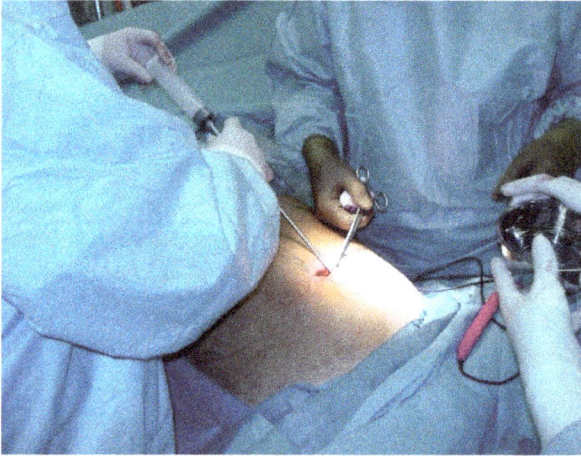

Abb. 2.104: Ersatz des Dilatationsballons durch den Optiktrokar.

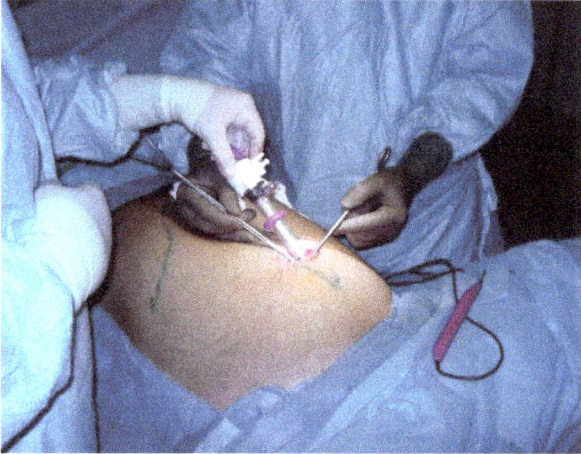

Abb. 2.105: Suprapubischer präperitonealer Raum.

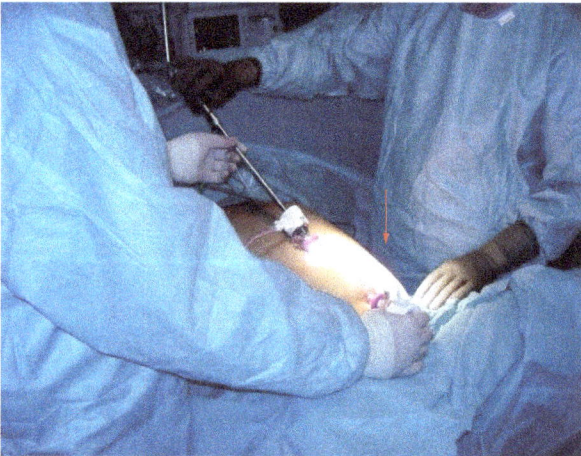

Abb. 2.106: Der suprapubische Kameratrokar ist platziert (Pfeil).

8. Mit Hilfe der gebogenen Kornzange vorsichtiges stumpfes Ablösen des Rektusmuskels vom hinteren Blatt der Rektusscheide. Danach wird sofort die Hinterwand der Rektusscheide mit nicht-resorbierbarer Naht verschlossen, soweit dies bequem über die kleine Hautinzision möglich ist.
9. Provisorischer dichter Hautverschluss und Weiterführung der Operation endoskopisch: Einführen der 10-mm Optik (30°) über den 12 mm Trokar in den präperitonealen suprapubischen Raum (Abb. 2.107). Präperitoneale CO_2-Insufflation mit einer Druckbegrenzung von 14 mmHg.
10. Endoskopische Darstellung des retromuskulären Raumes. Der Chirurg steht zwischen den Beinen des Patienten, der Videoturm hinter dem Kopfende des Operationstisches.
11. Die endoskopische Dissektion („*reversed* TEP") beginnt mit der Einführung von zwei 5 mm Arbeitstrokaren etwa in Nabelhöhe rechts und links des Rektusrandes unter Sicht (Abb. 2.108).
12. Weiterführung der Inzision der hinteren Rektusscheide bis zum Rippenbogen bzw. bis hinter das Xiphoid (Abb. 2.109). Der Raum hinter dem Rippenbogen und dem Xiphoid („*fatty triangle*") kann mühelos disseziert und für die spätere Netzimplantation vorbereitet werden. Es ist wichtig, die Linea alba zu erhalten (Abb. 2.109), ebenso ist es wichtig, die lateralen Gefäß-/Nervenbündel darzustellen und nicht zu verletzen.
13. Einführung eines 5 mm oder 10 mm Optiktrokars 5–7 cm oberhalb der Arbeitstrokare unter Sicht nach der abgeschlossenen Dissektion (Abb. 2.108). Danach Weiterführung der Inzision der Rektusscheide in Richtung Symphyse bis zur Linea arcuata, dabei Ablösung des Nabels. Der präperitoneale Raum (Retzius) wird eröffnet bis unterhalb des 12-mm Optiktrokar (Abb. 2.110), wenn nötig bis hinter die Symphyse.

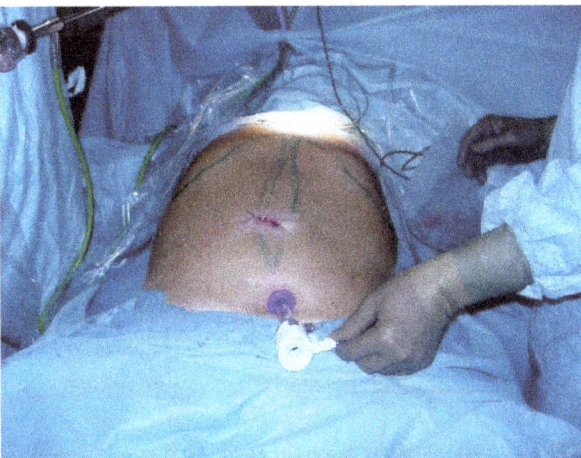

Abb. 2.107: Provisorischer Hautverschluss und Einführung der Optik in den suprapubischen Raum.

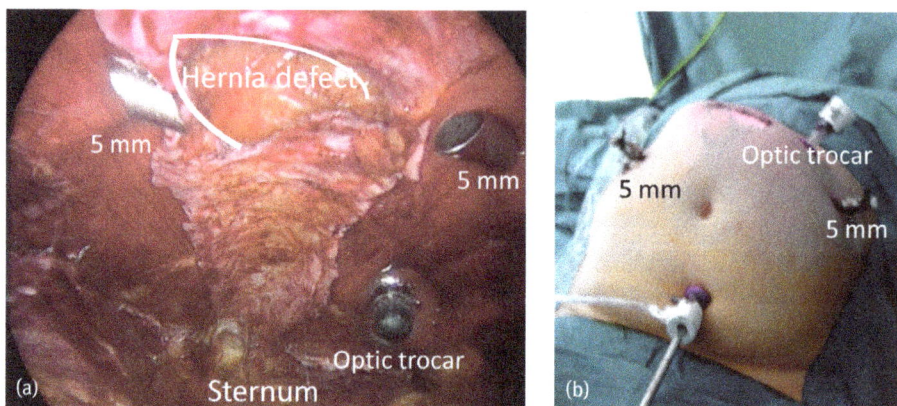

Abb. 2.108: Platzieren der 5 mm Arbeitstrokare, später Einführen eines zweiten Optiktrokars im Bereich des Oberbauches, linker oberer Quadrant, für die abschließende Dissektion der Unterbauchregion (a) Blick von innen in Richtung Sternum, (b) Blick von außen.

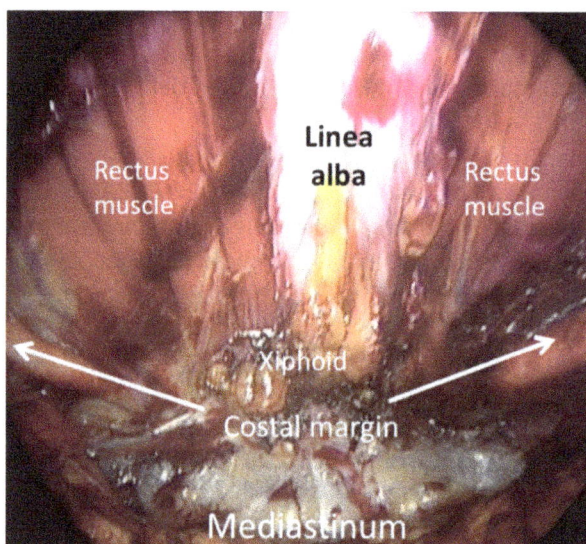

Abb. 2.109: Vollständige Dissektion des retromuskulären Raumes des Oberbauches.

14. Nach Abschluss der der Dissektion des gesamten retromuskulären Raumes Verschluss der Hinterwand der der Rektusscheide mit fortlaufender Naht, wobei unterhalb des „fatty triangles" begonnen wird. Um mögliche Spannung zu reduzieren wird der Druck des Pneumo-Retroperitoneums auf ca. 8 mm Hg gesenkt (Abb. 2.111). Mit dieser Naht kann einem eventuellen kosmetisch störendem Bulging im späteren Verlauf vorgebeugt werden.

15. Vorbereitung eines großen Netzes (20 × 30/40 cm, makroporös), das mit 4–6 Halteschleifen am oberen und unterem Netzende sowie seitlich markiert wird um die

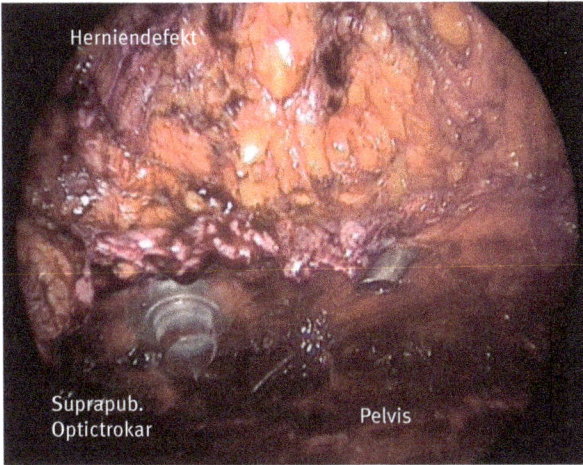

Abb. 2.110: Dissektion der suprapubischen Region.

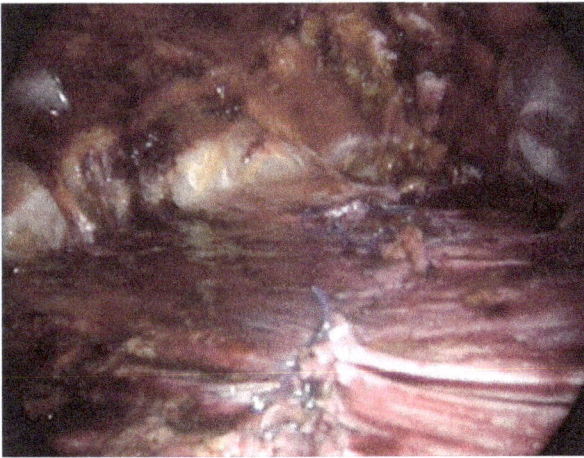

Abb. 2.111: Fortlaufende Naht des hinteren Blattes der Rektusscheide.

anschließende Positionierung zu vereinfachen (Abb. 2.112). Die Halteschleife am oberen Ende sollte etwa 50 cm lang sein. Das Netz wird dann zu einer Doppelrolle geformt, die mit 2–3 Nähten zusammengehalten wird, um durch den 12 mm Trokar geschoben werden zu können.

16. Einführung der langen, am oberen Ende des Netzes fixierten Halteschleife durch den suprapubischen Trokar in Richtung Xiphoid, wo sie unter Sicht mit einem Fadenfänger gefasst und nach außen gebracht wird. Unter Zug an der Halteschleife wird dann das zur Doppelrolle geformte Netz durch den Trokar geschoben und bis in die retrosternale Region gezogen.

17. Nach Entfernung der Fixationsnähte wird das Netz mit Hilfe der Halteschleifen im vollständig dissezierten retromuskulärem Raum ausgebreitet, sodass es flach auf dem hinteren Blatt der Rektusscheide ohne Netzfixation zu liegen kommt

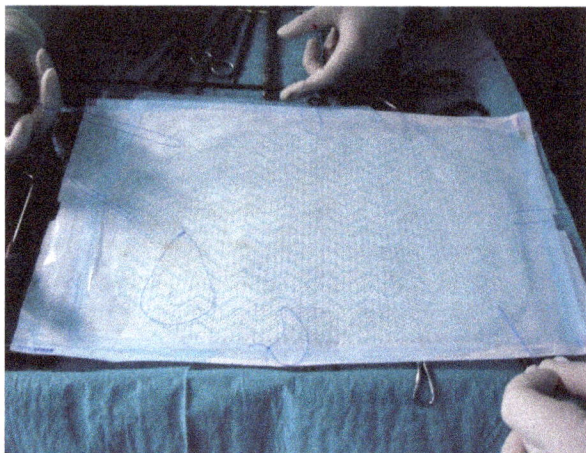

Abb. 2.112: Platzierung der Netzhalteschleifen.

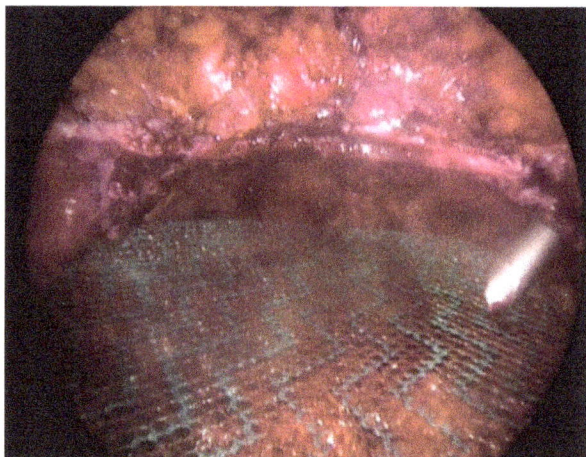

Abb. 2.113: Das Netz ist platziert.

(Abb. 2.113). Zwei Redon-Drainagen werden über die Arbeitstrokare in den retromuskulären Raum eingebracht. Nach Entfernung der Halteschleifen und der Trokare wird das CO_2 abgelassen.

18. Wiedereröffnung des provisorischen Hautverschlusses, ausgiebige Spülung des retromuskulären Raumes mit einer antiseptischen Lösung, Verschluss des Herniendefektes mit einer nicht resorbierenden Naht in der *„small bite"* Technik. Verschluss der Wunde, Verband und Bauchbinde nach Maß.

Erste Ergebnisse

Zwischen Juni 2015 und Juni 2017 wurden insgesamt 50 Patienten in der EMILOS Technik im Sinne einer *„reversed* TEP"* operiert. Die Operationsindikation war bei 28 Patienten eine umbilikale/epigastrische Hernie in Kombination mit einer Rektusdia-

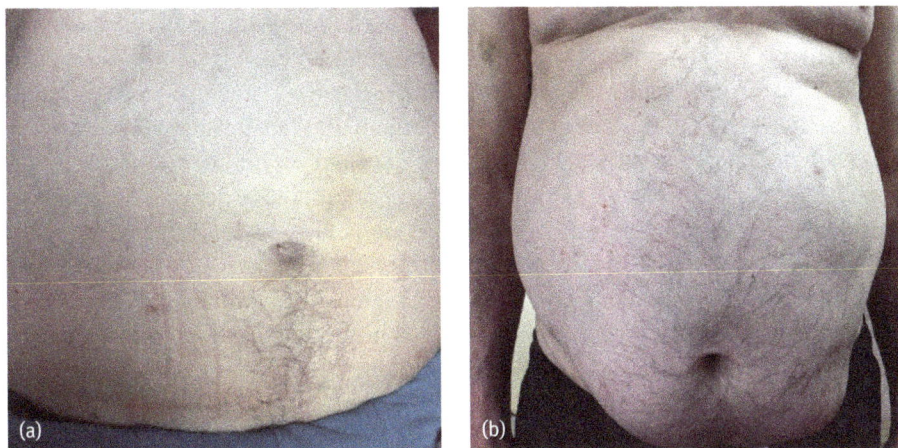

Abb. 2.114: Kosmetisches Ergebnis 1 Jahr postoperativ. (a) 63-jähriger Patient, Epigastrische Hernie, Mesh 20 × 30 cm; (b) 61-jähriger Patient, Narbenhernie, Mesh 20 × 30 cm.

Tab. 2.21: Biologische und Behandlungsdaten.

Operation	Alter (Jahre)	BMI	Defektgröße (cm²)	Länge der Inzision (cm)	Operationszeit (min)
EMILOS n = 50	54,6 (31–76)	30,4 (24,3–37,5)	33,5 (4–150)	5,3 (3–10)	157 (90–255)

stase und bei 22 Patienten eine Narbenhernie. Bei 46 wurde ein 20 × 30 cm großes Netz implantiert, bei 4 Patienten war es 16–19 × 30 cm groß. Die Ergebnisse zeigt Tab. 2.21. Bis auf eine Blutung aus einem Seitenast der epigastrischen Gefäße, die leicht durch Elektrokoagulation beherrscht werden konnte, wurden keine intraoperativen Komplikationen beobachtet werden. Der durchschnittliche Krankenhausaufenthalt war 3,1 Tage (2–9 Tage). Postoperativ wurden zwei Komplikationen beobachtet. Ein Patient entwickelte eine kleine, oberflächliche Wundnekrose, die lokal exzidiert wurde, der weitere Verlauf war unkompliziert. Der zweite Patient entwickelte ein infiziertes Serom, sodass drei Wochen nach der Operation das Netz entfernt werden musste.

Der postoperative Schmerzscore zwischen dem 5. und 7. postoperativen Tag betrug in Ruhe VAS 1–2, und unter Belastung 3,9 (Streubereich VAS 0–6). Das spät-postoperative kosmetische Ergebnis war exzellent (Abb. 2.114).

Diskussion

Die ideale Indikation für die EMILOS Technik im Sinne einer „*reversed* TEP" sind Patienten mit primärer und sekundärer Bauchdeckenhernie in der Mittellinie, die zusätzlich eine Rektusdiastase haben (Abb. 2.101a). Diese Patienten benötigen eine prosthetische Verstärkung der gesamten Mittellinie, da ansonsten die Rezidivrate unverhältnismäßig hoch ist (Köhler, 2015). Bemerkenswert ist, dass diese Operation mit den üblichen Standardinstrumenten für offene und laparoskopische Techniken durchgeführt werden kann und mühelos eine Erweiterung zur endoskopischen TAR erlauben könnte. MILOS- und EMILOS- Techniken kombinieren die Vorteile der retromuskulären Netzplatzierung mit den Vorzügen minimal-invasiver Zugänge.

Wie bei der offenen Rives-Stoppa-Operation wird bei beiden Operationszugängen der Herniendefekt verschlossen und die Linea alba mit dem vorderen Blatt der Rektusscheide erhalten. Die Frage, ob ein Nahtverschluss des hinteren Blattes der Rektusscheide bis hin zum „fatty triangle" (Conze) notwendig ist, kann noch nicht definitiv beantwortet werden. Bei den ersten 27 EMILOS Patienten wurde das hintere Blatt der Rektusscheide nicht verschlossen, was bei einigen Patienten zu einem kosmetisch auffallenden Bulging führte. Aktuell wird daher die Hinterwand regelmäßig mit fortlaufender Naht verschlossen. Wenngleich die Nachbeobachtungszeit noch kurz ist, scheint das kosmetische Ergebnis bei diesen Patienten deutlich besser zu sein.

Schlussfolgerung

Die EMILOS Technik kann nicht nur als „reversed TEP", sondern auch mit Platzierung des ersten Optiktrokars im Oberbauch oder transhernial wie bereits 2015 von Reinpold et al. publiziert, durchgeführt werden. MILOS- und EMILOS-Operation verursachen geringe akute und chronische Schmerzen, minimieren das abdominelle Zugangstrauma und vermeiden die intraperitoneale Kunststoffnetzimplantation mit schmerzhafter Netzfixierung. Die EMILOS-Technik ist standardisiert, zuverlässig, reproduzierbar, kosteneffektiv und lässt sich ohne besonderes Instrumentarium durchführen. Zukünftige Studien sind notwendig, um abzuklären, für welchen Hernientyp und bei welchem Patienten die IPOM-, die konventionelle Sublay-, die MILOS- oder die EMILOS-Technik Vorteile hat.

Literatur

Chowbey PK, Khullar R, Sharma A, Soni V, Baijal M. Totally extraperitoneal repair of inguinal hernia. J Minim Access Surg. 2006;2(3):160-164.
Köhler G, Luketina RR, Emmanuel K. Sutured repair of primary small umbilical and epigastric hernias: concomitant rectus diastasis is a significant risk factor for recurrence. World J Surg. 2015;39(1):121-126.
Misra MC, Kumar S, Bansal VK. Total extraperitoneal (TEP) mesh repair of inguinal hernia in the developing world: comparison of low-cost indigenous balloon dissection versus direct telescopic dissection: a prospective randomized controlled study. Surg Endosc. 2008;22(9):1947-1958.
Reinpold W. Endoskopisch totalextraperitonealer transhernialer Sublay –Bauchwand-Hernienverschluss in Single-Port-Technik. In: V. Schumpelick, G. Arlt, K. Conze, K. Junge (eds) Hernien, 5th edn. 2015, Thieme, Stuttgart, 2015, pp 301-304.

Reinpold W, Schröder M, Schröder A, et al. Minimally invasive sublay mesh repair of incisional and primary abdominal wall hernias using the MILOS technique Eur Surg. 2017;49:59-64.

Reinpold W, Schröder M, Berger C, et al. Mini- or Less-open Sublay Operation (MILOS): A New Minimally Invasive Technique for the Extraperitoneal Mesh Repair of Incisional Hernias; Ann Surg. 2018. Epub 16 January 2018.

Schwarz J, Reinpold W, Bittner R. Endoscopic mini/less open sublay technique (EMILOS) – a new technique for ventral hernia repair. Langenbecks Arch Surg. 2017;402(1):173-180.

2.7.1.4 Minimal invasive extraperitoneale Verfahren – Endoscopic-Assisted Linea Alba Reconstruction (ELAR)

Ferdinand Köckerling, Wolfgang Reinpold

Die Rektusdiastase (RD) wird als Befund im Ultraschall, in der Computertomographie oder Magnetresonanztomographie beschrieben, wenn die beiden Rektusmuskeln eine abnorme Distanz von mehr als 2 cm aufweisen (Brooks, 2015). Klinisch zeigt sich die Rektusdiastase beim Heben des Kopfes und Aufrichten aus liegender Position als Vorwölbung der Bauchwand vom Xiphoid bis unterhalb des Nabels. Typischerweise sind davon Männer im mittleren Alter mit zentraler Adipositas und junge Frauen nach Geburten betroffen (Brooks, 2015). Häufig tritt die Rektusdiastase gemeinsam mit einer Nabel- und/oder epigastrischen Hernie (45 %) auf (Köhler, 2015). Patienten mit einer kleinen Nabelhernie und/oder epigastrischen Hernie bei gleichzeitig bestehender Rektusdiastase weisen nach Nahtverschluss eine signifikant höhere Rezidivrate als Patienten ohne Rektusdiastase auf (31,2 % vs. 8,3 %; p < 0,001) (Köhler, 2015). Die Autoren zogen daraus die Schlussfolgerung, dass Nabel- und/oder epigastrischen Hernien bei gleichzeitig bestehender Rektusdiastase eine Reparationstechnik mit Netzen benötigen.

Das Spektrum der angewendeten Techniken reicht von der offenen Sublay-Technik über das offene myofasziale Release nach Ramirez mit und ohne Netz bis hin zu verschiedenen laparo-endoskopischen Techniken (Köckerling, 2016, 2017). Weiterhin wurden innovative Techniken wie EMILOS und MILOS beschrieben (Schwarz, 2016; Reinpold 2017, 2018). Nachfolgend wird als neues minimalinvasives Hybridverfahren die *Endoscopic-Assisted Linea Alba Reconstruction* (ELAR)" vorgestellt (Köckerling, 2016, 2017).

2.7.1.4.1 Indikation

Als Indikation zur ELAR-Operation sehen wir eine symptomatische Nabelhernie und/ oder epigastrische Hernie und/oder Trokarhernie bei gleichzeitig bestehender Rektusdiastase an. Eine Rektusdiastase ohne zusätzliche symptomatische Hernie stellt in der Regel keine Operationsindikation dar.

2.7.1.4.2 Operationstechnik

1. OP-Vorbereitung

Lagerung des Patienten und Team-Position (Köckerling, 2016, 2017). Der Patient liegt gerade mit dem Rücken auf dem Operationstisch. Der linke Arm wird angelagert und der rechte Arm für die Anästhesie ausgelagert. Der Patient erhält präoperativ eine Einmaldosis eines Antibiotikums zur Prophylaxe. Das video-endoskopische Equipment mit Kamera, Optik und Lichtquelle wird benötigt, da der Operateur bei der Operation unter der Haut und dem Subkutangewebe Licht benötigt und die Assistenten die Operation auf dem Monitor verfolgen können. Der Operateur schaut direkt in das Operationsgebiet. Dabei steht der Operateur vorwiegend auf der rechten und die Assistenten auf der linken Seite des Patienten. Dementsprechend sollte der Monitor rechts vom Patienten stehen.

2. Zugang, Darstellung der Hernie und des vorderen Blattes der Rektusscheide

Der Zugang erfolgt über einen halbkreis-förmigen Hautschnitt links um den Nabel herum und 2–3 cm nach kranial (Abb. 2.115). Das Subkutangewebe wird dann mit der Diathermie durchtrennt. Dabei stößt man bereits auf die Nabel- und/oder epigastrische Hernie (Abb. 2.116). Diese werden komplett stumpf freipräpariert, der Bruchsack eröffnet und der Bruchsackinhalt reponiert oder reseziert. Die Bruchsäcke werden ebenfalls reseziert. Der Nabel wird von der Bauchwandfaszie abpräpariert. Anschließend wird zunächst das vordere Blatt der Rektusscheide rechts und links sowie kaudal der ehemaligen Nabelansatzstelle freipräpariert (Abb. 2.117). Ist das vordere Blatt der Rektusscheide auf beiden Seiten um die ehemalige Nabelansatzstelle herum ausreichend freigelegt, erfolgt die weitere Präparation unter der Bauchhaut und dem Subkutangewebe in Richtung kranial unter Verwendung des video-endoskopischen Equipments (Abb. 2.118). Das rechte und linke vordere Blatt der Rektusscheide wird ebenfalls bis zum Xiphoid freipräpariert.

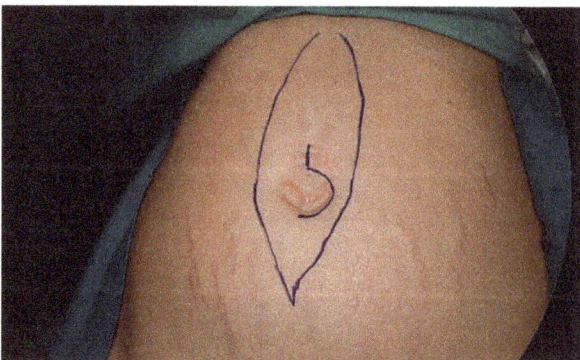

Abb. 2.115: Ausmaß der Rektusdiastase bei symptomatischer Trokarnarbenhernie und Darstellung der Inzisionslänge.

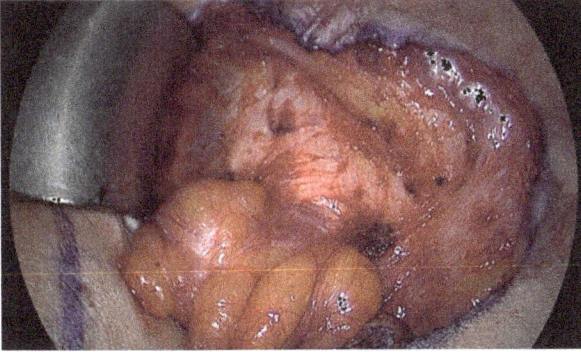

Abb. 2.116: Freipräparation des Bruchsackes der Trokarnarbenhernie oberhalb des Nabels.

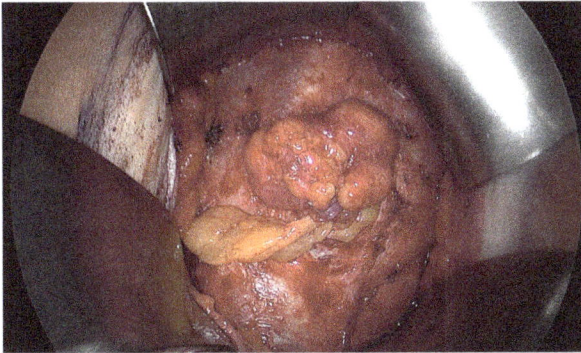

Abb. 2.117: Darstellung der Trokarnarbenhernie nach Resektion des Bruchsackes sowie des Bruchsackinhaltes sowie Absetzen des Nabels von der Bauchwandfaszie. Um den ehemaligen Nabel herum Darstellung des vorderen Blattes der Rektusscheide.

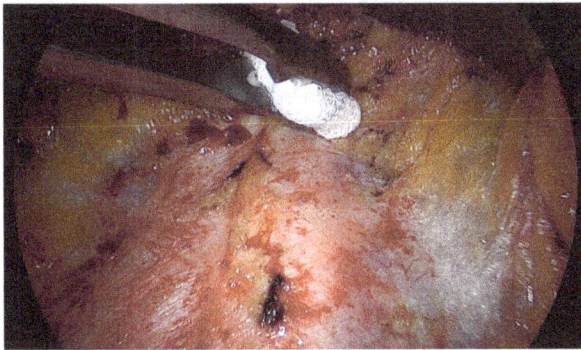

Abb. 2.118: Darstellung des vorderen Blattes der Rektusscheide in Richtung Xiphoid auf beiden Seiten unter der Bauchhaut und dem Subkutangewebe unter Verwendung des video-endoskopischen Equipments.

3. Inzision des vorderen Blattes der Rektusscheide beidseits

Anschließend wird das vordere Blatt der Rektusscheide auf beiden Seiten vom Xiphoid (Abb. 2.119) bis mehrere Zentimeter unterhalb des Nabels inzidiert (Abb. 2.120). Dies erfolgt mit einer konventionellen Schere. Im Bereich des Intersectiones der Rektusmuskeln ist das Schneiden mit der Diathermie häufig einfacher. Durch die Inzision des vorderen Blattes der Rektusscheide gewinnt man im Sinne des „myofaszialen Release" nach Ramirez (Köckerling, 2016, 2017) medial der Rektusmuskeln nahtfähiges Faszienmaterial, dass zur Rekonstruktion der Linea alba verwendet werden kann. Je

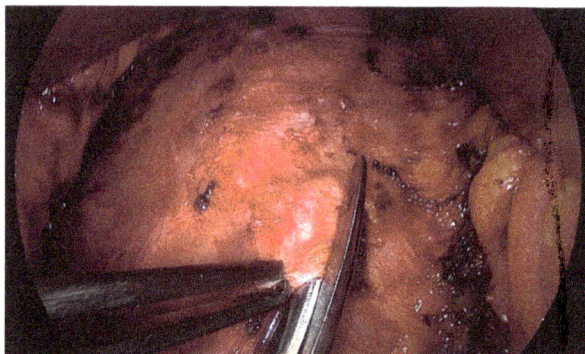

Abb. 2.119: Inzision des vorderen Blattes der Rektusscheide auf der linken Seite in Richtung auf das Xiphoid.

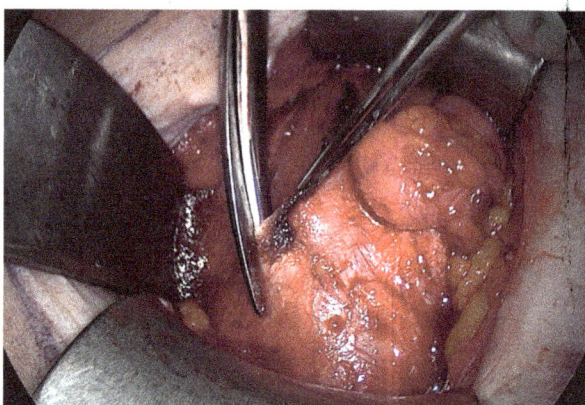

Abb. 2.120: Inzision des vorderen Blattes der Rektusscheide auf der rechten Seite in Richtung auf die Symphyse.

nach Ausmaß der Rektusdiastase, bei der die Linea alba zu einer sehr dünnen Membran umgewandelt und ausgedünnt ist, muss ein Defekt in der Breite von bis zu 10 cm und mehr verschlossen werden. Dies gelingt durch das „myofasziale Release", das auf jeder Seite etwa 5–6 cm Defektverschluss mit dem medialen Anteil des vorderen Blattes der Rektusscheide zulässt.

4. Rekonstruktion der Linea alba und Defektverschluss

Zur Rekonstruktion der Linea alba und dem Verschluss aller Defekte in der Mittellinie (Nabelhernie, epigastrische Hernie, Trokarhernie) werden die beiden medialen Anteile des linken und rechten vorderen Blattes der Rektusscheide mit einer fortlaufenden Schlingennaht zusammengenäht (Abb. 2.121). Dabei wird mit der Naht die ausgedünnte Membran der Rektusdiastase nach innen versenkt und die Defekte verschlossen (Abb. 2.122).

Damit entsteht eine neue, stabile Linea alba (Abb. 2.123), alle Defekte werden verschlossen und die beiden Rektusmuskeln wandern wieder zur Mittellinie zurück. Durch diese Form der Komponentenseparation, von Ramirez als „myofasziales Re-

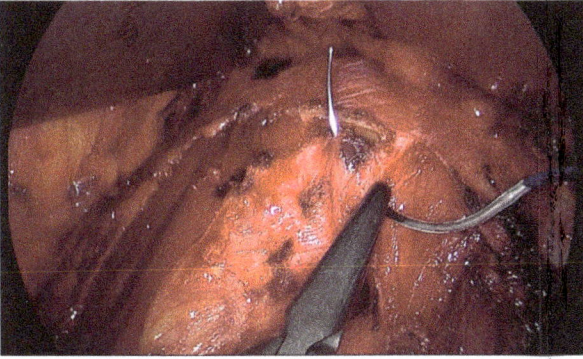

Abb. 2.121: Naht der beiden medialen Anteile der vorderen Blätter der Rektusscheiden mit einer fortlaufenden nicht-resorbierbaren Schlingennaht.

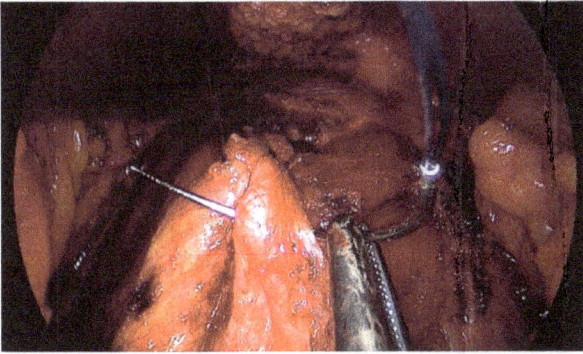

Abb. 2.122: Bei der Naht der beiden medialen Anteile der vorderen Blätter der Rektus-scheiden in der Mittellinie wird die Rektusdiastase nach innen gestülpt.

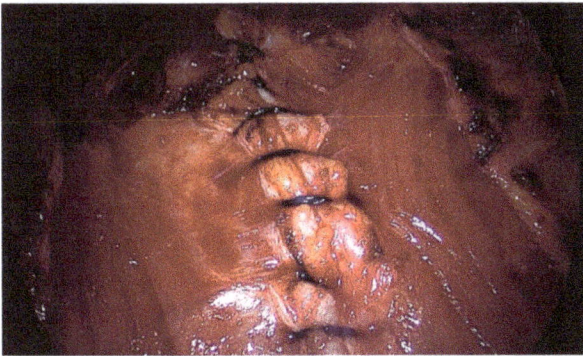

Abb. 2.123: Nach Fertig-stellung der Naht der beiden medialen Anteile der vorderen Blätter der Rektusscheiden ist eine neue Linea alba ent-standen, alle Defekte sind ver-schlossen und die Rektusmus-kulatur befindet sich wieder neben der Mittellinie.

lease" bezeichnet, erfolgt eine anatomische Rekonstruktion der Bauchwand. Es ver-bleibt lediglich ein Defekt in den vorderen Blättern der Rektusscheiden.

5. Netzaugmentation

Zur weiteren Stabilisierung der Bauchwand wird dann noch ein Netz in den Hebe-defekt der vorderen Blätter der Rektusscheiden eingenäht. Dabei handelt es sich um eine Netzaugmentation. Dazu wird das Netz präzise zurechtgeschnitten, so dass es

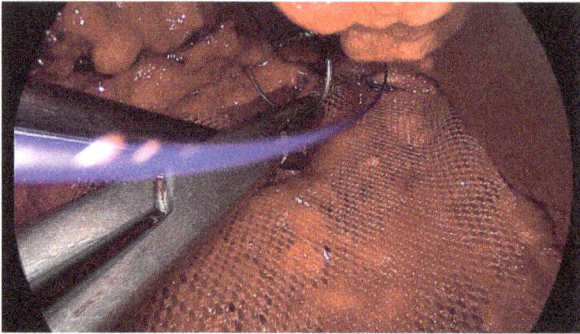

Abb. 2.124: Ein Netz wird in den Defekt eingepasst, der in den vorderen Blättern der Rektusscheiden entstandenen ist. Fixierung des Netzes mit fortlaufender, nicht-resorbierbarer Naht.

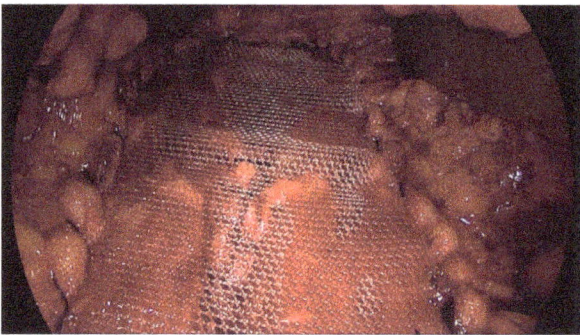

Abb. 2.125: Stabile Rekonstruktion der Bauchwand durch Netzaugmentation der anatomischen Rekonstruktion.

exakt in den Defekt der vorderen Blätter der Rektusscheiden passt. Dann wird es mit einer fortlaufenden, nicht-resorbierbaren Naht an den Schnittrand der vorderen Blätter der Rektusscheiden genäht (Abb. 2.124). Dadurch werden die vorderen Blätter der Rektusscheiden rekonstruiert (Abb. 2.125).

6. Drainage

In den Subkutanraum sollte unbedingt eine Redon-Drainage eingebracht werden, die solange verbleibt, bis die Fördermenge pro 24 Stunden unter 30 ml liegt (Abb. 2.126). Dieses ist in der Regel nach 2–4 Tagen der Fall. Zusätzlich sollten die Patienten unbedingt eine Bauchbinde für 6 Wochen tragen.

2.7.1.4.3 Ergebnisse

Bei der 30-Tage-Kontrolle von 140 Patienten fanden sich bei 1,6 % der Patienten umschriebene Wundheilungsstörungen am Nabel. Ein nicht therapiebedürftiges Serom fand sich bei 4,8 %. Über gelegentliche Schmerzen im Operationsgebiet berichteten 20,8 % der Patienten. Nur 5,6 % der Patienten nahmen noch Schmerzmittel. 30 Patienten konnten bereits 1 Jahr nach der Operation nachuntersucht werden. Es fand

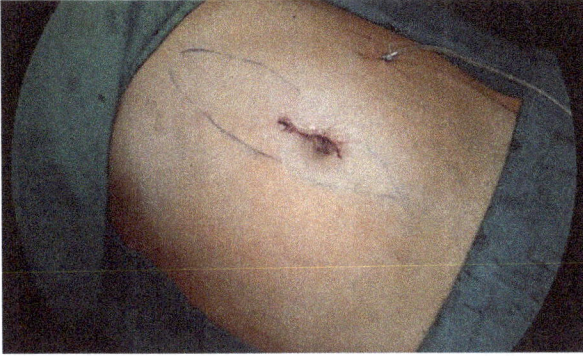

Abb. 2.126: Drainage des Raumes zwischen Netz und Subkutangewebe.

sich kein Serom mehr, keine Wundheilungsstörung und kein Rezidiv. Zwei Patienten gaben noch gelegentlich Schmerzen an (Köckerling, 2017).

2.7.1.4.4 Zusammenfassung

Die Endoskopisch-Assistierte Linea alba Rekonstruktion (ELAR) stellt ein innovatives Verfahren zur Behandlung der symptomatischen Nabel-, epigastrischen und Trokarhernie bei gleichzeitig bestehender Rektusdiastase dar. Die bisher vorliegenden Ergebnisse sind vielversprechend.

Literatur

Brooks DC. Rectus abdominis diastasis. UpToDate (2015) http://www.uptodate.com

Köhler G, Luketina RR, Emmanuel K. Sutured Repair of Primary Small Umbilical and Epigastric Hernias: Concomitant Rectus Diastasis Is a significant Risk Factor for Recurrence. World J Surg. 2015;39:121-126.

Hickey F, Finch JG, Khanna A. A systematic review on the outcomes of correction of diastasis of the recti. Hernia. 2011;15:607-614.

Köckerling F, Botsinis MD, Rohde C, Reinpold W. Endoscopic-Assisted Linea Alba Reconstruction plus Mesh Augmentation for Treatment of Umbilical and/or Epigastric Hernias and Rectus Abdominis. Diastasis – Early Results. Front. Surg. 2016;3:27.

Köckerling F, Botsinis MD, Rohde C, Reinpold W, Schug-Pass C. Endoscopic-assisted linea alba reconstruction. Eur Surg; Received: 16 January 2017 / Accepted: 24 Feburary 2017

Reinpold W, Schröder M, Schröder A, et al. Minimally invasive sublay mesh repair of incisional and primary abdominal wall hernias using the MILOS technique Eur Surg. 2017;49:59-64.

Reinpold W, Schröder M, Berger C, et al. Mini- or Less-open Sublay Operation (MILOS): A New Minimally Invasive Technique for the Extraperitoneal Mesh Repair of Incisional Hernias; Ann Surg. 2018. Epub 16 January 2018.

Schwarz J, Reinpold W, Bittner R. Endoscopic mini/less open sublay technique (EMILOS) – a new technique for ventral hernia repair. Langenbecks Arch Surg. 2017;402(1):173-180.

2.7.2 Robotik unterstützte Hernienchirurgie – roboTAR

Bernd Stechemesser, Conrad Ballecer

Einführung

Die laparoskopische oder minimalinvasive Chirurgie ist seit der ersten laparoskopischen Cholezystektomie 1985 von Erich Mühe ein fester Bestandteil des chirurgischen Handwerks. Auch in der Ventralhernienchirurgie ist die Laparoskopie fester Bestandteil des operativen Repertoires und bieten Vorteile (Colavita, 2012). Die Laparoskopie hat jedoch Grenzen bei der Bewegungsfreiheit und Taktilität der Instrumente und bei der Ergonomie des Operateurs. Es liegt daher auf der Hand dieses Verfahren zu erweitern und mit Hilfe von Robotern technische Probleme der Laparoskopie zu lösen (Hanly, 2004; Warren, 2017). Der erste robotergestützte Eingriff (Cholezystektomie) wurde 1997 in Belgien durchgeführt (Himpens, 1998).

Ein entscheidendes Problem bei der robotergestützten Chirurgie sind jedoch die enormen Kosten in Anschaffung und Unterhalt des Roboters. Die Kosten eines robotergeführten Eingriffs liegen bei weitem über den DRG-Erlösen eines laparoskopisch durchgeführten Eingriffs. Obgleich technisch (Sugiyama, 2015) gut möglich, werden daher Leistenhernien zumindest in Deutschland nicht in den zukünftigen Bereich der robotischen Chirurgie gelangen, hier sind die Vorteile auch nur schwer bzw. nicht erkennbar. Es gibt aber durchaus denkbare Einsätze in der Ventralhernienchirurgie bei denen der Einsatz eines Roboters machbar ist und eventuell Vorteile bietet (Gonzalez, 2017).

Eingriffe bei denen der Roboter eingesetzt werden kann

Merke: Prinzipiell kann der Roboter bei allen laparoskopischen hernienchirurgischen Eingriffen eingesetzt werden, also auch bei der TAPP der TEP und bei der laparoskopischen Versorgung von Ventralhernien (Cestari, 2017; Kudsi, 2017).

Darüber hinaus gibt es neue Verfahren (s. Kap. 2.7.1), bei denen die Möglichkeit besteht die Vorteile der laparoskopischen Techniken mit denen der offenen extraperitonealen Verfahren zu kombinieren (Halm, 2007; Prasad, 2011). Das Problem einer intraoperativen Darmläsion in der laparoskopischen Ventralhernienchirurgie ist durch ein rein extraperitoneales Vorgehen möglich (Gray, 2008).

roboTAR

Die TAR oder hintere Komponentenseparation in der offenen Technik ist im Kap. 3.4. ausführlich beschrieben. Es folgt hier die Darstellung der robotischen hinteren Komponentenseparation, diese ist rein laparoskopisch nur eingeschränkt möglich. Der erste Schritt der robotischen posterioren Komponentenseparation umfasst die Inzision des hinteren Blattes der Rektusscheide und die anschließende Dissektion des Musculus rectus abdominis. Die Präparationsebene wird seitlich auf das Niveau der Linea semilunaris gebracht. Der Einstieg in die Präperitoneal-Ebene wird durch das Absetzen des M. transversus abdominis erleichtert.

Die roboTAR hält an den Grundsätzen und Schritten, die von Novitsky et al. etabliert wurden fest, und transformiert sie für den Einsatz in der minimalinvasiven Chirurgie. (Novitsky, 2012). Erste Publikationen zeigen eine geringe Rate an Wundheilungsstörungen und eine kürzere Krankenhausaufenthaltsdauer (Ballecer, 2015).

Vorteile der roboTAR sind:
1. Technik der posterioren Komponenten-Separation ohne Bildung großer lipokutaner Klappen;
2. Signifikante myofasziale Erweiterung zur Wiederherstellung der Linea alba;
3. Bildung eines großen, von der Linea semilunaris nicht belasteten Raums für eine sehr große prothetische Verstärkung des viszeralen Sackes (GPRVS);
4. Vorteile der minimalinvasiven Technik, verminderte Wundmorbidität, weniger postoperative Schmerzen sowie eine frühere Rückkehr an den Arbeitsplatz (Ballecer, 2015; Liang, 2013) im Vergleich zu den offenen Techniken.

Die am besten geeigneten Kandidaten für Robotertechniken sind Patienten mit Defekten in der Mitte der Bauchdecke mit einer Breite zwischen 8 bis 16 cm. Indikationen für die Robotik umfassen auch Patienten mit lateralen Defekten, wie Stoma-Hernien, die eine laterale Überlappung über das Niveau der Linea semilunaris hinaus erfordern.

Kontraindikationen für die roboTAR, umfassen Hernien mit großen Defekten der Bauchwand, Defekte, die sich von der Flanke zur Flanke erstrecken und behandlungsrelevante dystrophische oder ulzerierte Haut, die exzidiert werden muss.

Keypoints:
1. **Positionierung beim Patienten, Platzierung und Andocken der Trokare (Docking):** Für die Mehrheit der Patienten mit großen Defekten in der Mittellinie wird die Rückenlage mit angelegten Armen bevorzugt. Trokare werden ähnlich wie bei der konventionellen laparoskopischen Versorgung in den lateralen Abdomen eingebracht (Abb. 2.127). Maßnahmen wie das Anheben der Nieren und das Anwinkeln des Bettes können den Abstand zwischen dem Rippenrand und dem Beckenkamm erhöhen, um ausreichend Platz für die Platzierung und Trennung des Trokars zu schaffen. Die Verwendung von Adipositas-Trokaren ist auch hilfreich, um Armkollisionen mit den Beinen oder dem Rumpf zu minimieren. Der Roboter wird über das kontralaterale Abdomen angedockt (Abb. 2.128).
2. **Mobilisierung der Rektusscheide:** Nach Adhäsiolyse wird das Ausmaß des Herniendefektes beurteilt und der Musculus rectus abdominis identifiziert (Abb. 2.129). Es ist im Allgemeinen nicht notwendig, den Herniensack zu resezieren. Auf den retromuskulären Raum wird durch Inzision und anschließende Mobilisierung der

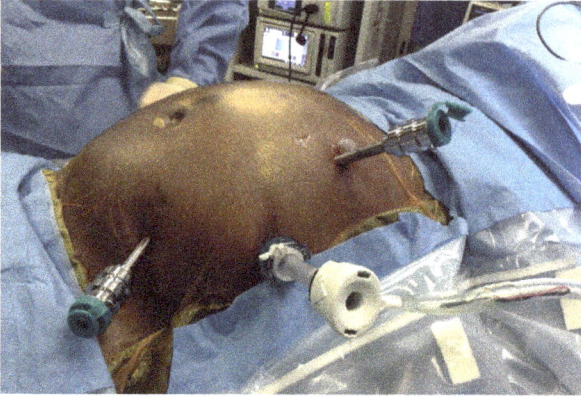

Abb. 2.127: Positionierung der Trokare.

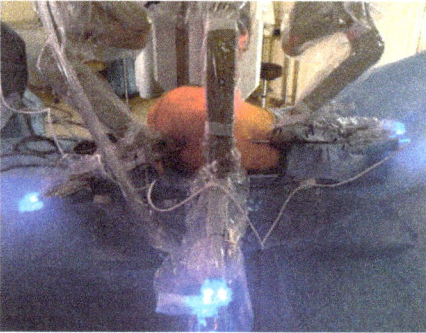

Abb. 2.128: Andocken des Roboters.

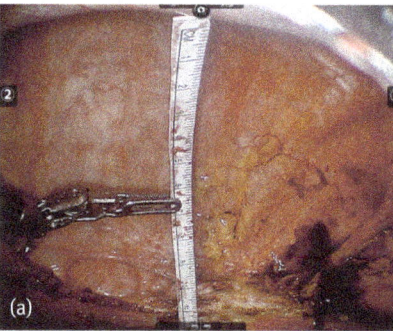

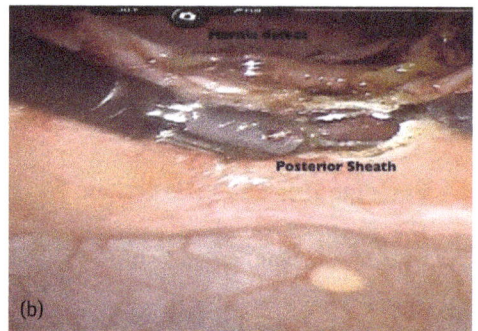

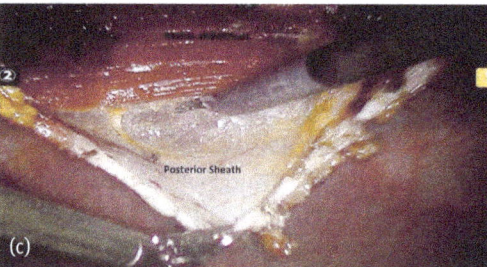

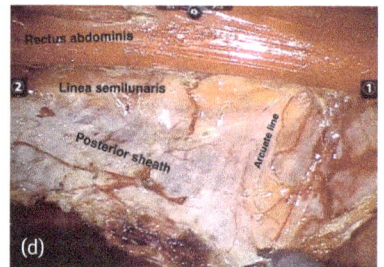

Abb. 2.129: (a) Herniendefekt; (b) Inzision des hinteren Rektusscheidenblattes; (c) Mobilisierung des hinteren Blattes; (d) Linea Arcuata.

Rektusscheide aus dem darüber liegenden Musculus rectus abdominis zugegriffen. Unterhalb der Linea arcuata wird die Faszia Transversalis in ähnlicher Weise mobilisiert. Der Grad der kranial-kaudalen Dissektion basiert auf der Größe des Defekts sowie der Länge des Mittellinienschnitts, der die kleinste minimale Überlappung von 5–8 cm gewährleistet. Es ist wichtig zu bedenken, dass der Grad der kranialen, kaudalen Dissektion auf dem Ausmaß des vorherigen Mittellinieneinschnitts beruht, der vollständig verstärkt ist, was häufig eine inferiore Dissektion in das Saptium Retzii, bzw. eine Mobilisierung bis oberhalb des Xyphoids bedeutet.

3. **Release des transversus abdominis:**

   a. **Top-Down-Technik:** Die posteriore Scheidendissektion erfolgt lateral bis zur Höhe der Linea semilunaris. Die neurovaskulären Bündel, die dem Musculus rectus abdominis dienen, werden freigelegt und konserviert (Abb. 2.130). Im oberen Drittel des Abdomens legt sich der Musculus transversus abdominis (TA) medial mehr auf die Rektusscheide. Medial zu der Semilunarlinie und den neurovaskulären Bündeln wird die hintere Lamelle der inneren Schräge eingeschnitten, wodurch die mediale Insertion des TA-Muskels freigelegt wird (Abb. 2.131). Nach dem Transsezieren der Muskelfasern wird die Transversalisfaszie konserviert und lateral von der TA abgetrennt, wodurch eine Tasche entsteht. Diese Tasche ist in kaudaler Richtung entwickelt, um den TA aus den posterioren Elementen (Transversalis fascia und Peritoneum) zu mobilisieren, was ihre spätere Teilung erleichtert. Der TA wird dann entlang der cephalo-caudalen Ausdehnung der Mobilisierung der Rektusscheide geteilt (Abb. 2.132). Im Unterbauch wird der Musculus transversus aponeurotisch und ist entsprechend geteilt. Die laterale und posteriore Mobilisierung der Rektusscheide wird bis zur Höhe des retroperitonealen Fett- und Psoasmuskels durchgeführt. Eine adäquate Dissektion wird erreicht, wenn die Rektusscheide flach über dem viszeralen Inhalt liegt (Abb. 2.133). Peritonealdefekte werden mit resorbierbarem Nahtmaterial verschlossen.

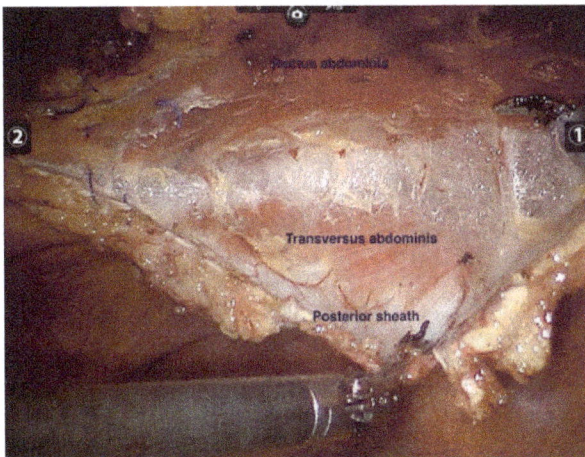

Abb. 2.130: Oberes Drittel des Abdomens.

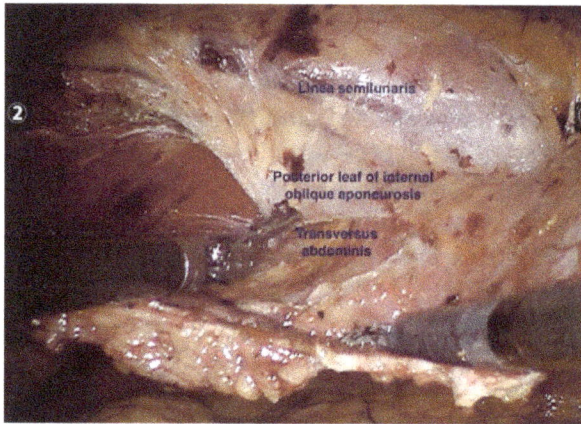

Abb. 2.131: Darstellung des M. transversus abdominis durch Inzision der hinteren Begrenzung des M. obliquus internus.

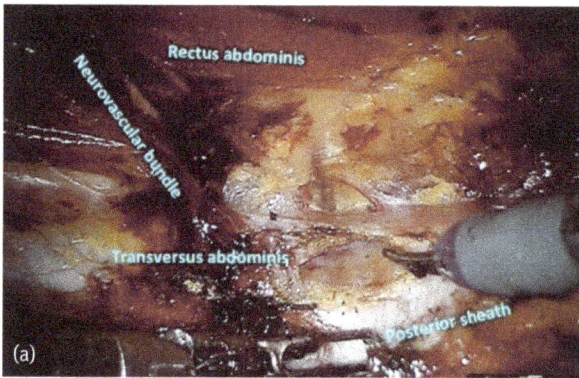

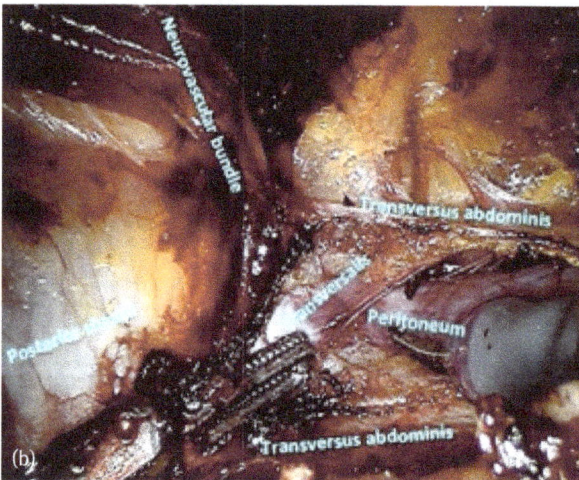

Abb. 2.132: (a–b) Durchtrennung des M. transversus abdominis.

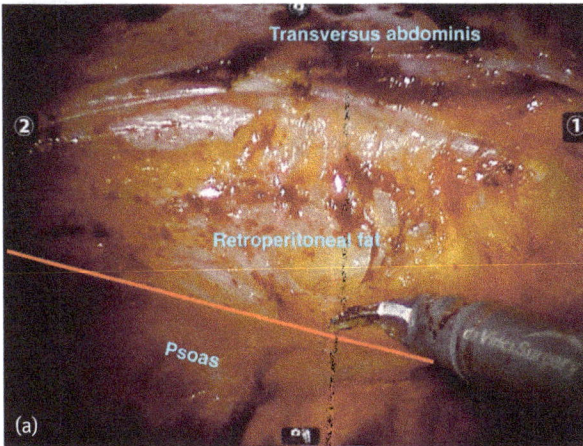

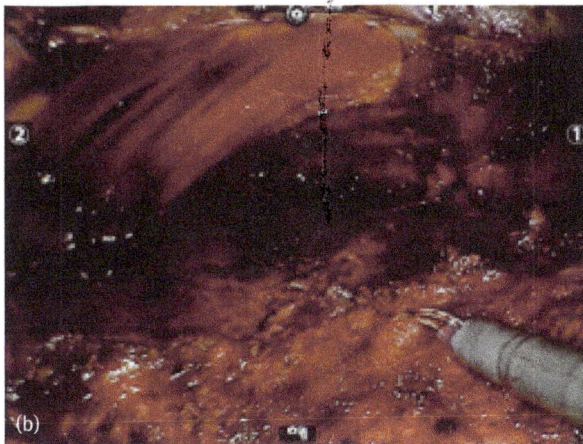

Abb. 2.133: (a) Mobilisierung des hinteren Blattes. (b) Abschließende Mobilisierung des hinteren Blattes

b. **Bottom Up-Technik:** Die robotische Technik wird dadurch erleichtert, dass das Verfahren in kaudaler bis cephalader Richtung durchgeführt wird, die auf Höhe der myopektinealen Öffnung unterhalb der bogenförmigen Linie beginnt (Abb. 2.134).

4. Nach der Mobilisierung der Rektusscheide gelangt man zentral in den Retzius-Raum und die myopektineale Öffnung wird seitlich freigelegt. Begleitende inguinofemorale Hernien werden reponiert. Neben der Linea arcuata wird die transversale Faszie eingeschnitten und die präperitoneale Ebene wird erreicht, präpariert und eine große Tasche geschaffen (Abb. 2.135). Die laterale und posteriore Mobilisierung der Rektusscheide wird bis zur Höhe des retroperitonealen Fettes und des Psoasmuskels durchgeführt. Wenn die Dissektion nach proximal fortschreitet, wird der Musculus transversus rein muskulös (Abb. 2.136). Die Mobilisierung der Rektusscheide wird als vollständig angesehen, wenn sie bequem auf der viscera liegt.

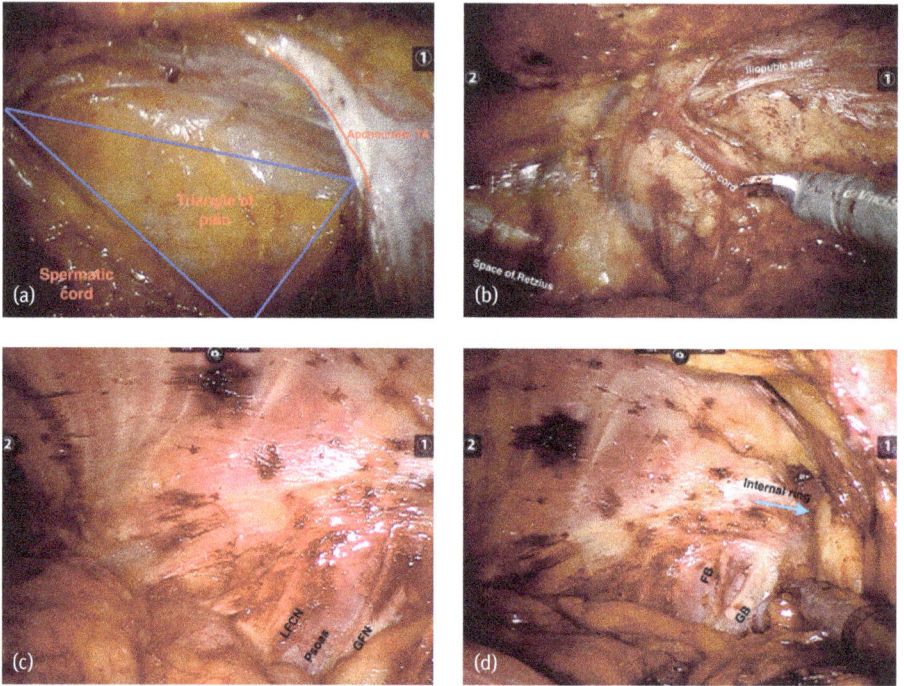

Abb. 2.134: (a) Kopfüberposition (b) myopectineale Öffnung (c)-(d) Myopectineale Öffnung.

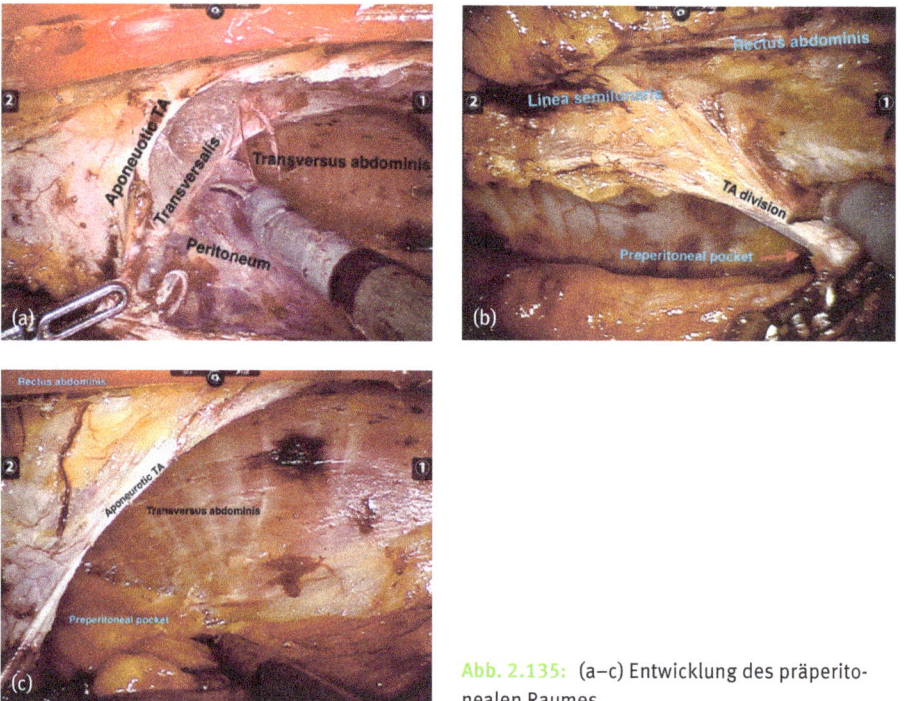

Abb. 2.135: (a–c) Entwicklung des präperitonealen Raumes.

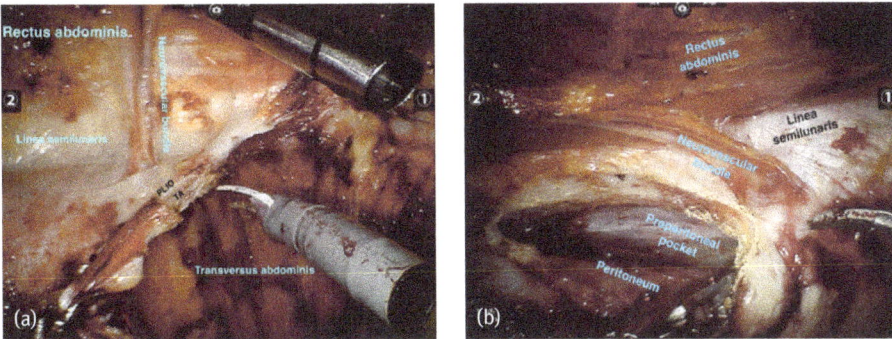

Abb. 2.136: (a–b) Durchtrennung des muskulären Anteils des M. transversus abdominis.

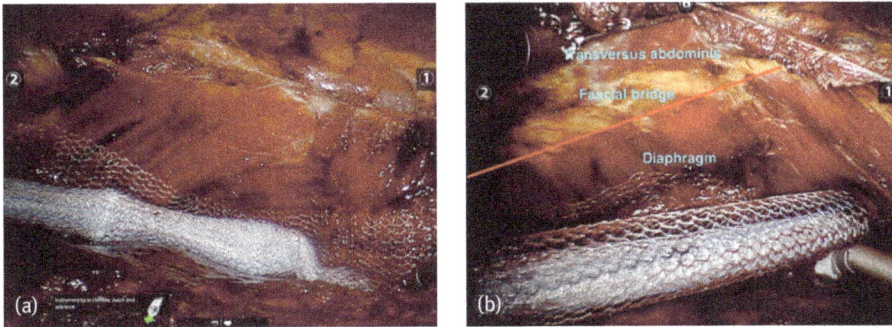

Abb. 2.137: (a– b) Initiales Einbringen des Netzes.

5. **Einsatz und Fixierung des Netzes, Platzierung der Trokare im kontralateralen Abdomen und erneutes Andocken:** Messen der Ausmaße für das Netz in cranio-caudaler und latero-lateraler Ausdehnung (Abb. 2.137). Das aufgerollte Netz wird dann mit Nähten oder Tacks entlang der postero-lateralen Bauchdecke fixiert. Der „Nahttrick" beinhaltet die Platzierung einer resorbierbaren Naht in der oberen Mitte des Netzes, die das Entrollen des Netzes erleichtern kann, nachdem die Rektusscheide wieder angepasst und die Linea alba rekonstituiert wurde.

6. Der Roboter ist abgedockt und unter direkter Sicht werden spiegelbildlich die Trokare auf dem kontralateralen Abdomen platziert (Abb. 2.138). Die Trokare werden über die Rektusscheide und das aufgerollte Netz in die retromuskuläre Position gelegt. Der Patient wird gedreht und der Roboter wird erneut angedockt.

7. **Kontralaterale Präparation:** Die kontralaterale und symmetrische TAR-Dissektion wird wie oben beschrieben durchgeführt. Die ursprünglich platzierten Trokare befinden sich ausschließlich im retromuskulären Raum. Eine retroxiphoidale oder retropubische Dissektion wird wie angegeben durchgeführt, um eine ausreichende Überlappung des Herniendefektes sowie des darüber liegenden Mittellinienschnitts zu erreichen (Abb. 2.139). Der Abschluss einer adäquaten

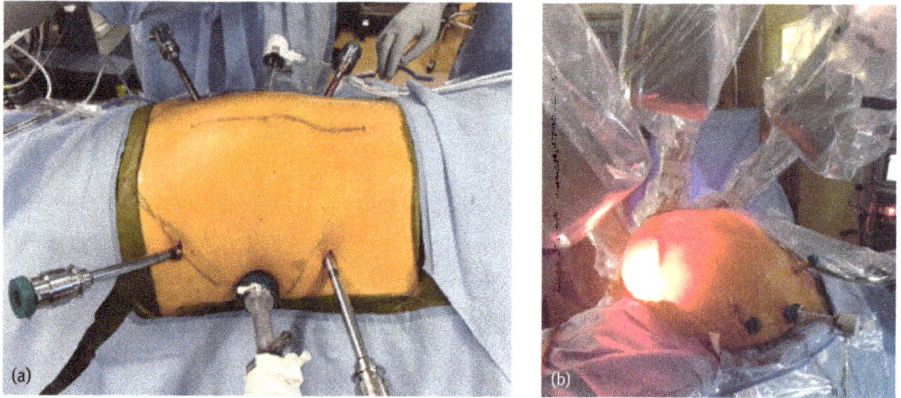

Abb. 2.138: (a– b) Portpositionierung und Doppelandock Positionen.

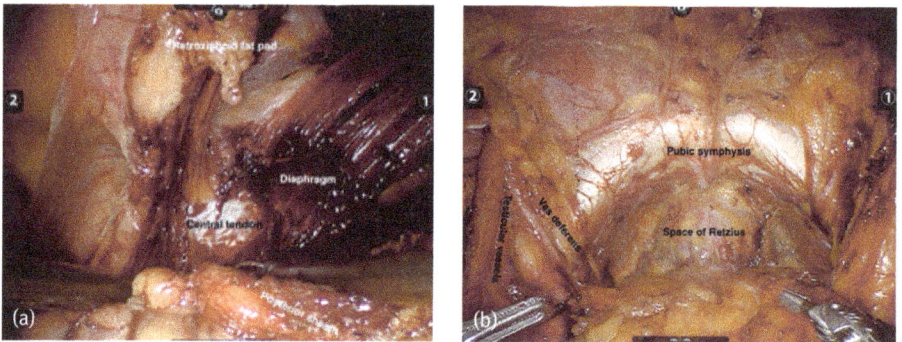

Abb. 2.139: (a) Präparation am Xyphoid. (b) Sicht in den Retzius-Raum.

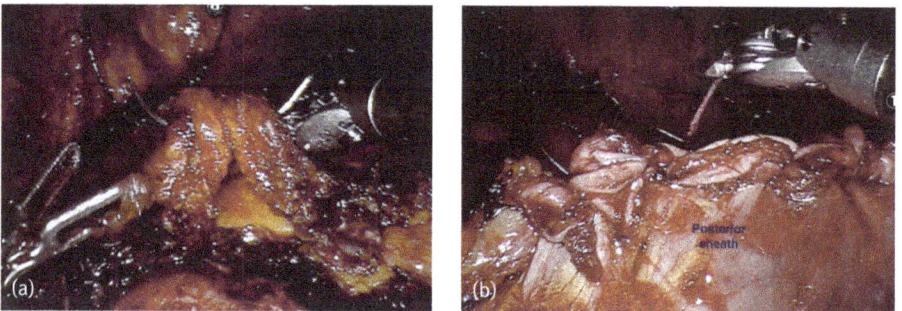

Abb. 2.140: (a–b) Verschluß des hinteren Blattes der Rektusscheide.

TAR-Dissektion zeigt sich, wenn die beiden Blätter der Rektusscheide flach an den abdominalen Eingeweiden anliegen und ohne übermäßige Spannung wieder angepasst werden können.

8. **Schließen der Rektusscheide, endgültige Entfaltung des Netzes und Wiederherstellung der Linea alba:** Die Rektusscheide wird mit fortlaufender Naht verschlossen (Abb. 2.140). Alle Peritonealdefekte werden mit resorbierbarem Nahtmaterial verschlossen, um Verletzungen der darunterliegenden Organe zu vermeiden. Das zuvor platzierte Netz wird durch den „Nahttrick" entrollt, wodurch das Netz durch Ziehen der vorher platzierten Naht zentriert wird. Dies kann entweder nach dem Verschluss der Rektusscheide oder nach der Wiederherstellung der Linea alba erfolgen. Sobald das Netz flach liegt, wird es mit Klammern oder Nähten an der Bauchdecke befestigt (Abb. 2.141). Alternativ kann das Entrollen des Netzes nach dem Schließen der Linea alba durchgeführt werden. Die anteriore Faszie wird mit Wiederhackennaht neu angepasst (Abb. 2.142). Der Verschluss wird durch die Verringerung des Pneumoperitoneums auf 6 bis 8 mmHg erleichtert. Nachdem die Linea alba wiederhergestellt und der Rectus in die Mittellinie zurückgeführt wurde, werden retromuskuläre Drainagen unter direkter Sicht, durch einen der verfügbaren Ports, platziert.

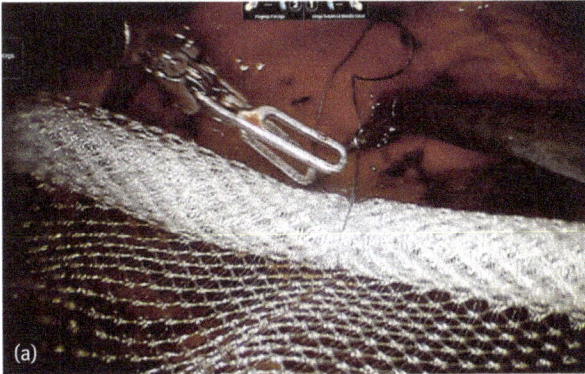

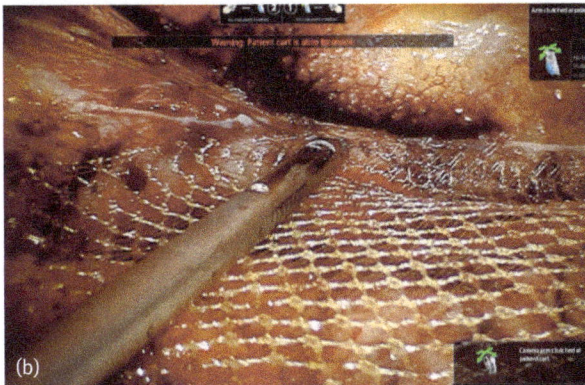

Abb. 2.141: (a) Nahttrick; (b) abschließende Netzfixierung.

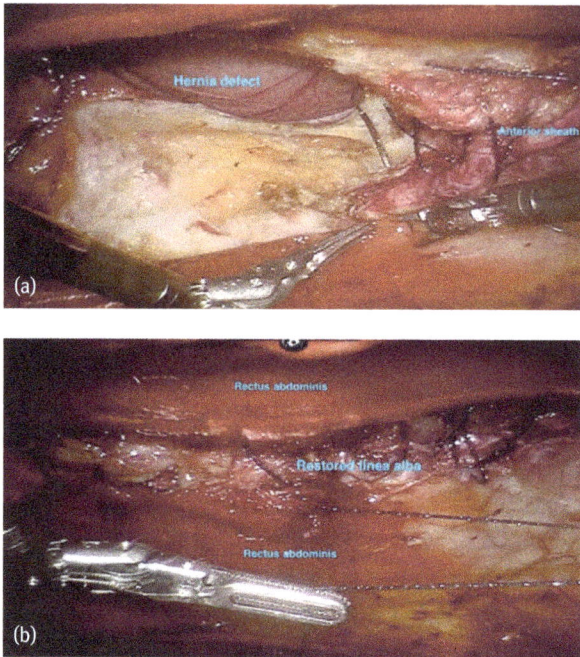

Abb. 2.142: (a–b) Verschluß der Linea alba.

Schlussbemerkungen

Der technische Erfolg der robotergestützten ventralen Hernienreparatur ist abhängig von der präoperativen Optimierung und den etablierten Prinzipien der offenen und konventionellen laparoskopischen Reparatur. Dies schließt ein, ist jedoch nicht beschränkt auf, eine sorgfältige Lyse von Adhäsionen, ein primäres Schließen von Defekten ohne übermäßige Spannung und eine ausreichende Überlappung des Verstärkungsnetzes.

Die roboTAR sollte wie sein offenes Gegenstück als endgültiges Verfahren zur Behandlung von großen Narbenhernien angesehen werden. Es sollte nicht überstrapaziert werden und die anatomischen Ebenen der Dissektion müssen respektiert werden. Bei angemessener Durchführung sollten sich alle erwarteten Vorteile einer minimalinvasiven Operation für den Patienten ergeben.

Literatur

Ballecer C, Prebil B. Robotic Rives-Stoppa Incisional Hernia Repair with Bilateral Posterior Component Separation. Abdominal Wall Repair Journal. 2015;3:12-16.

Cestari A, Galli AC, Sangalli MN, et al. Totally extraperitoneal (TEP) bilateral hernioplasty using the Single Site(R) robotic da Vinci platform (DV-SS TEP): description of the technique and preliminary results. Hernia. 2017;21(3):383-389.

Colavita PD, Tsirline VB, Belyansky I, et al. Prospective, long-term comparison of quality of life in laparoscopic versus open ventral hernia repair. Ann Surg. 2012;256(5):714-722; discussion 722-713.

Gonzalez A, Escobar E, Romero R, et al. Robotic-assisted ventral hernia repair: a multicenter evaluation of clinical outcomes. Surg Endosc; 2017;31(3):1342-1349.

Gray SH, Vick CC, Graham LA, et al. Risk of complications from enterotomy or unplanned bowel resection during elective hernia repair. Arch Surg. 2008;143(6):582-586.

Halm JA, de Wall LL, Steyerberg EW, Jeekel J, Lange JF. Intraperitoneal polypropylene mesh hernia repair complicates subsequent abdominal surgery. World J Surg. 2007;31(2):423-429; discussion 430.

Hanly EJ, Talamini MA. Robotic abdominal surgery. The American Journal of Surgery. 2004;188(4, Supplement 1):19-26.

Himpens J, Leman G, Cadiere GB. Telesurgical laparoscopic cholecystectomy. Surg Endosc. 1998;12(8):1091.

Kudsi OY, McCarty JC, Paluvoi N, Mabardy AS. Transition from Laparoscopic Totally Extraperitoneal Inguinal Hernia Repair to Robotic Transabdominal Preperitoneal Inguinal Hernia Repair: A Retrospective Review of a Single Surgeon's Experience. World J Surg. 2017;41(9):2251-2257.

Liang MK, Clapp M, Li LT, et al. Patient Satisfaction, chronic pain, and functional status following laparoscopic ventral hernia repair. World J Surg. 2013;37(3):530-537.

Novitsky YW, Elliott HL, Orenstein SB, Rosen MJ. Transversus abdominis muscle release: a novel approach to posterior component separation during complex abdominal wall reconstruction. Am J Surg. 2012;204(5):709-716.

Prasad P, Tantia O, Patle NM, Khanna S, Sen B. Laparoscopic transabdominal preperitoneal repair of ventral hernia: a step towards physiological repair. Indian J Surg. 2011;73(6):403-408.

Sugiyama G, Chivukula S, Chung PJ, Alfonso A. Robot-Assisted Transabdominal Preperitoneal Ventral Hernia Repair. Jsls. 2015;19(4):pii:e2015.00092.

Warren JA, Cobb WS, Ewing JA, Carbonell AM. Standard laparoscopic versus robotic retromuscular ventral hernia repair. Surg Endosc. 2017;31(1):324-332.

Teil III: **Hernie komplex**

3 Die schwierige und komplexe Hernie

3.1 Rezidivleistenhernien und Mehrfachrezidive

Ralph Lorenz, Joachim Conze

Trotz des weltweiten Siegeszuges von Netzimplantaten bei Hernienoperationen konnte sich dies bis heute noch nicht in einer nachhaltigen Reduktion der Rezidivoperationen widerspiegeln. Die Ursachen für Rezidiv-Leistenhernien und Mehrfachrezidive scheinen multifaktoriell und nicht nur vom verwendeten Material und der Methode abhängig. Daneben haben sowohl biologische Faktoren als auch der Chirurg Einfluss auf die Rezidiventstehung.

In zahlreichen Fällen erfolgt die Rezidiv-Operation zudem nicht in der gleichen Praxis oder im gleichen Krankenhaus wie der Ersteingriff. Dies kann zur Fehleinschätzung der eigenen persönlichen oder institutionellen Rezidivraten führen (Nolsøe, 2016).

3.1.1 Häufigkeit von Rezidiven und Mehrfachrezidiven

Der Anteil an Rezidiveingriffen nach Leistenhernien-Operationen beträgt entgegen den publizierten Rezidivquoten einzelner OP-Techniken international noch immer mehr als 10 %. Auch kommt es nicht selten zu Mehrfachrezidiven. Dabei ist festzustellen, je höhergradig das Rezidiv ist, desto höher ist die Chance, ein erneutes Rezidiv zu bekommen (Tab. 3.1).

Tab. 3.1: Anteil an Mehrfachrezidiven bei Rezidivleistenhernien (Herniamed-Daten 2009–2015).

	Erstrezidiv nach Erst-OP	Zweitrezidiv nach Erstrezidiv	Drittrezidiv nach Zweitrezidiv	Höhergradiges Rezidiv nach Drittrezidiv
Anteil in %	10,8	11,4	21,6	53,8

Rezidive entstehen nicht nur nach vorheriger Nahtversorgung, zahlreiche Rezidiv-Leistenhernien sind auch nach vorheriger offener oder endoskopischer Netzimplantation zu beobachten (Abb. 3.1, Tab. 3.2).

https://doi.org/10.1515/9783110521580-003

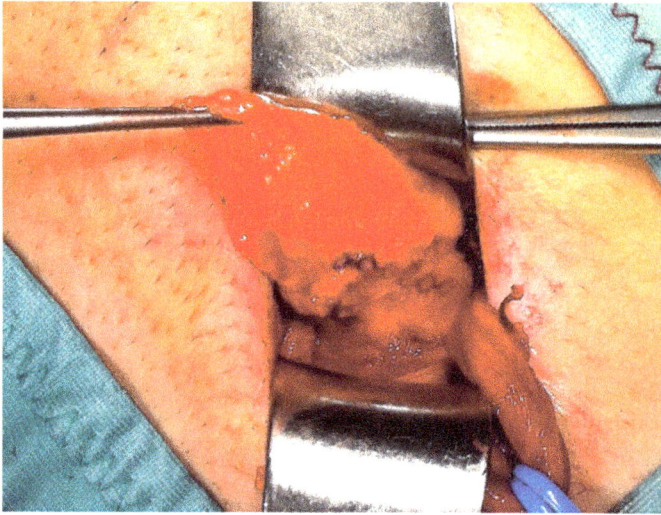

Abb. 3.1: intraoperativer OP-Befund – Rezidivleistenhernie nach offener Netzeinlage (Foto: R. Lorenz).

Tab. 3.2: Anteil der Rezidiv-Leistenhernien nach OP Verfahren (unveröffentlichte Herniamed Daten 2009–2015).

Offene Naht-Verfahren	55 %
Offene Mesh-Verfahren	24 %
Endoskopische Verfahren	21 %

Zeitlich betrachtet entstehen Rezidive nicht nur direkt postoperativ, möglicherweise als technische Fehler, sondern auch Jahre nach der Erstoperation. Es gibt Hinweise, dass Hernienrezidive nach Netzimplantation im Zeitverlauf möglicherweise später entstehen als nach Nahtverfahren (Flum, 2003). Entsprechend den Daten der Qualitätssicherungsstudie Herniamed werden in den ersten 10 Jahren nach Erstoperation lediglich rund 57 % der Rezidiv-Leistenhernien operiert (Tab. 3.3). Diese Besonderheit scheint nur für Leistenhernien, nicht jedoch für Narbenhernien zu gelten (Köckerling, 2014).

Tab. 3.3: Anteil der Rezidiveingriffe innerhalb der ersten 10 Jahre nach Ersteingriff.

	Leistenhernien	Narbenhernien
innerhalb von 10 Jahren nach Erst-OP operierte Rezidive	57,46 %	91,87 %

Patientenbezogene Risikofaktoren

Biologische Faktoren scheinen für die Rezidiventstehung eine besondere Rolle einzunehmen. Genetische Aspekte scheinen dabei von besonderer Bedeutung. Patienten aus Familien mit Hernienerkrankungen bekommen mehr Rezidive und diese auch früher als Patienten nicht betroffener Familien (Burchardt, 2013). Epidemiologische Studien aus dem dänischen Hernienregister weisen darüber hinaus als Risiko für die Rezidiventstehung folgende Faktoren nach: mediale Hernien, das weibliche Geschlecht, Raucher und bereits vorhandene Rezidive (Burchardt, 2014). Andere Autoren identifizieren als Risiko für ein Rezidiv das Rauchen und Adipositas (Lee, 2016). Multivariate Analysen aus dem deutschen Hernienregister Herniamed konnten als Risikofaktoren für Rezidivoperationen direkte Hernien und höhere ASA-Klassifikationen identifizieren (Köckerling, 2015; Köckerling, 2016).

Rezidiv-Leistenhernien sind häufiger nach medialen als nach lateralen Hernien zu finden (Burchardt, 2014). Hier scheint eine Schwäche der Leistenkanalhinterwand verantwortlich, die möglicherweise grundsätzlich mit Kollagenstörungen zusammenhängt. Im dänischen Hernienregister konnte 2013 erstmals nachgewiesen werden, dass Patienten mit direkten und Rezidiv-Leistenhernien grundsätzlich auch zu Narbenhernien neigen. Die Existenz einer sogenannten *Herniose* konnte somit erneut bestätigt werden (Klinge, 2004; Hendriksen, 2013).

Die Untersuchung von Narbengewebe nach explantierten Netzen bei Rezidiv-Leistenhernien zeigte in 70 % der Fälle ein vermindertes Kollagen I/III-Verhältnis im Gegensatz zu Patienten mit normalen Kollagen I/III-Verhältnis in 30 % der Fälle. Die Autoren schlussfolgern daraus, dass möglicherweise in 30 % ein technisches Rezidiv und in 70 % ein biologisches Rezidiv vorliegt (Klosterhalfen, 2013). Aber auch epigenetische Faktoren wie z. B. das Rauchen verändert das Kollagen I/III-Verhältnis und somit das Rezidivrisiko (Sorensen, 2006).

3.1.2 Der Chirurg als Einflussfaktor für die Rezidiventstehung

Die Qualität der Hernienchirurgie hängt grundsätzlich scheinbar mehr vom Chirurgen ab als von der angewandten OP-Technik (Soleimanian, 2008). Zumindest für die Rate der technisch bedingten Rezidive kommt der Erfahrung des Operateurs im Hinblick auf die gegebene Anatomie eine zentrale Bedeutung zu. Dies beinhaltet nicht nur ein sicheres Vorgehen bei der Präparation, sondern ebenfalls eine optimierte Verfahrenswahl, die mögliche technische Schwierigkeiten von vornherein minimiert. Gerade bei endoskopischen Rezidiveingriffen ist aufgrund der bekannten längeren Lernkurve eine größere Expertise gegenüber Primäreingriffen notwendig (Pisanu, 2015). Die Beherrschung verschiedener Operationstechniken mit ggf. individueller Anpassung an die jeweilige intraoperative Situation im Sinne eines *tailored approach* scheint ebenso von Vorteil (Erdas, 2016).

3.1.3 Einfluss des Materials auf die Entstehung von Rezidiv-Leistenhernien

Aufgrund der Vielzahl der heute verwendeten Netzmaterialien und Fixationssysteme ist der Einfluss der Materialien auf die Rezidiv-Leistenhernienentstehung im Einzelnen nur schwer nachweisbar. Studienergebnisse der Arbeitsgruppe um Prof. Klinge aus Aachen haben erstmals mit Hilfe eisenpartikelmarkierter PVDF Netze (*visible meshes*) im MRT nachweisen können, dass die Netzlage bereits frühpostoperativ vielfach anders aussieht als vom Chirurgen erwartet. Klinge berichtet über Netzdeformation, Kantenbildungen und Faltungen der Netze sowie über partielle und komplette Netz-Fehllagen. Der intraoperativ angenommene großzügige *Overlap* stellte sich teilweise postoperativ als zu gering heraus. Wie hoch der tatsächliche Anteil der technischen Fehler am Gesamtanteil der Patienten mit einer Rezidivleistenhernie ist bleibt jedoch weiterhin unbekannt.

Fallberichte beschreiben in den letzten Jahren auch die Migration von Netzen in benachbarte Strukturen wie Blase, Darm oder Samenstrang (Ishikava, 2015; Sekigushi, 2015; Funada, 2016; Iakovlev, 2017). Prinzipiell ist möglicherweise auch davon auszugehen, dass es zu einer Netzalterung, Degradation bzw. zur Netzruptur kommen kann.

Das Netzmaterial ist dabei ja nicht die einzige Einflussgröße, die Fixation spielt eine ebenso große Rolle. Verwendet man zur Netzfixation beim Lichtenstein-Verfahren beispielsweise resorbierbare statt nicht resorbierbare Nahtmaterialien können ebenso mehr Rezidive entstehen (Novik, 2011). Ein zu viel an Netzfixation z. B. mit Tackern verhindert im Gegenteil dazu keine Rezidiventstehung, erhöht aber die Wahrscheinlichkeit akuter und ggf. auch chronischer Schmerzen postoperativ und damit die Wahrscheinlichkeit einer Re-Operation wegen Schmerzen (Belyansky, 2011).

3.1.4 Therapie bei Rezidiv-Leistenhernien

Heute wird gerne vom *Tailored concept* gesprochen. Grundsätzlich soll dabei dasjenige Verfahren zum Einsatz kommen, welches für einen gegebenen Patienten mit dessen individueller Risikokonstellation mit größter Wahrscheinlichkeit ein gutes Ergebnis erreicht. So überzeugend dieses Vorgehen auch klingen mag, in der praktischen Realität haben die Empfehlungen und Leitlinien jedoch auch Limitierungen.

Dies liegt nicht zuletzt daran, dass sich die Empfehlungen Leitlinien vornehmlich auf randomisierte kontrollierte Studien oder deren Metaanalysen beziehen, welche wiederum auf die Behandlung eines homogenen Kollektivs von Standard-Patienten abzielen. So wertvoll dieser Weg auch für den allgemeinen Methodenvergleich sein mag, so wenig eignen sie sich für die Beurteilung der Therapie von Nicht-Standard-Patienten. Vermutlich können nur weniger als 20 % unserer Patienten in prognostisch vergleichbare Gruppen zusammengefasst werden, die anderen 80 % entziehen sich durch individuelle Abweichungen einer Verallgemeinerung (Rothwell, 2005).

Alle publizierten – auch randomisiert kontrollierten Studien zur Leistenhernien-Versorgung gehen immer nur von der Gesamtheit der Leistenhernien aus und differenzieren generell nicht in einzelne Patientengruppen oder gar unterschiedliche Hernientypen. Hier können künftig Registerdaten weiterhelfen.

Prinzipiell sind alle vorhandenen OP-Verfahren auch für Rezidiveingriffe möglich. Viele randomisierte Studien und Metaanalysen lassen keine signifikanten Vorteile einzelner OP-Techniken erkennen (Dedemani, 2010; Yang, 2012). Zahlreiche Autoren bestätigen jedoch Vorteile endoskopischer Techniken nach vorausgegangenen offenen Ersteingriffen (Karthikesalingam, 2010; Dedemani, 2010; Yang, 2012; Sevonius, 2016). Bei der Auswahl der speziellen endoskopischen Verfahren scheinen keine wesentlichen Unterschiede zwischen TAPP und TEP zu bestehen (Gass, 2016). Offene präperitoneale Verfahren bei Rezidiveingriffen scheinen gegenüber endoskopischen Verfahren bezüglich des Outcomes gleichwertig zu sein (Saber, 2015). Nach erfolgter endoskopischer Primäroperation sollte beim Rezidiv ein anteriorer Zugangsweg genutzt werden (Sevonius, 2015). Hauptargument dafür besteht in der Einschätzung, dass es beim Rezidiveingriff jeweils vorteilhaft ist, durch bisher noch chirurgisch unberührte Gewebeschichten zu operieren.

Seit 2009 existieren dementsprechend die Leitlinien der European Hernia Society, welche bei einen offen mit Netz voroperierten Rezidiv ein laparoskopisches oder offen präperitoneales Verfahren empfehlen. Bei einem endoskopisch voroperierten Rezidiv sollte grundsätzlich offen operiert werden (Simons, 2009). Im Update der EHS Leitlinien von 2014 wurde diese Aussage erneut bestätigt (Miserez, 2014).

In Dänemark existiert seit 2011 eine Nationale Leitlinie zur operativen Versorgung von Rezidiv-Leistenhernien. Es besteht demnach dort die Empfehlung bei offen mit Netz voroperierten Patienten im Rezidivfall laparoskopisch vorzugehen. Umgekehrt sollte nach laparoskopisch voroperiertem Rezidiv offen operiert werden (Rosenberg, 2011). Eine zwischenzeitlich publizierte outcome-basierte Kohortenstudie aus Dänemark empfiehlt jedoch lediglich im Falle eines Rezidivs nach vorausgegangener Lichtenstein OP wegen medialer Hernie stets ein endoskopisches Vorgehen. In allen anderen Fällen scheint es keine Outcome-Unterschiede zwischen gleichartigem oder komplementärem OP-Verfahren im Rezidivfall zu geben (Öberg, 2016).

Die Auswertung des schwedischen Hernienregisters zeigt keine beste OP-Technik im Falle einer Rezidivleistenhernie. Die geringsten Re-Operationsraten nach Rezidiv-Leistenhernien-Eingriffen haben jedoch die laparoskopischen und offen präperitonealen Techniken (Sevonius, 2011).

Eine Auswertung der Follow-up Daten im Deutschen Hernienregister Herniamed zeigt bei Rezidiveingriffen eine höhere Rate intraoperativer und postoperativer Komplikationen als bei Ersteingriffen (Köckerling, 2015). In Deutschland werden die bestehenden Europäischen Leitlinien gerade bei offenen Rezidiv-Eingriffen nur in ca. 38,5 % befolgt. Diese Non-Compliance zu den Leitlinien scheint zu höheren intra- und postoperativen Komplikationen und zu mehr Re-Rezidiven zu führen (Köckerling, 2016).

Häufig liegt bei Rezidiven, insbesondere bei Mehrfachrezidiven jedoch eine komplexe Situation vor, die eine individuelle Entscheidung rechtfertigt. Vermutlich ist nicht immer eine erneute vollständige Reparation beim Rezidiveingriff nötig. Zur weiteren intraoperativen Differentialdiagnostik bietet sich in selektierten Fällen ggf. auch eine diagnostische Laparoskopie an (Köckerling, 2017). Möglicherweise sind in einigen Rezidivfällen oder Mehrfach-Rezidiven mit Beteiligung anteriorer und posteriorer Schichten auch nur Mesh-Re-Fixationen (Knyazeva, 2017) oder kleinflächige Reparaturen nötig (Merali, 2014).

Wenn ggf. eine Netzexplantation nötig wird und oder ein simultan zum Rezidiv bestehendes chronisches Schmerzsyndrom mitbehandelt werden soll, ist ebenso eine individuelle Entscheidung notwendig. Die Komplexität der Rezidivproblematik wird somit noch um einiges erschwert und kann derzeit noch nicht abschließend beantwortet werden.

Grundsätzlich sollten sich Chirurgen gerade beim Rezidiv oder Mehrfach-Rezidiv derzeit auf eine rationale Verfahrenswahl und auf die Implementierung einer postoperativen Qualitätskontrolle konzentrieren.

3.1.5 Offene Fragen für Rezidiv-Leistenhernien

Folgende Fragen gilt es künftig zu beantworten:
– Haben Nahtverfahren in selektierten Fällen auch im Langzeitverlauf gleiche oder tatsächlich höhere Rezidivraten als Netzverfahren?
– Kann man bei einer erneuten Leistenhernie jedoch mit anderer Lokalisation als beim Primäreingriff und nach langer Karenzzeit bis zu dessen Auftreten tatsächlich von einem Rezidiv sprechen oder sollte man eher eine Zweiterkrankung annehmen?
– Welchen Anteil hat die Biologie = Hernienkrankheit tatsächlich auf die Rezidiventstehung? Gibt es Möglichkeiten zur Risikoabschätzung und präoperativen Patientenselektion zur Rezidivvermeidung?
– Wie hoch ist der Anteil technischer Fehler (Material und Methodik) bei Operationen für die Rezidiventstehung?
– Welchen Einfluss hat der Chirurg (OP-Standard) auf die Rezidiventstehung?
– Wie glaubwürdig sind die erhobenen Registerdaten? Sind aufgrund der nationalen Vergütungssituation alle als Rezidiv deklarierten Operationen tatsächlich Rezidiveingriffe oder sind ggf. auch Revisionen z. B. bei chronischen Schmerzen dabei?

Literatur

Belyansky I, Tsirline VB, Klima DA, et al. prospective, comparative study of postoperative quality of life in TEP, TAPP, and modified Lichtenstein repairs. Ann Surg. 2011;254(5):709-714; discussion 714-715.

Burcharth J, Pommergaard HC, Rosenberg J. The inheritance of groin hernia: a systematic review. Hernia. 2013;17(2):183-189.

Burcharth J. The epidemiology and risk factors for recurrence after inguinal hernia surgery. Dan Med J. 2014;61(5):B4846.

Dedemadi G, Sgourakis G, Radtke A, et al. Laparoscopic versus open mesh repair for recurrent inguinal hernia: a meta-analysis of outcomes. Am J Surg. 2010;200(2):291-297. doi: 10.1016/j. amjsurg.2009.12.009.

Erdas E, Medas F, Gordini L, et al. Tailored anterior tension-free repair for the treatment of recurrent inguinal hernia previously repaired by anterior approach. Hernia. 2016;20(3):393-398. doi: 10.1007/s10029-016-1475-9.

Flum DR, Horvath K, Koepsell T. Have outcomes of incisional hernia repair improved with time? A population-based analysis. Ann Surg. 2003;237(1):129-135.

Funada S, Kanno T, Otsuka K, et al. Laparoscopic Partial Cystectomy With Excision of Mesh Migration Into the Bladder Following Repair of Inguinal Hernia. Urol Case Rep. 20163;8:52-54. doi: 10.1016/j.eucr.2016.06.007.

Gass M, Scheiwiller A, Sykora M, Metzger J. TAPP or TEP for Recurrent Inguinal Hernia? Population-Based Analysis of Prospective Data on 1309 Patients Undergoing Endoscopic Repair for Recurrent Inguinal Hernia. World J Surg. 2016;40(10):2348-2352. doi: 10.1007/s00268-016-3545-7.

Henriksen NA, Sorensen LT, Bay-Nielsen M, Jorgensen LN. Direct and recurrent inguinal hernias are associated with ventral hernia repair: a database study. World J Surg. 2013;37(2):306-311.

Iakovlev V, Koch A, Petersen K, et al. A Pathology of Mesh and Time: Dysejaculation, Sexual Pain, and Orchialgia Resulting From Polypropylene Mesh Erosion Into the Spermatic Cord. Ann Surg. 2018;267(3):569-575. doi: 10.1097/SLA.0000000000002134.

Ishikawa S, Kawano T, Karashima R, et al. A case of mesh plug migration into the bladder 5 years after hernia repair. Surg Case Rep. 2015;1(1):4. doi: 10.1186/s40792-014-0004-2.

Karthikesalingam A, Markar SR, Holt PJE, Praseedom RK. Meta-analysis of randomized controlled trials comparing laparoscopic with open mesh repair of recurrent inguinal hernia. BJS. 2010;97:4-11. doi:10.1002/bjs.6902.

Klinge U, Junge K, Mertens PR. Herniosis: a biological approach Hernia. 2004;8(4):300-301.

Klosterhalfen B, Klinge U. Retrieval study at 623 human mesh explants made of polypropylene – impact of mesh class and indication for mesh removal on tissue reaction. J Biomed Mater Res B Appl Biomater. 2013;101(8):1393-1399.

Knyazeva P, Alesina PF, Stadelmeier P, Anaya-Cortez M, Walz MK. A simplified surgical technique for recurrent inguinal hernia repair following total extraperitoneal patch plastic. Hernia. 2017;21(5):799-801. doi: 10.1007/s10029-017-1629-4. Epub 2017 Jun 14.

Köckerling F, Koch A, Lorenz R, et al. How Long Do We Need to Follow-Up Our Hernia Patients to Find the Real Recurrence Rate? Front Surg. 201516;2:24. doi: 10.3389/fsurg.2015.00024. eCollection 2015.

Köckerling F, Jacob D, Wiegank W, et al. Endoscopic repair of primary versus recurrent male unilateral inguinal hernias: Are there differences in the outcome? Surg Endosc. 2016;30(3):1146-1155. doi: 10.1007/s00464-015-4318-3. Epub 2015 Jul 3.

Köckerling F, Koch A, Lorenz R, et al. Open Repair of Primary Versus Recurrent Male Unilateral Inguinal Hernias: Perioperative Complications and 1-Year Follow-up. World J Surg. 2016;40(4):813-825. doi: 10.1007/s00268-015-3325-9.

Köckerling F, Bittner R, Kuthe A, et al. Laparo-endoscopic versus open recurrent inguinal hernia repair: should we follow the guidelines? Surg Endosc. 2017;31(8):3168-3185. doi: 10.1007/s00464-016-5342-7. Epub 2016 Dec 8.

Köckerling F, Schug-Pass C. Diagnostic Laparoscopy as Decision Tool for Re-recurrent Inguinal Hernia Treatment Following Open Anterior and Laparo-Endoscopic Posterior Repair. Front Surg. 2017;4:22. doi: 10.3389/fsurg.2017.00022. eCollection 2017.

Lee SS, Jung HJ, Park BS, Son GM, Cho YH. Surgical Aspects of Recurrent Inguinal Hernia in Adults Am Surg. 20161;82(11):1063-1067.

Merali N, Verma A, Davies T. An innovative repair for a re-recurrence of an incarcerated inguinal hernia. Ann R Coll Surg Engl. 2014;96(8):e18-9. doi: 10.1308/003588414X13946184903081.

Miserez M, Peeters E, Aufenacker T, et al. Update with level 1 studies of the European Hernia Society guidelines on the treatment of inguinal hernias in adult patients. Hernia. 2014;18:151-163.

Nolsøe A, Andresen K, Rosenberg J. Repair of recurrent hernia is often performed at a different clinic. Hernia. 2016;20(6):783-787. doi: 10.1007/s10029-016-1539-x. Epub 2016 Oct 14.

Novik B, Nordin P, Skullman S, Dalenbäck J, Enochsson L. More recurrences after hernia mesh fixation with short-term absorbable sutures: A registry study of 82 015 Lichtenstein repairs. Arch Surg. 2011;146(1):12-17. doi: 10.1001/archsurg.2010.302.

Öberg S, Andresen K, Rosenberg J. Surgical approach for recurrent inguinal hernias: a Nationwide Cohort Study. Hernia. 2016;20(6):777-782. doi: 10.1007/s10029-016-1531-5.

Pisanu A, Podda M, Saba A, Porceddu G, Uccheddu A Meta-analysis and review of prospective randomized trials comparing laparoscopic and Lichtenstein techniques in recurrent inguinal hernia repair. Hernia. 2015;19(3):355-366. doi: 10.1007/s10029-014-1281-1.

Rosenberg J, Bisgaard T, Kehlet H, et al. Danish Hernia Database recommendations for the management of inguinal and femoral hernia in adults. CLINICAL GUIDELINES DANISH MEDICAL BULLETIN. Dan Med Bull. 2011;58(2):C4243.

Rothwell PM. External validity of randomised controlled trials: to whom do the results of this trial apply? Lancet. 2005;365:82-93.

Saber A, Hokkam EN, Ellabban GM. Laparoscopic transabdominal preperitoneal approach for recurrent inguinal hernia: A randomized trial. J Minim Access Surg. 2015;11(2):123-128. doi: 10.4103/0972-9941.153809.

Sekiguchi K, Mizuguchi Y, Mamada Y, Koizumi M, Uchida E. Intraperitoneal Migration of a Mesh Plug from a Hernioplasty Forming a Colocutaneous Fistula with the Cecum: Report of a Case. J Nippon Med Sch. 2015;82(5):246-249. doi: 10.1272/jnms.82.246.

Sevonius D, Gunnarsson U, Nordin P, Nilsson E, Sandblom G. Recurrent groin hernia surgery. Br J Surg. 2011;98(10):1489-1494.

Sevonius D, Sandblom G, Agger E, Smedberg S, Montgomery A. The impact of type of mesh repair on 2nd recurrence after recurrent groin hernia surgery. World J Surg. 2015;39(2):315-322; discussion 323-324. doi: 10.1007/s00268-014-2921-4.

Sevonius D, Montgomery A, Smedberg S, Sandblom G. Chronic groin pain, discomfort and physical disability after recurrent groin hernia repair: impact of anterior and posterior mesh repair. Hernia. 2016;20(1):43-53. doi: 10.1007/s10029-015-1439-5. Epub 2015 Nov 21.

Simons MP, Aufenacker T, Bay-Nielsen M, et al. European Hernia Society guidelines on the treatment of inguinal hernia in adult patients. Hernia. 2009;13(4):343-403.

Soleimanian A. Die Qualität hängt am Chirurgen nicht an der Technik. Dtsch Arztebl. 2008;105(40):A-2080.

Sørensen LT. Effect of lifestyle, gender and age on collagen formation and degradation. Hernia. 2006;10(6):456-461.

Yang J, Tong DN, Yao J, Chen W. Laparoscopic or Lichtenstein repair for recurrent inguinal hernia: a meta-analysis of randomized controlled trials. ANZ J Surg. 2013;83(5):312-318. doi: 10.1111/ans.12010. Epub 2012 Nov 22.

3.2 Chronischer Schmerz nach Leistenhernienoperationen: Prävention – Diagnostik – Therapie

Andreas Koch, Wolfgang Reinpold

Der chronische postoperative Leistenschmerz (CPLS) ist derzeit die häufigste Komplikation nach Leistenbruchoperationen und das die wissenschaftliche Diskussion beherrschende Thema der Hernienchirurgen. Die Therapie chronischer Schmerzen nach Leistenbruchoperationen ist häufig wesentlich komplexer und schwieriger als die Behandlung eines Rezidivs (Kehlet, 2008; Kehlet, 2013). Gemäß aktueller Literatur leiden 18 % (0,7 % bis 75 %) der Patienten nach offener Leistenhernienoperation und 6 % (1 % bis 16 %) nach laparoendoskopischer Operation unter chronischen Schmerzen (Aasvang, 2005; Bittner, 2011; Bittner, 2015). Hierbei ist jedoch zu beachten, dass die CPLS Definitionen in den einzelnen Publikationen unterschiedlich und damit wenig vergleichbar sind (Alfieri, 2011). Klinisch signifikante CPLS mit Beeinträchtigung der täglichen Aktivitäten und/oder Arbeit finden sich bei 2 bis 12 % der Patienten (Nienhuijs, 2007; Alfieri, 2011; Kehlet, 2013). Invalidisierende CPLS mit starker Behinderung werden von 0,5–6 % der Patienten berichtet (Aasvang, 2006; Kalliomaki, 2008; Alfieri, 2011). Zwei bis 3 % der Männer leiden an chronischen postoperativen Hodenschmerzen.

3.2.1 Definition des CPLS

Von einem chronischen Schmerz spricht man nach der Definition der *International Association for the Study of Pain*, wenn der Schmerz länger als drei Monate besteht (Alfieri, 2011).

Diese Definition wurde in den meisten CPLS Studien verwendet. Einige Autoren waren allerdings der Auffassung, dass entzündliche Gewebsreaktionen nach Netzimplantation zu einer verzögerten Heilung führen könnten und änderten die Definition des chronischen Schmerzes in einen länger als 6 Monate andauernden Schmerz.

In den Leitlinien der Europäischen Herniengesellschaft, ist der CPLS als ein lästiger, mindestens mäßiger Schmerz mit Einfluss auf die täglichen Aktivitäten definiert, der postoperativ drei Monate oder länger anhält (Kehlet, 2013; Bittner, 2015).

Um operationsbedingte CPLS von anderen Schmerzursachen abzugrenzen, müssen Intensität und Charakter präoperativer Leistenschmerzen immer präzise erfasst werden. In die Definition des CPLS sollte aufgenommen werden, dass der Schmerz vor der Leistenbruchoperation nicht bestanden hat oder präoperativ einen deutlich anderen Schmerzcharakter hatte (Alfieri, 2011) damit operationsbedingte CPLS von anderen Schmerzursachen unterschieden werden können.

3.2.2 Charakterisierung des CPLS

Grundsätzlich wird zwischen dem nozizeptiven und dem neuropathischen Schmerz unterscheiden, wobei die Differenzierung insbesondere in der frühpostoperativen Phase äußerst schwierig sein kann (Aasvang, 2008).

Der nozizeptische Schmerz wird ohne Nervenschädigung durch eine lokale Entzündung, mechanischen Druck, thermische oder chemische Reizung des Gewebes ausgelöst. Nozizeptive Schmerzen können besonders durch ein Rezidiv, Narbenbildung, verklumpte Kunstoffimplantate (*Meshoma*) und eine entzündliche Fremdkörperreaktion nach Implantation von Fremdmaterial (Kunstoffimplantate, Nähte, Tacker) ausgelöst werden. Der nozizeptive Schmerz ist charakterisiert als ein dumpfer Schmerz in der Leistengegend, der üblicherweise als bohrend, drückend, ziehend oder pochend beschrieben wird (Tab. 3.4).

Der neuropathische Schmerz entsteht durch eine Nervenläsion, eine Neurom- oder Tumorbildung. Die Nervenschädigung kann mechanisch, entzündlich, thermisch oder durch chemische Reize bedingt sein. Führend sind beim neuropathischen Schmerz Hyperalgesie, Hypästhesie mit Missempfindungen und Allodynie (Schmerz durch einen normalerweise nicht schmerzhaften Reiz) im Operationsgebiet (Treede, 2008; Maier, 2010). Der neuropathische Schmerz wird als stechend, brennend, einschießend beschrieben, der sich beim Gehen oder Sitzen verschlimmert (Tab. 3.4).

Die Unterscheidung zwischen neuropathischen und nozizeptiven Schmerz hat eine begrenzte praktische Bedeutung, weil sich häufig Mischbilder beider Schmerzformen finden und es bislang keine reproduzierbare diagnostische Methode zu deren Differenzierung gibt.

Hodenschmerzen, die durch Affektion des perivasalen sensiblen Nervengeflechts des Ductus deferens ausgelöst sein können (Amid, 2011) müssen von skrotalen Schmerzen, die häufig durch eine Läsion des Ramus genitalis bedingt sind, abgegrenzt werden.

Ein viszeraler Schmerz mit typischerweise dumpfem bohrendem Charakter tritt bei Darm- oder Samenstrangstrangulation auf.

Tab. 3.4: Neuropathischer und nozizeptiver Schmerz.

	Neuropathischer Schmerz	Nozizeptiver Schmerz
Beginn	Unmittelbar postoperativ	Nach Wochen und Monaten
Ursache	Nervenläsion	Inflammation
Charakter	Auslösbar, lokalisierbar, brennend, einschießend Allodynie, Hypästhesie, Hyperalgesie	Kontinuierlich, flächig, ziehend, reißend, dumpf

Merke: Die Differenzierung zwischen nozizeptivem und neuropatischem postoperativem Schmerz ist schwierig, da häufig Mischformen bestehen.

Von chronischen postoperativen Schmerzen nach Leistenbruchoperationen (CPLS) spricht man, wenn Schmerzen, die präoperativ so nicht bestanden, länger als 3 Monate postoperativ bestehen und allgemeine tägliche Verrichtungen behindern.

3.2.3 Diagnostik

Zur Basisdiagnostik gehören: eine ausführliche Anamnese (präoperative Schmerzen! frühere Schmerzsyndrome! Voroperationen!), eine strukturierte klinische Untersuchung und der Ultraschall (Frage nach: Rezidiv, Netzrissen, Fremdkörper, Serom, Hämatom, Tumor, Abszess).

Zunächst sollte immer ein Hernienrezidiv ausgeschlossen werden.

Die Intensität des CPLS wird durch visuelle Analogskala (VAS) oder verbale Schmerzskala (*Verbal Rating Scale*) erfasst. Zur Dokumentation der CPLS und Lebensqualität sollten vor und nach jeder Therapiemaßnahme standardisierte Evaluationsbögen (z. B. *Carolina Comfort Scale* und SF 36) verwendet werden.

Das Dermatom Mapping (DM) nach Alvarez (Bjurström, 2017) ist eine einfache und schnelle Maßnahme zur präzisen Dokumentation der schmerzhaften Areale der Leistenregion (Abb. 3.2); Hautareal: schmerzhaft: X; schmerzfrei: O; taub: -). Die Dermatomzuordnung kann helfen, den oder die betroffenen Leistennerven zu identifizieren. Das DM sollte vor und nach jeder interventionellen oder chirurgischen Therapiemaßnahme wegen CPLS durchgeführt und dokumentiert werden.

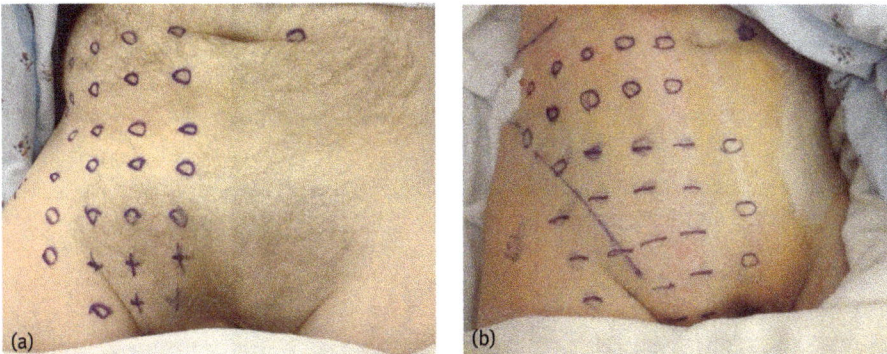

Abb. 3.2: Dermatom Mapping. (a) CPLS der rechten Leiste im Versorgungsgebiet des N. Ilioinguinales und Ramus Genitalis. (b) Nach Tripleneurektomie keine Schmerzen aber ausgedehntes taubes Hautareal. O normale Sensibilität ohne Schmerzen; + schmerzhaftes Hautareal; – taubes Hautareal.

3.2.3.1 Erweiterte Diagnostik

Periphere und periradikuläre Nervenblockaden

Bedingt durch die große Nervenvariabilität und sehr häufigen Querverbindungen zwischen den peripheren Leistennerven können diagnostische periphere Leistennervenblockaden die betroffenen Leistennerven häufig nicht eindeutig identifizieren. Mit CT-gesteuerten diagnostischen Nervenwurzelblockaden (PRT = periradikuläre Infiltrationstomografie) lassen sich die betroffenen Nervensegmente (TH11-L 3) sehr häufig verlässlich identifizieren.

Bei weiterer diagnostischer Unsicherheit kann eine MRT-Untersuchung des Beckens und ggf. der Brust- und Lendenwirbelsäule indiziert sein. Nach Voroperation mit metalldichten Tackern ist eine Röntgenbeckenübersichtsaufnahme zu empfehlen, um mögliche Lokalisation von Tackern darzustellen (Abb. 3.3). Sensorische und thermische Testverfahren sind nur eingeschränkt für die Diagnostik einsetzbar (Alfieri, 2011; Maier, 2010).

> **Merke:** CPLS-Basisdiagnostik: ausführliche Anamnese, klinische Untersuchung und Ultraschall. Verwendung standardisierter Dokumentationsbögen vor und nach jeder Therapiemaßnahme (SF36, *Carolina Comfort Scale* etc.) sind dringend zu empfehlen.

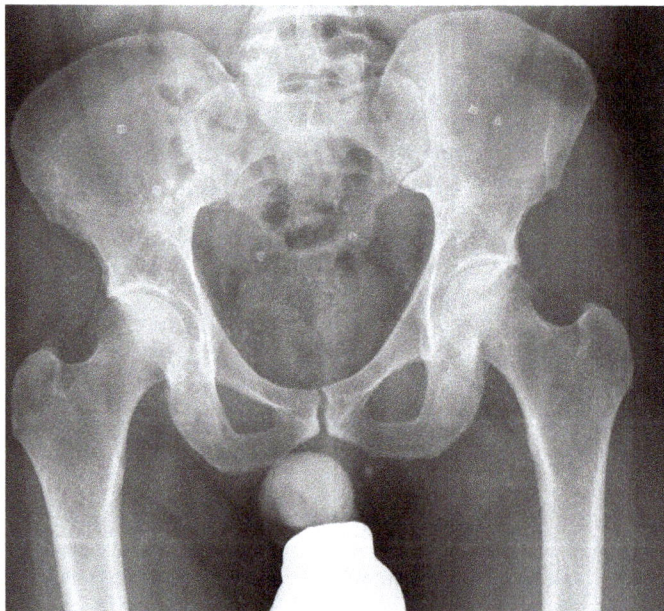

Abb. 3.3: Tackervisualisierung in Beckenübersicht (Bild © Ralph Lorenz).

3.2.4 Risikofaktoren und Prävention des CPLS

Chirurgisch bedingte (intra- und postoperative) Risikofaktoren sind von präoperativen Risikofaktoren zu unterscheiden (Bittner, 2011; Bittner, 2015; Tab. 3.5). Risikofaktoren mit hoher Evidenz sind in Tab. 3.5 aufgeführt. Bei allen, insbesondere bei jungen, Patienten mit einer reponiblen Leistenhernie und relevanten Leistenschmerzen (VAS > 3) ohne jegliche Zeichen einer Einklemmung sollte präoperativ eine gründliche Schmerzdiagnostik erfolgen. Bei Patienten mit starken Leistenschmerzen und einer fraglichen oder sehr kleinen Leistenhernie muss zunächst eine umfangreiche Schmerzdiagnostik erfolgen, da die Schmerzursache oft unabhängig von der Hernie ist. Eine Operationsindikation muss hier besonders kritisch geprüft werden. Der Chirurg ist ein wesentlicher Faktor der intraoperativen Schmerzprävention. Eine jüngst publizierte Herniamed-Registerstudie mit sehr großer Patientenzahl fand kleine Leistenhernien als signifikanten unabhängigen Risikofaktor für CPLS (Hoffmann, 2018; Tab 3.5). Genaue Kenntnisse der Nervenanatomie und eine gewebeschonende Operationstechnik sind bei jeder Leistenhernienoperation von entscheidender Bedeutung.

Tab. 3.5: Risikofaktoren für CPLS.

	Niedrigere Evidenz	Hohe Evidenz
Präoperative Risikofaktoren:	Genetische Disposition (DQB1 * 03:02 HLA-haplotyp) Geringer präoperativer Optimismus Hohe Schmerzintensität bei tonischer Hitzestimulation (experimentell ausgelöst) Versicherungsbegehren	Weibliches Geschlecht Junges Alter (< 50 Jahre) Relevante präoperative Leistenschmerzen Anamnese bezüglich anderer chronischer Schmerzen als CPIP Kleine Leistenhernien Operation einer Rezidivhernie
Intraoperative Risikofaktoren:	Inadäquate Naht-Stapler oder -Clip-Fixation des Netzes Netztyp: schwergewichtige Netze in der offenen Technik Neurolyse des Nervus ilioinguinalis in der Lichtenstein-Versorgung Nichtbeachtung der Leistennerven Unerfahrener Chirurg	Offene Operationsverfahren
Postoperative Risikofaktoren:	Sensorische Dysfunktion in der Leiste Postoperative Komplikationen (Hämatome, Infektionen)	Starke postoperative Schmerzen

3.2.5 Nerven-Management in der laparoskopischen und offenen Hernienversorgung

Der Chirurg sollte bei jeder Leistenoperation stets an die Leistennerven denken. Bei einer korrekt durchgeführten TAPP- oder TEP-Operation bleiben die Nerven unberührt in ihrer natürlichen Einbettung. Eine Bindegewebsschicht schützt die Nerven vor direktem Kontakt mit dem Netz. Der Verzicht auf eine Netzfixierung oder eine adäquate atraumatische Netzfixation minimieren die Gefahr der Nervenverletzung. Eine kürzlich durchgeführte Kadaver-Studie zum retroperitonealen Verlauf des lumbalen Nervenplexus konnte zeigen, dass das Gebiet, in dem die Leistennerven während einer laparoskopischen oder offenen posterioren Leistenhernienoperation geschädigt werden könnten, größer ist, als bisher angenommen (Reinpold, 2015; Abb. 3.4).

Bei offenen Leistenhernienoperationen können die Leistennerven häufig nicht in ihrer natürlichen Nerveneinbettung verbleiben, da sie bei der Netzeinlage oder anderen Operationsschritten im Wege sind.

Zum Nervenmanagement in der offenen Leistenhernienchirurgie wurden zahlreiche Studien durchgeführt (Alfieri, 2006; Alfieri, 2007; Wijsmuller, 2007; Johner, 2011; Hsu, 2012). Die chirurgischen Optionen sind: Nervenerhalt mit oder ohne dessen Mobilisation aus der natürlichen Einbettung (= Neurolyse), prophylaktische Neurektomie oder pragmatische Neurektomie. Eine prospektive Multicenterstudie von Alfieri et al. 2006 fand nach Identifikation und Erhalt des N. iliohypogastricus (NIH), N. ilioinguinalis (NII) und der Ramus genitalis des N. genitofemoralis (RG) signifikant weniger chronische Schmerzen als nach Neurektomie oder nicht Identifikation der Nerven. Drei Metaanalysen, die die prophylaktische Neurektomie versus Schonung des N. ilioinguinalis untersuchten, erbrachten keinen signifikanten Unterschied hinsichtlich chronischer Schmerzen (Wijsmueller, 2007; Johner, 2011; Hsu, 2012). Die Metaanalyse von Johner et al. zeigte signifikant mehr Sensibilitätsstörungen nach Neurektomie des Nervus ilioinguinalis (Johner, 2011). Vergleichbare Ergebnisse ergaben zwei prospektiv randomisierte Studien, die die Schonung versus Neurektomie

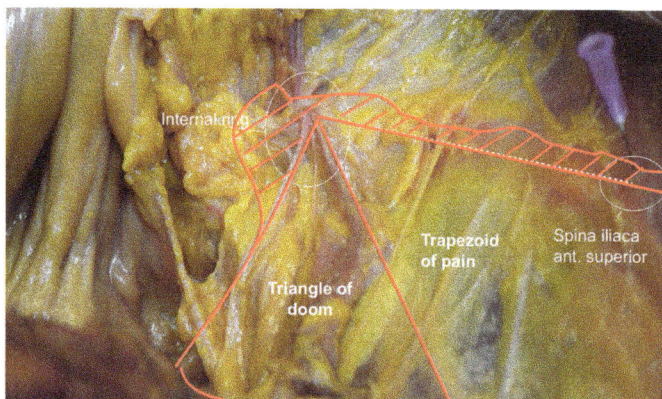

Abb. 3.4: Posteriore Ansicht der rechten Leistenregion. Die rote Line markiert die Zone einer möglichen Nervenverletzung bei TAPP und TEP Operation. (*Triangle of pain* = *Trapezoid of pain*; *internal ring* = innerer Leistenring).

des N. iliohypogastricus untersuchten. Besonders bei der kraniolateralen Nahtfixierung des Lichtensteinnetzes aber auch bei der Shouldice-Operation ist der häufig im M. obliquus internus verlaufende N. iliohypogastricus gefährdet.

Gemäß aktueller Evidenzlage kann eine generelle prophylaktische Neurektomie in der offenen Leistenhernienchirurgie nicht empfohlen werden, da das Risiko für CPLS dadurch nicht vermindert wird und signifikant häufiger Sensibilitätsstörungen auftreten, die wiederum ein Risikofaktor für chronische Schmerzen darstellen (Reinpold, 2011; Wijsmuller, 2007; Johner, 2011; Hsu, 2012). Von der Mehrheit der spezialisierten Hernienchirurgen wird heute die pragmatische Neurektomie favorisiert. Das Konzept sieht vor, dass nur Nerven, die intraoperative eine Läsion aufweisen und Nerven, die durch Netzkontakt oder andere chirurgische Manipulationen dem Risiko der Nervenschädigung ausgesetzt sind, reseziert werden sollten (Bartlett, 2007; Smeds, 2010). Die pragmatische Neurektomie wird stark unterstützt durch eine prospektive Studie an 781 Patienten mit primären Leistenhernien: Nach Herauslösung aus seinem Bett (= Neurolyse) und Erhalt des N. ilioinguinalis bei der Lichtensteinoperation fanden sich hochsignifikant mehr chronische Schmerzen als nach Neurektomie des Nerven (Reinpold, 2011). Die Schlussfolgerung dieser Studie ist, dass ein aus seiner natürlichen Einbettung herausgelöster Nerv nicht in direkten Kontakt mit einem Kunststoffnetz kommen sollte. Auch in Leitlinien wird empfohlen, intakte Nerven in ihrer natürlichen Einbettung zu erhalten. Ist dieses nicht möglich soll eine pragmatische Neurektomie erfolgen.

3.2.6 Stellen Kunststoffimplantate einen Risikofaktor für CPLS dar?

Gemäß aktueller Evidenzlage ist die Verwendung von Kunststoffimplantaten in der Leistenhernienchirurgie nicht mit einem höheren Risiko für CPLS behaftet. Nach den laparoendoskopischen Verfahren fanden sich weniger CPLS als nach offenen Nahtverfahren (Bittner, 2005). Dennoch gibt es Publikationen die über CPLS nach netzbasierten Leistenhernienoperationen berichten, die möglicherweise durch eine chronische Fremdkörperreaktion ausgelöst sind. Hinsichtlich nozizeptiver postoperativer Schmerzen und deren Überlappungen zum neuropathischen Schmerz wird der Stellenwert der Netzimplantationen kontrovers diskutiert. Eine internationale Arbeitsgruppe um Iakovlev und Bendavid konnte in den Kunststoffnetzexplantaten von Patienten mit chronischen postoperativen Leistenschmerzen eine chronische Entzündungsreaktion sowie eine höhere Nervendensität mit Nervenmikroimpingement an degradierten Netzanteilen nachweisen (Bendavid, 2016; Iakovlev, 2017; Abb. 3.5, Abb. 3.6). Die gleiche Arbeitsgruppe konnte auch Netzmigrationen in den Ductus deferens als mögliche Ursache für Schmerzen und Dysejakulation nachweisen (Iakovlev, 2017; Abb. 3.7). Insbesondere unter diesem Blickwinkel ist eine Netzimplantation insbesondere bei jungen Patienten mit kleinen Bruchpforten (Risikogruppe für CPLS) stets kritisch zu prüfen.

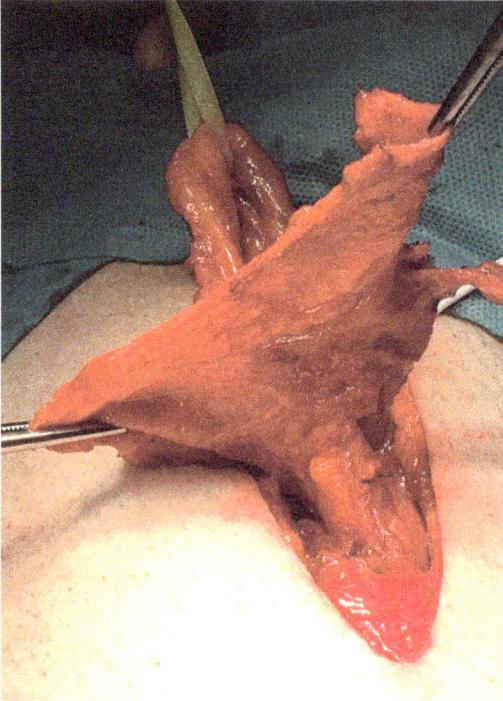

Abb. 3.5: Beziehung des Lichtenstein-Netzes zum Samenstrang bei Netz-explantation.

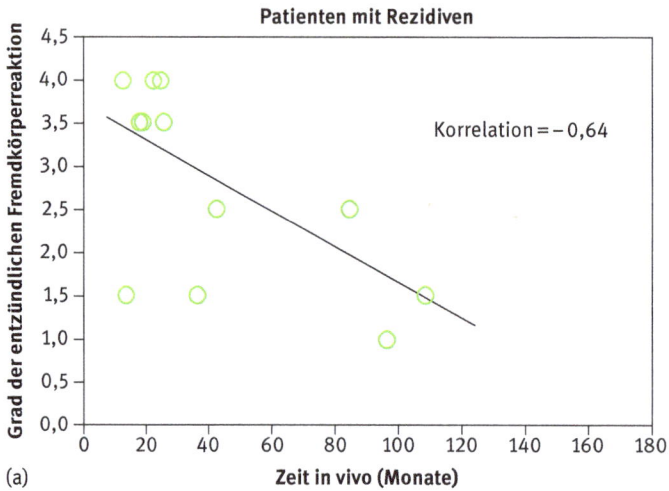

(a)

Abb. 3.6: Signifikanter Unterschied der chronischen Inflammation zwischen Explantaten bei (a) schmerzfreien Patienten (Rezidiv).

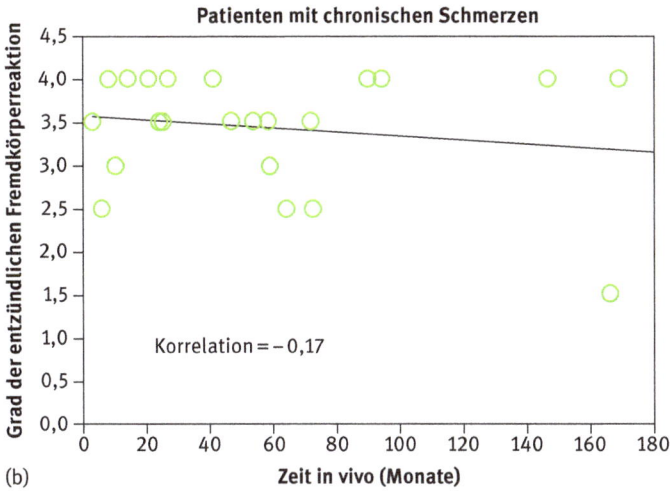

(b)

Abb. 3.6: (Fortsetzung) Signifikanter Unterschied der chronischen Inflammation zwischen Explanta-ten bei (b) Schmerzpatienten > VAS 3.

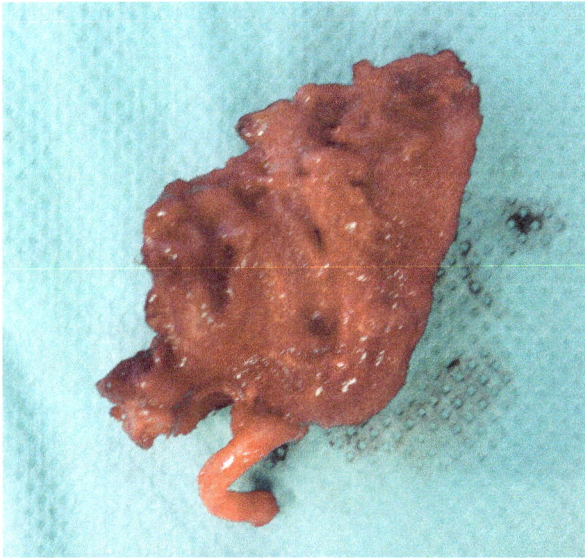

Abb. 3.7: Ductus deferens in einem Meshom.

Merke: Die Mechanismen der Entstehung chronischer Schmerzen sind noch nicht endgültig ge-klärt. Kenntnis der Anatomie und sorgfältiges intraoperatives Nervenhandling reduzieren das Risiko für CPLS. Bei jungen Patienten mit kleinen Bruchpforten ist auch die Indikation zu einem netzfreien Verfahren zu prüfen.

Patienten mit starken präoperativen Schmerzen ohne Einklemmungssymptomatik sind einer aus-giebigen Differentialdiagnostik zu unterziehen.

3.2.7 Therapie

3.2.7.1 Nicht operative Therapie

Die Therapie chronischer postoperativer Schmerzen ist komplex und bedarf eines interdisziplinären Ansatzes. Zu Empfehlungen gibt es nur wenig Evidenz und aufgrund der Komplexität sind therapeutische Entscheidungen sehr häufig Individualentscheidungen. Zunächst sollte immer ein Hernienrezidiv und ein chronischer Infekt ausgeschlossen werden. Algorithmen mit Therapieempfehlungen sind in Abb. 3.8 und Abb. 3.9 dargestellt. Bei postoperativ persistierenden Schmerzen erfolgt zunächst eine orale antiinflammatorische Therapie (NSAR, Abb. 3.8). Führt diese Therapie binnen 2 Wochen zu keiner Besserung, ist eine lokale Infiltrationstherapie indiziert. Ist die initiale Infiltration mit einem langwirksamen Lokalanästhetikum und Corticosteroid nur vorübergehend effektiv, sind wiederholte Infiltrationen indiziert, die in unseren Händen bei etwa 50 % der Patienten zu einer anhaltenden Schmerzlinderung führen (Abb. 3.8, Abb. 3.9 und Abb. 3.10). Bei starken neuropathischen Leistenschmerzen können die Antikonvulsiva Gabapentin und Prägabalin eingesetzt werden (Sen, 2009; Abb. 3.8 und Abb. 3.10).

Nervenstimulation, Rückenmarksstimulation und Neuromodulation sind neue, sehr aufwendige Verfahren zur Therapie des chronischen postoperativen Leisten-

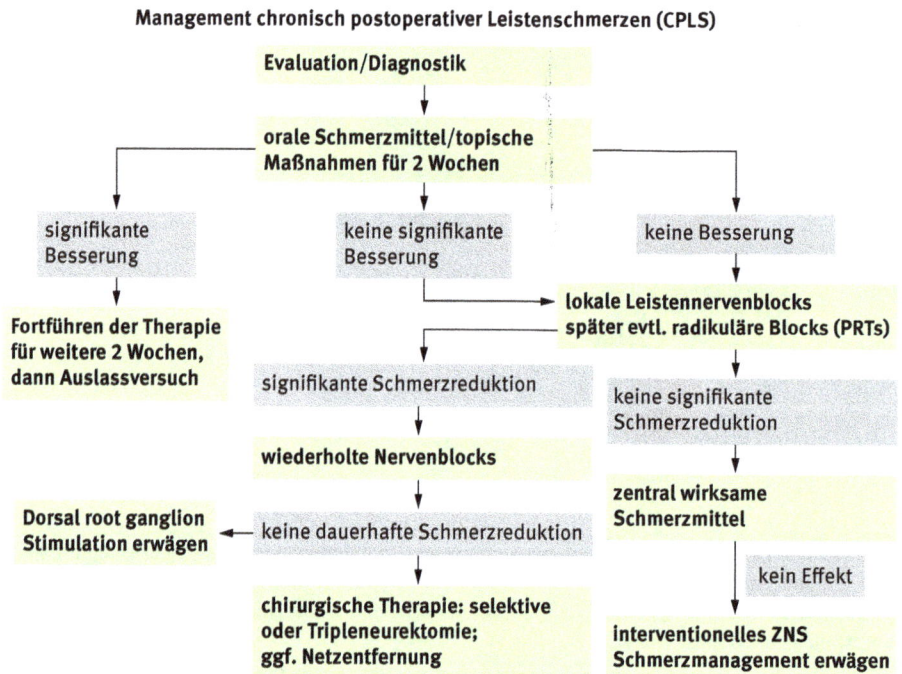

Management chronisch postoperativer Leistenschmerzen (CPLS)

Evaluation/Diagnostik

↓

orale Schmerzmittel/topische Maßnahmen für 2 Wochen

signifikante Besserung — keine signifikante Besserung — keine Besserung

↓

Fortführen der Therapie für weitere 2 Wochen, dann Auslassversuch

lokale Leistennervenblocks später evtl. radikuläre Blocks (PRTs)

signifikante Schmerzreduktion — keine signifikante Schmerzreduktion

↓

wiederholte Nervenblocks

zentral wirksame Schmerzmittel

Dorsal root ganglion Stimulation erwägen ← keine dauerhafte Schmerzreduktion

kein Effekt

chirurgische Therapie: selektive oder Tripleneurektomie; ggf. Netzentfernung

interventionelles ZNS Schmerzmanagement erwägen

Abb. 3.8: Management chronisch postoperativer Leistenschmerzen (CPLS).

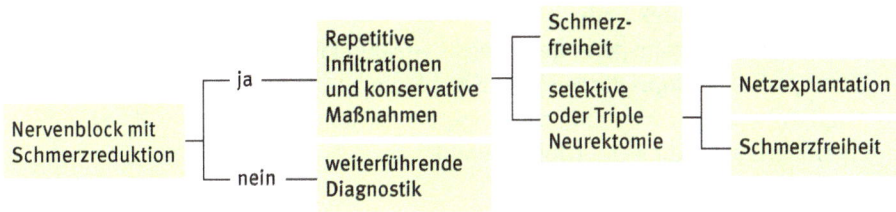

Abb. 3.9: Algorithmus von Infiltrationen, Neurektomie und Netzexplantation.

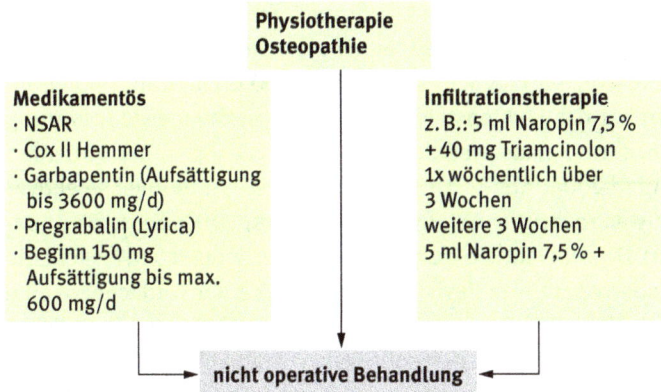

Abb. 3.10: Nicht operative Therapie des chronischen postoperativen Leistenschmerzes.

schmerzes, die sich der Nervenpathologie proximal der Leiste auf der Ebene der peripheren Nerven, dorsaler Wurzelganglien oder des Rückenmarks nähern. Die Evidenz aller bisherigen Studien ist gering. Erste Ergebnisse einer kleinen Fallserie der elektrischen dorsalen Wurzelganglienstimulation (DRG-Stimulation) bei CPLS sind vielversprechend (Schu, 2015; Mol, 2017). Ein Vorteil gegenüber der chirurgischen Therapie ist die Reversibilität der DRG.

3.2.7.2 Operative Therapie

Die chirurgische Therapie erfolgt erst nach Ausschöpfen konservativer Therapiemaßnahmen und sollte spezialisierten Chirurgen vorbehalten sein. Die operativen Optionen sind im Folgenden aufgelistet. Das Komplikationsrisiko ist bei Netzexplantationen höher als bei Neurektomien. Narbig oder anderweitig geschädigte Nerven sollten reseziert werden. Die Evidenz der chirurgischen Schmerztherapie ist gering. Langzeitergebnisse gibt es kaum (Madura, 2005; Zacest, 2010; Loos, 2010; Amid, 2002, 2011; Campanelli, 2013; Giger, 2009; Chen, 2013; Bischoff, 2013).

Chirurgische Therapie chronischer Leistenschmerzen

- Entfernung von Clips, Staplern, Tackern
- Entfernung von Kunststoffimplantaten (Plugs, Meshoma, Netze)
- Offene selektive Neurektomie

- Offene Triple Neurektomie
- Laparoskopisch transperitoneale selektive Neurektomie
- Retroperitoneoskopische selektive Neurektomie
- Laparoskopisch transperitoneale Triple Neurektomie
- Retroperitoneoskopische Triple Neurektomie

Bei CPLS nach offener anteriorer Leistenbruchoperation sollte eine offene Operation zur Schmerzkontrolle erfolgen. In Frage kommt eine selektive Neurektomie oder Tripleneurektomie des NIH, NII und RG mit oder ohne Netzentfernung. Für die Tripleneurektomie spricht die Tatsache, dass aufgrund der großen anatomischen Variabilität der anterioren Leistennerven präoperativ meist keine sichere Identifikation des/der geschädigten Nerven möglich ist. Mit über 600 offenen und 80 endoskopischen Operationen hat das Lichtensteininstitut weltweit die meiste Erfahrung mit Tripleneurektomien. Eine Schmerzreduktion wird bei 85–100 % der Patienten erreicht (Amid, 2002; Amid 2004; Amid, 2011; Campanelli, 2013). Studien selektiver Neurektomien zeigen etwas niedrigere Erfolgsraten (Madura, 2005; Loos, 2010; Zacest, 2010; Werner, 2014). Bei sehr starken frühpostoperativen Schmerzen, besteht die Indikation zur umgehenden operativen Revision. Bestätigt sich der Verdacht auf eine Nervenschädigung durch Naht oder Tacker, ist eine selektive Neurektomie indiziert (Verhagen, 2017). Beim anterioren Vorgehen sollte eine zusätzliche Netzentfernung nur bei Netzdislokation oder starker nozizeptiver Schmerzkomponente erfolgen.

Bei der Explantation von Plugs ist stets damit zu rechnen, dass dieser der Vena femoralis adhärent ist. Bei neuropathischen Schmerzen nach TAPP und TEP ist je nach Befund eine selektive retroperitoneoskopische Neurektomie indiziert. Betroffen sind hier meistens der RG und Ramus femoralis (RF) des N. Genitofemoralis (NGF), seltener der N. cutaneus femoris lateralis (NCFL). Eine anteriore Neurektomie ist hier nicht aussichtsreich, da die Nervenläsion i. d. R. präperitoneal und weiter proximal liegt. Proximale Neurektomien des NIH und NII sind sehr selten indiziert und können zu einer partiellen Lähmung der Bauchwand mit „*Bulging*" führen. Eine laparoendoskopische Tripleneurektomie ist daher meist obsolet. Bei starker nozizeptiver Komponente kann eine Netzentfernung indiziert sein, die offen, laparoskopisch oder als Hybrideingriff durchgeführt werden kann (Slooter, 2017). Da beim CPLS oft ein neuropathisch nozizeptives Schmerzmischbild vorliegt, scheinen Neurektomien in Kombination mit Netzexplantation zu einer besseren Schmerzreduktion zu führen, als die Neurektomie alleine, sind aber mit einem höheren Risiko von Begleitverletzungen und Hernienrezidiven behaftet (Bischoff, 2013; Slooter, 2017).

Merke: Die Therapie chronischer Leistenschmerzen ist komplex und erfolgt interdisziplinär. Therapeutische Algorithmen beruhen auf niedriger Evidenz meist kleiner Fallserien und Expertenmeinung. Die konservative Behandlung sollte schnellstmöglich beginnen. Nach 3 Monaten ist über die Indikation zur operativen Therapie zu entscheiden, die spezialisierten Chirurgen vorbehalten sein sollte.

Literatur

Aasvang E, Kehlet H. Chronic postoperative pain: the case of inguinal herniorrhaphy. Br J Anaesth. 2005;95(1):69-76.

Aasvang E, et al. Pain and functional impairment 6 years after inguinal herniorrhaphy. Hernia. 2006;10(4):316-321.

Aasvang E, et al. Neurophysiological characterization of postherniotomy pain. Pain. 2008;137(1):173-181.

Aasvang E, et al. Predictive risk factors for persistent postherniotomy pain. Anesthesiology. 2010;112(4):957-969.

Alfieri S, et al. International guidelines for prevention and management of post-operative chronic pain following inguinal hernia surgery. Hernia. 2011;15(3):239-249.

Alfieri, S et al. Prophylactic ilioinguinal neurectomy in open inguinal hernia repair. Ann Surg. 2007;245(4):663.

Alfieri S, et al. Influence of preservation versus division of ilioinguinal, iliohypogastric, and genital nerves during open mesh herniorrhaphy: prospective multicentric study of chronic pain. Ann Surg. 2006;243(4): 553-558.

Amid PK. A 1-stage surgical treatment for postherniorrhaphy neuropathic pain: triple neurectomy and proximal end implantation without mobilization of the cord. Arch Surg. 2002;137(1):100-410.

Amid PK. Causes, prevention, and surgical treatment of postherniorrhaphy neuropathic inguinodynia: triple neurectomy with proximal end implantation. Hernia. 2004;8(4):343-349.

Amid PK, Chen DC. Surgical treatment of chronic groin and testicular pain after laparoscopic and open preperitoneal inguinal hernia repair. J Am Coll Surg. 2011;213(4):531-536.

Bartlett DC, et al. A pragmatic approach to cutaneous nerve division during open inguinal hernia repair. Hernia. 2007;11(3):243-246.

Bendavid R, et al. A mechanism of mesh-related post-herniorrhaphy neuralgia. Hernia. 2016;20(3):357-365.

Bischoff JM, et al. Long-term follow-up after mesh removal and selective neurectomy for persistent inguinal postherniorrhaphy pain. Hernia. 2013;17(3):339-345.

Bittner R, et al. Comparison of endoscopic techniques vs Shouldice and other open nonmesh techniques for inguinal hernia repair: a meta-analysis of randomized controlled trials. Surg Endosc. 2005;19(5):605-615.

Bittner R, et al. Guidelines for laparoscopic (TAPP) and endoscopic (TEP) treatment of inguinal hernia [International Endohernia Society (IEHS)]. Surg Endosc. 2011;25(9):2773-2843.

Bittner R, et al. Update of guidelines on laparoscopic (TAPP) and endoscopic (TEP) treatment of inguinal hernia (International Endohernia Society). Surg Endosc. 2015;29(2):289-321.

Bjurström MF, Álvarez R. Quantitative validation of sensory mapping in persistent postherniorrhaphy inguinal pain patients undergoing triple neurectomy. Hernia. 2017;21(2):207-214.

Campanelli G, et al. Surgical treatment of chronic pain after inguinal hernia repair. Hernia. 2013;17:347-353.

Chen DC, et al. Operative management of refractory neuropathic inguinodynia by a laparoscopic retroperitoneal approach. JAMA Surgery. 2013;148:962-967.

Franneby U, et al. Risk factors for long-term pain after hernia surgery. Ann Surg. 2006;244(2):212-219.

Giger U, et al. Endoscopic retroperitoneal neurecto my for chronic pain after groin surgery. Br J Surg. 2009;96(9):1076-1108.

Hoffmann H, et al. Smaller inguinal hernias are independent risk factors for chronic postoperative inguinal pain: a registry-based multivariable analysis of 57.999 patients. Ann Surg. 2018 Oct 10, epub ahead of print.

Hsu W, et al. Preservation versus division of ilioinguinal nerve on open mesh repair of inguinal hernia: a meta-analysis of randomized controlled trials. World J Surg. 2012;36(10):2311-2319.

Iakovlev V, et al. A Pathology of Mesh and Time: Dysejaculation, Sexual Pain, and Orchialgia Resulting From Polypropylene Mesh Erosion Into the Spermatic Cord. Ann Surg. 2017 epub ahed of print.

Iakovlev V, et al. Degradation of polypropylene in vivo: A microscopic analysis of meshes explanted from patients. J Biomed Mater Res B Appl Biomater. 2017;105(2):237-248.

Johner A, et al. Planned ilioinguinal nerve excision for prevention of chronic pain after inguinal hernia repair: a meta-analysis. Surgery. 2011;150(3):534-541.

Kalliomaki M, et al. Long-term pain after inguinal hernia repair in a population-based cohort; risk factors and interference with daily activities. Eur J Pain. 2008;12(2):214-225.

Kehlet H. Chronic pain after groin hernia repair. Br J Surg. 2008;95(2):135-136.

Kehlet H, et al. Invited commentary: Persistent pain after inguinal hernia repair: what do we know and what do we need to know? Hernia. 2013;17(3):293-297.

Loos MJ, et al. Tailored neurectomy for treatment of postherniorraphy inguinal neuralgia. Surgery. 2010;147(2):275-281.

Maatman RC, et al. Pulsed radiofrequency or anterior neurectomy for anterior cutaneous nerve entrapment syndrome (ACNES) (the PULSE trial): study protocol of a randomized controlled trial. Trials. 2017;18(1):362.

Madura JA, et al. Inguinal neurectomy for inguinal nerve entrapment: an experience with 100 patients. Am J Surg. 2005;189(3):283-287.

Maier C, et al. Quantitative sensory testing in the German Research Network on Neuropathic Pain (DFNS): somatosensory abnormalities in 1236 patients with different neuropathic pain syndromes. Pain. 2010;150(3):439-450.

Miserez M, et al. Update with level 1 studies of the European Hernia Society guidelines on the treatment of inguinal hernia in adult patients. Hernia. 2014;18(2):151-163.

Mol F, Roumen R. DRG Spinal Cord Stimulation as Solution for Patients With Severe Pain Due to Anterior Cutaneous Nerve Entrapment Syndrome: A Case Series. Neuromodulation 2017 epub.

Nienhuijs S, et al. Pain after open preperitoneal repair versus Lichtenstein repair: a randomized trial. World J Surg. 2007;31(9):1751-1757; discussion 1758-1759.

Reinpold W, et al. Retroperitoneal anatomy of the iliohypogastric, ilioinguinal, genitofemoral, and lateral femoral cutaneous nerve: consequences for prevention and treatment of chronic inguinodynia. Hernia. 2015;19(4):539-548.

Reinpold W, et al. Nerve management and chronic pain after open inguinal hernia repair: a prospective two phase study. Ann Surg. 2011;254(1):163-168.

Schu S, et al. Spinal cord stimulation of the dorsal root ganglion for groin pain-a retrospective review. Pain pract. 2015;15(4):293-299.

Sen H, et al. The effects of gabapentin on acute and chronic pain after inguinal herniorrhaphy. Eur J Anaesthesiol. 2009;26(9):772-776.

Simons MP, et al. European Hernia Society guidelines on the treatment of inguinal hernia in adult patients. Hernia. 2009;13(4):343-403.

Slooter GD, et al. Laparoscopic mesh removal for otherwise intractable inguinal pain following endoscopic hernia repair is feasible, safe and may be effective in selected patients. Surg Endosc.
   2017 epub ahead of print.

Smeds S, et al. Influence of nerve identification and the resection of nerves "at risk" on postoperative pain in open inguinal hernia repair. Hernia. 2010;14(3):265-270.

Treede RD, et al. Neuropathic pain: redefinition and a grading system for clinical and research
   purposes.Neurology. 2008;70(18):1630-1635.

Valvekens E, et al. Long-term outcome of surgical treatment of chronic postoperative groin pain: a
   word of caution. Hernia. 2015;19(4):587-594.

Verhagen T, et al. Surgery for chronic inguinodynia following routine herniorrhaphy: beneficial
   effects on dysejaculation. Hernia. 2016;20(1):63-68.

Verhagen T, et al. The GroinPain Trial: A Randomized Controlled Trial of Injection Therapy Versus
   Neurectomy for Postherniorraphy Inguinal Neuralgia. Ann Surg. 2017 epub ahead of print.

Werner MU. Management of persistent postsurgical inguinal pain. Langenbecks Arch Surg.
   2014;399:559–569.

Wijsmuller AR, et al. Nerve management during open hernia repair. Br J Surg. 2007;94(1):17–22.

Zacest AC, et al. Long-term outcome following ilioinguinal neurectomy for chronic pain. J Neurosurg.
   2010;112(4):784-789.

Zwaans WA, et al. Mesh Removal and Selective Neurectomy for Persistent Groin Pain Following
   Lichtenstein Repair. World J Surg. 2017;41(3):701-712.

3.3 Infekt- und Komplikationsmanagement

Bernd Stechemesser, Franz Mayer

3.3.1 Infektprophylaxe

Ziel jeder chirurgischen Infektprophylaxe ist die Verhinderung einer Dekompensa-
tion der lokalen Infektabwehr. Dies geschieht einerseits durch die Minimierung des
Risikos einer Keimeinschleppung (Desinfizierende Maßnahmen) und andererseits
durch eine möglichst geringe Wundtraumatisierung. Das Infektionsrisiko für eine SSI
(*Surgical Site infection*) ergibt sich u. a. aus dem Grad der bakteriellen Besiedlung des
Operationsgebietes. Hernieneingriffe sind daher per definitionem in der Regel asepti-
sche Eingriffe. Daneben unterscheidet man patienteneigene Risikofaktoren, präoperative Risikofaktoren, intraoperative Risikofaktoren und postoperative Risikofaktoren
(Wacha, 2010). Ein erhöhtes perioperatives Infektionsrisiko besteht bei infiziertem
oder kontaminiertem Operationsgebiet, bei mehreren patienteneigenen Risikofaktoren wie Abwehrschwäche, schlechter Allgemeinzustand oder Endokarditis, sowie
bei operationsbedingten Risiken wie langen oder komplexen Operationen oder Einsatz von Implantaten (AWMF, 2012).

3.3.2 Perioperative Antibiotikaprophylaxe

Die perioperative antibiotische Prophylaxe in der Hernienchirurgie ist nach wie vor umstritten. Das Ziel einer antibiotischen Prophylaxe ist es, chirurgische Infektionen maximal zu reduzieren. Durch die Prophylaxe soll eine Vermehrung von pathogenen Keimen, die das Operationsfeld verunreinigen, verhindert werden. Die wesentliche Quelle ist die Hautflora des Patienten. Dies muss abgewogen werden gegen die Toxizität des Medikaments, mögliche allergische Reaktionen und Sensibilisierung, der Entwicklung von Resistenzen und nicht zuletzt gegen höhere perioperative Kosten. Die Antibiotika-Prophylaxe kann keine evidenzbasierten Hygienemaßnahmen zur Prävention von postoperativen Infektionen ersetzen, sie kann sie nur ergänzen (Wacha, 2010).

Hernienoperationen sind definitionsgemäß „saubere Verfahren" (Horan et al., 1992). Im Gegensatz hierzu gibt es aber eine beträchtliche Anzahl von Patienten, die Risikofaktoren oder Promontoren für die Entstehung einer postoperativen Wundinfektion mitbringen (Schipmann, 2016).

In der Literatur werden sehr heteroge Angaben zu postoperativen Wundinfektionen bei Leistenhernien gemacht, diese reichen von 0 %–8,8 % mit Antibiotikaprophylaxe und von 0 %–8,9 % ohne Antibiotikaprophylaxe (Bittner, 2011). In einer aktualisierten Cochrane Analyse aus dem Jahr 2012 kommen die Autoren zu dem Ergebnis, dass eine generelle Antibiotikaprophylaxe in der Hernienchirurgie nicht zu empfehlen sei (Sanchez-Manuel, 2012). Publikationen, die auf den Unterschied zwischen offener und laparoskopischer Technik abheben, sind leider selten. In der laparoskopischen Chirurgie variiert die Infektionsrate zwischen 0 % bis 2,8 %, in der offenen Technik variiert die Infektionsrate zwischen 0,7 % bis maximal 3,1 % (Bittner, 2011). Nach den neuen internationalen Guidelines der Hernia Surge Gruppe gilt eine Infektionsrate von bis zu 5 % noch als niedrig (Hernia Surge Group, 2018). Infektionsraten über 5 % sollten sicher, neben der prophylaktischen Antibiotikagabe, Anlass zu generellen hygienischen Maßnahmen geben. Daten aus der deutschen Herniamed Register Studie konnten belegen, dass allein die laparo-endoskopische Technik einen derartig positiven Einfluss auf die postoperativen Wundinfektionsraten nimmt, dass eine zusätzliche perioperative Antibiotikaprophylaxe keinen weiteren additiven Effekt bewirkt. Gleichzeitig belegen diese Daten einen positiven perioperativen Effekt auf die Wundinfektionsraten der offenen Techniken (Kockerling, 2015).

Eine generelle antibiotische Prophylaxe kann daher für die laparo-endoskopischen Techniken nicht allgemein empfohlen werden (Poelman, 2013). Auch bei den offenen Verfahren lässt sich eine Evidenz diesbezüglich nicht eindeutig belegen. Bei Existenz zusätzlicher Risikofaktoren sollte in jedem Einzelfall evaluiert werden, ob eine Antibiotikaprophylaxe durchgeführt werden muss oder nicht. Die Risikofaktoren sind in Tab. 3.6 aufgelistet.

Der optimale Zeitpunkt für die Gabe des Antibiotikums hängt von der Halbwertszeit des Medikamentes ab, es sollte in einem zeitlichen Abstand von weniger als 60

Minuten vor Schnitt appliziert werden, idealerweise bei der Einleitung durch den Anästhesisten (de Jonge, 2017; Weber, 2017). Üblicherweise erfolgt die PAP als *single shot* (Zweigner, 2013).

In unserer Einrichtung erfolgt die Applikation bei allen offenen Leistenoperationen ca. 30 Minuten vor Schnitt. Bei den laparo-endoskopischen Operationen ohne zusätzliche Risikofaktoren, wie einem Diabetes mellitus, verzichten wir auf die Gabe eines perioperativen Antibiotikums.

Tab. 3.7 zeigt einen Überblick der aktuellen Standards im Hernienzentrum Köln. Diese hat sich in der Praxis bewährt ist aber nicht streng an den Leitlinien orientiert.

Tab. 3.6: Individuelle Risikofaktoren mod. (Wacha, 2010; Schipmann et al., 2016).

Patientenfaktoren	Eingriffsart	intraoperativ	Postoperativ
– Alter	– Notfall	– Zeit < 2h	– Revision
– Diabetes mellitus	– Kontaminiert	– Mehr als ein Eingriff	– Drainage mehr als drei
– Immundefizienz		– Komplikation	Tage
– Adipositas			– Reoperation
– MRSA			
– Dialyse			
– Drogenabhängigkeit			
– ASA-Score > 3			

Tab. 3.7: Standards im Hernienzentrum Köln.

Prozedur	Generic	Single shot
TEP	–	–
TEP + Nabel	Cefuroxim 1,5 g	X
TEP + Risikofaktoren	Cefuroxim 1,5g	X
Lichtenstein	Cefuroxim 1,5 g	X
Shouldice	Cefuroxim 1,5 g	X
TIPP	Cefuroxim 1,5 g	X

Die Auswahl des bestmöglichen Antibiotikums hängt primär von dem zu erwartenden pathogenen Keimspektrum aus der residualen physiologischen oder pathologischen Besiedlung des chirurgischen Operationsfeldes und der momentanen Haut- und Schleimhaut Umgebung ab. Zusätzlich muss bei jedem Patienten eine potentielle Antibiotikaallergie bedacht werden.

Die Entscheidung über das richtige Antibiotikum hängt also maßgeblich von dem zu erwartenden Keimspektrum lokoregionär ab. Zusätzlich müssen regionale

Besonderheiten und bevölkerungstypische Keimspektren bedacht werden. Das Antibiotikum der Wahl sollte nebenwirkungsarm, wenig allergisierend und kostengünstig sein. Für die Leistenhernienchirurgie bietet sich Ampicillin ggf. in Kombination mit Sulbactam und Cefalosporine der ersten und zweiten Generation an (Wacha, 2010). Es gibt keinen Vorteil, dass Antibiotikum als Dauermedikation zu verordnen (Orlando, 2015).

3.3.3 Komplikationsmanagement

3.3.3.1 Inguinalhernien

Das Risiko für das Auftreten einer Komplikation nach einer Leistenhernienoperation liegt zwischen 15 % und 28 % (Simons, 2009). Dabei ist chronischer Schmerz die häufigste Komplikation (Molegraaf, 2017). Bei der häufigsten allgemeinchirurgischen Operation weltweit ist auch nur ein geringer Prozentsatz an Komplikationen eine Katastrophe für eine sehr große Anzahl von Menschen (Rutkow und Robbins, 1993; Simons, 1996). Hämatome und Serome sind typische Komplikationen bei Inguinalhernien-Operationen, ihre Häufigkeit wird mit 8–22 % angegeben (Simons, 2009). Schwerwiegende Komplikationen, wie Gefäßverletzungen, Blasenläsionen, Darmläsionen sind insgesamt selten, sie finden sich allerdings häufiger bei laparo-endoskopischen Eingriffen, als bei offenen (McCormack, 2003). Folgt man den EHS-Guidelines, sollte ein Hämatom immer dann ausgeräumt werden, wenn die Haut unter Spannung gerät (Grad B), Serome sollten nach Möglichkeit nicht punktiert werden,

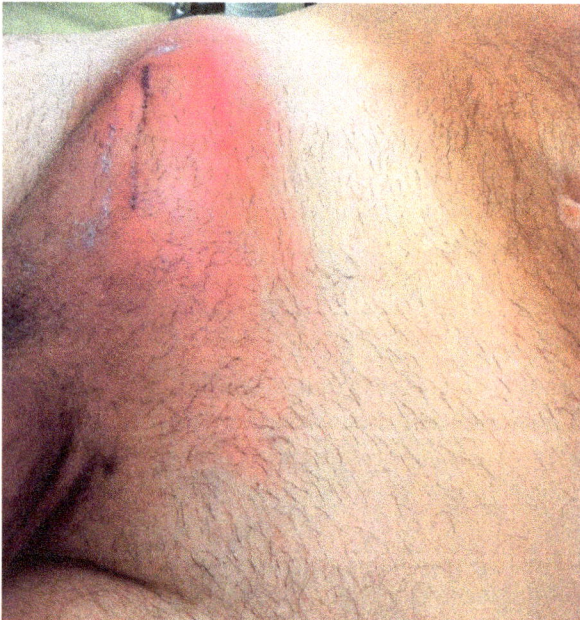

Abb. 3.11: Wundinfekt nach offener Leistenhernienversorgung.

sondern durch abwartendes Handeln sich selbst resorbieren (Grad C) (Simons et al., 2009). Verletzungen der Hodengefäße sind selten, die Rate liegt etwa bei 0,7 %, wobei es keinen signifikanten Unterschied macht, ob der Patient offen oder laparo-endoskopisch operiert wurde (Bittner et al., 2005). Bei einer Wundinfektion gelten zunächst die chirurgischen Grundregeln nach denen eine Wunde eröffnet werden sollte und entsprechend der allgemeinen chirurgischen Richtlinien zu versorgen ist (Abb. 3.11). Eine Unterdrucktherapie wird häufig angewandt.

Netzinfektionen

Tiefe Wundinfektionen mit Beteiligung des Netzlagers bei Leistenhernienoperationen sind insgesamt selten. Es sind Migrationen von Netzen in alle benachbarten aber auch in weiter entfernte Organe beschrieben, unabhängig von der Art der Operation, offen oder laparoskopisch. Die Entscheidung, ob ein Netz entfernt werden muss oder nicht ist von vielen Faktoren abhängig. Die Rolle, die das Material bei der Netzinfektion spielt, ist Gegenstand zahlreicher Publikationen. Dabei spielt das Kunststoffmaterial selbst, die Porengröße, das Flächengewicht und die Verarbeitung eine Rolle (Amid; 1997; Deeken, 2011; Nikkolo, 2012).

3.3.3.2 Ventralhernien

Bei den Ventralhernien und insbesondere bei den sekundären Ventralhernien sind deutlich höhere Komplikationsraten noch als normal zu bezeichnen. Die Infektraten sind abhängig von der Herniengröße, der Methodik der Reparatur – laparoskopisch oder offen –, der Netzposition, den Begleiterkrankungen und der Operationsdauer. Nach Literaturangaben sind Wundinfektionsraten bis 4 % bei nicht inkarzerierten Ventralhernien beschrieben (Kaoutzanis, 2015). Es besteht eine Methodenvielfalt mit spezifischen Risiken und Komplikationen, diese finden sich in der einzelnen Methodenbeschreibung. Auch hier gilt, dass Serome nach Möglichkeit nicht punktiert werden sollten (Bittner, 2014). Risikofaktoren der Wundheilung bei Ventralhernien sind in Tab. 3.8 abgebildet (Kaoutzanis, 2015).

Tab. 3.8: Risikofaktoren der postoperativen Wundheilung nach Kaoutzanis (2015) bei Patienten mit nicht inkarzerierten Ventral-Hernien.

Risikofaktor	Odds ratio (95 % Konfidenzintervall	p-Wert
BMI-Wert > 30	1,49 (1,18–1,88)	< 0,001
Rauchen	1,46 (1,13–1,84)	0,003
Offene Operation	3,54 (2,41–5,21)	< 0,001
Operationsdauer	1,25 (1,18–1,33)	< 0,001
Stationärer Patient	1,98 (1,51–2,59)	< 0,001

Netzinfektionen

Infektionen, die bis auf das Netz reichen kommen nach Literaturangaben zwischen 0,98 % bis zu 8 % vor (Falagas, 2005). Es sind frühe postoperative Infektionen von chronischen, oft noch Jahre nach der Netzimplantation evident werdenden, Infektionen zu unterscheiden. Eine generelle Empfehlung, ob und wann ein Netz entfernt werden soll oder nicht, kann hier nicht angegeben werden. Weiterführende Literatur (Bueno-Lledo, 2017; Jezupovs, 2006; Montgomery, 2015). Abb. 3.12 zeigt einen akuten

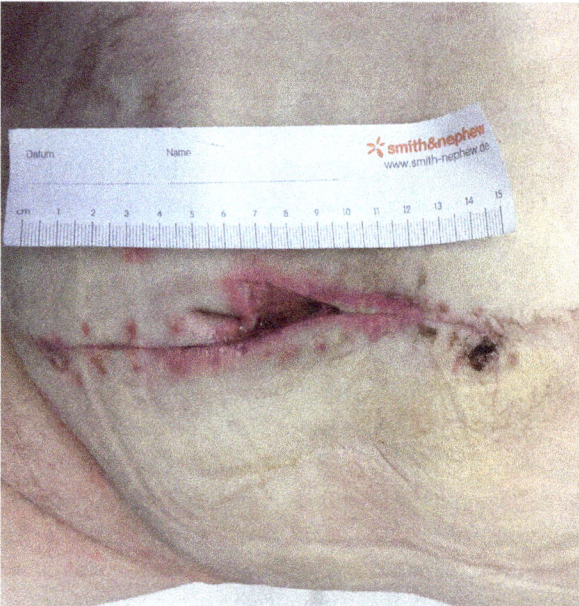

Abb. 3.12: Akuter Infekt einer großen Narbenhernie.

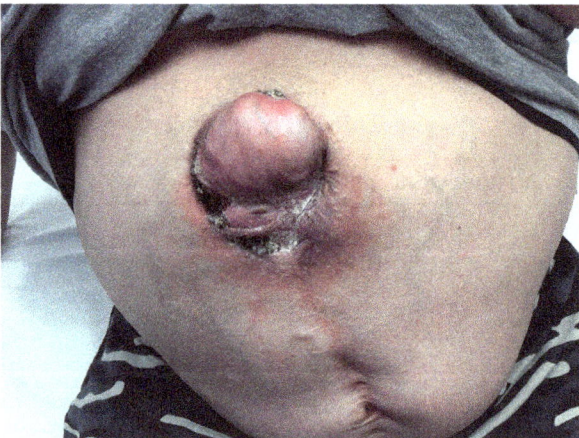

Abb. 3.13: chronischer Infekt mit Netzmigration in die Haut.

Infekt einer großen Narbenhernie. Abb. 3.13 einen chronischen Infekt mit Netzmigration in die Haut.

Literatur

Amid PK. Classification of biomaterials and their related complications in abdominal wall hernia surgery. Hernia. 1997;1(1):15-21.

AWMF. Perioperative Antibiotikaprophylaxe. Leitlinien. 2012, http://www.awmf.org/leitlinien/detail/ll/029-022.html.

Bittner R, Arregui ME, Bisgaard T, et al. Guidelines for laparoscopic (TAPP) and endoscopic (TEP) treatment of inguinal hernia [International Endohernia Society (IEHS)]. Surg Endosc. 2011;25(9):2773-2843.

Bittner R, Bingener-Casey J, Dietz U, et al. Guidelines for laparoscopic treatment of ventral and incisional abdominal wall hernias (International Endohernia Society [IEHS])-Part 2. Surg Endosc. 2014;28(2):353-379.

Bittner R, Sauerland S, Schmedt CG. Comparison of endoscopic techniques vs Shouldice and other open nonmesh techniques for inguinal hernia repair: a meta-analysis of randomized controlled trials. Surg Endosc. 2005;19(5):605-615.

Bueno-Lledo J, Torregrosa-Gallud A, Carreno-Saenz O, et al. Partial versus complete removal of the infected mesh after abdominal wall hernia repair. Am J Surg. 2017;214(1):47-52.

Cruse PJ, Foord R. The epidemiology of wound infection. A 10-year prospective study of 62,939 wounds. Surg Clin North Am. 1980;60(1):27-40.

de Jonge SW, Gans SL, Atema JJ, et al. Timing of preoperative antibiotic prophylaxis in 54,552 patients and the risk of surgical site infection: A systematic review and meta-analysis. Medicine (Baltimore). 2017;96(29):e6903.

Deeken CR, Abdo MS, Frisella MM, Matthews BD. Physicomechanical evaluation of polypropylene, polyester, and polytetrafluoroethylene meshes for inguinal hernia repair. J Am Coll Surg. 2011;212(1):68-79.

Falagas ME, Kasiakou SK. Mesh-related infections after hernia repair surgery. Clin Microbiol Infect. 2005;11(1):3-8.

Hernia Search Group. International guidelines for groin hernia management. Hernia. 2018;22(1):1-165.

Horan TC, Gaynes RP, Martone WJ, Jarvis WR, Emori TG. CDC definitions of nosocomial surgical site infections, 1992: a modification of CDC definitions of surgical wound infections. Am J Infect Control. 1992;**20**(5):271-274.

Jezupovs A, Mihelsons M. The analysis of infection after polypropylene mesh repair of abdominal wall hernia. World J Surg. 2006;30(12):2270-2278; discussion 2279-2280.

Kaoutzanis C, Leichtle SW, Mouawad NJ, et al. Risk factors for postoperative wound infections and prolonged hospitalization after ventral/incisional hernia repair. Hernia. 2015;19(1):113-123.

Kockerling F, Bittner R, Jacob D, et al. Do we need antibiotic prophylaxis in endoscopic inguinal hernia repair? Results of the Herniamed Registry. Surg Endosc. 2015;29(12):3741-3749.

McCormack K, Scott NW, Go PM, Ross S, Grant AM. Laparoscopic techniques versus open techniques for inguinal hernia repair. Cochrane Database Syst Rev. 2003;(1):Cd001785.

Molegraaf M, Lange J, Wijsmuller A. Uniformity of Chronic Pain Assessment after Inguinal Hernia Repair: A Critical Review of the Literature. Eur Surg Res. 2017;58(1-2):1-19.

Montgomery A, Kallinowski F, Kockerling F. Evidence for Replacement of an Infected Synthetic by a Biological Mesh in Abdominal Wall Hernia Repair. Front Surg. 2015;2:67.

Nikkolo C, Murruste M, Vaasna T, et al. Three-year results of randomised clinical trial comparing lightweight mesh with heavyweight mesh for inguinal hernioplasty. Hernia. 2012;16(5):555-559.

Orlando G, Manzia TM, Sorge R, et al. One-shot versus multidose perioperative antibiotic prophylaxis after kidney transplantation: a randomized, controlled clinical trial. Surgery. 2015;157(1):104-110.

Poelman MM, van den Heuvel B, Deelder JD, et al. EAES Consensus Development Conference on endoscopic repair of groin hernias. Surg Endosc. 2013;27(10):3505-3519.

Rutkow IM, Robbins AW. Demographic, classificatory, and socioeconomic aspects of hernia repair in the United States. Surg Clin North Am. 1993;73(3):413-426.

Sanchez-Manuel FJ, Lozano-Garcia J, Seco-Gil JL. Antibiotic prophylaxis for hernia repair. Cochrane Database Syst Rev. 2012;(2):Cd003769.

Schipmann S, Akalin E, Doods J, et al. When the Infection Hits the Wound: Matched Case-Control Study in a Neurosurgical Patient Collective Including Systematic Literature Review and Risk Factors Analysis. World Neurosurg. 2016;95:178-189.

Simons MP, Aufenacker T, Bay-Nielsen M, et al. European Hernia Society guidelines on the treatment of inguinal hernia in adult patients. Hernia. 2009;13(4):343-403.

Simons MP, Kleijnen J, van Geldere D, Hoitsma HF, Obertop H. Role of the Shouldice technique in inguinal hernia repair: a systematic review of controlled trials and a meta-analysis. Br J Surg. 1996;83(6):734-738.

Wacha H, Hoyme U, Isenmann R, et al. Perioperative Antibiotika-Prophylaxe Empfehlungen einer Expertenkommission der Paul-Ehrlich-Gesellschaft für Chemotherapie e. V. Chemotherapie Journal. 2010;19(3):70-84.

Weber WP, Mujagic E, Zwahlen M, et al. Timing of surgical antimicrobial prophylaxis: a phase 3 randomised controlled trial. Lancet Infect Dis. 2017;17(6):605-614.

Zweigner J, Haag MA, Gebhardt S, Meyer E, Gastmeier P. European Centre for Disease Prevention and Control. Systematic review and evidence-based guidance on perioperative antibiotic prophylaxis. ECDC, 2013.

3.4 Giant Hernias und Komponentenseparation

René H. Fortelny, Wolfgang Reinpold

Die Behandlung von „*Giant Hernias*" ist trotz vorhandener Methodenvielfalt und enormer technischer Entwicklung von neuen operativen Techniken mit teilweise minimal invasiven Zugängen und innovativen Netzmaterialien nach wie vor eine der größten Herausforderungen der Hernienchirurgie. Die operativen Begleitumstände in dieser Patientengruppe sind häufig durch mehrfache Voroperationen und multiple Komorbiditäten deutlich erschwert. Die unterschiedlichen präoperativen Voraussetzungen, wie Defizite von Faszie/Muskulatur und/oder Haut erfordern überwiegend individuelle Lösungsansätze und eine perfekte perioperative interdisziplinäre Zusammenarbeit. Die in diesen Fällen defektbedingten Einschränkung des funktionellen Zusammenspiels von Bauchwandmuskulatur mit den knöchernen Rumpfstrukturen und der Rückenmuskulatur ist für den Ansatz für die funktionelle Wiederherstellung der Abdominalwand wesentlich. Daher ist für jeden dieser speziellen Hernienpatienten ein „*tailored approach*" unter Einbeziehung aller optionaler perioperativer Optimierung unverzichtbar und Grundvoraussetzung.

3.4.1 Begriffsdefinition „Giant Hernia"

Der Begriff einer sogenannten „*Giant Hernia*" mit „*Loss of Domain*" findet uneinheitliche Verwendung mangels allgemein gültiger Definition. Nach der EHS-Klassifikation für Abdominalwand- und Narbenbrüche wird nur die Defektgröße und Lokalisation einbezogen, nicht aber die Bruchsackgröße in Bezug auf den Bruchlückendurchmesser. Die Frage ab welchem Größenverhältnis das Heimatrecht für den Bruchsackinhalt als verloren gilt, ist hier zu diskutieren. Seit den Publikationen von Sabbagh und Tanaka (Sabbagh, 2011; Tanaka, 2010) existiert zumindest ein Anhaltspunkt für diese Begriffsdefinition in Bezug auf ein darauf abzustimmendes operatives Verfahren, um das gefürchtete abdominelle Kompartment Syndrom (AKS) zu vermeiden. Die Ratio zwischen den Volumina der Peritonealhöhle und des extraterritorealen Bruchsackes sollte als Maß für die Wahl zu den herkömmlichen chirurgischen Techniken wie z. B. des klassisches Sublay- oder eines additiv spannungsreduzierenden oder aber eines *Bridging*-Verfahrens herangezogen werden. Auf Basis der Resultate der Studien von Sabbagh sollte ein extraperitonealer Hernienanteil von > 20 % bzw. nach den Ergebnissen von Tanaka > 25 % als „*Loss of Domain*" definiert werden. Die dazu diagnostisch erforderliche Abklärung erfolgt mittels CT basierter Volumetrie der Bruchsackanteile und des intraperitonealen Volumens.

3.4.2 Präoperative Diagnostik

Neben der erwähnten CT-volumetrischen Berechnungen ist, wie auch in anderen chirurgischen Indikationen üblich, für die Planung einer „*tailored*" Verfahrenstechnik eine Mindestanforderung an präoperativer Diagnostik erforderlich. Die Erstellung eines individuellen Risikoprofils dieser meist multimorbiden Patienten umfasst eine ausführliche interne Abklärung mit exakter Diagnostik des pulmonalen Funktionszustandes. Diese Untersuchungen sind vor allem unter dem Hintergrund des Risikos für eine postoperative respiratorische Ateminsuffizienz sowie eines AKS essentiell. Der von Schachtrupp errechneten intra-abdominellen Drucksteigerung im Verhältnis von 200 ml Flüssigkeit zu jeweils 1 mmHg, kommt hier besondere Bedeutung in der Berechnung des „*Loss of Domain*" Anteiles, der intraperitoneal rückverlagert werden soll, zu (Schachtrupp, 2009).

3.4.3 Präoperative Konditionierung/Therapie

Die Optimierung der Funktionszustände – respiratorisch (Nikotinabstinenz), stoff-
wechselbezogen (Diabetes mellitus, Adipositas), kardial und gegebenenfalls auch
dermatologisch (Ulzera) – richten sich je nach Ausgangswert und Therapiemöglich-
keiten. Neben einer in jedem Fall zu empfehlenden präoperativen respiratorischen
Konditionierung durch Atemgymnastik ist die Anlage eines progressiven Pneumoperitoneums (PPP), erstmals beschrieben von Moreno, eine spezielle Technik die
Respiration schon präoperativ zu simulieren und zu stimulieren und zusätzlich die
Bauchdecke, wenn auch zumindest nur gering, vorzudehnen (Goni-Moreno, 1940).
Sabbagh und Tanaka berichten in Anwendung dieser Methode sehr gute Resultate.
Die dazu erforderliche Hospitalisation, die zumindest 1 Woche bis 10 Tage beträgt, ist
im Abrechnungssystem (DRG, LKF) allerdings nicht berücksichtigt. Die Anwendung
einer explorativen Laparoskopie zum Ausschluss von Adhäsionen, die ein PPP kon-
traindizieren, mit simultaner Anlage eines Tenkhoff-Katheters zur peritonealen Insufflation mit gefilterter Luft, sind hier in Betracht zu ziehen.

Eine weitere Methode der präoperativen Konditionierung der Bauchdecke ist die
Anwendung von Botulinum Toxin Typ A zur Relaxation der Bauchdeckenmuskulatur – erstmals von Ibarra-Hurtado et al. beschrieben und zunehmend auch weltweit
in Anwendung (Ibarra-Hurtado, 2009; Elstner, 2016). Die Vordehnung von Haut und
Muskultur mittels implantierbarer Expander stellt in speziellen Fällen, z. B. nach
Thierschlappen-versorgten Bauchdecken, eine zusätzliche Möglichkeit der präoperativen Konditionierung dar.

3.4.4 Operative Methoden

Hintergrund

Als Grundvoraussetzung der Planung eines operativen Verfahrens ist die Abklärung
des muskulären Status quo organisch und funktionell absolut erforderlich. Vor allem
die Verhältnisse im Bereich der Rektusmuskulatur (Ausprägung, Innervation) ist entscheidend für ein muskelbasierend rekonstruktives Verfahren.

Prinzipiell ist die Rekonstruktion der Mittelinie aus funktioneller Sicht, soweit
realisierbar, immer anzustreben (De Silva, 2016). Die potentiell beste Position des
Netzimplantates ist in Hinsicht auf optimale Integration und Vermeidung von Komplikation ohne Zweifel im retromuskulären Bereich der beiden Musculi recti abdominis.

Die experimentellen Studien von Klein et al. und Dragu et al. (Klein, 1996; Dragu,
2009) zeigen die im Rahmen eines Mittellinienverschlusses ohne zusätzliche Release-
Technik mittels Tensiometer ermittelten maximal tolerierbaren Zugwerte bei ca. 1,5
Kilopond. Dies bedeutet daher die Notwendigkeit entsprechender Entlastungstech-

niken bei Werten > 1,5 Kilopond Zugbelastung zur Vermeidung des potentiellen Risikos von Platzbauch bzw. „*button holes*".

3.4.4.1 Komponentenseparationsverfahren

Prinzipiell dienen sämtliche Komponentenseparationsverfahren mit horizontaler Erweiterung der Bauchwand einer Entlastung bzw. Reduktion der Nahtspannung des Mittellinienverschlusses. Das Ausmaß der Entlastung ist je nach Verfahren unterschiedlich groß.

Offene anteriore Komponentenseparation

Die am meisten verbreitete offene anteriore Komponentenseparation (ACS) wurde erstmals 1951 von Albanese beschrieben und ist heute als die von Ramirez et al. publizierte „Ramirez-Plastik" bekannt (Albanese, 1951; Ramirez, 1990). Mit dieser Entlastungstechnik können Mittelliniendefekte mit einem Querdurchmesser von periumbilikal bis zu 20 cm, epigastrisch bis 8 cm und suprapubisch bis 6 cm spannungsarm verschlossen werden (Abb. 3.14).

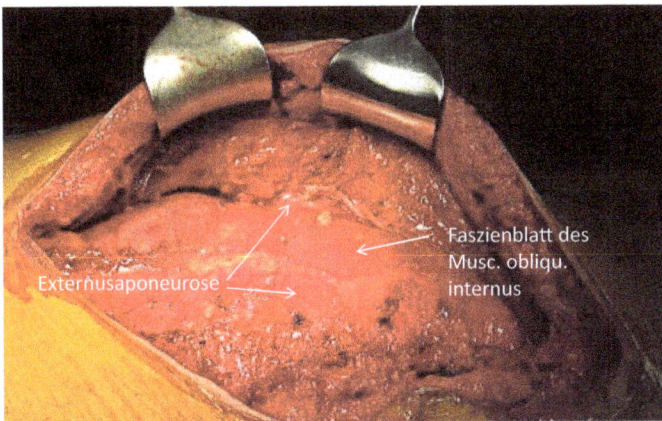

Abb. 3.14: Anteriore Komponentenseparation nach Ramirez.

OP-Technik (Keypoints)

1. Zunächst vollständige Entfernung des Narbengewebes bzw. des Bruchsackes bds. bis zum Rand des M. rectus abdominis.
2. Adhäsiolyse von adhärenten Organen bzw. des großen Netzes.
3. Komplettes Ablösen des hinteren Rektusscheidenblatts vom M. rectus abdominis bds. (retromuskuläre Präparation wie bei der Rives-Operation)
4. Beidseitige epifasziale Dissektion von Haut und Subkutangewebe bis über den lateralen Rand des M. rectus abdominis hinaus mit Darstellung der Linea semi-

lunaris (bis ca. 15 cm lateral der Medianlinie) und von ca. 5 cm cranial des Rippenbogenrands bis zur Leistenregion.

5. Optionale Schonung bzw. Erhaltung der periumbilikalen Perforansgefäße zur Vermeidung von Wundheilungskomplikationen (Hämatomen, Seromen, Infektionen, Nekrosen) bekannt unter PUMPS (*periumbilical perforans sparing*) -Technik.

6. Inzision und Längsspaltung der Externusaponeurose ca. 1 cm lateral der Linea semilunaris in gesamter Länge von ca. 5 cm cranial des Rippenbogenrands bis zur Leistenregion (Cave: Verletzung Leistennerven und Samenstrang!)

7. Stumpfes Präparieren der gefäßfreien und nervenfreien Schicht zwischen M. obliquus externus und M. obliquus internus bis zur mittleren bzw. je nach Erfordernis bis zur hinteren Axillarlinie.

8. Der Mittellinienverschluss soll spannungsarm (< 1,5 Kilopond Zugkraft) mit spät resorbierbarem oder nicht resorbierbarem Faden der Stärke 0 bzw. 2-0 in fortlaufender Nahttechnik in einem Naht-Inzisionsverhältnis von zumindest 5:1 in der *small bites/short stitch*-Technik (Deerenberg, 2015; Fortelny, 2015).

9. Optionale Verstärkung der Separationsregion mit einem Onlay-Netz, speziell bei muskulär schwach ausgeprägter Bauchdecke.

Tipps und Tricks

Die topographisch relevante Plica semilunaris muss in jedem Fall identifiziert werden, um die Inzision in 1 cm lateralem Abstand dazu exakt durchzuführen.
Liegt die Inzision zu weit medial besteht große Gefahr das den Rektusmuskel versorgende Gefäß-Nervenbündel zu verletzen.
Die Durchführung der ACS sollte prinzipiell vor Verschluss des hinteren Blattes der Rektusscheide erfolgen, um ein sicheres palpatorisches Identifizieren der lateralen Kante des Rektusmuskels zu ermöglichen.

Posteriore Komponentenseparation

Der aus den USA kommende Trend der posterioren Komponenten Separation (PCS) wurde durch Publikationen von Carbonell, Novitsky aus der Gruppe um Michael Rosen beschrieben (Carbonell, 2008; Novitsky, 2012).

Die für die segmentalen Nerven der Rektusmuskulatur (Abb. 3.15), die zwischen dem Musculus obliquus internus und dem Musculus transversus abdominis verlaufen, risikoärmste Dissektionsebene ist zwischen dem Musculus transversus abdominis und der präperitonealen Transversus Faszie mit direkten Zugang durch das hintere Blatt der Rektusscheide (Novitsky, 2012).

Die PCR unterscheidet sich zur anterioren durch den Vorteil des geringeren Komplikations-risikos bzgl. der Inzidenz von Serom, Hämatom und Infektion auf Grund der reduzierten Dissektionsfläche. Das Ausmaß der potentiellen Entlastung respektive des Release-Ausmaßes der Bauchdecke fällt nach Durchführung einer PCR allerdings deutlich geringer im Vergleich zur ACS aus (Krpata, 2012).

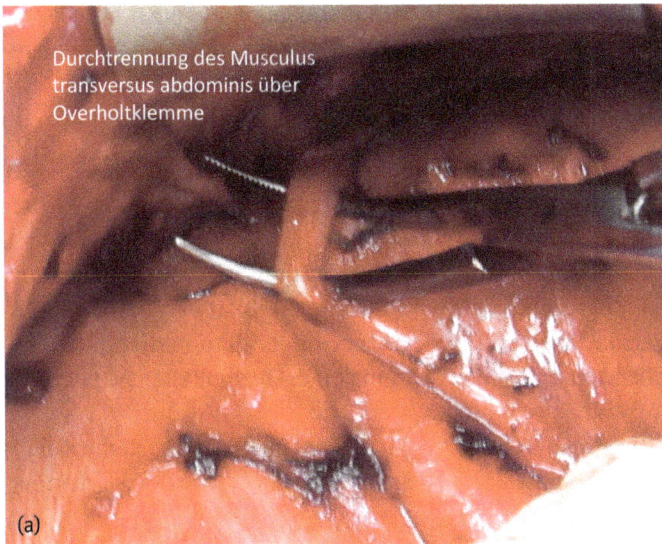

(a) Durchtrennung des Musculus transversus abdominis über Overholtklemme

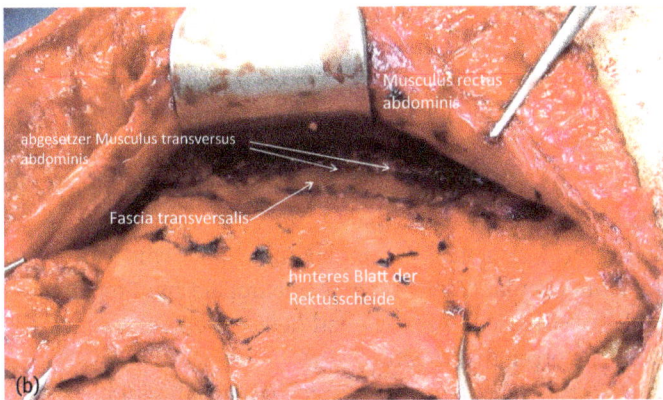

Musculus rectus abdominis

abgesetzer Musculus transversus abdominis

Fascia transversalis

hinteres Blatt der Rektusscheide

(b)

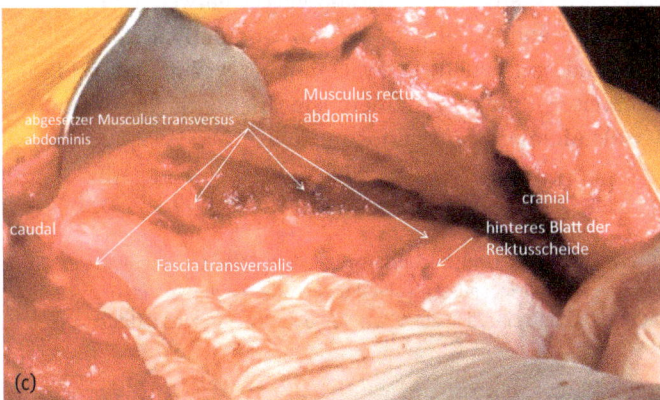

abgesetzer Musculus transversus abdominis

Musculus rectus abdominis

caudal

cranial

hinteres Blatt der Rektusscheide

Fascia transversalis

(c)

Abb. 3.15: Posteriore Komponentenseparation – TAR. (a) Durchtrennung des Musculus transversus abdominis über Overholtklemme; (b) Posteriore Komponentenseparation – TAR. Situs nach Durchtrennung des M. transversus abdominis und hinteren Rektusscheidenblatt; (c) Posteriore Komponentenseparation – TAR. Situs nach Mobilisation M. transversus abdominis von Fascia transversalis.

Der größte Benefit der PCS im Vergleich zu den anderen Komponentenseparationsverfahren liegt in der Möglichkeit, große Netze zur Verstärkung der Abdominalwand bis weit in den lateralen Bereich implantieren zu können.

OP-Technik (Keypoints)

1. Die initiale Präparation des hinteren Blattes der Rektusscheide erfolgt analog der klassischen retromuskulären Sublay Technik.
2. Nach ausreichend lateraler Dissektion des retromuskulären Kompartments bis zum Eintritt des Gefäßnervenbündels wird das hintere Blatt der Rektusscheide 2 cm medialseitig davon längs inzidiert und der direkt darunterliegende Musculus transversus abdominis unter Verwendung einer Overholtklemme portionsweise mittels Elektrokauter durchtrennt.
3. Der Beginn des Einstieges der Inzision wird unterschiedlich in der Literatur empfohlen. Der Vorteil auf Höhe der Rippenbögen zu beginnen, liegt in der deutlich besseren Konsistenz und Identifikation der Transversus Muskulatur im Vergleich zum Einstieg auf Höhe der Linea arcuata.
4. Die Dissektion des Raumes zwischen des M. transversus abdominis und des Peritoneums bzw. der Fascia transversalis erfolgt stumpf und vorsichtig, um keine Läsionen am Peritoneum zu verursachen. .
5. Verschluss des hinteren Blattes der Rektusscheide in *small bite/short stitch*-Technik, der auf Grund des Release meist problemlos spannungsarm erfolgen kann.
6. Die Implantation eines großporigen, bidirektional elastischen Netzes mit weitreichend lateraler Überlappung.
7. Die Fixation des Netzes mittels transfaszial, perkutaner Nähte wird von Novitsky et al. empfohlen, kann aber laut Meinung einiger europäischer Proponenten dieser Technik ohne Risiko der Netzmigration und dem Vorteil des Vermeidens Fixations-assoziierter Schmerzen unterbleiben.
8. Finaler spannungsarmer *small bite/short stitch*-Verschluss der Mittellinie.
9. Im Falle einer zu hohen Nahtspannung (< 1,5 Kilopond) ist entweder eine zusätzliche ACS, vorzugsweise in endoskopischer Technik erforderlich. Die dadurch bedingte Ausdünnung und funktionelle Schwächung der Abdominalwand wird dennoch in Expertenkreisen kritisch diskutiert. Ein „Netz *bridging*"-Verfahren steht in diesen Fällen als Alternative zur Verfügung.

Tipps und Tricks

Die Kenntnis der anatomischen Schichten, insbesondere des Verlaufes des segmentalen Gefäßnervenbündels zur Versorgung des Rektusmuskels, ist der zentrale Teil dieser Plastik.
Die Verletzung der Innervation führt unweigerlich zur Dilatation und Atrophie des Rektusmuskels.

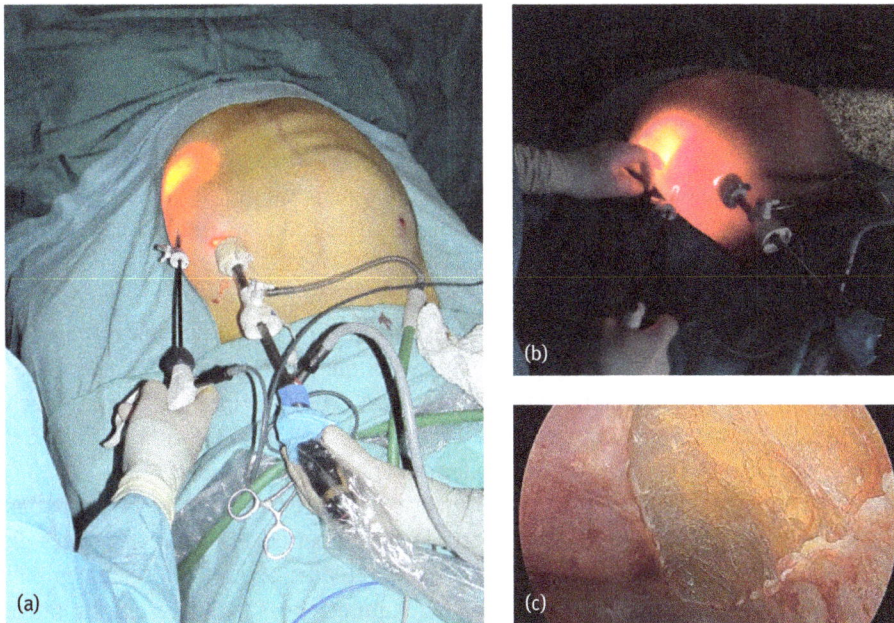

Abb. 3.16: Endoskopische Anteriore Komponentenseparation nach Ramirez. (a) äußere Ansicht; (b) Bauchdeckensicht bei Raumabdunklung; (c) endoskopische Sicht.

Endoskopische Komponentenseparation

Die endoskopische Komponentenseparation (ECS) wird in der internationalen Literatur auch als laparoskopische Komponentenseparation bezeichnet. Da der Eingriff jedoch auf das laterale Kompartment der Bauchwand beschränkt ist und die Bauchhöhle nicht eröffnet wird, ist der Begriff „endoskopische Komponentenseparation" zutreffender (Abb. 3.16). Die Beschreibung des Verfahrens erfolgte erstmals 2002 durch Losanoff et al., in modifizierter Form von Rosen et al. 2007 und findet auch ausführlich in den IEHS Guidelines für die endoskopische Versorgung von Ventral- und Narbenhernien (Losanoff, 2002; Rosen, 2007; Bittner, 2012) Platz. Das Prinzip des Verfahrens ist analog der ACS allerdings mit dem Vorteil des minimalen Zugangstraumas und der Kombinierbarkeit mit offenen und laparoskopischen Versorgungen von Ventral und Narbenhernien als Hybridverfahren (Harth, 2010). In einer Studie von Jones et al. zeigt die TAR-Technik mit 5 % Rezidivrate nach 2 Jahres follow up hervorragende Ergebnisse (Jones, 2016).

OP-Technik (Keypoints)

1. Quere Hautinzision von 1,5 cm Länge am Rippenbogenrand lateral der Rektusloge. Zur sicheren Identifikation der lateralen Begrenzung der Rektusloge ist eine präoperative Ultraschallmarkierung sinnvoll.

2. Darstellen der Faszie des M. obliquus externus und Inzision derselben zwischen Haltefäden.
3. Eingehen in den Raum zwischen M. obliquus externus und internus mit einem 10 mm Wechselstab, über den ein 10 mm-Trokar eingeführt wird.
4. Einführen eines endoskopischen Dilatationsballons und Aufweiten des gefäß- und nervenfreien Raumes zwischen M. obliquus externus und internus Raumes unter Kamerasicht (10 mm 30°Optik). CO2-Zufuhr mit 12 mmHg, maximal 14 mmHg.
5. Unter Kamerasicht Einbringen eines zweiten 10 mm-Ports etwa 5 cm caudal des ersten auf halber Strecke zwischen Rippenbogen und Beckenkamm. Weitere Separation des M. obliquus externus vom M. obliquus internus unter Kamerasicht soweit wie möglich nach caudal und etwa 5 cm über den Rippenbogenrand nach cranial. Zur cranialen Präparation Wechsel der Optik in den caudalen Port. Bei der caudalen Präparation ist die Leistenregion sicher zu schonen.
6. Unter Kamerasicht wird die Faszie des M. obliquus externus soeben lateral des M. rectus abdominis von ca. 5 cm oberhalb des Rippenbogens bis knapp oberhalb des Leistenbandes mittels Elektrohaken, Schere oder einem Ultraschallskalpell vertikal durchtrennt. Die Faszie des Subkutangewebes sollte ebenfalls längs durchtrennt werden.
7. Nach Längsspaltung der Faszie des M. obliquus externus lässt sich die Bauchwand 2 bis zu 6 cm medialisieren.
8. Bei Bluttrockenheit sind Drainagen verzichtbar.
9. Die endoskopische Komponentenseparation erfolgt prinzipiell beidseits, kann aber je nach Erfordernis auch einseitig erfolgen.

Tipps und Tricks

Besonders bei sehr adipösen Patienten sollte der erste Hautschnitt etwas größer sein, um sicher die Schicht zwischen den M. obliquus externus und internus zu identifizieren (2–3 cm).

Bei unübersichtlichen Verhältnissen ist das Einbringen eines dritten Trokars etwas oberhalb der Leiste zu erwägen.

Bei postoperativ ausgedehntem Hämatom: endoskopische Hämatomausräumung.

Bei Infektion: zunächst endoskopisches Debridement, Spülung und Drainage; ggf. offenes Vorgehen

Kulissenplastik (Sliding door technique)

Eine zusätzlich zu den verschiedenen Komponentenseparationstechniken zur Verfügung stehende Erweiterungsplastik wurde von Kuzbari entwickelt und als Kulissenplastik (*Sliding door technique*) 1998 publiziert. Das Prinzip dieses Verfahrens ist die komplette Lösung des Rektusmuskels vom hinteren und vorderen Blatt der Rektusscheide unter Erhaltung der Gefäß- und Nervenversorgung (Kuzbari, 1998). Die dadurch erzielte muskuläre Fläche zur Rekonstruktion der Bauchdecke ist deutlich größer als bei der nur das hintere Rektusscheidenblatt erfassenden Sublay Mesh Technik.

OP-Technik (Keypoints)

1. Beginn analog der retromuskulären Sublay bzw. TAR-Technik mit kompletter Dissektion des hinteren Blattes der Rektusscheide mit exakter Beachtung und Schonung des Gefäßnervenbündels zur Versorgung der Rektusmuskulatur

2. Nun wird das vordere Blatt der Rektusscheide ebenfalls komplett vom Rektusmuskel gelöst.

3. Die Dissektion vom vorderen und hinteren Blatt der Rektusmuskulatur sollte immer über die gesamte Länge erfolgen (Xyphoid bis Symphyse), da nur so eine komplette Wiederherstellung der Funktion des Rektusmuskels in der Mittellinie gewährleistet ist.

4. Optional kann eine Komponentenseparation anterior oder posterior ergänzt werden.

5. Die Implantation eines retromuskulären Netzes erfolgt analog der Sublay-Technik.

Tipps und Tricks

Im Bereich der Intersectiones tendineae ist das Lösen der Muskulatur erschwert und sollte daher ohne Defekte im Rektusscheidenblatt erfolgen.

Auf die Erhaltung des Nervengefäßbündels ist bei kompletter Rektusmuskelmobilisierung besonders zu achten.

In Kombination mit einem retromuskulären Netz und optionaler ACS ist eine dynamische Bauchdeckenrekonstruktion auch bei „*Loss of Domain*" Hernien erzielbar. Der funktionell dynamische Rektusmuskel ist als biologische Basis dieses Verfahrens mit allen Erweiterungsoptionen – ACS, *mesh-bridging*, sowie auch in Kombination mit präoperativer Botulinum Toxin A Applikation ein signifikanter Vorteil in Hinsicht auf eine funktionelle Rekonstruktion der Bauchwand.

3.4.4.2 Alternative Techniken bei Giant Hernias

Als Ultimo Ratio der Behandlung von ausgeprägten „*Giant Hernias*" mit übergroßen Defekten der Abdominalwand stehen operativen Techniken mit autologem Ersatz wie z. B. die innervierte extraabdominelle myofasziale Lappenplastik oder ein innervierter freier Muskellappen zur Verfügung.

Diese komplexen Eingriffe werden aber meist nur an spezialisierten Abteilungen in enger Kooperation mit Kollegen aus der plastischen und rekonstruktiven Chirurgie durchgeführt (Vranckx, 2015).

Zusammenfassung

Die Grundlage für ein maßgeschneidertes Verfahren ist bei *Giant Hernias* mit vermeintlichem „*Loss of Domain*" eine umfassende präoperative Abklärung. Die verschiedenen zur Verfügung stehenden präoperativen Methoden zur Konditionierung, sei es konventionell mittels Gewichtsreduktion, Nikotinabstinenz, Atemgymnastik und oder zusätzlich interventionell mittels PPP, Expander, Botulinum Toxin A, evtl. auch in Kombination, müssen jeweils individuell auf den einzelnen Patienten abgestimmt werden.

Die chirurgische Versorgung sollte, wenn immer möglich auf Basis eines muskuloskelettalen Rekonstruktionsprinzips aufgebaut sein, um eine höchstmögliche dynamische Funktionalität der Bauchdecke zu gewährleisten bzw. wiederherzustellen. Dazu ist die Rekonstruktion der Mittellinie und damit die Erlangung der Funktionalität von entscheidender Bedeutung. In diesem Zusammenhang ist aus heutiger Evidenz der spannungsarme, fortlaufende Verschluss der rekonstruierten Linea alba in *small bite/short stitch* Technik in einer Naht-Inzisionsratio von zumindest 5:1 erforderlich und sollte in Hinsicht auf die geforderte Elastizität der Bauchdecke mit elastischem Nahtmaterial der Stärke 0 oder 2/0 mit monofilem Faden durchgeführt werden.

Die Entwicklung der verschiedenen Verfahren der Komponentenseparation stellt heute zu jedem individuellen Fall einer komplexen Bauchwandhernie eine passende Form der Entlastungstechnik zur spannungsfreien Mittellinienrekonstruktion zur Verfügung. Die präoperative Botulinum Toxin A Applikation, auch als chemische Komponentenseparation bezeichnet, findet zunehmend mehr Anwendung und Beliebtheit in *Giant Hernias*, wenn auch die Langzeitergebnisse dazu noch nicht vorliegen. Unbedingt ist bei der Botulinum-Toxin Anwendung zu berücksichtigen, dass das Medikament zur Bauchwandkonditionierung bei riesigen Bauchwandhernien nicht zugelassen ist. Patienten müssen unbedingt schriftlich über die Off-label Therapie aufgeklärt werden.

Für die Versorgung von übergroßen Bauchwanddefekten ist die interdisziplinäre Kooperation mit der plastischen Chirurgie unter Einbeziehung autologer Muskelersatzplastiken sinnvoll und zu empfehlen.

Literatur

Albanese A. Gigantic median xipho-umbilical eventration; method for treatment. Rev Asoc Med Argent. 1951;65(709-710):376–378.

Bittner R, Bingener-Casey J, Dietz U, et al. Guidelines for laparoscopic treatment of ventral and incisional abdominal wall hernias (International Endohernia Society [IEHS])-Part III. Surg Endosc. 2014;28(2):380-404.

Carbonell AM, et al. Posterior components separation during retromuscular hernia repair. Hernia. 2008;12(4):359-362.

Conze J, et al. Narbenhernie – Wie ist zu verfahren? Chirurgische Standardversorgung. Chirurg. 2012;81:192-200.

De Silva GS, et al. Comparative radiographic analysis of changes in the abdominal wall musculature morphology after open posterior component separation or bridging laparoscopic ventral hernia repair. J Am Coll Surg. 2014;218(3):353-357.

Deerenberg EB, et al. Small bites versus large bites for closure of abdominal midline incisions (STITCH): a double-blind, multicentre, randomised controlled trial. Lancet. 2015;386(10000):1254-1260.

Dragu A, et al. Tensiometry as a decision tool for abdominal wall reconstruction withcomponent separation. World J Surg. 2009;33(6):1174-1180.

Elstner KE, et al. Laparoscopic repair of complex ventral hernia facilitated by pre-operative chemical component relaxation using Botulinum Toxin A. Hernia. 2016;20(2):209-219.

Fortelny RH, et al. Effect of suture technique on the occurrence of incisional hernia after elective midline abdominal wall closure: study protocol for a randomized controlled trial. Trials. 2015;16:52.

Goni-Moreno I. Discussion de un articulo em eventraciones postoperatorias. 12th Argentinian Congress of Surgery, 1940, pp 85–87.

Harth KC, Rosen MJ. The component separation technique for hernia repair: a comparison of open and endoscopic techniques. Am J Surg. 2010;199(3):342-346.

Ibarra-Hurtado TR, et al. Use of botulinum toxin type a before abdominal wall hernia reconstruction. World J Surg. 2009;33(12):2553-2556.

Jones CM, Winder JS, Potochny JD, Pauli EM. Posterior Component Separation with Transversus Abdominis Release: Technique, Utility, and Outcomes in Complex Abdominal Wall Reconstruction. Plast Reconstr Surg. 2016;137(2):636-646.

Klein P, et al. [Reconstruction of scar hernias--intraoperative tensiometry for objective determination of procedure of choice]. Chirurg. 1996;67(10):1020-1027.

Krpata DM, Blatnik JA, Novitsky YW, Rosen MJ. Posterior and open anterior components separations: a comparative analysis. Am J Surg. 2012;203(3):318-322.

Kuzbari R, et al. Sliding door technique for the repair of midline incisional hernias. Plast Reconstr Surg. 1998;101(5):1235-1242.

Losanoff JE, et al. Endoscopically assisted „component separation" method for abdominal wall reconstruction. J Am Coll Surg. 2002;195(2):288; author reply 288-289.

Novitsky YW, et al. Transversus abdominis muscle release: a novel approach to posterior component separation during complex abdominal wall reconstruction. Am J Surg. 2012;204(5):709-716.

Ramirez OM, Ruas E, Dellon AL. Components separation method for closure of abdominal-wall defects: an anatomic and clinical study. Plast Reconstr Surg. 1990;86(3):519-526.

Rosen MJ, et al. Laparoscopic component separation in the single-stage treatment of infected abdominal wall prosthetic removal. Hernia. 2007;11(5):435-440.

Sabbagh C, et al. Peritoneal volume is predictive of tension-free fascia closure of large incisional hernias with loss of domain: a prospective study. Hernia. 2011;15(5):559-565.

Schachtrupp A. [Influence of volume increase on intra-abdominal pressure]. Anaesthesist. 2009;58(5):532-536.

Tanaka EY, et al. A computerized tomography scan method for calculating the hernia sac and abdominal cavity volume in complex large incisional hernia with loss of domain. Hernia. 2010;14(1):63-69.

Vranckx JJ, et al. Dynamic reconstruction of complex abdominal wall defects with the pedicled innervated vastus lateralis and anterolateral thigh PIVA flap. J Plast Reconstr Aesthet Surg. 2015;68(6):837-845.

3.5 Parastomalhernien

Ralf Wilke, René H. Fortelny

Obwohl die Anlage eines dauerhaften endständigen Stomas nach Rektumexstirpation aufgrund neuerer Operationstechniken und neoadjuvanter Konzepte rückläufig ist, so existieren nach wie vor Indikationen zur Stomaanlage. Auch in Hinblick einer abgewogenen Altersmedizin werden weiterhin endständige Stomata angelegt werden müssen und die daraus entstehenden Komplikationen uns Chirurgen weiter beschäftigen. Dabei wird die parastomale Hernie immer wieder als eine unvermeidbare Komplikation nach Stomaanlage beschrieben. Die beschriebenen Inzidenzraten parastomaler Hernien variieren stark, was am ehesten auf unterschiedliche Definitionen, Nachweisverfahren und Beobachtungszeiträume zurückzuführen ist. Sie werden im Allgemeinen unterschätzt und liegen wahrscheinlich bei 30–50 % (Israelsson, 2008). Die chirurgischen Therapieoptionen parastomaler Hernien lassen sich in laparoskopische und konventionelle Techniken unterteilen. Lokale Nahtverfahren, die Stomarelokationen sowie die offene Hernienreparation mittels Netzimplantation sind konventionelle Verfahren, intraperitoneale die laparoskopischen Techniken. Nahtverfahren sind gemäß Leitlinien der Narbenhernienchirurgie obsolet und sollten nur bei besonderen Indikationen zur Anwendung kommen (Bittner, 2014). In der Regel sind dies Operationen in rein palliativer Absicht.

3.5.1 Klassifikation

Die Notwendigkeit von Klassifikationen ist unbestritten. Eine Klassifikation der parastomalen Hernien ist allein deswegen schon erforderlich, um die verschiedenen Populationen, die in verschiedenen Studien und Kohortenstudien beschrieben sind, zu vergleichen. Die Klassifikation der europäischen Herniengesellschaft (EHS, Abb. 3.17) beschreibt Parastomalhernien nach Defektgröße und begleitende Narbenhernien und ist einfach anzuwenden (Smietanski, 2014).

EHS Parastomal Hernia Classification		Small ≤5 cm	Large >5 cm
Concomitant incisional hernia?	No	I	III
	Yes	II	IV
		P ☐	R ☐

Abb. 3.17: EHS Klassifikation für Parastomalhernien.

3.5.2 Operative Therapie

Stomarelokation

Die Stomarelokation führt zwar zu einer temporären Lösung des Hernienproblems, jedoch birgt die alleinige Relokation ein hohes Risiko für die Ausbildung einer erneuten Hernie. Bei einer retrospektiven Analyse mit einer medianen Nachbeobachtungsdauer von 2 Jahren lag die Rezidivrate nach kontralateraler Relokation bei 38 % und bei ipsilateraler Relokation sogar bei 80 % (Riansuwan, 2010). Zwar lässt sich diese Rezidivrate durch Verwendung prophylaktischer Netze senken, jedoch bleibt das Problem der Narbenhernienversorgung an der initialen Stomastelle, bei der ebenfalls mit erneuten Kunstoffaugmentationen gearbeitet werden muss. Insofern ist von einer Relokation als reguläre Versorgung einer parastomalen Hernie abzuraten. Jedoch besteht durchaus in besonderen Indikationen die Notwendigkeit einer Transposition dann, wenn der Bauchwanddefekt sich mittels konventioneller Techniken nicht suffizient verschließen lässt (Abb. 3.18). Wichtig ist hierbei, sich der hohen perioperativen Komplikationsrate und der Notwendigkeit einer obligaten großflächigen Netzverstärkung im Klaren zu sein (Hwang, 2015).

Netzbasierte Versorgung

Zur Senkung der hohen Rezidivraten werden bei der Reparation parastomaler Hernien, ähnlich wie bei der Therapie von Narbenhernien, netzverstärkende Verfahren empfohlen. Neben der Vielzahl an erhältlichen Kunstoffmaterialien, stellen biologische und biosynthetische Materialien eine anerkannte Alternative dar. Allgemein gilt der Bereich einer Stomaaustrittstelle als kontaminiert, was häufig Vorbehalte gegen-

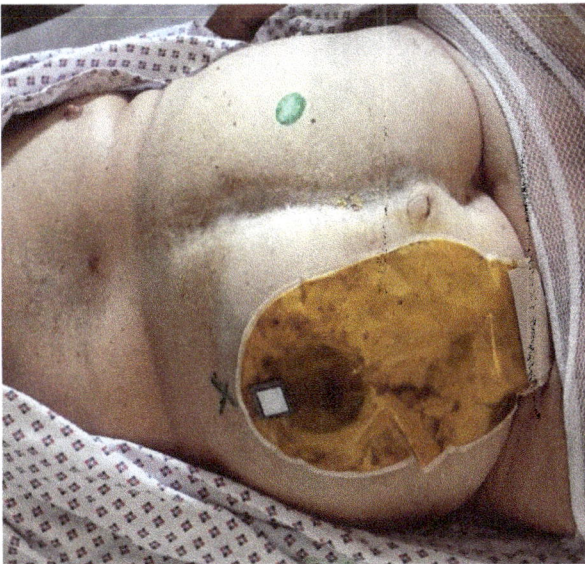

Abb. 3.18: Große parastomale Hernie mit begleitender Narbenhernie (EHS IV).

über dem Einsatz reiner Kunststoffnetze hegt und für die Verwendung bioaktiver Materialien spricht. Jedoch gibt es hierzu bislang noch keine überzeugenden Daten, die für einen ubiquitären Einsatz der eher kostenintensiven Netze sprechen. Vielversprechende Ergebnisse sind der COBRA Studie zu entnehmen, die den Einsatz biosynthetischer Materialien favorisiert (Rosen, 2017). Zusammenfassend bedarf es zur Klärung der Rolle aktuell verfügbarer biosynthetischer Netzimplantate prospektiver Studien mit ausreichender Fallzahl und Nachbeobachtungsdauer. Die Anwendung biologischer Netze hat in der parastomalen Hernienversorgung keine Bedeutung. Unbestritten gilt, dass großporige Kunststoffnetze bei der Versorgung elektiver Parastomalhernien den Behandlungsstandard darstellen. Hinsichtlich der Netzpositionierungen werden die epifasziale (*onlay*), die retromuskuläre (*sublay*) sowie die intraperitoneale (IPOM) Netzverstärkung unterschieden.

Onlay

Bei der epifaszialen Netzverstärkung (*onlay*) zur Versorgung parastomaler Hernien wird das Netz auf dem vorderen Faszienblatt platziert. Netzplatzierung und Fixierung erfolgt auf der anterioren Aponeurose unter extensiver Mobilisation des Subkutangewebes. Wichtig ist, ein ausreichend großes Netz mit einer Netzüberlappung mindestens 10 cm zu allen Seiten zu platzieren (Abb. 3.19). Hierzu ist eine ausgedehnte subkutane Mobilisation essenziell. Vorteil dieser Versorgung ist der einfache rekonstruktive Aufwand. Dem gegenüber steht der Nachteil einer potentiell höheren Infektionsrate, Rezidiv- und Serombildungsneigung. Insofern sollte dieses Verfahren nur bei besonderen Indikationen zum Einsatz kommen.

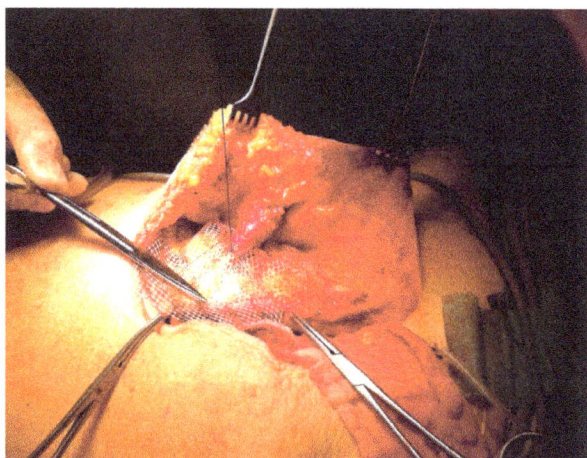

Abb. 3.19: Einnähen eines Kunststoffnetzes in Onlay-Technik.

Sublay

Gängiges und etabliertes Verfahren stellt die Narbenhernienreparation mittels extraperitonealer, retromuskulärer Netzverstärkung dar. Im Gegensatz zu den anderen Netzverfahren wird hierbei die Netzprothese vor allem durch das Zusammenwirken von intraabdominellem Druck und Faszienverschluss über dem Netz in Position gehalten. Vorteil ist neben der korrekten anatomischen Lage und dem fehlenden Kontakt zwischen Intestinum und Netz noch die rekonstruktive Möglichkeit in Form einer posterioren Komponentenseparation. Der Zugangsweg zur hinteren Rektusscheide erfolgt über die Mittellinie. Das Netz kommt dorsal des M. rectus und anterior der hinteren Rektusscheide zum Liegen. Wichtig ist, dass die Netzüberlappung mindestens 5 cm zu allen Seiten beträgt und der mediane Laparotomiezugang mit abgedeckt wird. Die Einbeziehung der medianen Laparotomie in die Netzreparation ist aufgrund des erhöhten medianen Narbenhernienrisikos essenziell und erfordert die Präparation des retromuskulären Netzlagers auf der Gegenseite (Abb. 3.20).

IPOM

Die Platzierung intraperitonealer Netze zur Versorgung einer Parastomalhernie wurde erstmals 1985 von Sugarbaker (Sugarbaker, 2007) vorgestellt. Er beschrieb ein konventionell offenes Verfahren, indem auf eine präparatorisch aufwendige Schichtenseparation verzichtet und das Netz als *Bridging* über den Parastomalherniendefekt intraperitoneal fixiert wurde. Insbesondere die Unversehrtheit der Bauchdeckenschichten und die somit fehlenden Komplikationsmöglichkeiten schätzen bekanntermaßen die Anwender der IPOM Technik. Es wird ein Netz intraperitoneal eingebracht und die Stomaschlinge zwischen Netz und Bauchwand lateral um mindestens 5 cm platziert. Wichtig ist, dass die Mittellinie ebenfalls augmentiert wird. Entgegen der Erstpublikation erfolgt heute die Anwendung in rein laparoskopischer Technik. Die

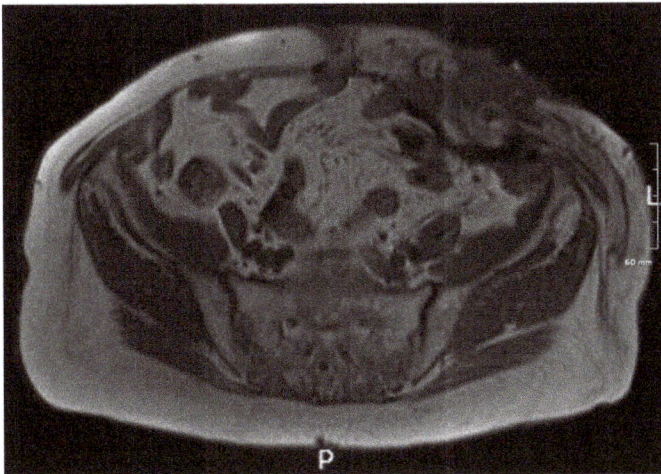

Abb. 3.20: MRT Darstellung eines in Sublay-Position eingebrachtes Kunststoffnetzes.

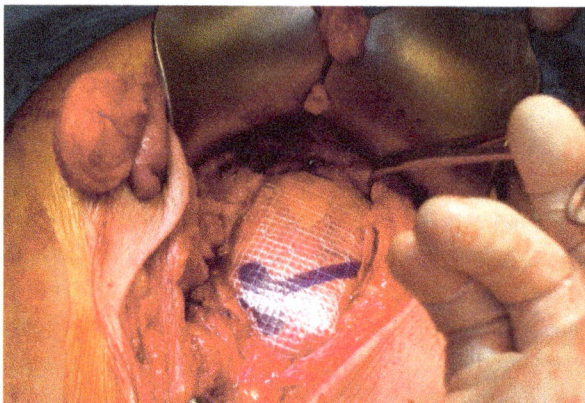

offene intraperitoneale Onlay Netzpositionierung (IPOM) kommt dann zum Einsatz, wenn eine Kombination von großen Narben- und Parastomalhernien vorliegt und sich der Fasziendefekt trotz Komponentenseparation nicht ausreichend schließen lässt (Abb. 3.21).

In der Regel werden diese Eingriffe heutzutage hauptsächlich laparoskopisch durchgeführt. Nach Schaffen der lateralen Trokarzugangswege in medioklavikularer Linie zur kontralateralen Ausrichtung der Hernie, wird nach laparoskopischer Adhäsiolyse und ablösen des Ligamentum teres hepatis die Bruchlücke mit nicht resorbierbarem Fadenmaterial verschlossen und großzügig mit einem Netz augmentiert (Abb. 3.22). Wichtig ist ein ausreichend großes Netz zu verwenden, um eine Überlappung von mindestens 5 cm zu allen Seiten zu gewährleisten. Positiven Einfluss auf die Rezidivausbildung hat die Verwendung von mindestens 4 Fixationsnähten und resorbierbaren Tack.

Jedoch ist diese einfach durchzuführende Technik weiterhin mit einer noch hohen Rezidivrate verbunden. Berger et al. konnte in seiner Studie an 41 Patienten, die laparoskopisch nach Sugarbaker versorgt wurden, nach einer medianen Nachbeobachtungszeit von 24 Monaten eine Rezidivrate von 20 % nachweisen (Berger, 2007). Ursache war die laterale Bruchlücke, von der aus das Rezidiv seinen Ausgang nahm. Während die Sugarbaker Technik bei der prophylaktischen Netzeinlage weiterhin einen hohen Stellenwert einnimmt (Hauters, 2016), hat sich die Sandwich Technik als erfolgversprechende Alternative etabliert. Die Besonderheit dieser Technik ist die Tatsache, dass zwei Kunststoffnetze zum Einsatz kommen und somit die Bauchwand zusätzlich stabilisiert wird. Eines davon stellt ein 15 × 15 cm großes, schlüssellochförmig eingeschnittenes Netz dar, welches um die Stomaschlinge geschlagen wird und die laterale Bauchwand stabilisiert. Ein weiteres, größeres Netz wird nach Sugarbaker über das andere Netz platziert, um die Mittellinie abzudecken und die Stomaschlinge zwischen den beiden Netzen um mindestens 5 cm zu lateralisieren (Berger, 2010). Insbesondere größere Parastomalhernien sollten auf diese Weise versorgt werden, da

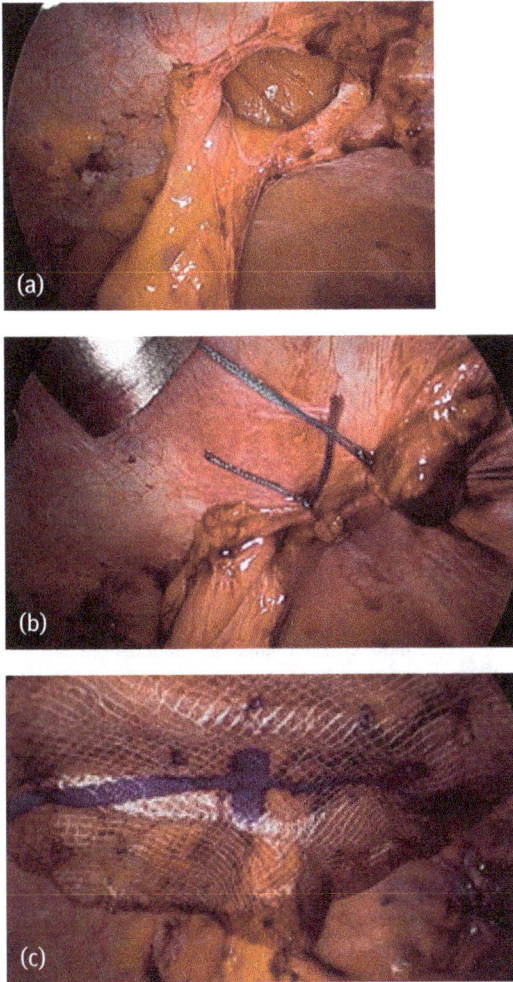

Abb. 3.22: Sugarbaker Technik:
(a) Parastomalherniendefekt; (b) Nahtverschluss des Herniendefektes;
(c) Lateralisierung des ausgeleiteten
Stomadarmsegmentes mit laparoskopischem IPOM Netz.

der großflächige Einsatz von Kunststoff die vorgeschädigte Bauchwand vor erneuten Rezidiven schützt.

3.5.3 Prophylaktische Netzeinlage

Parastomale Hernien sind eine häufige Komplikation nach Stomaanlage, die sich frühzeitig schon im ersten Jahr nach Anlage zeigen. Ursache hierfür ist ein künstlich geschaffener Defekt einer unversehrten Bauchdecke mit hoher physiologischer Belastung. Dieser führt zwangsläufig zu der Ausbildung einer Hernie. Um dieses zu verhindern, wurden viele Versuche unternommen, durch eine modifizierte Stomaanlage die Inzidenz einer Hernie zu vermeiden. Es hat sich aber gezeigt, dass weder ein

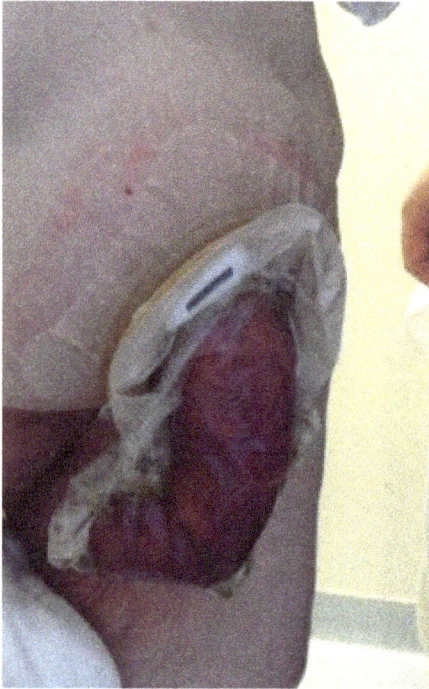

Abb. 3.23: Entwicklung eines Stomaprolaps auf dem Boden einer langjährigen parastomalen Hernie.

trans- oder pararektaler Zugangsweg, noch die minimal-invasive Stapler Anlage ein Neuauftreten einer Hernie vermeiden können. Obwohl die Hernie von Patienten für längere Zeit gut geduldet wird, können diese schwere Komplikationen verursachen und sich zu sehr großen sperrigen Hernien mit erheblicher Versorgungsproblematik entwickeln (Abb. 3.23).

Die Reparatur von parastomalen Hernien ist oft kompliziert und ist traditionell mit hohen Rezidivraten verbunden. Beide Faktoren, die hohe Inzidenz und die Schwierigkeit der Reparatur, bieten für die Prävention von parastomalen Hernien mit einem prophylaktischen Mesh zum Zeitpunkt der Stomaanlage eine sehr attraktive Option. Die hierbei immer wieder geäußerten Bedenken einer potentiellen Netzinfektion bei semikontaminierten Wundverhältnissen, konnte mehrfach in Studien widerlegt werden. Der Verzicht eines Netzes erhöht die Inzidenz auf eine parastomale Hernie um den Faktor 4. Die „number needed to treat" beträgt sogar 2,5, so dass die prophylaktische Netzimplantation bei Neuanlage eines Stomas als mittlerweile obligat anzusehen ist (Lopez Cano, 2017). Verschiedene Überlegungen wie z. B. die Wahl zwischen einem synthetischen oder biosynthetischen Netz und die damit verbundene Netzposition spielen bei Prophylaxe eine entscheidende Rolle. Traditionell wurde eine Implantation in retromuskulärer Position empfohlen. Die eigenen Erfahrungen zeigten jedoch, dass die Implantation eines zentral geöffneten Netzes in Sublay-Position das Neuauftreten von Hernien zwar reduziert, aber nicht in Gänze verhindern

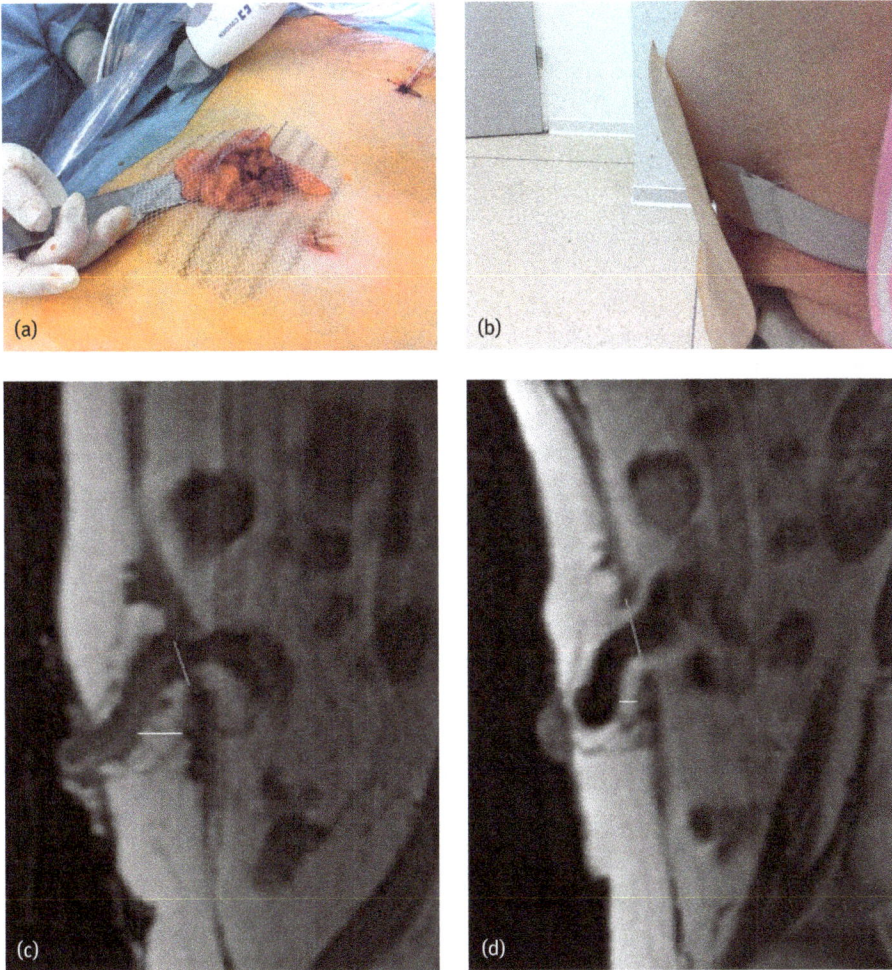

Abb. 3.24: (a) Anlage eines prophylaktischen Netzes in retromuskulärer Position; (b) Entwicklung einer Parastomalhernie nach einem Jahr; (c) MRT Darstellung, Bestimmung der Stomadurchtrittsstelle und des Mesocolons, 2 Wochen nach Anlage; (d) MRT Darstellung, Bestimmung der Stomadurchtrittsstelle und des Mesocolons, 11 Monate nach Anlage.

kann (Abb. 3.24). Der Grund hierfür wirkt trivial, da sich das Mesokolon im Laufe der Zeit retrahiert und das *Keyhole* des Netzes keinen kompletten Schutz mehr gewährleisten kann. Aktuelle Studien gehen davon aus, dass ein Netz ohne Schlüsselloch oder Schlitz in Sugarbaker-Technik am effektivsten ist (Hauters, 2016; Lopez Cano 2017; Muysoms, 2017).

Literatur

Berger D, Bientzle M. Laparoscopic repair of parastomal hernias: a single surgeon's experience in 66 patients. Dis Colon Rectum. 2007;50:1668-1661.

Berger D. Laparoscopic repair of parastomal hernia. Chirurg. 2010;81(11):988-992.

Bittner R, et al. Guidelines for laparoscopic treatment of ventral and incisional abdominal wall hernias (International Endohernia Society (IEHS)-part 1. Surg Endosc. 2014;28(1):2-29.

Hauters P, et al. Long-term assessment of parastomal hernia prevention by intra-peritoneal mesh reinforcement according to the modified Sugarbaker technique. Surg Endosc. 2016;30(12):5372-5379.

Hwang GS, et al. Repair of complex parastomal hernias. Tech Coloproctol. 2015;19:127-133.

Israelsson LA. Parastomal hernias. Surg Clin North Am. 2008;88:113-125.

Muysoms F, et al. Prophylactic meshes in the abdominal wall. Chirurg. 2017; 88(1):34-41.

López-Cano M, et al. Prophylactic mesh to prevent parastomal hernia after end colostomy: a meta-analysis and trial sequential analysis. Hernia. 2017;21(2):177-189.

Riansuwan W, et al. Surgery of recurrent parastomal hernia: direct repair or relocation? Colorectal Dis. 2010;12:681-686.

Rosen MJ, et al. Multicenter, prospective, longitudinal study of the recurrence, surgical site infection, and quality of life after contaminates ventral hernia repair using biosynthetic absorbable mesh. Ann Surg. 2017, 265:205-211.

Śmietański M, et al. European Hernie Society calssification of parastomal hernias. Hernia. 2014;18(1):1-6.

Sugarbaker PH, et al. Peritoneal approach to prosthetic mesh repair of paraostomy hernias. Ann Surg. 1985;201:344-346.

4 Leitlinien, Qualitäts- und Fehlermanagement

4.1 Qualitätssicherung

Andreas Koch, Ferdinand Köckerling

Mit bis zu 250.000 Eingriffen pro Jahr in Deutschland stellen Hernienreparationen eine der häufigsten allgemein- und viszeralchirurgischen Operation überhaupt dar.

Die Methodenvielfalt ist hierbei nahezu unüberschaubar. Sie erschwert die Entwicklung einheitlicher Operationsstandards, an denen sich die Ergebnisqualität einzelner Operateure und Operationseinrichtungen messen lässt.

> **Merke:** Ungelöste Probleme in der Hernienchirurgie sind sowohl die mit durchschnittlich über 10 Prozent relativ hohe Rezidivrate, als auch chronische postoperative Schmerzen mit durchschnittlich 10–20 Prozent.

Diese Probleme können die Lebensqualität der Betroffenen zum Teil dramatisch einschränken (Burcharth, 2015; Koeckerling, 2015; Malik, 2015; Zwaans, 2017; Kehlet, 2013).

Im Gegensatz zu zahlreichen anderen europäischen Ländern werden in Deutschland noch überproportional viele Hernien-Reparationen stationär durchgeführt (~ 80 %). Aufgrund der veränderten gesundheitspolitischen Rahmenbedingungen (§ 115b, AOP Katalog) werden in Zukunft weit mehr Hernien-Operationen ambulant durchgeführt. Unter Berücksichtigung der internationalen Verteilung ambulanter und stationärer Operationen bei primärer Leistenhernie ist auch in Deutschland davon auszugehen, dass innerhalb der nächsten Jahre es zu einer Verschiebung zu deutlich mehr ambulant durchgeführten Operationen kommt. In Anbetracht dieser Veränderungen sollte dies durch eine Qualitätssicherung begleitet werden, um auch im ambulanten Bereich eine hohe Qualität zu erreichen und zu dokumentieren. Mittels der Einführung von Benchmarkinstrumenten ist von Beginn an der interkollegiale und möglichst auch intersektorale (sektorübergreifend ambulant – stationär) Vergleich anzustreben. Durch eine fortlaufende freiwillige und interkollegiale Qualitätssicherung wird eine ständige kritische Evaluation und Diskussion bei Einführung neuer OP-Verfahren, OP-Materialien und auch gesundheitspolitischer Veränderungen gewährleistet.

https://doi.org/10.1515/9783110521580-004

4.1.1 Bedeutung multizentrischer Beobachtungsstudien in der Chirurgie

Durch die fortschreitende Einführung der durch Sackett (Sackett, 1996) inaugurierten evidenzbasierten Medizin (EBM) stellt sich zunehmend die Frage nach Validität und Beweiskraft des Datenmaterials unterschiedlicher Studien. Zunächst gelten die von Ellis formulierten drei Gruppen klinischer Studien, wobei die höchste Evidenz der Gruppe I, den randomisierten kontrollierten Studien (RCS) bzw. deren Metaanalysen als „Goldstandard" zugemessen wird. Die Gruppe II stellen überzeugende Ergebnisse aus nicht randomisierten, und die Gruppe III Studien ohne substanzielle Ergebnisse dar (Ellis, 1995). Ohne den Wert der RCS primär in Zweifel zu ziehen, muss aber angemerkt werden, dass zunehmend auf Probleme eines solchen Rankings und speziell der RCS verwiesen werden muss.

So kommt bezüglich der Bedeutung der EBM für die Leitlinienerstellung die Arbeitsgemeinschaft Wissenschaftlich Medizinischer Fachgesellschaften (AWMF) zu der Feststellung, dass die im Alltag notwendige Entscheidungsfindung im Einzelfall durch solche Rangskalen sogar irreführend sein kann. Es können beispielsweise Daten aus breit angelegten Kohortenstudien je nach Fragestellung eine vielfach höhere Relevanz haben als Daten aus kontrollierten klinischen Studien an hoch selektionierten kleinen Patientenkollektiven. Dies kann möglicherweise auch zu falschen Empfehlungen führen (Jenicek, 2001).

Gleichzeitig mehren sich in der Literatur die Hinweise, dass die durch prospektive multizentrische Beobachtungsstudien gewonnenen Daten unter bestimmten Voraussetzungen (Studiendesign, Studienmonitoring, biostatistische Verfahren) vergleichbar und hinsichtlich Validität und Erkenntnisgewinn denen aus RCS gleichwertig sind (Benson, 2000; Gastinger, 2002).

4.1.2 Herniamed (www.herniamed.de)

Vor diesem Hintergrund wurde in Deutschland an einem System gearbeitet, welches eine prospektive Online Erhebung und eine Verlaufserhebung bei Hernienoperationen inklusive eines Benchmarkings erlaubt. Des Weiteren wurde methodisch darauf geachtet, dass die Daten im Rahmen einer prospektiven multizentrischen Beobachtungsstudie erhoben werden, um Ergebnisse unter den Aspekten der Versorgungsforschung generieren zu können (Stechemesser, 2012).

Ziel war die Implementierung einer flächendeckenden Qualitätssicherung in der ambulanten Hernienchirurgie. Mit Herniamed gelang die Etablierung eines Qualitätssicherungstools, welches für alle Hernienverfahren geeignet und auch mit sektorübergreifenden, sowohl mit stationär als auch ambulant erbrachten Leistungen kompatibel ist.

In diesem Hernienregister werden folgende behandlungsrelevanten Parameter erfasst:

1. Patientendaten mit dem Risikoprofil, Belastungsprofil und der ASA Klassifikation
2. Operationsbezogenen Daten wie Klassifizierung der Hernie, OP Dauer, verwendete Materialien, Netzfixierung, Antibiotikaprophylaxe
3. Postoperativer Verlauf mit Früh- und Spätkomplikationen
4. Nachuntersuchungen mittels Fragebogen an Patient und Hausarzt und/oder Nachuntersuchung durch den Operateur nach 1, 5 und 10 Jahren

Mit der Registrierung bei Herniamed verpflichtet sich jeder Teilnehmer zur vollständigen Dokumentation seiner Hernien-Operationen und zur Transparenz seiner Ergebnisse. Die Teilnahme ist freiwillig.

Die Qualitätssicherung Herniamed startete am 1.10.2009 und bis zum Ende des Jahres 2018 wurden bereits über 600.000 Behandlungsfälle dokumentiert. Damit stellt Herniamed das mittlerweile weltweit größte Hernienregister dar. Entwickelt nach dem Vorbild der skandinavischen Register, jedoch wesentlich detaillierter in der Primärdokumentation und im Follow-up. Bemerkenswert ist auch im Gegensatz zu den skandinavischen Registern die fehlende staatliche Förderung! Während in den skandinavischen Ländern die Qualitätssicherung verpflichtend ist und damit eine nahezu 100 %ige Dokumentationsrate erzielt wird, beträgt der Anteil dokumentierter Hernienoperationen im Deutschen Herniamed-Register nur ca. 25 % (Tab. 4.1).

Welche Wichtigkeit jedoch derartige Register dennoch besitzen, wird am Beispiel des Rückrufes des Netzprodukts Physiomesh (Johnson & Jonson) deutlich. Nachdem es auf Kongressen zu Berichten über erhöhte Rezidiv- und Komplikationsraten mit diesem Netz bei IPOM Operationen kam, erfolgte eine kritische Überprüfung sowohl im Herniamed Register, als auch im dänischen Hernienregister. Nachdem die Ergeb-

Tab. 4.1: Übersicht über nationale und internationale Hernienregister (Auswahl).

Land	Schweden	Dänemark	Deutschland	Frankreich	Europa
Name	Svenskt Bråckregister	Dansk Hernie Database	Herniamed	Le Club Hernie	EURHS
Hernienarten	Alle	Alle	Alle	Alle	Narbenhernien (Alle)
Start	1992	1998	2009	2011	2009
inkludierte Patienten (Schätzung)	400.000	350.000	600.000	50.000	3000
Teilnehmende Kliniken und Praxen	90 %	90 %	(ca.25 %) 600	ca. 70	?

nisse auch hier nachvollziehbar waren, wurde das Netzprodukt vom Markt genommen (Koeckerling, 2017). Ohne die Register wäre eine derart rasche und kritische Überprüfung nicht möglich gewesen.

4.1.3 Ambulantes Hernienregister – Netzwerk Leistenbruch

In Ergänzung zum Deutschen Hernienregister Herniamed wurden seit dem 1.10.2009 mehr als 20.000 Leistenhernienoperationen von überwiegend ambulant tätigen Chirurgen dokumentiert. Im Unterschied zu Herniamed erfolgt dabei zusätzlich eine klinische Untersuchung bereits nach 4 und 12 Wochen, welche durch eine Befragung zur Lebensqualität der Patienten unabhängig vom Operateur mittels *Carolina Comfort Scale* (Abb. 4.1) ergänzt wird. Beide Qualitätssicherungsprojekte sind nicht konkurrierend, sondern über eine Schnittstelle miteinander verbunden. Es stellt ein gutes

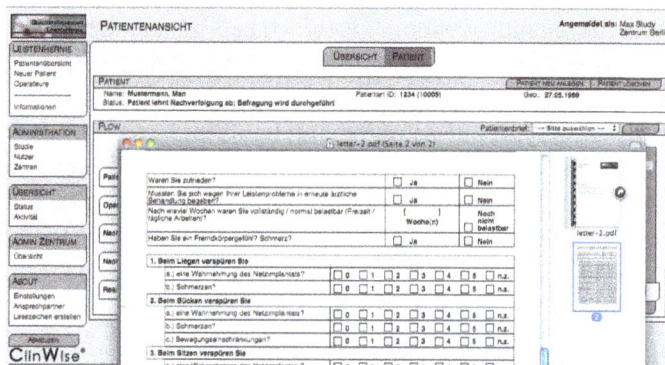

Abb. 4.1: Einbindung der Lebensqualitätsevaluation mit der *Carolina Comfort Scale* in das ambulante Register.

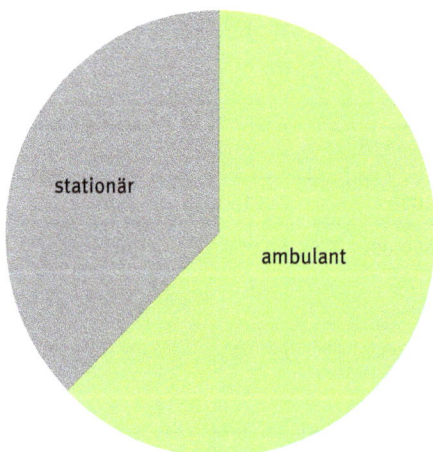

Abb. 4.2: Anteil Ambulanter Operationen im ambulanten Register QS-Leistenhernie.

Beispiel dar, wie Systeme modular aufgebaut werden können, mit erweiterten Fragestellung und einem gemeinsamen Kerndatensatz.
– www.netzwerk-leistenbruch.de
– www.qs-leistenhernie.de

Es konnte dabei gezeigt werden, dass zwei Drittel aller Leistenhernien-Operationen ohne Qualitätsverlust ambulant durchführbar sind (Abb. 4.2) (Lorenz, 2017). Im Gegensatz hierzu beträgt der Anteil ambulanter Operationen bei primärer Leistenhernie im Herniamed Register nur ca. 20 % (Abb. 4.3) bei nahezu identischer ASA Klassifikation der Patienten. Die mit der *Carolina Comfort Scale* ermittelte Patientenzufriedenheit beträgt im Netzwerk Leistenbruch 98,5 % (Abb. 4.4).

19 % ambulant!

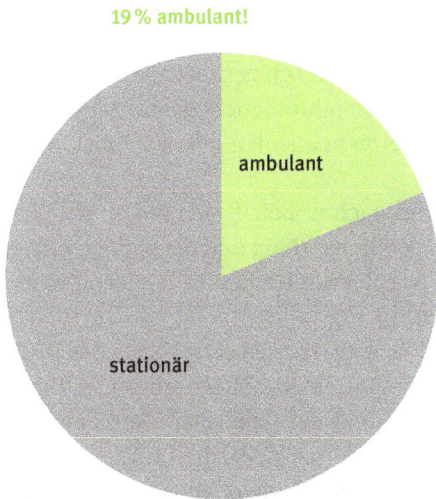

Abb. 4.3: Anteil Ambulanter Operationen in Herniamed.

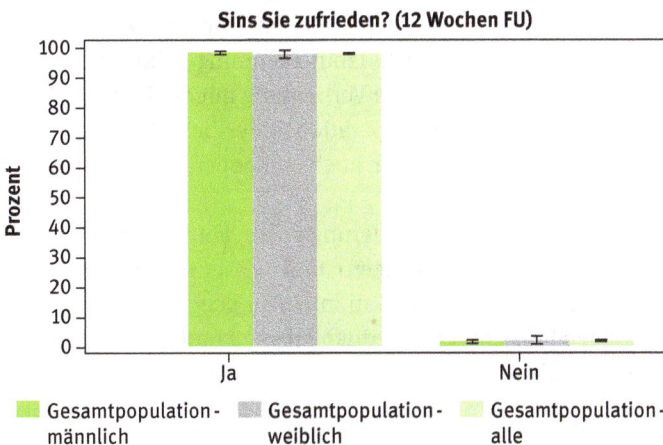

Sins Sie zufrieden? (12 Wochen FU)

■ Gesamtpopulation - männlich   ▨ Gesamtpopulation - weiblich   ▨ Gesamtpopulation - alle

Abb. 4.4: Patientenzufriedenheit ermittelt mit *Carolina Comfort Scale* im ambulanten Register QS-Leistenhernie.

4.1.4 Zertifizierung von Hernienzentren

Basis für jedwede Zertifizierung bildet die Teilnahme an einer Qualitätssicherung wie z. B. Herniamed.

Die Deutsche Herniengesellschaft hat in einer Sitzung des Vorstandes und der Sektionen am 21.06.2011 in Berlin die Einführung der ersten Stufe einer mehrstufigen Zertifizierung zum Hernienzentrum beschlossen. Kliniken und Praxen können seitdem das DHG-Siegel „Qualitätsgesicherte Hernienchirurgie" beantragen und erhalten.

Folgende Grundvoraussetzungen müssen dafür erfüllt sein:
– Mitglied des beantragenden Hauptoperateurs in der Deutschen Herniengesellschaft
– Teilnahme an der Qualitätssicherungsstudie Herniamed
– Operative Versorgung von mindestens 30 Hernienpatienten pro Jahr

Nach einem Jahr erfolgt eine Kontrolle der in das Register eingegebenen Patienten im Abgleich mit dem Controlling der Kliniken bzw. dem Jahresbericht der niedergelassenen Chirurgen. Mehr als 90 % der operierten Hernienpatienten müssen dabei in das Register eingebracht werden.

Bei Erfüllung dieser Voraussetzungen wird nach weiteren zwei Jahren eine Re-Zertifizierung stattfinden, die nicht nur die Operationszahlen und die perioperativen Ergebnisse, sondern auch die Ergebnisse der Nachkontrollen beinhaltet. Somit ist ein Zertifizierungszyklus von 3 Jahren vorgegeben.

Die Zertifizierungen von Kompetenz- und Referenzzentren setzen stets das DHG-Siegel „Qualitätsgesicherte Hernienchirurgie" voraus. Beide höhergradigen Zertifizierungen erfolgen durch die DGAV in Kooperation mit der Deutschen Herniengesellschaft und der Chirurgischen Arbeitsgemeinschaft Hernie (CAH) der DGAV.

Im Kompetenzzentrum sind mindestens zwei, im Referenzzentrum mindestens drei Chirurgen mit der Gebietsbezeichnung „Viszeralchirurgie" oder einer gleichwertigen Qualifikation tätig. Als gleichwertige Qualifikation im Sinne des Buchstabens a. dieses Absatzes wird das Vorliegen der Facharztanerkennung „Chirurgie", „Allgemeine Chirurgie" oder „Allgemeinchirurgie" in Verbindung mit der Erfahrung von 500 höchstpersönlich durchgeführten Hernienoperationen des betreffenden Chirurgen festgelegt. Niedergelassene Chirurgen können auch im Kooperationsverbund mit Krankenhausabteilungen zertifiziert werden.

Für die Zertifizierung gelten neben Anforderungen an Fortbildung (16 Fortbildungspunkte bei anerkannten Veranstaltungen) und wissenschaftlicher Tätigkeit (Referenzzentren 2 Vorträge oder 1 Publikation in einem *peer reviewed* Journal) auch besondere Anforderungen hinsichtlich Eingriffshäufigkeit und Ergebnisqualität (www.dgav.de, 2017) (Tab. 4.2, Tab. 4.3).

Tab. 4.2: Mindestzahlen Zertifizierung Hernienzentren (www.dgav.de, 2017).

Eingriffsart	Kompetenzzentrum	Referenzzentrum
Gesamtzahl operierter Hernien (5–53 OPS)	200	250
davon Narbenhernien (OPS 5–536)	30	50
davon komplexe Hernien (Parastomal, Komponenten-separation)	0	5
davon Zwerchfellhernien	0	5

Tab. 4.3: Referenzwerte für Komplikationen und Re-Operationen (www.dgav.de, 2017).

Komplikation	Häufigkeit
Gesamtkomplikationen bei Leistenhernien	< 5 %
Re-Operationsrate bei Leistenhernien innerhalb von 30 Tagen postoperativ	< 2 %
Re-Operationsrate bei Narbenhernie innerhalb von 30 Tagen postoperativ	< 10 %
Infektions-/Revisionsrate bei Narbenhernie nach laparoskopischer OP	< 3 %
Infektions-/Revisionsrate bei Narbenhernie nach offener OP	< 10 %

Literatur

Benson K, Hartz AJ. A comparison of observational studies and randomized, controlled trials. N Engl J Med. 2000;342(25):1878-1886.

Burcharth J, et al. Patient-related risk factors for recurrence after inguinal hernia repair: a systematic review and meta-analysis of observational studies. Surg Innov. 2015;22(3):303-317.

Ellis J, et al. Inpatient general medicine is evidence based. A-Team, Nuffield Department of Clinical Medicine. Lancet. 1995;346(8972):407-410.

Gastinger I, et al. Significance of prospective multicenter observational studies for gaining knowledge in surgery]. Chirurg. 2002;73(2):161-166.

Herniamed. http://www.herniamed.de, 2017. Zugriff: 21.11.2017

Jenicek M. Methodische Grundlagen der Leitlinienerstellung, 2001, http://www.awmf-online.de.

Kehlet H, et al. Invited commentary: Persistent pain after inguinal hernia repair: what do we know and what do we need to know? Hernia. 2013;17(3):293-297.

Koeckerling F, at al. How Long Do We Need to Follow-Up Our Hernia Patients to Find the Real Recurrence Rate? Front Surg. 2015;2:24.

Koeckerling F, et al. The Importance of Registries in the Postmarketing Surveillance of Surgical Meshes. Ann Surg. 2018;268(6):1097-1104.

Lorenz R, Koch A, Wieber I. Leistenhernienchirurgie – ambulant gleich stationär? chirurgische praxis. 2017;83:1-13.

Malik A, et al. Recurrence of inguinal hernias repaired in a large hernia surgical specialty hospital and general hospitals in Ontario, Canada. Can J Surg. 2015;58(6):003915-003915.

Netzwerk Leistenbruch, www.qs-leistenhernie.de, www.netzwerk-leistenbruch.de, Zugriff
    03.05.2018
Sackett DL, et al. Evidence based medicine: what it is and what it isn't. BMJ. 1996;312(7023):71-72.
Stechemesser B, Jacob DA, Schug-Paß C, Köckerling F. Herniamed: an internet-based registry for out-
    come research in hernia surgery. Hernia. 2012;16(3):269-276. doi: 10.1007/s10029-012-0908-3.
Zertifizierungsordnung der DGAV, 2017, www.dgav.de, Zugriff 27.11.2017
Zwaans WA, et al. Mesh Removal and Selective Neurectomy for Persistent Groin Pain Following
    Lichtenstein Repair. World J Surg. 2017;41(3):701-712.

4.2 Leitlinien

Dirk Weyhe, Joachim Conze

4.2.1 Definition und Ziele von Leitlinien

Leitlinien in der Medizin werden als eine kollegiale Hilfestellung zur Entscheidungsfindung in spezifischen Behandlungssituationen verstanden. Leitlinien zielen darauf
ab, unter Berücksichtigung der vorhandenen Ressourcen eine gute klinische Praxis
zu fördern. Dabei sollen die medizinischen Entscheidungsfindungen auf eine rationa-
lere Basis gestellt werden und die flächendeckende Qualität der Versorgung verbes-
sert werden. Leitlinien von medizinisch-wissenschaftlichen Fachgesellschaften wie
der AWMF können allerdings immer dann stark verbindlich werden, wenn sie dem
aktuellen medizinisch-wissenschaftlichen Standard entsprechen und eine hohe Leg-
imitation zur Umsetzung durch hohe Empfehlungsstärken besitzen. Juristisch ist aber
immer per definitionem der aktuelle medizinisch-wissenschaftliche Standard selbst
von den Leitlinien zu unterscheiden, welcher der verkehrserforderlichen Sorgfalt entspricht und idealerweise in Leitlinien abgebildet wird (Ostendorf, 2017). Die Begriffe
„medizinischer Standard", eine „im Verkehr erforderliche Sorgfalt", die „Güte von
Leitlinien" und die „Therapiefreiheit versus Therapiebeliebigkeit" sollen in diesem
Kapitel neben der Mechanik von Leitlinienentstehungen beschrieben werden.

4.2.2 Entstehung und Bewertung von Leitlinien

Leitlinien werden von nationalen und internationalen Fachgesellschaften oder Ex-
pertengremien entwickelt. In Deutschland hat sich 1962 in Frankfurt auf Anregung
der Deutschen Gesellschaft für Chirurgie die Arbeitsgemeinschaft Wissenschaftlich
Medizinischer Fachgesellschaften (AWMF) gegründet mit dem Ziel, Empfehlungen
und Resolutionen zu erarbeiten und diese gegenüber den damit befassten Institutio-
nen und dem politischen Raum zu vertreten (AWMF, 2017). Neben der großen Anzahl von mittlerweile mehr als 150 beteiligten medizinischen Fachgesellschaften ist
ein weiterer wesentlicher Unterschied der AWMF-Leitlinien im Vergleich zu anderen

Leitlinien die Einbeziehung von Patientenvertretern. Dadurch soll die Stellung des Patienten als Partner im Entscheidungsprozess gestärkt werden. Diese Einbeziehung von Patientenverbänden fehlt in der überwiegenden Anzahl von Leitlinien anderer internationaler Fachgesellschaften.

Seit 1999 wurden insgesamt 22 Leitlinien und Empfehlungen zur chirurgischen Therapie von Hernien veröffentlicht (Alfieri, 2011; Bittner, 2011; Bittner, 2014a; Bittner, 2014b; Bittner, 2014c; Bittner, 2015; Earle, 2016; *International Pediatric Endosurgery Group*, 2010; Kohn, 2013; Lomanto, 2015; Matyja, 2015; Miserez, 2014; Muysoms, 2015; Poelman, 2013; Rosenberg, 2011; Shaik, 2011; Silecchia, 2015; Simons, 2003; Simons, 2009; Society of Surgery, 1999; Society of Surgery, 2004; Societey of Surgery, 2004b; Society of Surgery, 2007a; Society of Surgery, 2007b). Neuere Leitlinien, welche die Therapie der Leistenhernie betreffen, wurden von der *European Hernia Society* (EHS; Simons, 2009) und der *International Endohernia Society* (IEHS; Bittner, 2011) entwickelt. Von beiden Gesellschaften wurde 2014 bzw. 2015 ein Update erstellt (Miserez, 2014; Bittner, 2015). Zusätzlich gab die European Association of Endoscopic Surgery (EAES) 2013 eine eigene Konsensus-Empfehlung zur Behandlung der Leistenhernie heraus (Poelman, 2013). Die Methodik der Leitlinienerstellung von EHS und IEHS sind vergleichbar. Dagegen unterscheidet sich die allein auf Konsens basierenden Empfehlung der EAES und wird im Weiteren nicht tiefer beleuchtet, da grundsätzliche Voraussetzungen der Qualität und Validität nicht vollständig erfüllt sind.

Bei der Frage nach Qualität und Validität von Leitlinien sind drei grundlegende Aspekte zu berücksichtigen, welche in Deutschland auch der Maßstab für das „Deutsche Leitlinien Bewertungsinstrument" DELBI sind (AWMF, 2008):
- Zusammensetzung des Leitliniengremiums: Repräsentativität für den Anwenderkreis
- Evidenzbasierung: systematische Suche, Auswahl und Bewertung der Literatur
- Methodik der Entwicklung: systematische Evidenz- und Konsensbasis

Zusätzlich zu den Therapieempfehlungen der Leistenhernie wurde von der IEHS zur laparoendoskopischen Therapie der Bauchwandhernie 2014 Empfehlungen publiziert, deren Update aktuell in Bearbeitung ist (Bittner, 2014a; Bittner, 2014b; Bittner, 2014c). Zur Therapie der Hiatushernie gibt es derzeit nur eine veröffentlichte Leitlinie der *Society of American Gastrointestinal and Endoscopic Surgeons* (SAGES; Kohn, 2013).

Die Leitlinien der EHS und IEHS verwenden zur Einteilung der Literatur die „*Oxford hierarchy of evidence*" (OCEBM, 2017a; OCEBM, 2017b). Neuere Leitliniengremien bevorzugen aus verschiedenen Gründen zur Einteilung der Literaturevidenz das GRADE System (Guyatt, 2008; Herniasurge, 2017). Für den Leser ändert sich besonders die Formulierung des Empfehlungsgrades. Während unter Verwendung der neueren Oxford Hierarchie (Level 1–5; Tab. 4.4) die Empfehlungen basierend auf der Art der Studie in Empfehlungsgrad A–D endet, wird bei Anwendung von GRADE der Emp-

Tab. 4.4: Oxford Hierarchie der Evidenz (Stand 2011) und daraus abzuleitender Empfehlungsgrad am Beispiel der IEHS-Richtlinie zur Versorgung von Leistenhernien.

Level der Evidenz *	Studientyp	Grad der Empfehlung
Level 1	Systematische Reviews und Metaanalysen	A → „Standard"; Muss angewendet werden
Level 2	Randomisiert-kontrollierte Studien (RCTs)	B → „Empfehlung"; Sollte angewendet werden
Level 3	Nicht randomisierte Studien, kontrollierte Kohorten- oder Follow up-Studien und große retrospektive Studien	
Level 4	Fallserien, Fall-Kontroll-Studien und andere retrospektive Studien	C → „Optional"; Kann angewendet werden
Level 5	Experten Meinung und Letters to the Editor	D → Keine Empfehlung abzugeben

* Der Level kann herabgestuft werden, z. B. in Abhängigkeit von der Studienqualität, Inkonsistenzen zwischen Studien, oder geringer Effektgröße. Der Level kann heraufgestuft werden bei großer oder sehr großer Effektgröße.

fehlungsgrad auf „*strong*", „*strong upgraded*" oder „*weak*" reduziert. Der Anwender kann möglicherweise so leichter entscheiden ob er der Empfehlung folgen will.

Beiden Systemen geht es aber grundsätzlich darum transparent, nachvollziehbar und verlässlich die zur Empfehlungsfindung herangezogene Literatur auszuwählen und darzustellen. Dieses sollte von mindestens 2 Personen unabhängig erfolgen, was bei den publizierten EHS und IEHS Empfehlungen immer der Fall ist. Die anschließende Bewertung der relevanten Literatur erfolgt dann in mehreren Schritten. Nach der Bestimmung der Fragestellung der Arbeit wird der Studientyp bestimmt und der Evidenzlevel nach diesen beiden Kriterien und noch zusätzlichen Qualitätsmerkmalen festgelegt. Die daraus entstehende Evidenzhierachie wird von den Autorengruppen bei der Konsensfindung der Empfehlungsstärke berücksichtigt und zugrunde gelegt. Das Leitlinienbewertungsinstrument DELBI kann zur Güte und Bewertung für diese Empfehlungen wegen der internationalen Ansatzes nicht oder nur eingeschränkt angewendet werden.

4.2.3 Klassifikation von Leitlinien nach AMWF

Deutsche Leitlinien der AWMF werden in S 1, S 2k und S 2e sowie S 3 Leitlinien graduiert (Tab. 4.5). Diese Graduierung definiert sowohl die wissenschaftliche Legitimation als auch den Grad der Legitimation zur Umsetzung in der klinischen Praxis. S 3 Leitlinien haben aufgrund der repräsentativen Entwicklergruppe, der systematischen

Tab. 4.5: Einteilung der AWMF-Leitlinien.

Typ	Entwickler-gruppe	Systematische Evidenzbasie-rung	Strukturierte Konsens-findung	Wissen-schaftliche Legitimation	Legitima-tion für die Umsetzung
S 1: Handlungs-empfehlung von Experten	Selektiert	-	-	Gering	Gering
S 2k: Konsensbasierte Leitlinien	Repräsentativ	-	+	Gering	Hoch
S 2e: Evidenzbasierte Leitlinien	Selektiert	+	-	Hoch	Gering
S 3: Evidenz- und Konsensbasierte Leitlinien	Repräsentativ	+	+	Hoch	Hoch

Evidenzbasierung und einer strukturierten Konsensfindung die höchste Legitimation in Deutschland zur Umsetzung in die klinische Praxis und werden daher zum Teil auch mit dem „medizinischen Standard" gleichgestellt (s. a. Rechtsgültigkeit von Leit-linien). Allerdings ist eine Gleichstellung von S 3 Leitlinien mit der Definition „medi-zinischer Standard" nicht unkritisch, da der medizinische Standard regelmäßig zur Rechtsgewinnung über Sachverständigengutachten ermittelt wird. AWMF-Leitlinien sind für die Hernienchirurgie derzeit nicht verfügbar.

4.2.4 Rechtsgültigkeit von Leitlinien

Im Gegensatz zu Richtlinien müssen Leitlinien nicht zwingend befolgt werden und haben primär keine Rechtsverbindlichkeit. Allerdings sind Leitlinien viel weniger harmlos als vermutet (Grams, 2005; Höhl, 2012). So gibt es, je nach Stärke der Leg-imitation zur Umsetzung wie z. B. die S 3 Leitlinien der AWMF, juristische Publika-tionen, die postulieren, dass jede S 3 Leitlinie zum Zeitpunkt ihrer Erscheinung dem medizinischen Standard in Deutschland entspricht und somit rechtsverbindlich und zu befolgen ist (Hart, 2005). Demgegenüber steht allerdings die Therapiefreiheit des Arztes/der Ärztin und der dringende Wunsch nicht durch Leitlinien in eine Koch-buchmedizin gezwängt zu werden, die eine lebenslang erworbene hohe Expertise in einen schmalen Behandlungskorridor zurückdrängt.

Ärztlicher Standard und § 276 BGB

Die drei grundsätzlichen Voraussetzungen ärztlichen Handelns in Deutschland sind:

– Jeder medizinische Eingriff erfordert eine Indikation
– Patienteneinwilligung (*informed consent*)
– Jeder Eingriff muss gemäß ärztlichem Standard durchgeführt werden

Um diese grundsätzlichen Voraussetzungen zu erfüllen, muss § 276 BGB berücksichtigt werden. In diesem heißt es im Wesentlichen das „Geschuldet wird die im Verkehr erforderliche Sorgfalt!" Um an dieser Stelle trotz umfangreicher Aufklärung keinen Behandlungsfehler zu begehen und die im Verkehr erforderliche Sorgfalt zu erfüllen, muss der medizinische Standard des Fachgebietes erfüllt werden. So heißt es im Originaltext zur Definition von Behandlungsfehlern im BGB: „Für die Annahme eines an dieser Stelle allein zu betrachtenden Behandlungsfehlers gilt dabei, dass ein Arzt oder eine Ärztin gemäß § 276 des Bürgerlichen Gesetzbuches (BGB) dem Patienten vertraglich wie deliktisch die im Verkehr erforderliche Sorgfalt schuldet. Diese bestimmt sich im Wesentlichen nach dem medizinischen Standard des jeweiligen Fachgebietes."

Diesen berufsfachlichen Sorgfaltsmaßstab ermittelt ein medizinischer Sachverständiger im Rahmen der Rechtsgewinnung. An dieser Stelle bekommen Leitlinien nun aber doch eine hohe Relevanz, da manche Ärztekammern schriftlich empfohlen haben bei der Gutachtenerstellung zu prüfen, ob es einschlägige Leitlinien zu der Fragestellung gibt, ob dagegen verstoßen wurde und ob über eine nicht leitlinienkonforme Therapie aufgeklärt wurde (Ärztekammer Westfalen-Lippe, 2017).

Therapiefreiheit

Die Therapiefreiheit gilt als Ermessensspielraum. Bei der Prüfung des medizinischen Standards ist daher immer auch der Grundsatz der gesetzlich zugestandenen Therapiefreiheit zu beachten. Ein Arzt/eine Ärztin darf die Wahl der Therapie nach dem ärztlichen Beurteilungsermessen aufgrund des konkreten Behandlungsfalles und seiner eigenen Erfahrungen sowie der Geschicklichkeit in der Behandlungsmethode treffen. Das bedeutet, dass die Wahl der richtigen Behandlungsmethode regelmäßig Sache des Arztes oder der Ärztin ist, und an dieser Stelle ein Ermessensspielraum zugestanden wird. Aber auch wenn Ärzte oder die Ärztinnen immer dem individuellen Patienten verpflichtet sind und auf dessen Besonderheiten eingehen sollen, so unterliegen sie auch stets der berufsfachlichen Sorgfaltspflicht, die sich wiederum am fachärztlichen Standard wie zuvor beschrieben orientiert. Hier schließt sich der Kreis und so gilt, dass Therapiefreiheit niemals in einer Therapiebeliebigkeit enden kann und darf. Die Diagnostik- und Therapieansätze sollten deshalb grundsätzlich leitlinienkonform erfolgen und nur in begründeten Ausnahmefällen abweichend sein.

4.2.5 Zusammenfassung

Leitlinien sind zunächst kollegiale Empfehlungen die von einer Expertengruppe in einer zuvor definierten und transparent beschriebenen Methode erstellt werden. Nach der Erfüllung aller grundsätzlichen Voraussetzungen ärztlichen Handelns muss gemäß § 276 BGB die „im Verkehr geschuldete Sorgfalt" bei der Therapiewahl erfolgen. Diese orientiert sich an dem medizinischen Standard, der regelmäßig im Rahmen von Sachverständigengutachten ermittelt wird und zutreffende Leitlinien berücksichtigen sollte. Leitlinien mit hoher Legitimation zur Umsetzung können allerdings trotz primärer rechtlicher Unverbindlichkeit über diesen Weg eine „quasi Rechtsverbindlichkeit" erhalten. Es sollte daher grundsätzlich das eigene Vorgehen aktualisiert und überprüft werden und bei nicht leitlinienkonformer Behandlung die zugrundeliegenden Ursachen ausführlich beschrieben und in der präoperativen Patientenaufklärung vermerkt werden.

Literatur

Ärztekammer Westfalen-Lippe. Leitfaden für ärztliche Gutachter. Münster, 4. Auflage, Mai 2017.

Alfieri S, Amid PK, Campanelli G, et al. International guidelines for prevention and management of post-operative chronic pain following inguinal hernia surgery. Hernia. 2011;15(3):239-249. doi: 10.1007/s10029-011-0798-9.

Arbeitsgemeinschaft der Wissenschaftlichen Medizinischen Fachgesellschaften und Ärztliches Zentrum für Qualität in der Medizin. Deutsches Instrument zur methodischen Leitlinien-Bewertung (DELBI). Berlin, Fassung 2005/2006 + Domäne 8 (2008).

AWMF (2017) Arbeitsgemeinschaft der Wissenschaftlichen Medizinischen Fachgesellschaften e. V. (AWMF) e. V. Berlin, http://www.awmf.org/awmf-online-das-portal-der-wissenschaftlichen-medizin/awmf-aktuell.html. Zugegriffen: 06.11.2017

Bittner R, Arregui ME, Bisgaard T, et al. Guidelines for laparoscopic (TAPP) and endoscopic (TEP) treatment of inguinal hernia [International Endohernia Society (IEHS)]. Surg Endosc. 2011;25(9):2773-2843. doi: 10.1007/s00464-011-1799-6.

Bittner R, Bingener-Casey J, Dietz U, et al. Guidelines for laparoscopic treatment of ventral and incisional abdominal wall hernias (International Endohernia Society [IEHS]) – Part 2. Surg Endosc. 2014;28(2):353-379.

Bittner R, Bingener-Casey J, Dietz U, et al. Guidelines for laparoscopic treatment of ventral and incisional abdominal wall hernias (International Endohernia Society [IEHS]) – Part 3. Surg Endosc. 2014;28(2):380-404. doi: 10.1007/s00464-013-3172-4.

Bittner R, Bingener-Casey J, Dietz U, et al. Guidelines for laparoscopic treatment of ventral and incisional abdominal wall hernias (International Endohernia Society [IEHS]) – Part 1. Surg Endosc. 2014;28(1):2-29. doi: 10.1007/s00464-013-3170-6.

Bittner R, Montgomery MA, Arregui E, et al. Update of guidelines on laparoscopic (TAPP) and endoscopic (TEP) treatment of inguinal hernia (International Endohernia Society) (VOL 29, PG 289, 2015). Surg Endosc. 2015;29(6):1655-1656. doi: 10.1007/s00464-015-4156-3.

Earle D, Roth JS, Saber A, et al. SAGES guidelines for laparoscopic ventral hernia repair. Surg Endosc. 2016;30(8):3163-3183. doi: 10.1007/s00464-016-5072-x.

Grams HA. Arzthaftungsrecht: Die Relevanz medizinischer Leitlinien nimmt zu. Deutsches Ärzteblatt. 2005;102(12):A-814/B-687/C-640.

Guyatt GH, Oxman AD, Vist GE, et al. GRADE: an emerging consensus on rating quality of evidence and strength of recommendations. Bmj. 2008;336(7650):924-926. doi: 10.1136/bmj.39489.470347. AD.

Hart D. Klinische Leitlinien und Recht Gesundheitsrecht Und Gesundheitswissenschaften. 2005, Nomos: Baden-Baden.

Herniasurge Working Group (2017) Herniasurge Guideline for inguinal hernia. http://herniasurge.com/. Zugegriffen: 06.11.12017

Höhl R. Leitlinien: Wenn Ärzte in die Falle tappen. 2012, Ärzte Zeitung: Neu-Isenburg.

International Pediatric Endosurgery Group. IPEG Guidelines for Inguinal Hernia and Hydrocele. J Laparoendosc Adv Surg Tech A. 2010;20(2):x-xiv. doi: 10.1089/lap.2010.9998.

Kohn GP, Price RR, DeMeester SR, et al. Guidelines for the management of hiatal hernia. Surg Endosc. 2013;27(12):4409-4428. doi: 10.1007/s00464-013-3173-3.

Lomanto D, Cheah WK, Faylona JM, et al. Inguinal hernia repair: toward Asian guidelines. Asian J Endosc Surg. 2015;8(1):16-23. doi: 10.1111/ases.12141.

Matyja A, Pasternak A, Solecki R, et al. Practical approach to inguinal hernia treatment--guidelines of the Association of Polish Surgeons. Pol Przegl Chir. 2015;86(11):552-554. doi: 10.2478/pjs-2014-0098.

Miserez M, Peeters E, Aufenacker T, et al. Update with level 1 studies of the European Hernia Society guidelines on the treatment of inguinal hernia in adult patients. Hernia. 2014;18(2):151-163.

Muysoms FE, Antoniou SA, Bury K, et al. European Hernia Society guidelines on the closure of abdominal wall incisions. Hernia. 2015;19(1):1-24. doi: 10.1007/s10029-014-1342-5.

Poelman MM, van den Heuvel B, Deelder JD, et al. EAES Consensus Development Conference on endoscopic repair of groin hernias. Surg Endosc. 2013;27(10):3505-3519. doi: 10.1007/s00464-013-3001-9.

OCEBM Levels of Evidence Working Group. Oxford Centre for Evidence Based Medicine – Levels of Evidence. Oxford, UK, http://www.cebm.net/oxford-centre-evidence-based-medicine-levels-evidence-march-2009/. 2009. Zugegriffen: 06.11.2017

OCEBM Levels of Evidence Working Group. The Oxford 2011 Levels of Evidence. Oxford, UK, http://www.cebm.net/index.aspx?o = 5653. 2011. Zugegriffen: 06.11.2017

Ostendorf GM. Definition und rechtliche Einordnung von Leitlinien. Der Medizinische Sachverständige. 2017;113:74.

Rosenberg J, Bisgaard T, Kehlet H, et al. Danish Hernia Database recommendations for the management of inguinal and femoral hernia in adults. Dan Med Bull. 2011;58(2):C4243.

Shaikh I, Olabi B, Wong VM, Nixon SJ, Kumar S. NICE guidance and current practise of recurrent and bilateral groin hernia repair by Scottish surgeons. Hernia. 2011;15(4):387-391. doi: 10.1007/s10029-011-0797-x.

Silecchia G, Campanile FC, Sanchez L, et al. Laparoscopic ventral/incisional hernia repair: updated Consensus Development Conference based guidelines [corrected]. Surg Endosc. 2015;29(9):2463-2484. doi: 10.1007/s00464-015-4293-8.

Simons MP, de Lange D, Beets GL, et al. [The ‚Inguinal Hernia' guideline of the Association of Surgeons of the Netherlands]. Ned Tijdschr Geneeskd. 2003;147(43):2111-2117.

Simons M, Aufenacker T, Bay-Nielsen M, et al. European Hernia Society guidelines on the treatment of inguinal hernia in adult patients. Hernia. 2009;13(4):343-403.

Society for Surgery of the Alimentary Tract. Surgical repair of groin hernias. Patient Care Committee of the Society for Surgery of the Alimentary Tract (SSAT). J Gastrointest Surg. 1999;3(2):216-217.

Society for Surgery of the Alimentary Tract. Surgical repair of incisional hernias. SSAT patient care guidelines. J Gastrointest Surg. 2004;8(3):369-370.

Society for Surgery of the Alimentary Tract. Surgical repair of groin hernias. SSAT patient care guidelines. J Gastrointest Surg. 2004;8(3):365-366.

Society for Surgery of the Alimentary Tract. SSAT patient care guidelines. Surgical repair of incisional
hernias. J Gastrointest Surg. 2007;11(9):1231-1232.

Society for Surgery of the Alimentary Tract. SSAT patient care guidelines. Surgical repair of groin
hernias. J Gastrointest Surg. 2007;11(9):1228-1230.

4.3 Fehlerkultur

Ulrike Schlein, Nils Löber

Die moderne Hernienchirurgie ist eine stark spezialisierte chirurgische Fachdisziplin, die zur optimalen Versorgung und Therapie über 100 verschiedene Operationsverfahren und unterschiedliche Operationstechniken kennt. Die sichere und korrekte Anwendung dieser Therapiemöglichkeiten wird über verschiedene Maßnahmen, z. B. die Berücksichtigung von bestehenden Leitlinien (Strukturqualitätsmerkmal) und die Teilnahme an qualitätssichernden Verfahren (Prozess- und Ergebnisqualität) gewährleistet. Diese präventiven Maßnahmen führen dazu, dass ein Großteil der so durchgeführten Eingriffe komplikationslos verläuft.

Für alle Beteiligten – Patienten, Angehörige *und* Chirurgen – bleiben jedoch die wenigen Eingriffe prägend in Erinnerung, die unerfreulich, schmerzhaft und beängstigend enden: Rezidive, Symptome chronischer Leistenschmerzen nach der OP oder unerkannte Verletzungen von Nachbarorganen (Behandlungsfehler). Denn hier werden – unabhängig davon, ob tatsächlich ein iatrogener Behandlungsfehler vorliegt oder nicht – die Erwartungen und Anspruchshaltungen der Patienten und der behandelnden Ärzte nicht erfüllt. Wie ein Krankenhaus bzw. Hernien-Zentrum solche Situationen beurteilt und damit intern, aber auch in der Kommunikation mit Patienten und Angehörigen umgeht – das ist Fehlerkultur.

> **Fehlerkultur** als Teilkonstrukt der Unternehmenskultur ist das Produkt individueller und kollektiver Werte, Einstellungen, Empfindungen, Kompetenzen und Verhaltensmuster, die das Ausmaß, die Art und die Tiefe der organisationalen Auseinandersetzung mit innerbetrieblichen Fehlern bestimmen (Löber, 2011).

Fehlerkultur besteht aus mehreren *Dimensionen*, von denen einige sichtbar und wahrnehmbar sind, andere wiederum in impliziten und tiefliegenden Ebenen des Organisationsgenoms verborgen sind:
– Werte und Haltungen
– Normen und Regeln
– Rollenbeziehungen
– Kommunikation und Lernen

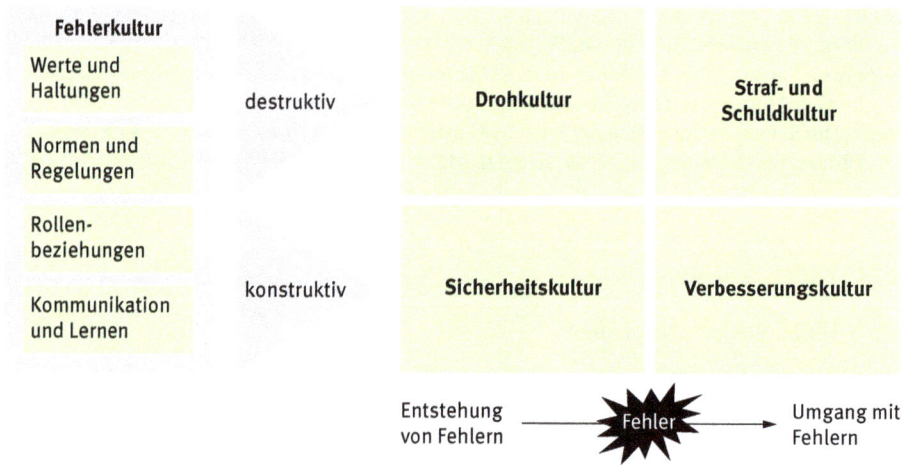

Abb. 4.5: Dimensionen einer Fehlerkultur.

Ihre Ausgestaltung entscheidet darüber, ob ein eher konstruktiver Umgang mit Sicherheitsaspekten, Risiken und Fehlern im Haus vorherrscht oder ob Fehler vornehmlich durch aktive, individuelle Handlungs- und Rollenverfehlungen erklärt und bestraft werden („*Culture of Blame*") (Abb. 4.5).

4.3.1 Werte und Haltungen

Konstitutives Element jeder Fehlerkultur ist eine grundlegende Fehlerdisposition oder „Fehlerorientierung" (Rybowiak, 1999), die maßgeblich von Werten, Haltungen, Ethik und Moral bestimmt ist und demzufolge sehr unterschiedliche Ausprägungen annehmen kann. Grundsätzlich können jedem Individuum und jeder Organisation Fehler passieren. Eine auf gemeinsame Werte orientierte respektvolle Haltung zu Patienten und Teamkollegen bestimmen ganz konkret, wie mit Sicherheit aber auch mit Abweichungen umgegangen wird.

Ohne ein Klima des wechselseitigen Vertrauens können weder Patienten, die sich Medizinern anvertrauen, noch Kollegen und Mitarbeiter eines Behandlungsteams mit kritischen Situationen umgehen. Wie entsteht ein solches Vertrauensklima? Moralische Grundmuster entscheiden über bestimmte Gewohnheiten und vor allem darüber, welche Verhaltensformen, ggf. auch welche Regelübertretungen oder sicherheitsgefährdenden Handlungen bewusst oder unbewusst toleriert werden. Moral beschreibt ein informelles System wechselseitiger Forderungen und Erwartungen bezüglich des Handelns in bestimmten Situationen (Gosepath, 2006). Und deshalb ist entscheidend, wie Beurteilungsmaßstäbe der Ethik, nämlich menschliche Wertverständnisse und daraus resultierende Haltungen, immer wieder thematisiert und verhandelt werden. Wie gehen die Mitglieder eines Behandlungsteams mit Situationen um, in denen Erwartungshaltungen untereinander oder diejenigen von Patienten bzw. deren Angehörigen nicht erfüllt werden? Dürfen relativ harmlose Versehen, die jedoch im Extremfall die Sicherheit von Patienten, anderen Mitarbeitern und damit der gesamten Organisation gefährden, angesprochen werden? Gibt es eine Feedback-Kultur? Damit ist gemeint, dass Teamkollegen sich wechselseitig die Wirkungen ihres Handelns spiegeln und mit Erwartungen oder Wünschen verknüpfen? Kurz gesagt: Wird in einem Behandlungsteam im Alltag und in regelmäßigen Arbeitstreffen über die „scheinbaren Nebensächlichkeiten" und auch über Unangenehmes im Sinne einer lernenden Organisation gesprochen und verhandelt (Abb. 4.5)?

4.3.2 Normen und Regelungen

Damit Fehler und kritische Ereignisse in der Behandlung von Patienten aber möglichst gar nicht auftreten, haben Gesundheitseinrichtungen eine Vielzahl von Sicherheitsbarrieren, Qualitäts- und Risikomanagementinstrumenten installiert und damit ein explizites, teils aber auch implizites Konstrukt an grundlegenden Verhaltensnormen und Regeln etabliert. Als präventive Maßnahmen des klinischen Risiko- bzw. Patientensicherheitsmanagements werden sie überall dort eingesetzt, wo Risiken für den Patienten liegen können (z. B. Verfahrensanweisungen zur präoperativen Vorbereitung oder zu hygienischen Maßnahmen, die verpflichtende Nutzung einer OP-Checkliste und des Team-Time-Out-Verfahrens). Sie fördern die Sicherheit der Mitarbeiter im klinischen Arbeitsalltag und damit die Sicherheit der Patienten in vielfältiger Weise. Qualitätsmanagementhandbücher von Gesundheitseinrichtungen sind gut gefüllt mit solchen Arbeitsanweisungen, *Standard Operating Procedures* (SOPs) und weiteren Maßnahmen zur Risikominimierung. In Image- und Informationsbroschüren von Krankenhäusern und Hernien-Zentren finden sich Hinweise auf solche Standards in der Patientenversorgung mittlerweile häufig. Zertifizierungen z. B. nach den Standards der DIN ISO 9001:2015, der Deutschen Gesellschaft für Allgemein- und Viszeralchirurgie oder der Deutschen Herniengesellschaft belegen das offenkundige und sichtbare Bestreben einer Einrichtung, sich mit den Therapie-assoziierten Risiken und der Qualität in der Hernienchirurgie auseinander zu setzen.

Wie ernst solche Maßnahmen aber tatsächlich im Klinikalltag genommen werden, wie selbstverständlich sie im Agieren und Reagieren der Mitarbeiter Anwendung finden oder nicht, ist ein eher unsichtbarer Aspekt der gelebten Arbeitsweise und der Fehler- bzw. Sicherheitskultur und wiederum abhängig von der Werte- und Einstellungsebene sowie dem Rollenverständnis der Mitarbeiter und Führungskräfte. Grundlegende, individuelle Einstellungen zu richtigem und falschem Verhalten sind nämlich zunächst dort relevant, wo niemand hinschaut, niemand sieht oder die Nichtbeachtung von etablierten Verfahrensanweisungen nicht zum Schaden führt. Werden aber Regelverstöße (und ggf. Patientenschäden) evident, ist auch in einer konstruktiv fehlerorientierten Gesundheitseinrichtung die Frage nach einem adäquaten organisatorischen Umgang damit nicht mehr durch schematische, standardisierte Ablaufbeschreibungen, Normen und Regeln zu lösen sondern verlangt nach der Beachtung weiterer Dimensionen einer Fehlerkultur: Kontinuierliche Reflexion der Rollenbeziehungen aller Beteiligten und eine Kultur der konstruktiven Bearbeitung kritischer und unerwünschter Ereignisse.

4.3.3 Rollenbeziehungen

Bezeichnend an dem soziologischen Begriff „Rolle" ist, dass nicht das tatsächliche Verhalten von Personen beschrieben wird. Vielmehr wird die „Rolle" bestimmt von den Erwartungen, die die übrigen Angehörigen eines Sozialgefüges an den Inhaber einer Position herantragen. Diese Erwartungen der Rollenpartner können sich auf die Aufgabe, d. h. die Funktion beziehen, die ein Positionsinhaber zu erfüllen hat, ebenso wie auf die Art und Weise seines Verhaltens. Es geht also um das „Was" und das „Wie".

Rollenerwartungen (von Patienten, Angehörigen, Teamkollegen, Zuweisenden ärztlichen Kollegen, Geschäftsführern einer Klinik etc.) beeinflussen einen Menschen ebenso wie das, was er an persönlichen Eigenarten mitbringt. Ungeklärte hierarchische Beziehungen oder Kompetenzen und unklare wechselseitige Rollenerwartungen können nicht nur Konflikte, sondern auch Fehler verursachen. Häufig sind nicht die Personen selbst die Ursache solcher Konflikte, sondern die ungeklärten Rollenbeziehungen zwischen ihnen. Eine unzulässige Personalisierung solcher Konflikte führt meist zu Schuldvorwürfen und juristischen Auseinandersetzungen, wenn ein Patient zu Schaden gekommen ist.

Bezogen auf die hoch spezialisierte Hernienchirurgie werden im Folgenden verschiedene Rollenkonstellationen näher beleuchtet:
1. Rollenerwartungen des Patienten an seinen Operateur
2. Rollenerwartungen von ärztlichen und nichtärztlichen Teamkollegen in einem ambulanten Hernien-Zentrum
3. Rollenerwartungen an den Schnittstellen von verschiedenen Organisationsformen (Belegarzt -Klinikorganisation)
4. Rollenerwartungen an den Schnittstellen unabhängig voneinander arbeitenden Chirurgen oder zuweisenden Ärzten anderer Fachdisziplinen

1. Patienten erwarten vom Chirurgen in der subjektiv als Ausnahmesituation erlebten Operation Sicherheit, Fachkompetenz auf höchstem Niveau und menschliche Zuwendung. Der Arzt soll im Grunde als Mediziner und als Mensch vollkommen sein und seine Expertise in der individuellen Situation des Patienten anwenden. Patienten haben nach Informationen aus diversen Medien und Erfahrungsaustausch mit anderen Betroffenen genaue Vorstellungen davon, wie und wann sie nach einem unkomplizierten perioperativen Verlauf schnell wieder genesen sein werden. Schwierig wird es, wenn Abweichungen – und sei es „nur" eine verzögerte Wundheilung oder Hämatombildung – deutlich werden. Dann schon ist die Idealvorstellung von beiden Seiten nicht mehr zu realisieren, es bedarf des beruhigenden und aufklärenden Gesprächs über die Abweichung. Kommt es in seltenen Ausnahmefällen zu wesentlichen Komplikationen oder gar Behandlungsfehlern, wie beispielsweise einer unentdeckten Verletzung von Nachbarorganen, dann sind die Herausforderungen aller Betroffenen groß. Der Patient ist verunsichert, muss vielleicht einen längeren Klinikaufenthalt auf sich nehmen. Aber auch der verursachende Chirurg muss in einer Situation, in der er mit sich selbst nicht im Reinen ist und als *„second victim"* leidet, in seiner Rolle bleiben. Die meisten juristischen Prozesse entstehen, weil der Chirurg (oder die Gesundheitseinrichtung) bei Komplikationen nicht ausreichend mit dem Patienten und seinen Angehörigen kommuniziert. Denn: Die meisten Patienten haben grundsätzlich Verständnis für Komplikationen, wenn sie sich gut aufgehoben und verstanden fühlen.

2. Rollenerwartungen innerhalb eines Behandlungsteams werden in intensiven Arbeitstreffen oder Klausurtagungen des Leitungs-, Abteilungs- oder Praxisteams geklärt. Je größer ein Team ist, desto klarer sollten die wechselseitigen Erwartungen vor allem zwischen den Führungskräften, zwischen den Führungskräften und den Mitarbeitern und im Team selbst thematisiert worden sein. Sonst entstehen Beziehungskonflikte, die eigentlich Rollenkonflikte sind. Ein Beispiel: Ein chirurgischer Facharzt, der sich schon lange in einer Klinik mit speziellen Methoden der Hernienchirurgie (z. B. TIPP-Technik) beschäftigt und darin geübt ist, steht mit einem neuen Kollegen am OP-Tisch, der mit diesem speziellen operativen Verfahren noch nicht so vertraut ist. Das kollegiale Verhältnis ist etwas getrübt, denn der Kollege wurde als neuer Oberarzt eingestellt. Für den anderen hat es aus Sicht des Chefs – insbesondere unter Führungsgesichtspunkten – nicht für diese Position gereicht. Gelingt es diesen beiden Protagonisten, sich beim Einwaschen vor der OP beispielsweise kurz über ihre Rollenkonstellation am Tisch abzustimmen (Was wünscht sich der hierarchisch höher Gestellte von dem in dieser OP erfahreneren Kollegen?), dann wird die Zusammenarbeit unproblematisch. Wird diese scheinbare „Unwichtigkeit" ausgespart, kann jeder kleinste OP-Schritt zum „Beziehungs-Abenteuer" (mit ggf. unerwünschten Ereignissen für den Patienten) werden.

3. Rollenerwartungen an den Schnittstellen zwischen verschiedenen Organisationformen (z. B. Belegärzte in Kliniken) sind vertragsrechtlich und haftungsrechtlich geklärt. Aber wie sieht der Alltag aus Sicht des Patienten aus, wenn beispielsweise unerwartete Situationen auftreten und der Patient nach einer Hernienoperation weiter in der Klinik bleiben muss? Die Rolle des Belegarztes ist im OP klar und eindeutig. In den Nachtstunden aber wird der Patient auf einer chirurgischen Station oder gar der Intensivstation von den Krankenhauschirurgen und Anästhesisten mit betreut. Das sind komplexe organisatorische Rahmenbedingungen: Mitglieder von verschiedenen Berufsgruppen wechseln im Schichtdienst, verschiedene Ärzte eines Teams nehmen Kontrolluntersuchungen vor. Nicht immer gelingt es, koordiniert und abgestimmt zu agieren. Zeitnot, fehlende Unterlagen und Informationen können dazu beitragen. Verunsicherte und verängstigte Patienten und deren Angehörige können den Eindruck gewinnen, dass der Eine nicht vom Anderen weiß und verlieren ihr Vertrauen. Abweichungen vom Standard gilt es deshalb zu besprechen und die Rollen, Verantwortungen und Vorgehensweisen in diesen Situationen zu klären.

4. Rollenerwartungen an den Schnittstellen zwischen verschiedenen chirurgischen Praxen oder zwischen Operateur und zuweisendem Allgemeinmediziner sind häufig nicht eindeutig, insbesondere wenn es sich um vollständig unabhängige Organisationsgenome handelt.

Gerade wenn der Patient mit seiner Situation nach einer Operation nicht zufrieden ist, kommt es sehr darauf an, wie der nachbehandelnde Arzt (Hausarzt, Allgemeinmediziner, weiterer Chirurg in einer anderen Praxis oder Klinik) agiert. Was sagt er dem Patienten? Gibt er dem Erstoperateur eine angemessene Rückkopplung? Empfiehlt er dem Betroffenen, sich beim Erstoperateur noch einmal vorzustellen?

Die jeweiligen Interventionen sind dabei vor allem abhängig von Werten und Haltungen aber auch vom eigenen Selbstverständnis in der Rolle: Sehe ich mich als nachbehandelnder Kollege als kompetenter Berater des Patienten, der durch Erläuterungen zum Verständnis beiträgt? Oder sehe ich mich als Hernien-Chirurg, der jetzt besser selbst Hand anlegt, weil der Kollege „ohnehin keine Ahnung hat …"?

4.3.4 Kommunikation und Lernen

Das Rollenverständnis ist so etwas wie der „Notenschlüssel" für die Kommunikation. Je nachdem wie sich die am Gesamtprozess einer Hernienoperation Beteiligten im Rahmen der Fehlerkultur verstehen, wählen sie verschiedene Kommunikationsformen nach innen (Team, Bereich, Abteilung, Kooperationspartner) und nach außen (Patient, Angehörige, andere Praxen oder Kliniken).

Die Fehlerdisposition in Kombination mit dem zugrunde gelegten Erklärungsmodell des Fehlers liefert die notwendigen Elemente, um Fehler zu bewerten und einen adäquaten Umgang damit zu finden. Dies geschieht bestenfalls durch wertschätzende Kommunikation und konstruktive Aufarbeitung mit allen Beteiligten (Patient, Angehörige *und* Mitarbeiter), um anschließend – ganz im Sinne einer Verbesserungskultur – für die Zukunft zu lernen. Eine Grundlage dafür ist der Mut des Hernienchirurgen, auch über eigene Fehler zu sprechen. Transparenz und Vertrauen ist die Voraussetzung dafür, um wirkliche Verbesserungen an Abläufen, Organisationsformen aber auch der Kommunikation untereinander zu erreichen (Hager-van der Laan, 2010).

Bezogen auf Patienten und Angehörige ist vor allem eine einfühlsame Gesprächsführung erforderlich. Die Sorgen und Ängste der Betroffenen anzuhören und ernst zu nehmen, hört sich einfach an. In der Anspannung bei einem unerwarteten Verlauf wählt der eine oder andere gern das Thema „Zeitnot", um diese Gespräche eher kurz zu halten. Diese „Nicht-Investition" in Zeit zur Beziehungsgestaltung mit dem Patienten rächt sich dann jedoch oft und resultiert häufig später in weitaus höheren Investitionen zur Schlichtung und Lösung von juristischen Auseinandersetzungen.

4.3.5 Fazit

Die Auseinandersetzung mit unerwünschten Ereignissen ist – nicht nur in der Hernienchirurgie – niemals einfach und belastet das betroffene Behandlungsteam und den Patienten sehr. Gerechtfertigte oder ungerechtfertigte Fehlervorwürfe stehen dann im Raum, was nur zu menschlich ist. Als Gesundheitseinrichtung professionell und konstruktiv mit solchen Situationen umzugehen, aus ihnen zu lernen und im Sinne der Prävention die Sicherheit zukünftiger Eingriffe zu steigern – das alles kann nur durch intensive Kommunikation und die Entwicklung und Anwendung effektiver Sicherheitsmechanismen, getragen durch ein menschliches Wertegerüst und klare Rollenbeziehungen, gelingen. Eine konstruktive Fehlerkultur zu leben und zu entwickeln ist eine Führungsaufgabe und liegt gleichzeitig in der Mitverantwortung jedes Einzelnen im Behandlungs- und Pflegeprozess.

Literatur

Gosepath S. Moralische Normativität und Motivation. In: Klemme HF (Hrsg.) Moralische Motivation. Kant und die Alternativen, 255–273. Meiner, Hamburg, 2006.

Hager-van der Laan J, Schlein U. Fehlerkultur: Nicht den Schuldigen suchen, um ihn zu bestrafen, sondern aus Komplikationen und Beinahe-Fehlern lernen. Der Chirurg – BDC. 2010;(5):260-262.

Löber N. Fehler und Fehlerkultur im Krankenhaus. Eine theoretisch-konzeptionelle Betrachtung. Gabler, Wiesbaden, 2011.

Rybowiak V, Garst H, Frese M, Batinic B. Error orientation questionnaire (EOQ): Reliability, validity, and different language equivalence. Journal of Organizational Behavior. 1999;20:527-547.